첫아기 임신 태교 출산

HAPPY BIRTH PLAN
Copyright ⓒ 2015 by Park, Moon-Il

All right reserved, including the right to reproduce this book
or portions thereof in any form whatsoever.

임신을 축하합니다

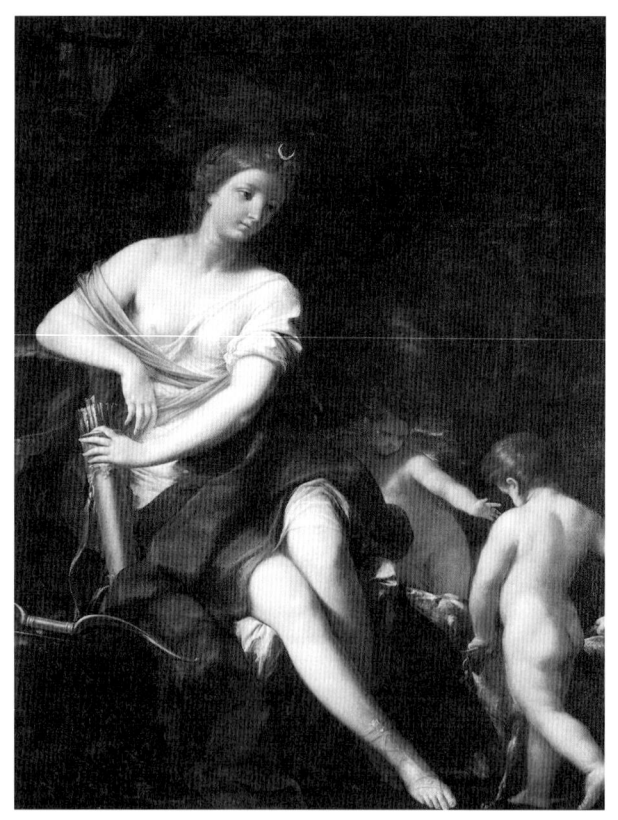

그저 '꿈'이라고 생각했습니다.

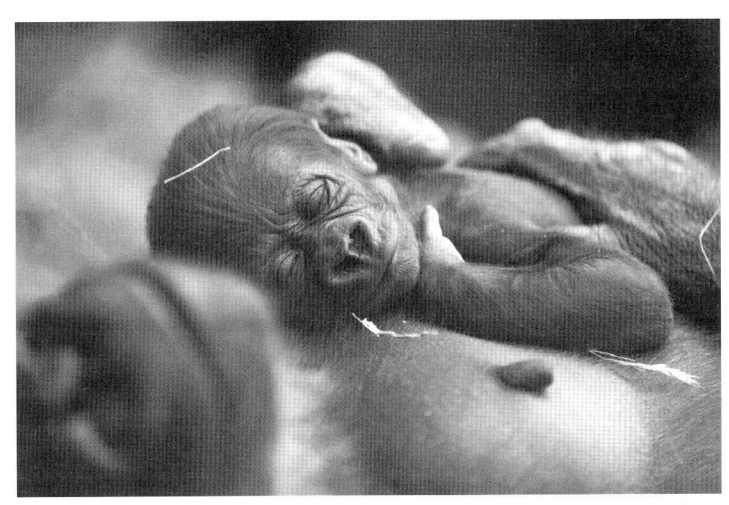

동물의 세계에서나
보고 느끼고 울고 웃으며 감동받았던 일

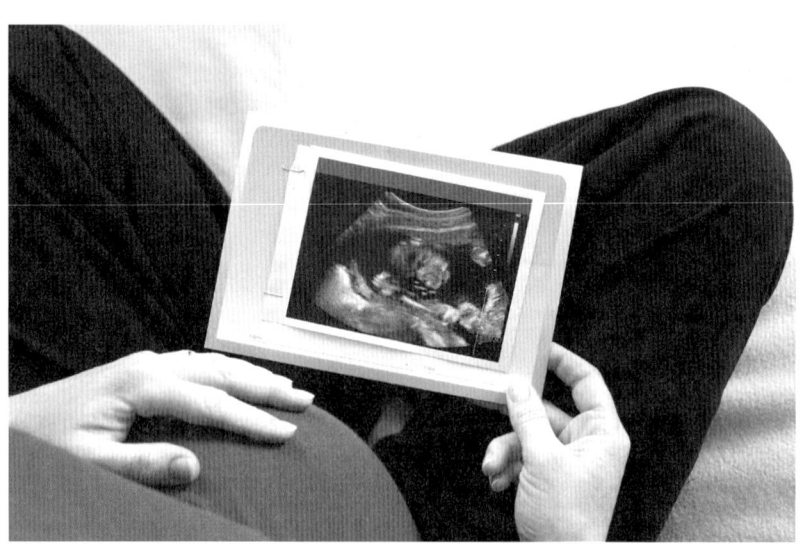

이제 내 몸속에서 시작해 세상 밖으로 벌어질
                                       현실입니다.

하루하루가

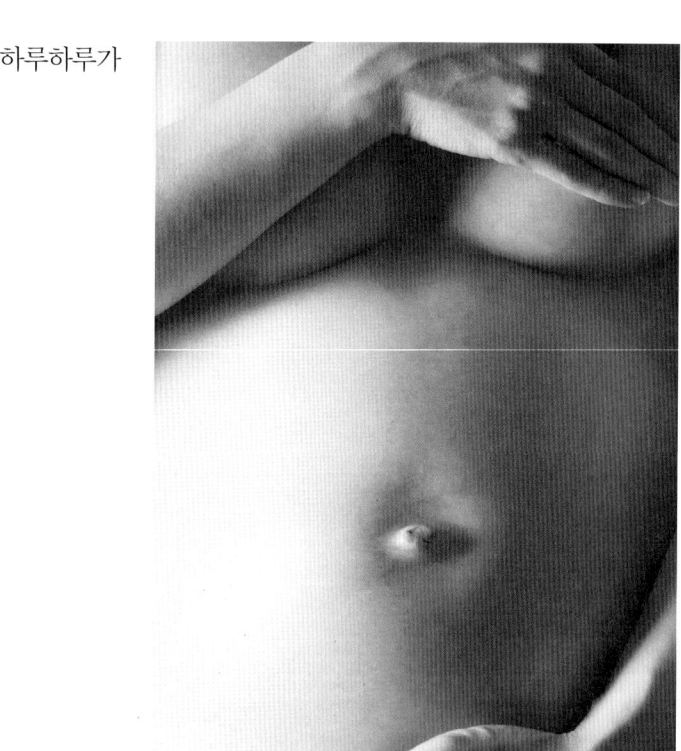

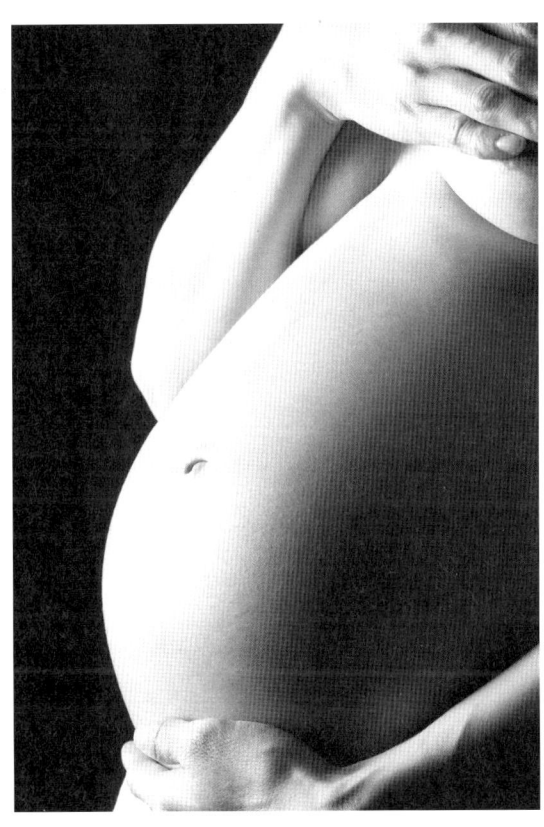

신기하고
놀랍고
경이롭고

매일매일이

새로운,

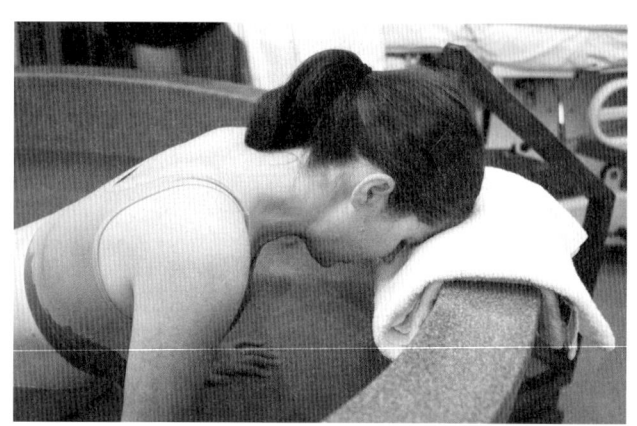
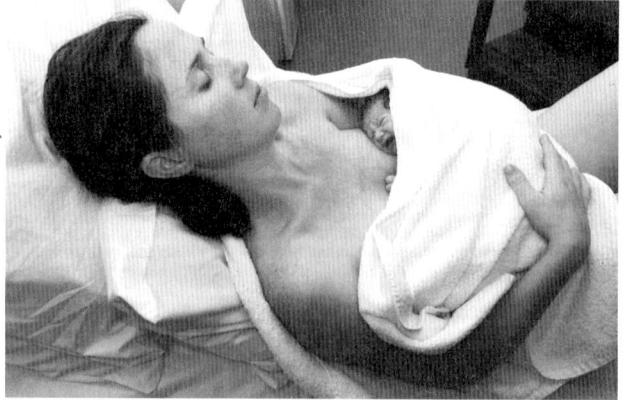

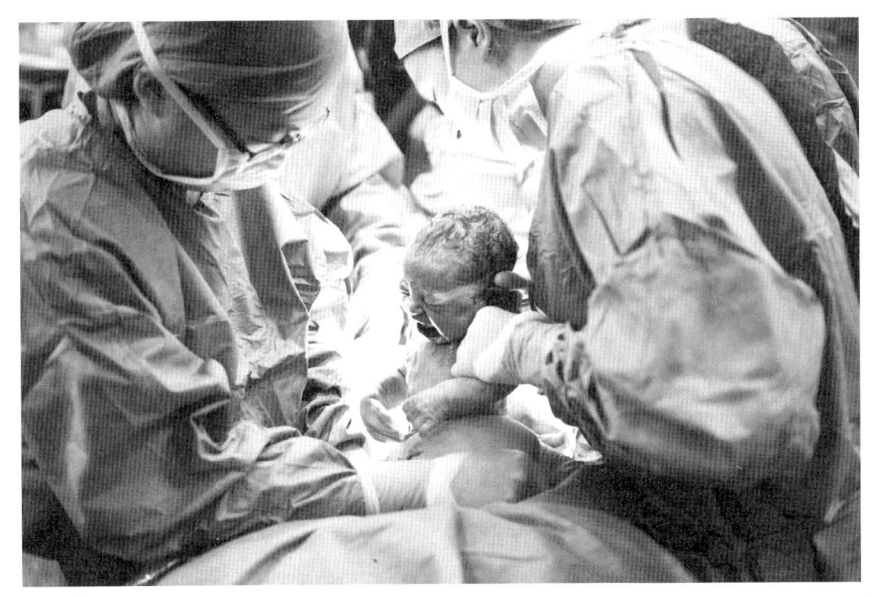

마치 새 세상이 열리는 것 같습니다. 새로운 내가 태어나는 것 같습니다.

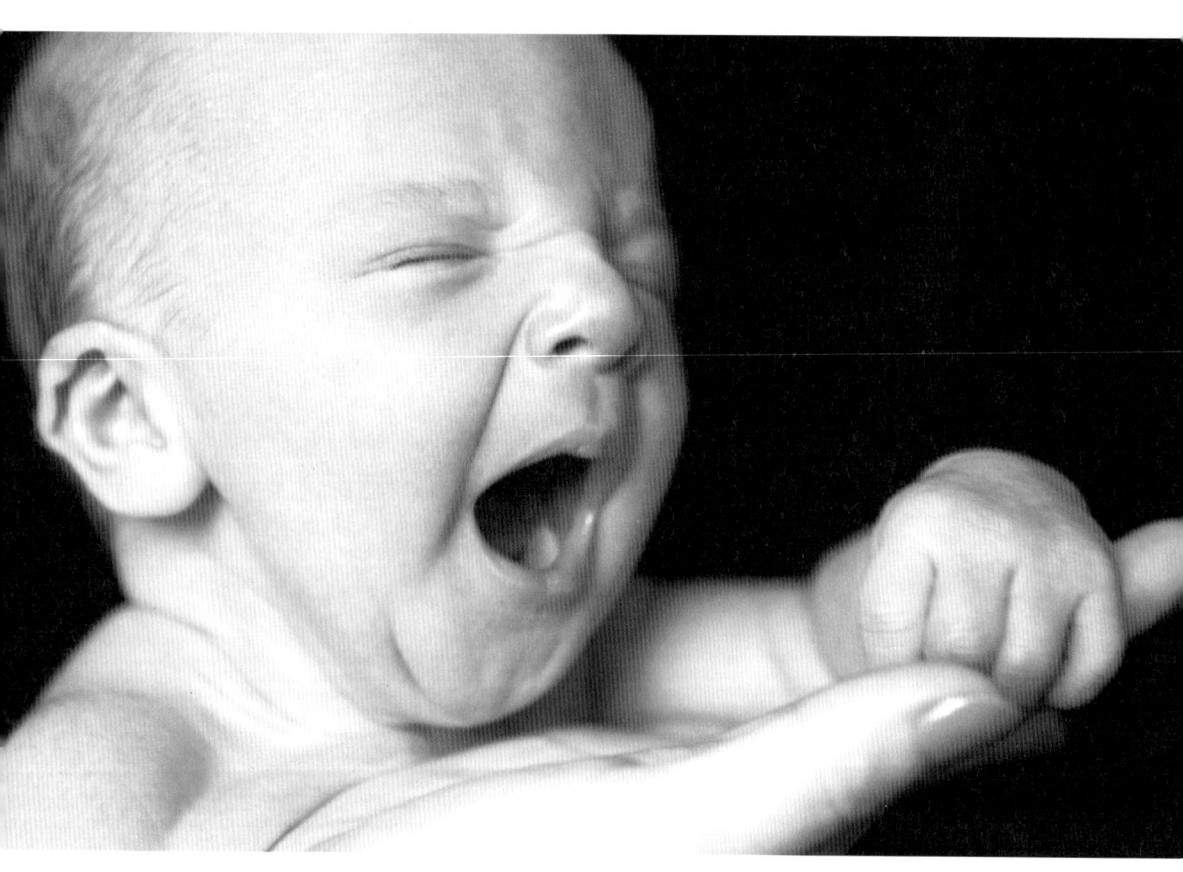

이 얼마나 멋진 일인지, 이 얼마나 감사한 일인지

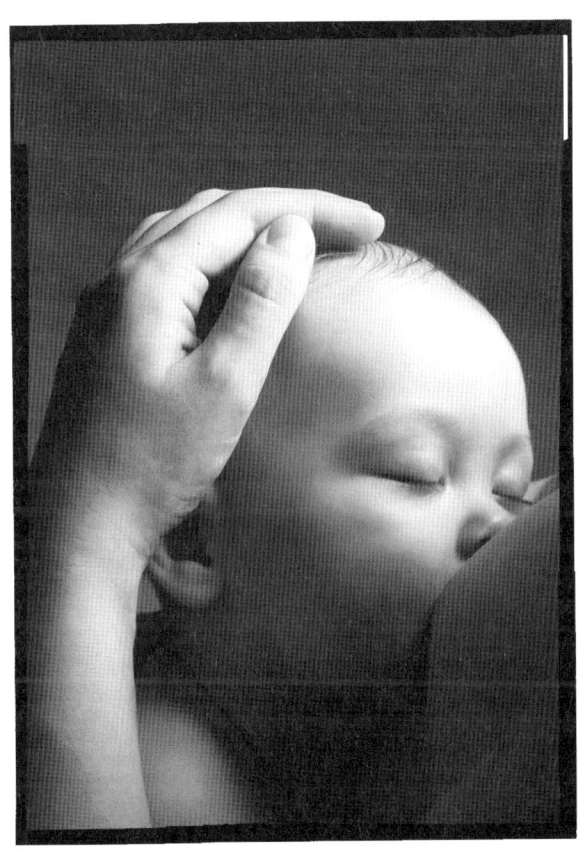

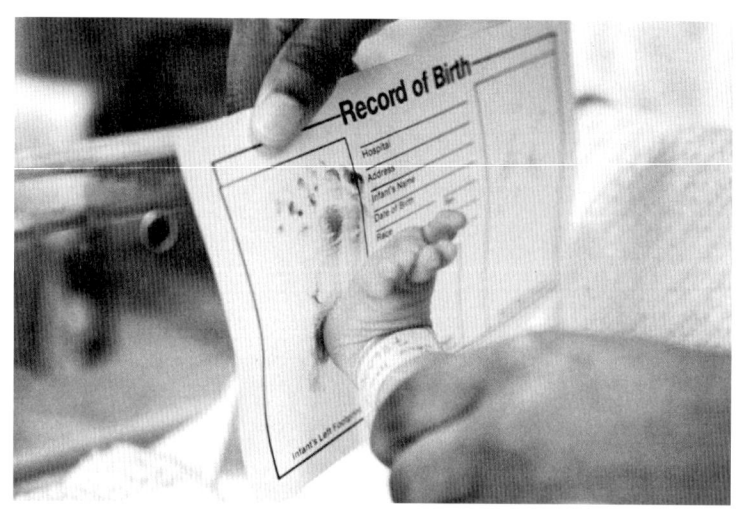

감사합니다!   고맙습니다!

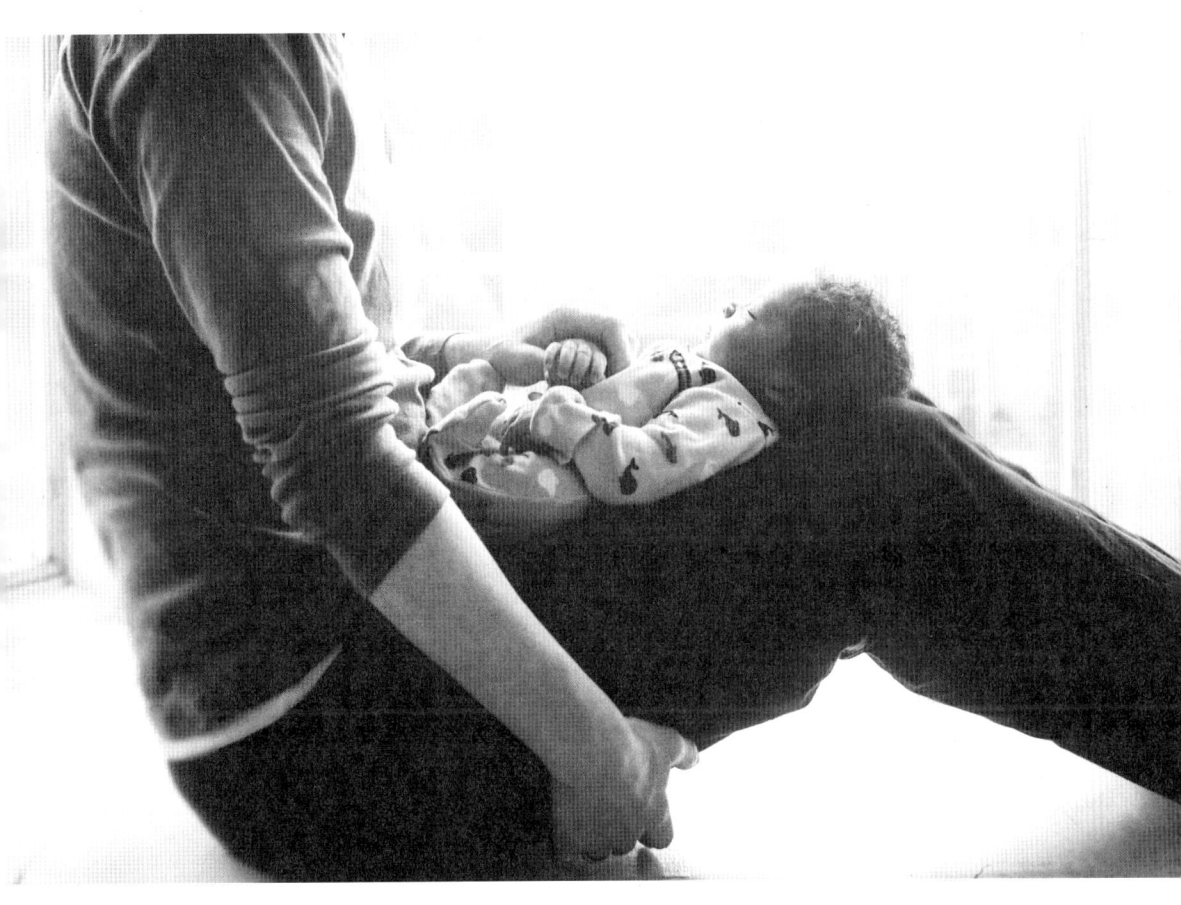

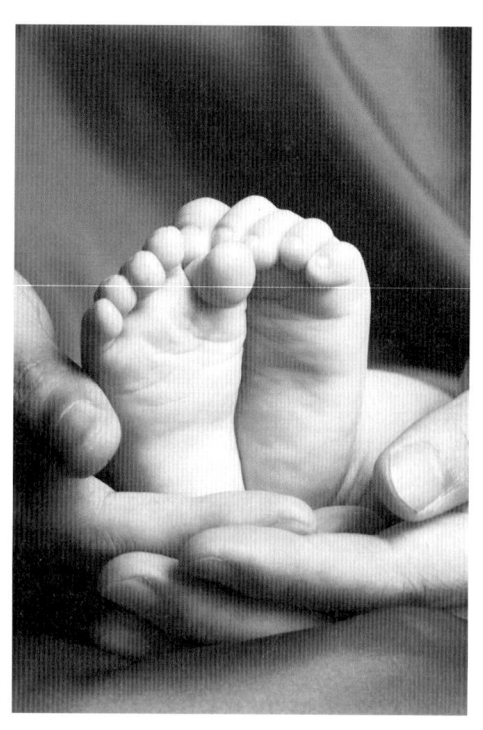

당신의

해피 버스 플랜

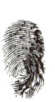

해피 버스 플랜

prologue

행복한
임신과

출산이란

임신과 출산이란 항상 행복한 것일까요? 그렇지 않습니다. 임신과 출산이라는 것이 온 세상 모든 부부에게 오는 축복은 분명 아니기 때문입니다. 난임 또는 불임으로 고생하는 수많은 부부가 있습니다. 또한 임신을 했다고 해도 유산이나 조산으로 슬프게 귀결되는 경우도 많습니다. 원치 않았던 각종 기형아가 태어나는 경우도 종종 있습니다. 100개의 수정란 중에서 30개만이 건강한 임신으로 진행된다는 사실을 생각해보면 임신 후 출산에 이르기까지 별 탈 없이 진행되는 것이 훨씬 드문 일이며, 또한 건강한 아기를 낳는다는 것이 얼마나 행복한 일인지 아실 것입니다. 이 책 제목이 '행복(happy)'이라는 단어가 붙은 '해피 버스 플랜(Happy Birth Plan)'이 된 이유이기도 합니다.

부부가 행복한 임신과 출산을 하려면 우선 임신 전부터 많은 노력을 해야 합니다. 그에 관한 정보를 담은 책, 즉 임신을 준비하는 책 〈베이비 플랜 Baby Plan〉을 국내에서 처음으로 출간한 지 약 4년이 흘렀습니다. 그 후 짧은 시간 내에 임신과 출산에 관한 책을 쓰고자 했으나 대학에 있으면서 교육과 연구 그리고 진료를 병행해야 하는 현실에서 계획한 대로 출간하기가 만만치 않아 이제야 이 책이 세상 빛을 보게 되었습니다.

산부인과 전공의 시절까지 포함하면 제가 산부인과 의사 생활을 시작한 지 어느덧 38년이 흘렀습니다. 참 오랜 세월입니다. 이 책에는 그동안 저를 거쳐간 수많은 임신부들의 현실적인 고민을 담아보려고 노력했습니다. 시중의 다른 책들처럼 임신과 출산에 대한 피상적인 정보를 알려드리기보다 실제로 임신 중에 일어날 수 있는 각종 임상 현장을 독자 스스로 느낄 수 있도록 노력했습니다. 일취월장하는 의학 수준에 맞추어 최신 지견을 담는 데에도 게을리하지 않았습니다. 진료실에서 여러분을 대하는 마음으로 진심을 다해 써 내려갔습니다. 특히 다른 책들과 달리 태교와 출산 환경에 대한 실용적인 지식도 많이 담고자 노력했습니다.

저는 2000년 국내 교수 50명과 함께 대한태교연구회를 결성하고 우리나라 전통 태교 보급에 힘써왔습니다. 당시 제가 〈태교는 과학이다〉를 출간한 후 국내에서 태교 관련 책이 정말 많이 쏟아져 나왔습니다. 그런데 아쉽게도 현재의 국내 실정은 태교가 너무 상업적으로 이용되는 것 같습니다. 특히 태교의 총론에 대한 이해 없이, 다시 말해 태교의 과학적 배경에 대한 인식 없이 많은 임신부들이 막연하게 음악 태교, 미술 태교 등 각론적 태교에 치중하고 있습니다. 또한 근거도 없는 영어 태교, 수학 태교, 뇌 태교 등의 학습 태교가 유행하면서 오히려 임신부와 태아가 스트레스만 받는 실정입니다. 이 책에서는 이러한 잘못된 태교를 바로잡고자 애썼습니다.

국내의 출산 환경은 어떻습니까? 1999년에 제가 한양대학교병원에 재직할 당시 국내 처음으로 시행한 수중 출산 이후 우리나라 출산 환경이 정말 많이 바뀌었지만 아직도 임신부들의 불만이 끊이지 않습니다. 소위 관장, 제모, 내진으로 대표되는 '산모 굴욕 3종 세트'는 좀처럼 개선되지 않고 있습니다. 따라서 출산 환경에서 최근 관심을 가지고 있는 '자연주의 출산'에 대해서도 많은 지면을 할애했습니다. 자연주의 출산에 대해 정확하게 정의하고, 동시에 자연주의 출산이 어떻게 진행되어야 하는지를 보다 세심하게 다루었습니다. 그것이 결국 임신부 본인은 물론 가족에게 가장 행복한 경험으로 남는 것을 많이 보았기 때문입니다. 자연주의 출산을 경험한 산모는 물론 아기가 더욱 건강함을 입증하는 여러 논문 결과도 인용했습니다.

이 책을 준비하면서 최신 지견을 위해 정말로 많은 문헌을 조사했습니다. 학생들과도 수차례 토론을 했습니다. 그중에서도 특히 많은 기여를 한 한양대학교 의과대학과 의학 전문 대학원의 2011년도 및 2012년도 의학과 3학년 학생들의 노고에 감사합니다.

이 책을 집필하는 도중에 개인적인 큰 시련이 있었습니다. 오랫동안 학교 보직을 맡다 보니 모함에 의해 학교를 나오게 된 것이었습니다. 다행히 이 책의 집필이 완결되는 시기에 공식적으로 명예 회복을 하게 되었음을 여러분과 함께 기뻐하고 싶습니다. 그 시련의 세월은 오히려 이 책의 내용을 더욱 충실하게 하는 귀중한 시간이 된 듯싶습니다. 또한 덕분에 학교를 벗어나 임상 현장에서 임신부들과 함께하며 평소 하고 싶었던 일을 마음껏 하는 행복을 누리고 있습니다. 전화위복이 아닐 수 없습니다. 선현들의 말씀처럼 인생사에 새옹지마, 사필귀정의 시기는 반드시 오는 것 같습니다.

이 책에는 제가 고문 교수 또는 자문 교수로 있으면서 기고하거나 자문하는 보건복지부 아가사랑(www.agasarang.org) 사이트, 베이비센터(www.babycenter.com) 사이트 내용을 일부 인용했으며, 또한 'News & Research' 내용 중 일부는 코메디닷컴(www.kormedi.com) 기사에서 인용한 것임을 밝힙니다. 그 밖에 일부 내용은 그동안 제가 출간했거나 기고했던 잡지 등의 내용도 일부 인용하였습니다.

사실 임신과 출산은 그 앞에 '행복'이라는 수식어를 붙이지 않더라도 마냥 행복한 것입니다. 그러나 임신을 했다고 해서 저절로 행복해지지는 않습니다. 여러분의 임신과 출산이 반드시 행복해질 수 있도록 스스로 노력해야 합니다. 그 과정에 이 책이 도움이 된다면 더없는 기쁨이 되겠습니다.

2015년 벽두에
박문일

contents

프롤로그
행복한 임신과 출산이란 ··· 020

035 처음 임신 사실을 알았을 때
알아두면 좋은 임신과 출산에 관한 전문가 ················· 036
좋은 의사 찾기 ·· 039
좋은 병원 선택하기 ·· 041
분만 장소 정하기 ·· 044

047 산전 검진
건강한 임신·출산의 기본 ··· 048
문진 ··· 052
골반 내진 ··· 054
체중과 혈압 ··· 055
혈액 검사 ··· 056
소변 검사 ··· 061
자궁경부 세포진 검사 ··· 063
기형아 검사 ··· 064
초음파 검사 ··· 064
태아 심박동 검사 ·· 067
산전 교육 ··· 070

072 한눈에 보는 산전 검사 일정
074 임신 시기별 엄마와 태아의 변화

113 기형아
- 태아에게 기형이 있을 확률 …………………………… 114
- 유전적 원인에 의한 기형 ……………………………… 115
- 환경적 원인에 의한 기형 ……………………………… 119
- 기형아 검사 ……………………………………………… 124
- 유전자 검사와 유전자 치료 …………………………… 133
- 뇌성마비 ………………………………………………… 134

137 초음파 검사로 보는 태아의 모습

153 태동
- 정상적인 태동 …………………………………………… 154

159 고위험 임신
- 고위험 임신 바로 알기 ………………………………… 160
- 임신중독증의 종류 ……………………………………… 161
- 임신 전 당뇨병 …………………………………………… 165
- 임신성 당뇨병 …………………………………………… 167
- 임신 중 출혈 ……………………………………………… 170
- 유산 ………………………………………………………… 173
- 자궁외임신 ………………………………………………… 174
- 포상기태 …………………………………………………… 177
- 전치태반 …………………………………………………… 178
- 태반 조기 박리 …………………………………………… 179
- 양수과소증 ………………………………………………… 181
- 양수과다증 ………………………………………………… 182
- 임신 중 태반 이상 ……………………………………… 184
- 임신 중 탯줄 이상 ……………………………………… 185
- B형 간염 ………………………………………………… 187
- 갑상선 질환 ……………………………………………… 189
- 경련성 질환 ……………………………………………… 190
- 루푸스 ……………………………………………………… 192
- 혈전색전증 ………………………………………………… 193
- 태아 위치 이상 …………………………………………… 195
- 매독 ………………………………………………………… 200
- 에이즈 ……………………………………………………… 202

B군 연쇄상 구균 감염 ·· 205
소아기 바이러스 질환 ·· 207
성 매개 질환 ··· 210
질염 ··· 211
태아 성장 장애 ·· 214
RH-형 임신부 ·· 216
보조 생식술 후 임신 ··· 218
자궁 기형 ·· 219
임신 중 예방접종 ·· 220

225 고령 임신
고령 임신에 따른 위험 ·· 226
고령 임신과 자연분만 ·· 229
건강한 아기를 낳기 위해 고령 임신부가 지켜야 할 점 ······ 233

235 일하는 여성의 임신
일하는 임신부를 위한 직장 생활 수칙 ························· 236
일하는 임신부의 임신 시기별 주의 사항 ······················ 240
직장 임신부의 태교 ··· 242

245 쌍둥이 임신
기쁨 두 배 쌍둥이 임신 ··· 246
쌍둥이 임신부의 관리 ·· 247
쌍태임신의 합병증 ··· 248
쌍둥이 분만 ··· 251
쌍둥이 신생아 돌보기 ·· 253

255 임신 중 나타날 수 있는 정상 증세와 이상 증세
임신 중 질 출혈 ··· 256
피로감 ·· 257
입덧 ··· 258
현기증 ·· 262
소화불량과 속 쓰림 ··· 263
유방통 ·· 265
빈뇨와 방광염 ·· 268
치아와 잇몸 질환 ·· 270

변비 …………………………………………………… 271
치질 …………………………………………………… 273
복통 …………………………………………………… 274
불안증 ………………………………………………… 275
우울증 ………………………………………………… 276
질 분비물 …………………………………………… 277
골반 관절통 ………………………………………… 278
불면증 ………………………………………………… 278
피부 관련 증상……………………………………… 279
정맥류 ………………………………………………… 284
부종 …………………………………………………… 285
감각 이상과 저림…………………………………… 286
호흡곤란 ……………………………………………… 287
코막힘과 코피 ……………………………………… 287
다리 통증 …………………………………………… 288
더운 느낌 …………………………………………… 289
두통 …………………………………………………… 290
요실금 ………………………………………………… 290
건망증 ………………………………………………… 291
허리 통증 …………………………………………… 294

296 임신부의 허리 통증을 방지하기 위한 운동

301 임신부의 영양 관리
임신 중 영양 관리가 중요한 이유……………………… 302
임신 중 에너지 영양소 섭취 …………………………… 305
임신 중 무기질과 비타민 섭취 ………………………… 307
임신부가 꼭 알아야 할 영양 관리 수칙 ……………… 315
임신 중 피해야 할 음식 ………………………………… 318
임신 중 영양제 선택 …………………………………… 326
임신 중 약초 사용 가이드 ……………………………… 328

331 임신 중 성생활
안전한 성생활 ……………………………………………… 332
바람직한 체위 ……………………………………………… 335
임신 중 성생활에 관해 더 알고 싶은 몇 가지 ……… 338

341 임신 중 운동과 체중 관리
임신 중 체중 관리 원칙 ………………………………… 342
임신 중 비만………………………………………………… 344
임신 중 운동 ……………………………………………… 345
임신 중 운동에 관한 진실 혹은 오해 ………………… 351

353 일상생활
임신 중 가사 ……………………………………………… 354
여행 ………………………………………………………… 355
임신부의 운전 …………………………………………… 359
수면 ………………………………………………………… 360
반려동물 …………………………………………………… 363
의생활 ……………………………………………………… 366
환경 ………………………………………………………… 370

375 약물 복용
임신부의 약물 복용 기준 ………………………………… 376
진통제 ……………………………………………………… 381
감기약 ……………………………………………………… 383
연고 ………………………………………………………… 385
수면제 ……………………………………………………… 387
위장관계 약물 ……………………………………………… 388
알레르기 약 ………………………………………………… 390
안약 ………………………………………………………… 391
임신 전후 약물 복용에 관해 더 알고 싶은 몇 가지 ……… 393
임신 중 흡연에 관해 더 알고 싶은 몇 가지………………… 398

401 태교
태교는 과학입니다 ………………………………………… 402
태아 프로그래밍 …………………………………………… 409
뇌 태교 ……………………………………………………… 415
명상 태교 …………………………………………………… 418
태담 태교 …………………………………………………… 422
음악 태교 …………………………………………………… 426
미술 태교 …………………………………………………… 431
동화 태교 …………………………………………………… 436

음식 태교 ··· 437
향기 태교 ··· 440
요가 태교 ··· 442
영어 태교 ··· 446
자연 태교 ··· 447
태교에 관해 더 알고 싶은 몇 가지 ············· 449

453 유산
자연유산 ··· 454
습관성 유산 ··· 460

471 조산·과숙 임신
조산의 원인과 징후 ································ 472
조산 예방 ·· 475
조산 치료 ·· 477
자궁경부무력증 ····································· 478
과숙 임신 ·· 484

487 출산 준비
임신 막달 ·· 488
출산 및 입원 준비물 ······························· 490
제대혈 보관 ··· 493

497 진통과 분만
출산 신호 ·· 498
분만 진통의 3단계 ································· 502
분만 자세 ·· 505
양막 파수 ·· 508
회음절개술 ·· 509
탯줄 자르기 ··· 510

513 자연주의 출산을 원한다면
자연주의 출산이란 ································· 514
자연주의 출산에 위배되는 것 ··················· 517
자연주의 출산에 꼭 필요한 능동 분만과 부드러운 분만 ··· 534

537 자연분만
- 누구나 자연분만할 수 있어요 ………………… 538
- 보조 분만 ……………………………………… 539
- 유도 분만 ……………………………………… 541
- 무통분만 ……………………………………… 543
- 마취제를 쓰지 않는 무통분만법 …………… 548
- 마취제를 쓰는 분만법………………………… 553
- 통증 완화를 위한 대체 요법 ………………… 554
- 통증 완화를 위한 또 다른 대체 요법 ……… 560

565 제왕절개
- 제왕절개수술 vs. 자연분만 ………………… 566
- 제왕절개수술 진행 과정……………………… 570
- 브이백 ………………………………………… 574

577 난산
- 난산이란 ……………………………………… 578

583 수유
- 모유 수유가 좋은 이유 ……………………… 584
- 모유 수유 성공 비법 ………………………… 586
- 모유 보관하기 ………………………………… 594
- 모유 수유 시 생길 수 있는 문제 …………… 597
- 혼합 수유 ……………………………………… 606
- 분유 수유 ……………………………………… 608

613 산후 조리
- 산후 조리의 기본 원칙 ……………………… 614
- 산후 조리, 어디에서 할까 …………………… 616
- 출산 후 몸의 변화 …………………………… 619
- 출산 후 영양 가이드 ………………………… 621
- 출산 후 일상생활……………………………… 623
- 출산 후 성생활………………………………… 626
- 산후 불임수술 ………………………………… 627
- 산후조리원 선택 전 확인하세요 …………… 630

635 산후 트러블
산후 건강검진 ·· 636
산후 생길 수 있는 신체 트러블 ························ 638
산후 생길 수 있는 정신 트러블 ························ 650

657 산후 다이어트
출산 후 자주 나타나는 산후 비만 ···················· 658
산후 비만 관리 ·· 660

667 남편과 함께하는 임신·출산
임신 10개월, 남편이 지켜야 할 12가지 ············ 668
아빠 태교 ·· 672
특별한 상황, 남편의 역할 ································ 674

676 신생아 돌보기
686 아이 예방접종 스케줄
688 생후 0~12개월 신체 성장 표준치
690 찾아보기

부부가 함께 알아가는 이 순간이 진정한 태교!

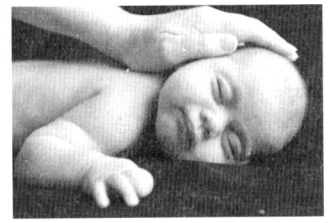

처음 임신 사실을 알았을 때

의사와 병원 선택하는 법

임신을 축하합니다! 앞으로 이제껏 경험하지 못한 경이로운 40주를 보내게 될 것입니다. 배 속 아기를 만나기까지는 많은 준비가 필요한데, 믿을 만한 의사와 병원을 찾는 것이 그 첫걸음입니다. 안전하고 건강한 임신과 출산을 위해 모든 임신부는 반드시 산전 관리 전문가의 도움을 받아야 합니다. 인맥과 정보력을 총동원해 자신에게 가장 알맞은 병원과 의사를 찾으세요. 원하는 출산 환경을 제공하는지, 가족처럼 보살펴주는지, 편안하고 신뢰할 만한지 충분히 살펴보고 결정해야 후회가 없습니다.

알아두면 좋은
임신과 출산에 관한 전문가

산전 관리는 부모가 되는 첫출발입니다

산전 관리란 임신부와 태아의 건강관리만을 뜻하는 말이 아닙니다. 임신과 출산에 대한 교육과 상담을 통해 혹시 있을지 모를 각종 위험 요소를 미연에 방지하고, 이미 발생한 위험 상황에 적절하게 대처하면서 임신부와 태아의 건강을 출산 때까지 최상으로 유지시키는 것을 의미합니다. 또한 출산 후 산모의 건강관리와 신생아 관리까지 포함하는 개념이지요.

산전 관리는 임신부가 자신의 건강 상태를 점검해보는 좋은 기회이기도 합니다. 더욱 중요한 것은 산전 관리로 꾸준히 태아와 임신부의 상태를 살피면서 부모의 역할과 준비에 대해 깊은 성찰을 하게 된다는 점입니다. 따라서 임신 전부터 또는 임신을 확인한 시점부터 산전 관리가 필요합니다.

건강한 임신과 출산을 위해 이런 전문가의 도움이 필요합니다

임신과 관련된 모든 사항에 대해 임신부는 반드시 산전 관리 전문가의 도움을 받아야 합니다. 임신부를 도와줄 산전 관리 전문가란 산부인과 전문의, 조산사와 전문 간호사, 그 밖에 가정 의학 주치의 등을 말합니다. 만일 건강한 상태에서 임신하고 위

임신 징후

다음 증세가 나타나면 임신일 가능성이 있습니다.

- 생리가 없거나 늦거나 평소보다 출혈량이 적다.
- 쉽게 피곤해진다.
- 입덧이 있거나 소화가 잘 안 된다.
- 유방이 단단하고 커지며 유두가 민감해지면서 불편한 느낌이 있다.
- 기초체온이 올라가 감기에 걸린 듯 미열이 있다.
- 질 분비물이 증가한다.
- 자궁이 커지면서 방광을 눌러 소변을 자주 본다.
- 아랫배가 불편해지면서 변비가 생긴다.

험하지 않은 상황이라면 다음의 전문가 중 누구를 선택해도 무방합니다. 그러나 고위험 임신으로 분류되고 제왕절개수술의 가능성이 있다면 당연히 산부인과 전문의의 도움이 필요합니다.

산부인과 전문의
산과의사 임신 및 출산 전문가. 대개 정기검진을 위한 의사로 추천합니다.
산부인과 의사 산과 및 부인과를 모두 진료하는 여성 건강 전문가입니다.
모자 의학 전문가 내과적·산과적 합병증이 있는 임신 관리를 추가적으로 수련한 산부인과 의사로 대부분 여성 전문 병원 또는 대학 병원에서 진료합니다.

조산사 및 전문 간호사
조산사 임신부의 정상 분만을 돕고 산모와 신생아에 대한 보건 지도를 하는 의료인입니다
전문 간호사 여성의 건강·산전 관리·진통과 출산·산후 관리 전문 간호사입니다.

기타
가정 의학 주치의 임신과 출산에 대한 전문적 경험이 있는 가정 의학 전문의입니다.

Q&A 상상임신이란?
여성이 실제로는 임신하지 않았는데도 임신했다고 믿고 임신 관련 증상이 나타나는 현상을 상상임신 또는 거짓임신, 환상임신이라고 합니다. 주로 심리적 원인, 즉 아이를 간절히 바라거나(불임 여성) 임신했을까 봐 지나치게 걱정하는 경우(성관계가 있었던 청소년)에 생깁니다. 임신에 대한 열망이나 걱정이 뇌하수체를 자극해 생리가 중단되고 입덧을 하며 유방도

커지고 입덧으로 체중까지 감소하는 등 실제 임신과 비슷한 증세가 나타납니다. 장운동을 태동으로 오인하거나 심지어 소변 임신 진단에서 약하게 양성 반응을 보이는 경우까지 있습니다. 그러나 초음파 검사 결과 자궁 내 태낭과 태아 심장 박동이 없으면 임신이 아니라 상상임신으로 진단합니다. 불임 여성이 임신을 확신했다가 상상임신이었다는 걸 알게 되면 심한 우울증에 빠지기도 합니다. 이런 경우는 가족들의 따뜻한 위로가 꼭 필요합니다.

Q&A 임신 진단 시약으로 임신을 확인했어요. 병원에는 언제 가야 할까요?

너무 일찍 병원에 가면 아기집을 확인하지 못해 1~2주 후 다시 내원해야 할 수도 있습니다. 따라서 생리 예정일에서 2~3주 지난 후에 가는 것이 좋습니다. 대개는 임신 사실을 확인하고 6~10주 이내에 산부인과를 찾아갑니다. 그러나 유산 경험이 있거나 출혈이 있는 경우는 되도록 빨리 병원에 가야 합니다.

임신 진단 시약 사용법

임신 진단 시약을 사용하면 가정에서도 간편하게 임신 여부를 확인할 수 있습니다.

측정 가능한 시기 정자와 난자가 만나 수정란이 만들어진 뒤 자궁에 착상할 무렵부터 진단이 가능합니다. 즉 생리 예정일이 지났거나 성관계가 있은 지 2주 이후부터 사용합니다.

측정 방법 임신 진단 시약은 소변 내 융모성 생식샘자극호르몬의 존재 여부로 임신을 진단합니다. 따라서 이 호르몬이 가장 많이 포함된 아침 첫 소변으로 검사하는 것이 가장 정확합니다. 아침에 일어나 첫 소변을 컵에 담아 임신 진단 시약의 소변 흡수 막대를 최소 5초 이상 적십니다. 판독은 2~5분 이내에 하고 5분이 넘었다면 재검사하는 것이 좋습니다.

판독 방법 임신 진단 시약의 창에 선이 한 개만 나타나면 임신이 아닙니다. 2개의 선이 나타나야 임신입니다.

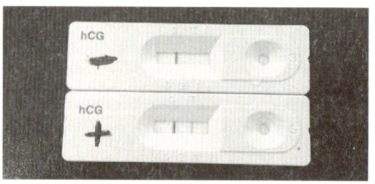

임신 진단 시약을 활용한 소변 임신 검사. 선이 한 줄만 보이면 음성, 즉 비임신이고 두 줄이면 양성으로 임신이다.

좋은 의사 찾기

먼저 주변에서 믿을 만한 의사를 추천받으세요
미국이나 영국에서는 공공 기관이나 전문 학회 등에서 환자에게 의사를 추천해주기도 하지만 우리나라에는 아직 이런 시스템이 없습니다. 따라서 임신이나 출산 관리 경험이 있는 가족, 친지, 지인에게 믿을 만한 의사를 추천받는 것이 좋습니다. 만약 임신 전부터 진료받았던 산부인과 의사가 산과 전공자라면 그 의사에게 산전 진단을 받는 것도 괜찮습니다. 산과 전공이 아니라면 의사를 추천해달라고 부탁할 수도 있습니다.

여러 의사와 면담해보세요
의사가 남자인지 여자인지, 젊은지 아닌지는 중요하지 않습니다. 그보다 신뢰할 만한 의사인지, 임신 기간 내내 가족처럼 보살펴줄 의사인지를 살펴봐야 합니다. 그러려면 성급히 결정하지 말고 여러 의사와 면담해보는 것이 좋습니다.

의사와 면담하라니 낯설고 어색하게 들릴 수도 있을 겁니다. 하지만 의사 선택이 임신부 자신과 태아의 건강과 안전을 결정짓는 아주 중요한 일이라는 사실을 염두에 두어야 합니다. 남의 말만 듣고 무턱대고 의사를 결정했다가는 임신 기간 내내 후회할 수도 있습니다.

예를 들어 자연주의 출산을 원한다면 그에 대한 확고한 철학이 있고 그런 출산 경험이 있는 의사가 필요합니다. 이를 확인하려면 임신과 출산에 대한 의사의 철학을 들어봐야겠지요. 의사가 진통 중에 식사를 허용하는지, 유도 분만에 대해서는 어떻게 생각하는지, 진통하는 동안 태아 감시 장치를 계속 배에 부착하는지, 출산 시 가족 입회를 허용하는지, 자유로운 분만 자세를 허용하는지, 회음절개술을 많이 하는지 등을 충분한 사전 상담과 면담을 통해 알아봐야 합니다.

스스럼없이 상담할 수 있는 의사인지도 살펴보세요. 임신부의 고민을 짜증 없이 들어주고 허심탄회하게 의논할 수 있는 분위기를 조성해주는 의사라면 한결 마음이 든든할 것입니다.

응급 상황 때 쉽게 연락이 되는 의사인지 알아보세요

건강한 임신부에게도 갑자기 위험한 증상이 나타날 수 있습니다. 출혈, 양막 파수, 조기 진통, 두통 등 고위험 임신과 관련된 증상이 갑자기 발생했을 때 자신의 산전 관리를 담당하는 의사와 연락이 안 된다면 얼마나 불안할까요. 따라서 응급 상황에 어떻게 의사의 도움을 받을 수 있는지 미리 알아두는 것이 좋습니다.

요즘은 거의 모든 산과 전문 병원에서 24시간 상담 시스템을 갖추고 있기 때문에 주치의는 아니더라도 병원 관계자들의 도움을 받을 수 있습니다. 하지만 개인 병원은 현실적으로 이런 시스템을 갖추기가 어렵지요. 이때는 의사의 휴대전화 번호를 알아두면 큰 도움이 됩니다.

분만 때도 마찬가지입니다. 임신부들은 그간 산전 관리를 해주던 의사가 분만까지 담당해주기를 바라지만 현실적으로 쉽지 않은 일입니다. 의사가 365일, 24시간 분만 대기를 할 수는 없으니까요. 그나마 산과 전문 병원이나 종합병원에서는 휴일이나 공휴일에 순환 근무를 하는데, 하필 주치의가 근무하지 않는 날 진통이 오면 부득이하게 다른 전문의가 분만실에 들어오는 상황이 발생할 수 있습니다. 이런 상황을 고려해 주치의가 출산을 담당할 수 있는지, 부득이한 경우는 어떤 의사가 대신하는지 미리 알아두는 것도 좋습니다.

좋은 병원 선택하기

병원의 출산 정책과 시설을 반드시 확인하세요

임신 기간에는 의사뿐 아니라 병원에 대해서도 편안함을 느껴야 합니다. 그러려면 임신부가 원하는 출산 환경을 갖춘 병원인지 출산 정책과 시설을 사전에 알아봐야겠지요. 이런 정보는 가능하면 임신 초반에 미리 확인해두는 것이 좋습니다. 출산에 임박해 자신이 원하는 출산 환경이 아니라고 판단되었을 경우는 이미 친숙해진 주치의와의 관계 때문에라도 병원을 바꾸기가 쉽지 않습니다. 특히 다음 사항을 잘 살펴보아야 합니다.

- 분만실 환경은 어떤가?
- 분만을 도와줄 전문가들은 누구인가?
- 가족 분만실은 있나?
- 내가 원하는 분만 환경을 갖추었나? 그렇지 않다면 그런 환경을 만들어줄 수 있나?(예를 들어 수중 분만을 원하는 산모라면 수중 분만을 할 수 있는 병원인지, 현재는 아니어도 그런 환경을 조성해줄 수 있는지 알아봅니다).
- 출산 후 즉시 수유가 가능한가?
- 모자동실이 있나?
- 배우자나 가족을 위한 잠자리는 쾌적한가?
- 산후 문병 관리가 지나치게 까다롭거나 반대로 지나치게 방만하지는 않나?
- 무통 마취를 원하거나 제왕절개수술이 필요할 때를 대비해 마취과 전문의가 상시 대기하고 있나?
- 해당 병원의 자연분만·제왕절개수술 출산율은 어떠한가?(건강보험심사평가원 홈페이지 www.hira.or.kr에서 이와 관련한 정보를 알아볼 수 있습니다.)

각 병원의 장단점을 잘 따져봅니다

종합병원은 산부인과는 물론 다양한 임상과 전문의들이 근무하기 때문에 고위험 임신이나 위급한 상황에서 다른 과 전문의들의 협진을 받을 수 있다는 게 장점입니다. 단점은 환자들이 많이 몰리는 만큼 반드시 예약을 해야 한다는 것이지요. 대기 시간은 긴 반면 진료 시간은 상대적으로 짧고 유명한 교수나 전문의의 진료를 원할 때는 특진비를 내야 합니다.

산부인과 전문 병원(여성 전문 병원, 분만 전문 병원)은 산부인과의 전문 영역이 세분화되어 있어 산과뿐 아니라 여성 질환 전체에 대한 전문적인 관리를 받을 수 있습니다. 각종 산부인과 특수 클리닉이 개설되어 있고 산전·임신 중·산후 교육 프로그램을 다양하게 갖추고 있습니다. 하지만 종합병원과 마찬가지로 대기 시간이 길고 개인 병원에 비해 진료비 부담이 큰 것이 단점입니다.

개인 의원은 진료 대기 시간이 짧고 상대적으로 진료 시간이 충분해 검사 결과에 대해 상세한 설명을 들을 수 있습니다. 의사와 돈독한 유대 관계를 맺을 수도 있고 진료비와 입원비가 종합병원이나 산부인과 전문 병원에 비해 저렴하다는 것도 장점입니다. 단점은 정상적인 임신 상황이라면 별문제 없겠지만 고위험 임신이나 수혈 등이 필요한 응급 상황에 대처가 미흡할 수 있다는 것입니다.

고위험 임신부라면
종합병원이나 여성 전문 병원이 좋습니다

당뇨, 고혈압, 심장 질환 등 만성 질환이나 루푸스 같은 특이 질환이 있는 임신부라면 종합병원이나 여성 전문 병원을 선택하는 것이 바람직합니다. 이런 병원은 고위험 임신 전문가가 많은 만큼 임신과 출산 중 발생할 수 있는 응급 상황에 적절히 대처하기 쉽습니다. 또한 그간 질환으로 투

병원을 결정하는 데 도움 되는 질문

병원을 둘러보면서 다음과 같은 질문을 해보세요.
- 분만할 때 가족이나 남편이 분만실에 함께 있을 수 있나?
- 분만실은 미리 예약해야 하나?
- 진통 중 태아 감시나 정맥주사와 같은 의학적 과정에 대한 병원 측의 규칙이 있나? 아니면 개인의 선택에 맡기나?
- 진통 중 임신부가 자유로이 움직일 수 있나?
- 신생아 중환자실과 같은 특별 관리 시설이 있나?
- 출산 후 산모와 아기가 같이 지낼 수 있나?
- 수유를 도와주는 서비스를 제공하나?
- 병원에 마취과 전문의가 상시 대기하고 있나?

여받은 많은 약제와 수술 기록을 관리하기에도 좋습니다. 특히 과거 분만할 때 많은 출혈이 있었거나 이번 임신이 전치태반 등 위험한 상황인 경우, 또는 임신부의 혈액형이 Rh-인 경우 즉시 해당 혈액을 마련해 수혈할 수 있는 종합병원을 선택하는 것이 바람직합니다.

Q&A 종합병원을 예약했더니 한 달을 기다려야 한대요. 그 전에 개인 병원에라도 가야 할까요?

종합병원 진료 예약이 너무 늦게 잡혔다면 집이나 회사 근처의 개인 병원에서 초음파 검사 등으로 임신을 확진하고 산전 검진을 미리 받아두는 것이 좋습니다. 종합병원에 갈 때 검사 결과지를 복사해 가져가면 비정상으로 나온 항목 이외에는 다시 검사하지 않습니다.

Q&A 중간에 병원을 바꿔도 될까요?

이사나 이직을 했다면 새로운 집이나 직장 근처로 병원을 옮기는 것이 낫겠지요. 병원이나 의사가 마음에 들지 않는 경우도 스트레스 받아가며 억지로 그 병원에 계속 다닐 필요가 없고요. 이럴 때는 다니던 병원에 그간의 검사 결과지를 복사해달라고 하세요. 새로 옮긴 병원에 그걸 제출하면 이중으로 검사받지 않아도 됩니다. 정상 임신이 아니거나 합병증이 있었다면 다니던 병원 의사에게 진단서나 소견서를 추가로 부탁할 수도 있습니다.

Q&A 병원은 마음에 드는데 담당 의사가 불친절해요. 의사를 바꾸면 불이익이 있을까요?

친절하지 않은 의사에게 출산까지 맡길 수는 없는 노릇입니다. 담당 의사를 바꾸고 싶으면 간호사에게 말씀하세요. 사실 의사들은 어떤 임신부가 어떤 의사에게 옮겨갔는지 잘 모릅니다. 이렇게 하는 것도 정 마음이 불편하다면 담당 의사 휴진일에 원하는 의사에게 진료를 받은 다음 이후에는 쭉 그 의사에게 진료받는 방법도 있습니다.

조산원 분만에서 꼭 확인할 사항

조산원 분만을 결정하기 전 조산사에게 이런 것을 확인하세요.
- 나와 아기에게 조산원 출산이 적합할까?
- 만약 병원으로 이송될 경우 시간이 얼마나 걸릴까?
- 병원으로 이송된다면 어느 병원으로 가게 되나?
- 조산사가 분만이 끝날 때까지 함께 있어주나?
- 조산원에는 어떤 편의 시설이 있나? 예를 들어 출산용 욕조가 있나?

분만 장소 정하기

정상 임신이라면 꼭 병원 분만이 아니어도 됩니다

산전 관리를 병원에서 했다고 분만까지 병원에서 하라는 법은 없습니다. 정상 임신이라면 분만 장소가 어디든 안전합니다. 산전 관리는 병원에서 했더라도 분만은 집이나 조산원에서 할 수도 있습니다. 물론 집이나 조산원에서 분만하려면 태아 만출을 돕기 위한 보조 분만(겸자 분만이나 흡입 분만 같은)이나 제왕절개수술이 필요하지 않은 상황이어야 합니다. 집이나 조산원에서 분만하다가 응급 상황이 발생해 병원을 찾아가는 경우가 있다는 사실도 감안해야 합니다. 그러므로 분만 장소는 산전 관리에서 정상 임신임을 확인하고 여러 정보를 취합한 뒤 부부가 함께 신중하게 결정해야 할 사항입니다.

가정 출산은 익숙한 환경에서 가족들에게 둘러싸여 분만할 수 있습니다

임신 과정이 정상적이고 현재 임신부와 태아가 건강하다는 진단을 받았다면 가정 출산이 가능합니다. 가정 출산은 말 그대로 병원이 아닌 자신의 집에서 아기를 낳는 것을 말합니다. 네덜란드에서는 약 30%, 영국에서는 6% 정도가 가정 출산을 한다고 합니다.

가정 출산의 장점은 무엇보다도 임신부에게 편안하고 익숙한 환경에서 온 가족의 축복과 응원을 받으며 출산할 수 있다는 것입니다. 또 진통이 왔을 때 번거롭게 병원에 갈 필요가 없고, 큰아이나 남편과 함께 있을 수 있습니다. 병원 분만실에서는 대개 먹지도 움직이지도 못하지만 가정 출산은 임신부가 원하는 대로 움직이고 먹고 씻을 수 있다는 점에서 거의 자연주의 출산에 가깝습니다.

그러나 분만 중 합병증이 발생하면 즉시 병원으로 가야 한다는 것, 경막외마취나 척추마취 등 무통 마취가 불가능하다는 것 등은 염두에 두어야 합니다. 또한 위험 상황을 대비해 조산사나 의사가 대기하고 있는 것이 바람직합니다. 산과적 합병증이 있는 경우, 예를 들어 쌍둥이 임신이나 둔위 임신일 경우는 가정 출산보다 병원 출산이 더 안전합니다.

조산원은 자연주의 출산에 적합한 환경을 제공합니다

조산원은 주로 자연주의 출산을 선호하는 임신부들이 많이 찾습니다. 조산원에서는 유도 분만이나 수술적 분만을 하지 않고 도플러 초음파를 제외한 태아 감시 장비도 쓰지 않으며 회음부 절개를 거의 하지 않아 자연주의 출산에 가까운 환경에서 출산할 수 있지요. 또한 병원 분만실보다 안정적이고 편안한 환경을 제공하고, 출산 후 산모가 원할 때 언제든지 퇴원할 수 있다는 점에서 심리적으로 더 안정감을 줍니다.

그러나 가정 출산과 마찬가지로 출산 합병증이 생겼을 때 즉시 병원으로 가야 할 가능성이 있고 진통이 지나치게 심하더라도 무통마취가 불가능하다는 단점이 있습니다. 따라서 쌍둥이 임신이나 둔위 임신, 임신성 당뇨, 임신중독증 등 임신 합병증이 있는 경우라면 병원 출산이 더 안전합니다.

병원은 고위험 임신부도 안심하고 출산할 수 있습니다

우리나라에서는 거의 대부분 의사와 간호사(또는 조산사)의 도움을 받아 병원이나 산부인과 의원에서 출산을 합니다. 병원 출산은 산과 의사, 마취과 의사의 전문적인 도움을 받을 수 있어 고위험 임신부에게 특히 적합합니다. 통증 완화를 위해 경막외마취, 척추마취 등 의료 서비스를 이용할 수 있고 신생아에게 문제가 생겼을 때 소아과 의사의 도움을 받을 수 있다는 것도 장점입니다. 개인적인 생각으로는 이런 '전문적이고 안전한 의료 환경'에 '가정과 같은 편안한 분위기'의 출산 센터가 생긴다면 가장 이상적일 것 같습니다.

가정 출산의 위험성을 보고한 논문

저는 가정 출산의 열렬한 지지자입니다. 하지만 한편으로 현대 의학을 전공한 사람으로서 혹시 발생할 수 있는 위험성을 지적하지 않을 수 없습니다. 가정 출산과 병원 출산의 신생아 사망률을 비교한 외국의 여러 논문에 따르면 병원 출산의 신생아 사망률은 0.09%, 가정 출산인 경우는 0.2% 정도라고 합니다. 이 중 선천성 기형에 의한 사망을 제외한 수치는 각각 0.04%, 0.15%로 대체로 가정 출산의 신생아 사망률이 병원 출산의 약 3배에 달합니다. 신생아 사망 원인 중 가장 많은 것은 호흡곤란증입니다. 학자들은 가정 출산이 임신부에게는 좋을지 모르나 신생아 사망률을 높이는 등 각종 합병증 발생 가능성이 크다고 지적합니다. 미국 산부인과학회에서는 분만 시 안전을 위해 공식적으로 가정 출산을 추천하지 않는다고 밝혔습니다. 그러나 영국 의사들이나 미국 조산사협회 등에서는 훈련된 조산사의 간호로 이런 위험성은 충분히 막을 수 있다고 주장합니다.

(산전 검진)

어떤 임신부들은 배 속 아기에게 기형이나 심각한 질환이 있진 않을까 하는 막연한 불안감과 두려움에 시달리기도 합니다. 이런 고민을 더는 데 필요한 것이 바로 산전 검진입니다. 임신부의 몸과 마음이 겪는 엄청난 변화에 올바로 대처하려면 산전 검진과 전문가의 도움이 꼭 필요합니다. 물론 산전 검진 결과가 100% 정확하진 않습니다. 정상 결과가 나와도 완전히 안심하기 어렵고, 비정상 결과가 나와도 별문제 없는 경우가 많지요. 산전 검진은 어디까지나 본인 선택이지만 임신 기간 내내 막연한 불안감으로 시달리느니 산전 검진을 받고 의사와 상담해 의문점을 해소하는 편이 훨씬 현명할 것입니다.

건강한 임신·출산의 기본

산전 검진, 받을까 말까 망설여진다면

임신은 예비 부모에게 참으로 행복하고 고마운 일입니다. 하지만 기쁨과 동시에 막연한 불안감도 찾아오지요. 임신부 대부분이 아기에게 기형이나 심각한 질환이 있진 않을까 불안해합니다. 바로 이런 불안을 없애기 위해 산전 검진을 하는 것입니다.

임신은 여성의 몸과 마음에 그야말로 엄청난 변화를 가져오는데 이에 잘 대처하려면 전문가의 도움이 꼭 필요합니다. 예를 들어 임신부 자신에게는 질 분비물 증가가 사소한 일로 보여도 의사가 봤을 때는 유산이나 조산을 알리는 신호일 수 있습니다. 몸이 붓는 것은 임신부에게 흔한 정상적인 증상이지만 소변 검사를 받아보지 않고 그냥 지나치면 임신중독증으로 발전할 수도 있습니다. 이처럼 산전 검진은 임신부와 태아의 건강을 지키는 데 매우 기본적이고 중요한 일입니다.

그런데 어떤 임신부들에게는 산전 검진이 오히려 부담이 되기도 하나 봅니다. 산전 검진 결과가 언제나 정확하지는 않다는 게 이유지요. 정상적인 결과가 나와도 100% 안심할 수 없고, 반대로 비정상으로 결과가 나와도 별문제 없는 경우가 많은데 굳이 경제적 부담과 번거로움을 무릅쓰고 산전 검진을 받아야 하느냐는 것입니다.

산전 검진을 받을지 여부는 어디까지나 임신부 본인의 선택이지 의무는 아닙니다. 하지만 산전 검진에 대한 막연한 불신을 가진 채로는 현명한 판단을 내리기가 어렵습니다. 산전 검진에 대한 궁금증이 있다면 그때그때 의사와 상담해야 합

일반적인 산전 검진 시기
- 임신 28주까지 4주에 한 번씩
- 임신 29~36주 2주에 한 번씩
- 임신 37주 이후 1주에 한 번씩

니다. 특히 검사 전 다음과 같은 것을 알아두면 결정에 도움이 됩니다.

- 검사를 하면 무엇을 알아낼 수 있을까?
- 검사가 얼마나 정확할까?
- 결과가 나오는 데 시간이 얼마나 걸리나?
- 검사에 통증이 따르나?
- 이 검사가 태아 또는 임신부에게 위험하지는 않을까?
- 검사로 얻는 이점이 위험보다 많을까?
- 검사를 받지 않으면 어떤 일이 생길까?
- 돈은 얼마나 드나?
- 보험은 적용되나?
- 검사 전 무엇을 준비해야 하나?

고위험 임신일 경우 추가 검진이 필요합니다

보통 고위험 임신부라고 하면 만 16세 이하이거나 만 35세 이상인 임신부, 과거에 조산아를 낳은 경력이 있는 임신부, 심장 또는 유전자 질환이 있는 아이를 낳은 경력이 있는 임신부, 쌍태임신인 경우, 고혈압·당뇨·루푸스·심장 질환·신장 질환·암·성병·천식·뇌전증(간질) 등을 앓는 임신부, 자신이나 배우자에게 특히 어떤 질병이 많이 발생하는 유전적 경력이 있는 경우, 지적 장애 가족력이 있는 경우를 말합니다.

만일 의사가 모든 임신부가 일반적으로 하는 검사가 아닌 특수한 검사를 권한다면 다음과 같은 질문을 해봐야 합니다. 그래야 임신부 본인과 태아를 위해 꼭 필요한 검사인지 알 수 있습니다.

- 이 검사로 무엇을 알아낼 수 있나?
- 얼마나 믿을 만한 검사인가?
- 검사에 어떤 위험이 따르나?
- 검사 결과 이상이 있다면 어떤 조치를 취해야 하나?

Q&A 만 34세 임신부입니다. 병원에서 하라는 선택 검사, 안 하자니 불안하고 하자니 부담스러운데 꼭 다 해야 하나요?

만 34세라면 WHO 기준으로 고령 임신부는 아니지만 병원에서는 분만예정일을 기준으로 그 범주에 포함시켜 더 많은 검사를 권한 것 같습니다. 고령 임신은 임신 중 여러 내·외과적 문제가 생길 가능성이 많고 기형 빈도도 높아 고위험 임신으로 분류됩니다. 만일 현재 임신 과정이 정상적이라면 추가 검사의 필요성과 의미 등을 담당 의사에게 좀 더 자세히 질문해보세요. 그리고 이 책의 225쪽 '고령 임신' 편을 참고하세요.

이런 경우 정기 검진일이 아니어도 즉시 병원에 가야 합니다

대부분은 임신 기간 동안 특별한 문제가 없지만 이상 증세가 발생할 가능성은 누구에게나 있습니다. 다음과 같은 증상이 발생하

분만예정일 계산하기

병원에서 태아의 월령과 분만예정일을 계산하는 방법은 여러 가지입니다. 그중 가장 보편적인 방법이 초음파 검사입니다. 다음은 초음파 검사를 하지 않고 임신부 스스로 분만예정일을 예측할 수 있는 방법입니다.

월경주기가 28일일 때 마지막 월경이 있었던 달에 9를 더하거나 3을 빼고, 날짜에 7을 더합니다. 1월 4일에 마지막 월경을 했다면 1에 9를 더해 10, 4에 7을 더해 11, 즉 10월 11일이 분만예정일입니다.

월경주기가 28일보다 길 때 월경주기가 28일인 경우와 마찬가지로 분만예정일을 구한 뒤 자신의 월경주기에서 28일을 뺀 수만큼을 날짜에 더합니다. 예를 들어 마지막 월경을 1월 4일에 했고 월경주기가 40일이면 10월 11일에 12일(40-28)을 더해 10월 23일이 됩니다.

월경주기가 28일보다 짧을 때 월경주기가 28일인 경우와 마찬가지로 분만예정일을 구한 뒤 28일에서 자신의 월경주기를 뺀 수만큼을 날짜에서 뺍니다. 예를 들어 마지막 월경을 1월 4일에 했고 월경주기가 25일이면 10월 11일에서 3일(28-25)을 빼 10월 8일이 됩니다.

월경주기가 불규칙할 때 가장 긴 월경주기와 가장 짧은 월경주기의 평균치를 월경주기로 삼아 계산합니다. 예를 들어 마지막 월경을 1월 4일에 했고 가장 긴 월경주기가 38일, 가장 짧은 주기가 24일이라면 월경주기의 평균인 (38+24)/2=31일을 기준으로 월경주기가 28일보다 길 때의 계산법을 사용합니다.

면 검진일이 아니어도 즉시 병원을 찾아가야 합니다.

- 체중이 하루에 1kg 이상 증가할 때
- 얼굴, 발목, 다리, 발의 부종이 심할 때
- 두통이 2~3시간 이상 지속되거나 약을 먹어도 호전되지 않을 때
- 실신했을 때
- 시야가 흐려지거나 오한 또는 발열이 있을 때
- 지속되는 구토나 심한 복통이 있을 때
- 소변 보는 중에 통증이 느껴질 때
- 질 분비물이 갑자기 증가할 때
- 아주 적은 양이라도 질 출혈이 있을 때

Q&A 병원에서 알려주는 분만예정일, 얼마나 정확한가요?

분만예정일은 태아가 임신의 진행과 주 수에 맞게 성장하고 있는지 알아보기 위한 지침으로 사용합니다. 그러나 분만예정일을 정확히 맞춰 태어나는 아기는 세계적으로 5% 정도밖에 안 됩니다. 우리나라에서 조사한 결과도 이와 크게 다르지 않습니다. 제일병원 류현미 교수 팀이 2012년 한 해 동안 자연 진통으로 자연분만한 임신부 3,228명을 대상으로 조사한 결과에 따르면 분만 횟수에 상관없이 임신 39주(39주 1일~39주 6일)에 분만을 가장 많이 한 것으로 나타났습니다. 분만예정일에 출산한 경우는 평균 5.5%에 불과했습니다. 또 분만예정일에 태어날 확률은 첫째에서 셋째로 갈수록 점차 낮아진다고 합니다.

Q&A 임신 주 수에 비해 배가 더 나와 보이는데 괜찮나요?

임신부의 개월별 배 둘레에 대해 공통적으로 적용할 만한 수치는 없습니

다. 임신부의 키가 작은 경우, 경산인 경우, 다태아 임신인 경우, 태아가 특이한 자세로 있는 경우 배가 더 많이 나와 보입니다. 임신 중 체중이 많이 늘어도 배가 더 불러 보이는데, 임신 전 과체중이었던 경우는 오히려 임신부로 보이기까지 시간이 더 걸리기도 합니다. 배가 많이 나오면 태아가 너무 큰 게 아닐까 걱정하기도 하지만 사실은 그렇지 않습니다. 임신 중 과체중은 태아 크기와 연관이 있지만, 단순히 임신부 배가 많이 불렀다고 해서 태아가 큰 것은 아닙니다. 마찬가지로 임신 주 수에 비해 배가 덜 나와 보이는 경우도 걱정할 필요 없습니다. 배 크기 때문에 정 고민이 된다면 의사에게 상담하세요. 의사가 초음파 검사로 태아의 크기와 성장 속도, 자세 등을 확인해줄 수 있습니다.

급히 의사에게 연락해야 하는 상황
- 갑자기 다량의 출혈이 있을 때
- 갑자기 태동이 사라졌을 때
- 진통이 1시간에 3회 이상 올 때

의사에게 많은 정보를 주세요
산전 검사가 임신부와 태아의 안전을 100% 보장해주진 않습니다. 때로는 검사로 발견하지 못하는 이상 징후가 있을 수도 있는데 이에 제대로 대처하려면 임신부가 의사에게 많은 정보를 줘야 합니다. 지난 검진 이후 신체나 정서에 어떤 변화가 있었는지, 외부 환경은 어떻게 달라졌는지 의사에게 알려주면 그런 변화가 임신에 어떤 영향을 끼칠지 의사가 판단해 조언해줄 것입니다.

1 문진

태아 건강에 영향을 미칠 수 있는 문제를 미리 파악합니다

문진은 의사가 환자에 대한 기본적인 사항을 파악할 기회가 됩니다. 의사는 문진을 통해 태아와 임신부의 건강에 영향을 미칠 수 있는 여러 문제를 미리 확인하고 어떤 산전 검사가 필요한지 결정하며 선천적 또는 유전적 염색체 문제 등이 발생할 가능성이 있는지를 파악합니다. 첫 산전 검진에서 의사가 주로 묻는 것은 체중, 키, 나이 등 임신부의 신체적 특성과 과거 출산이나 유산 경력, 남편의 질환을 포함한 가족력 등입니다.

간혹 부끄러움 때문에 출산 사실이나 병력 등을 숨기는 임신부도 있지요. 그러나 모든 의사는 환자의 비밀을 지킬 의무가 있고 이를 공개하면 처벌받게 되므로 이런 부분을 염려하지 않아도 됩니다. 임신부가 많은 정보를 제공할수록 의사가 더욱 철저하게 산전 검사를 준비할 수 있으므로 솔직하고 성실하게 문진에 응해야 합니다.

의사에게 질문할 것을 미리 적어 가세요

의사가 환자에게 질문하는 것만 문진이 아닙니다. 문진 시간에 환자가 평소 궁금했던 것을 의사에게 질문할 수도 있습니다. 임신 중 겪을 수 있는 갖가지 애로 사항에 대해 상담하세요. 구토, 구역질, 다리 부종, 하지 정맥류, 치질, 위산 역류, 변비, 허리 통증, 피로감, 불면증 등 무엇이든 좋습니다. 어떤 임신부들은 임신 중 성생활이나 치질에 대한 고민 등을 부끄럽게 여겨 혼자서 끙끙 앓기도 합니다. 하지만 임신부들에게 이런 고민은 아주 흔한 것이고 의사들은 이런 질문에 이미 익숙해져 있습니다. 쑥스럽거나 민망하게 느껴지는 고민이라도 솔직하게 털어놓아야 의사의 도움을 받을 수 있습니다.

문진 시간을 알차게 활용하려면 병원 방문 전에 질문 사항을 간략하게 메모해두는 것이 좋습니다. 특이 사항에 대해서는 더 자세하게 적어두세요. 증세가 언제 처음 나타났는지, 얼마나 자주 나타나는지 틈날 때마다 적어두면 의사에게 더 정확한 정보를 전달할 수 있습니다.

²골반 내진

골반 내부의 장기를 진찰하고 태아의 하강 정도를 확인합니다

골반 내진은 자궁과 난소 등 골반 내부의 장기를 진찰하기 위한 것입니다. 일반적으로 임신 초기 자궁 세포진 검사 후에 하는데, 자궁 입구에 혈액은 없는지, 질 분비액은 어떤지, 난소 크기는 어떤지를 촉진으로 알아봅니다. 임신 후반부에 하는 내진은 태아의 선진부와 하강 정도를 확인하고 자궁경부의 소실 정도와 열린 정도를 측정하며 골반 크기와 형태를 확인하기 위한 것입니다.

다소 거북하더라도 필수 검사이니 자연스럽게 응하세요

내진하는 의사는 두 손가락을 질 속으로 삽입하고 다른 한 손으로는 배 위를 만지면서 자궁과 난소를 확인합니다. 이런 방식 때문에 첫 임신으로 병원을 찾은 임신부들은 내진을 매우 꺼리는 경우가 많습니다. 그래서 간혹 환자의 불평을 막고자 내진을 하지 않는 의사도 있지요. 그러나 산부인과에서 내진은 필수적인 진찰 항목이며 이를 하지 않았다가 질환의 진단이 늦어지면 의사 과실이 됩니다. 예를 들어 조산 예방을 위해 자궁경부를 살펴보려면 임신 초기에는 질확대경을 통한 시진만으로 가능하지만, 중기 이후에는 경부를 직접 촉진해야 합니다. 의사에 따라 초음파로 진단하기도 하지만 내진이 가장 정확합니다.

정 내진이 불편하다면 의사에게 미리 사정을

산전 검사를 위한 복장
- 병원 방문 전 샤워하고 속옷을 갈아입습니다.
- 편안하게 벗고 입을 수 있도록 간편한 복장을 하되 바지보다는 치마, 긴 스타킹보다는 양말이 좋습니다.
- 화장을 짙게 하면 의사가 안색을 살피기 힘드니 화장은 가볍게 하고, 다른 환자들을 위해 강한 향수는 피합니다.

말하고 내진 횟수를 최소한으로 줄여달라고 하세요. 내진 후 하루쯤 연한 갈색 또는 분홍색 분비물이 나올 수 있는데 이는 일반적 증상이니 염려하지 않아도 됩니다.

³체중과 혈압

검진 때마다 체중이 정상적으로 증가하는지 측정합니다

임신 중 체중이 정상적으로 증가하는지 알아보기 위해 검진 때마다 체중을 측정합니다. 임신 중에는 10~13kg 정도 체중이 느는데 과체중인 상태에서 임신했다면 이보다 적게 7~10kg 정도 증가해야 합니다. 또 저체중이었다면 그보다 많은 15~18kg 정도의 체중 증가가 필요합니다. 임신부가 다이어트를 하는 것은 좋지 않지만 적절한 운동과 건강한 식이요법으로 체중 관리를 해야 합니다. 임신 중에는 체중을 조절하는 것이 훨씬 더 어렵습니다. 그러므로 초반부터 체중이 너무 많이 늘지 않도록 주의해야 합니다. 반대로 체중이 너무 적게 증가해도 태아가 제대로 성장하지 못하고 조산 위험이 있어 좋지 않습니다. 임신 중 체중 증가와 관리에 대한 더 자세한 내용은 341쪽 '임신 중 운동과 체중 관리' 편을 참고하세요.

임신중독증 예방과 관리를 위해 혈압을 측정합니다

혈압 측정도 검진 때마다 빠짐없이 해야 하는 기본 검사로 임신중독증의 예방과 관리에 매우 중요합니다. 고혈압과 함께 소변에서 단백질이 검출되면 잠재적으로 심각한 상태의 임신중독증일 수도 있기 때문입니다. 이에 대한 자세한 내용은 161쪽 '고위험 임신' 편의 '임신중독증'을 참고하세요.
잘 알려진 대로 혈압은 수축기 혈압과 이완기 혈압, 두 가지 모두 살펴야 합니다. 수축기 혈압은 심장이 박동할 때, 이완기 혈압은 박동 중간에 쉬는 상태일 때 기록됩니다. 정상 수치는 임신부마다 다를 수 있으므로 정기적으로 혈압을 측정해야 알 수 있습니다.
의료진이 특히 관심을 기울이는 것은 이완기 혈압 수치입니다. 건강하고 젊은 여성의 평균 혈압 수치는 110/70~120/80mmHg입니다. 만약 혈압 수치가 140/90mmHg 이상으로 측정되는 일이 일주일에 두 번 이상 있다면 평상시 정상 혈압이라도 임신중독증을 의심해보아야 합니다.
간혹 혈압 수치가 높게 나와도 너무 걱정할 필요는 없습니다. 스트레스를 받았거나 병원에 급하게 오느라 일시적으로 혈압이 오른 경우가 대부분이니까요. 이럴 땐 충분히 휴식을 취한 뒤 다시 측정해보세요.

임신 중 혈압의 변화
임신 중기에는 임신 호르몬인 황체호르몬이 혈관 벽을 이완시켜 혈압이 약간 낮아집니다. 이 때문에 오랫동안 서 있거나 서둘러 일어날 때 어지럽거나 졸도할 것 같은 느낌을 받기도 합니다. 따라서 갑작스러운 움직임을 피하고 천천히 움직이는 습관을 들이는 것이 좋습니다. 임신 중기에 약간 낮아진 혈압은 말기에 들어서면서 정상으로 돌아옵니다.

4 혈액 검사

혈액 검사로 빈혈, B형 간염, 풍진, 매독, 에이즈, 톡소플라스마 여부를 알아보고 ABO 혈액형 및 Rh 인자와 혈당 등을 체크합니다. 당뇨 선별 검사를 위한 혈당 측정을 제외하고는 모두 첫 산전 검사에서 실시합니다. 혈액 검사를 위해 채취하는 혈액량은 매우 적어 임신부나 태아에게 전혀 위험하지 않습니다.

Rh 인자

Rh 인자는 보통 사람들의 적혈구에서 발견되지만 Rh 인자가 없는 사람도 일부 있습니다. 이런 경우를 Rh 음성(Rh-)이라고 합니다. 만약 엄마가 Rh 음성인데 태아는 아빠에게서 인자를 받아 Rh 양성(Rh+)이라면 태아의 혈액이 엄마에게 유입되면서 엄마가 이 인자에 대한 항체를 만들어냅니다. 엄마의 혈액에서 형성된 이 항체는 다음 임신 때 태아의 혈액으로 들어가 태아의 적혈구를 파괴합니다. 이런 증상은 매우 심각한 결과를 초래하는데 산전 검사로 Rh 혈액형을 검사하면 충분히 대처할 수 있습니다. 혈액 검사 결과 임신부가 Rh 음성으로 나오면 추가로 간접 항글로불린 검사를 합니다. 이 검사는 임신부의 혈액에 Rh 인자에 대한 항체가 있는지 확인하는 것입니다. 검사 결과 음성으로 나오면 임신부가 태아의 혈액에 맞서 항체를 만들지 않았으며 태아가 Rh 양성이라도 문제가 생기지 않을 것이라는 의미입니다.

결과가 양성으로 나오면 임신부가 태아의 적혈구에 대한 항체를 만들었다는 뜻이지요. 하지만 Rh 양성인 태아가 항체 때문에 손상을 입을 수도 있다는 가능성만을 나타낼 뿐, 이미 일어났거나 앞으로 일어날 태아의 손상 정도까지 나타내진 않습니다. 만약 검사에서 항체의 양이 임신 기간 동안 늘어난 것으로 밝혀지면 태아가 손상받을 위험이 매우 커집니다. 단, 태아가 Rh 음성이라면 엄마가 Rh 음성이고 간접 항글로불린 검사 결과 양성으로 나와도 전혀 문제가 되지 않습니다.

빈혈 검사

임신부의 혈색소 수치는 12~14g/dL가 정상 범위입니다. 임신이 아닐 때는 12g/dL 이하이면 빈혈로 진단하지만 임신 중에는 혈장량 증가를 감안해 11g/dL 이하일 때 빈혈, 10g/dL 이하일 때는 빈혈 치료가 필요하다고 진단합니다. 철분제를 복용하면 혈색소 수치를 높일 수 있습니다.

B형 간염 검사

B형 간염 항원 및 항체 검사를 합니다. 검사 결과 임신부의 B형 간염 항원이 양성인 경우 출산 과정에서 신생아가 감염될 가능성이 60~90%나 됩니다. 그러나 출산 12시간 이내에 신생아에게 면역글로불린(HBIG)과 B형 간염 백신을 접종하면 수직감염을 충분히 예방할 수 있습니다.

풍진 검사

과거에 풍진을 앓은 적이 있거나 이미 예방접종을 했다면 몸속에 항체가 있다고 볼 수 있습니다. 그러나 풍진 항체가 없다면 풍진을 앓고 있는 사람(특히 아이)과의 접촉을 피하는 등 각별히 주의해야 합니다. 임신 12주 이내에 풍진에 감염되면 태아에게 청력 장애, 심장 질환, 발달 장애, 백내장 등이 생길 가능성이 있습니다. 임신 중에는 풍진 백신을 권하지 않기 때문에 감염되지 않도록 조심하는 것이 최선입니다. 그러나 임신 4개월 이후부터는 풍진이 태아에게 영향을 미치는 경우가 거의 없으므로 안심해도 됩니다.

Q&A 임신인 줄 모르고 풍진 백신을 맞았는데 어쩌죠?

풍진 예방주사는 생백신이라 태아 감염을 일으킬 위험이 있기 때문에 과거에는 임신하기 3개월 이전에 맞으라고 했습니다. 하지만 임신하기 1개월 이전에 맞아도 안전하다는 사실이 최근 밝혀졌습니다. 임신 사실을 모르고 풍진 접종을 한 경우 태아 기형의 위험이 있는 것은 사실입니다. 특히 임신 초기에는 더 위험해 임신중절을 권유하는 의사들도 있었습니다. 그러나 태아 감염 사실을 확인하려면 임신 중기는 지나야 하고, 중기 이후에 백신을 맞았다면 태아 기형을 유발할 가능성이 매우 낮습니다. 미국 질병예방국(CDC)에 따르면 임신 초기에 풍진 예방접종을 한 경우 이론적으로 위험 가능성은 2% 미만이라고 합니다. 따라서 임신 중 풍진 백신을 맞았더라도 임신중절 여부는 신중하게 결정해야 합니다.

매독 검사

임신부에게 매독이 있는 경우 태아에게 선천성 매독 증후군이 생길 수 있고 임신부도 위험해질 수 있습니다. 따라서 임신 초기에 매독 검사를 하고 매독 감염이 확인되었다면 적극적으로 치료해야 합니다. 매독은 임신 중에도 안심하고 치료받을 수 있습니다. 이에 대한 더 자세한 내용은 200쪽 '고위험 임신' 편의 '매독'을 참고하세요.

에이즈 검사

혈액 검사로 HIV에 대한 항체가 있는지 알아봅니다. HIV는 면역계의 특정 세포를 공격하는 바이러스로 에이즈를 일으킵니다. 이 검사 결과 양성으로 나오면 확진을 위해 다른 검사를 합니다. 임신부가 HIV에 감염되었다면 임신, 진통, 분만, 수유를 통해 아기에게도 감염될 수 있습니다. 이를 방지하기 위해 약물 투여 등 여러 조치를 취할 수 있습니다. 이에 대한 더 자세한 내용은 202쪽 '고위험 임신' 편의 '에이즈'를 참고하세요.

혈당 측정

혈당은 당뇨병을 선별 검사하기 위해 측정합니다. 보통 임신 24~28주에 하지만 당뇨 위험 요인이 있다면 더 일찍 측정합니다. 의사가 당뇨 위험 요인이 있다고 할 때는 보통 임신부가 다음 사항에 해당하는 것을 말합니다.

- 이전에 4kg이 넘는 아기를 분만한 경우
- 소변 검사에서 당이 검출된 경우
- 당뇨 가족력이 있는 경우
- 비만인 경우
- 고혈압인 경우
- 다낭성 난소 증후군이 있는 경우

임신성 당뇨

임신성 당뇨란 임신 중 발생하는 단기간의 당뇨병입니다. 임신 중 일시적으로 몸에서 포도당을 처리하는 인슐린이 제대로 공급되지 않는 현상입니다. 소변에서 포도당이 검출되고 소변을 자주 보며 피곤하고 메스꺼운 증상이 나타납니다. 질이나 피부가 감염되고 시야가 뿌옇게 보이기도 합니다. 대략 임신부의 2~5%에서 임신성 당뇨가 생기는데 위험 요인이 있는 임신부는 가능성이 7~9%로 증가합니다.

이런 경우 병원에서 제공한 포도당 50g이 포함된 설탕물 150ml를 마시고 1시간 뒤에 혈액을 뽑아 혈당을 검사합니다. 이 검사를 '포도당-50g-당부하 검사'라고 합니다. 혈액의 당 수치가 140mg/dL 이상으로 나오면 2차 당부하 검사를 받게 됩니다. 이 검사는 우선 공복 상태에서 혈당 검사를 한 뒤 포도당 100g이 포함된 설탕물을 마시고 3시간 동안 매 시간마다 혈액을 뽑아 검사합니다. 총 4회 검사에서 2회 이상 기준치를 넘으면 임신성 당뇨로 진단합니다. 검사 결과는 2일 내로 확인할 수 있습니다. 2차 당부하 검사는 병원마다 검사 방법에 차이가 있기도 해서 포도당 75g이 포함된 설탕물을 마신 뒤 검사할 수도 있습니다. 이 경우는 공복 시, 복용 1시간 후와 2시간 후에 각각 혈당 검사를 합니다.

당뇨병은 대부분 운동과 식이요법으로 조절 가능하며 이런 방법으로 조절이 잘 안 되면 약이 필요할 수도 있습니다. 임신성 당뇨에 대한 자세한 내용은 <u>167쪽 '고위험 임신'</u> 편의 '임신성 당뇨병'을 참고하세요.

톡소플라스마 검사

톡소플라스마는 톡소포자충이라는 기생충이 고양이의 대변, 감염된 날고기 등을 통해 사람과 접촉해 전염되는 질환입니다. 임신부가 톡소플라스마에 감염되면 본인에게는 별 증세가 나타나지 않지만 유산이나 태아 기형을 유발할 수 있습니다. 톡소플라스마에 관한 더 자세한 내용은 363쪽 '일상생활' 편의 '반려동물'을 참고하세요.

⁵소변 검사

소변 검사는 첫 번째 산전 검사에서 하며 이후에는 의사의 판단에 따라 시행합니다. 특히 고위험 임신인 경우는 정기 검진 때마다 하는 것이 좋습니다. 소변 검사로는 당·단백질 수치와 세균 감염 여부를 진단할 수 있습니다. 병원에서 제공한 항균 플라스틱 컵에 첫 소변은 버리고 중간쯤 배출된 소변을 받아 검사합니다.

소변 내 당 검사

소변 검사는 임신성 당뇨를 진단하기 위한 것입니다. 임신성 당뇨란 임신 중 발생하는 당뇨를 말합니다. 소변에서 포도당이 검출되었다고 해서 당뇨병이 있다는 뜻은 아닙니다. 포도당이 신장에서 새어 나와 소변에서 검출되는 것은 일반적인 현상입니다. 과식이나 단 음료 또는 과일 섭취가 원인인 경우도 많습니다. 그러나 소변에서 당이 검출되었다면 일단 혈당 검사 등 임신성 당뇨병에 대한 선별 검사를 할 필요는 있습니다.

소변 내 단백질 검사

소변 내 단백질을 검사하면 전자간증을 진단할 수 있습니다. 전자간증은 임신성 중독증, 임신성 고혈압의 일종으로 임신 후반기에 잘 생기는 질환입니다. 혈압이 올라가고 몸이 심하게 부으며 소변에 단백질이 섞여 나옵니다. 또한 신장 기능 이상이 있을 때도 요단백이 검출됩니다.

소변 내 케톤 검사

케톤은 몸에서 에너지 생산을 위해 탄수화물 대신 지방을 분해할 때 생깁니다. 높은 농도의 케톤이 검출되면 잘 먹지 못했거나 탈수된 상태라 추측할 수 있는데 대부분은 입덧이 심한 것이 원인입니다.

소변 감염 검사

소변에서 세균이 검출되었다는 것은 요로 감염을 의미합니다. 요로 감염이 의심되면 해당 균에 효과적인 항생제를 선택하기 위해 도뇨관을 통한 두 번째 소변 검사를 하기도 합니다.

소변 검사는 일반적인 세균 검사뿐 아니라 임신 중 B군 연쇄상 구균(GBS) 감염을 알아내는 데에도 유효합니다. GBS는 정상적으로 여성의 질에 존재할 수 있지만 신생아에게는 치명적인 감염을 유발합니다. 이 검사는 임신 말기에 질과 항문을 통해 이루어지는데 검사 결과 양성이면 진통이 시작될 때 정맥을 통해 항생제를 투여해야 합니다. GBS 감염에 대한 자세한 내용은 277쪽 '임신 중 나타날 수 있는 정상 증세와 이상 증세' 편의 '질 분비물'을 참고하세요.

자궁경부 세포진 검사 시기

임신부라면 임신 초기에 검사하고 임신부가 아니면 생리 기간을 피해 검사하는 것이 좋습니다. 검사하기 가장 좋은 시기는 생리 시작 10~20일 후입니다. 검사 2일 전에는 질 세척을 하지 말고 살정제나 살정 크림, 젤리 등 질을 통해 투여하는 약물 사용을 금해야 합니다. 이런 약물로 인해 비정상적인 자궁경부 세포가 씻겨나갈 수 있습니다.

6 자궁경부 세포진 검사

자궁경부암과 성병을 진단하기 위한 검사입니다

자궁경부 세포진 검사는 자궁경부암 진단과 클라미디아 또는 임균 같은 성 전파성 질병의 진단에 도움이 됩니다. 산과에서 일반적으로 하는 검사로 태아에게 아무런 위험도 주지 않습니다. 세포진 검사로 비정상 세포가 검출되었다고 해서 반드시 암이라고 진단할 수는 없습니다. 결과에 따라 임신 중에 안전한 방법을 찾아 치료할지, 치료를 출산 후로 미룰지를 결정하게 됩니다.

세포진 검사 판정 후 추가로 질확대경 검사나 자궁경부 조직 검사를 한 경우는 자궁경부 표면에서 약간의 출혈이 있을 수 있지만 심각한 합병증은 없습니다. 자궁경부 안쪽 또는 위쪽에서 생검을 실시할 때는 일부 합병증이 생길 수 있으므로 의사와 잘 상담해야 합니다.

자궁경부 세포진 검사는 이렇게 진행합니다

1. 임신부가 침대에 누운 상태에서 의사가 우선 외부 성기, 항문, 요도를 살펴봅니다.
2. 질과 자궁경부를 볼 수 있게 질에 질확대경을 삽입합니다.
3. 점액질을 닦아내기 위해 면봉을 사용할 수도 있습니다.
4. 작은 자궁경부용 솔을 자궁경부 안에 삽입해 세포 샘플을 채취하고, 자궁경부 바깥쪽에서 다시 세포 샘플을 채취합니다. 최근에는 액상 세포진 검사를 많이 하는데 이 검사는 특수 솔로 자궁경부 안쪽과 바깥쪽 세포를 한꺼번에 채취해 특수 고정액에 담아 보내는 방법으로 검사 결과의 정확도가 높습니다.

⁷기형아 검사

임신부들은 기형아 검사에 특히 관심이 많습니다. 그런 만큼 이에 대해서는 113쪽 '기형아' 편에서 더 자세하고 구체적으로 설명하겠습니다.

⁸초음파 검사

임신 기간 중 태아의 성장을 관찰할 수 있습니다

고주파 음파를 태아의 근육, 뼈 같은 조직에 반사해 태아의 형태와 자궁 내 위치 등을 알아보는 검사입니다. 한때는 고위험 임신인 경우에만 초음파 검사를 했지만 현재는 선천 기형, 염색체 이상 등을 찾아내고 태아의 전반적인 성장, 태반이나 자궁 이상과 같은 임신 합병증 여부를 살피기 위해 보편적으로 모든 임신에 시행합니다. 초음파 검사로 확인할 수 있는 것은 다음과 같습니다.

임신 초기(0~12주)
- 임신 상태가 정상적인지 확인합니다.
- 태아의 심장 박동 수가 정상적인지 확인합니다.
- 임신 주 수를 측정합니다. 임신 5~10주에는 머리부터 엉덩이까지의 길이로, 임신 10주 이후에는 두개골의 직경, 대퇴골의 길이, 복부 둘레 등 여러 측정값을 종합해 태아의 성장을 확인합니다.
- 포상기태(태반의 영양막 세포가 비정상적으로 증식하는 질환)나 자궁외임신 여부를 확인합니다.

- 계류 유산(태아의 심장 박동은 멈췄으나 유산 징후가 나타나지 않는 유산) 등 비정상 임신 여부를 확인합니다.

임신 중기(13~16주)
- 임신 13~14주에는 잠재적 다운 증후군 가능성을 확인합니다.
- 임신 18~20주에는 선천성 기형 여부를 확인합니다.
- 쌍태임신 여부를 확인합니다.
- 태아의 성장과 상태를 확인합니다.
- 양수과다증 또는 양수과소증 여부를 확인합니다.
- 자궁 내 사망 여부를 확인합니다.

임신 후기(33~36주)
- 태반 위치를 확인합니다.
- 자궁 내 사망 여부를 확인합니다.
- 태아의 자세와 움직임을 관찰합니다.
- 자궁과 골반의 이상 여부를 확인합니다.

건강한 임신부라면 초음파 검사 횟수가 줄어듭니다

일반적으로 산전 검사에서 초음파 검사를 몇 번 시행해야 하는지 정해진 바는 없습니다. 외국에서는 임신부 대부분이 초기, 중기, 말기에 한 번씩 3회 정도 초음파 검사를 하는데 우리나라에서는 의사가 필요하다고 판단할 때 시행한다는 지침만 있습니다. 건강한 임신부일수록 초음파 검사 횟수가 적을 수 있고, 고위험 임신부는 정밀 초음파 검사를 포함해 더 많은 초음파 검사를 할 수도 있습니다. 때로는 입체(3차원/3D 또는 4차원/4D) 초음파 기계로 태아의 구조적 특성을 진단하기도 합니다. 진단용 초음파는 안전하므로 검사 횟수에 너무 민감해하지 않아도 됩니다. 하지만 횟수가 너무 많다 싶으면 꼭 필요한 검사인지 의사와 상담하는 것도 좋습니다.

초음파 검사 종류

표준 초음파 검사 복부나 질을 통해 태아의 평면 영상을 얻습니다.

정밀 초음파 검사 의심되는 사항을 집중적으로 검사하기 위해 표준 초음파 검사보다 더 정밀하고 복잡한 장비를 사용합니다.

도플러 초음파 검사 임신 유지 상태를 알아보기 위해 임신부의 자궁 동맥 또는 태아의 제대 동맥에 흐르는 혈류 속도를 측정하는 검사 방법입니다. 일반적으로 S/D 비율로 나타내는데 여기서 S는 수축기 혈류 속도, D는 이완기 혈류 속도를 말합니다. 정상 임신에서는 임신 주 수가 늘어날수록 S/D 비율이 점차 감소합니다.

복부 초음파 검사 vs. 질 초음파 검사

복부 초음파 검사 대개 임신 중기 이후에 시행합니다. 임신부의 방광이 가득 찬 상태에서 배 위에 초음파용 특수 젤을 바르고 초음파 탐촉자로 배 위를 문지르며 검사합니다. 고주파 음파가 모체와 태아에 음영을 만들어내면서 컴퓨터 화면에 태아의 모습을 그려냅니다. 검사자가 방광 위로 약간 압력을 가할 수도 있습니다.

질 초음파 검사 질 안으로 초음파 탐촉자를 들여보내 자궁 내·외부와 난소의 이미지를 얻는 방법입니다. 경질 초음파 검사라고도 합니다. 복부 초음파 검사보다 초음파 탐촉자가 골반 장기에 더욱 가까이 갈 수 있기 때문에 해상도가 높고 선명한 이미지를 얻을 수 있습니다. 주로 임신 초기에 유용하며 복부 초음파로 좋은 이미지를 얻지 못했을 때도 시행합니다. 복부 초음파 검사와 달리 방광을 비운 상태에서 검사하는데, 경우에 따라서는 방광을 채운 뒤 다시 검사하기도 합니다.

입체 초음파 검사 말 그대로 태아를 입체적으로 보는 초음파 검사입니다. 특별 제작한 탐침과 태아의 3D 입체 영상을 생성하는 소프트웨어를 이용합니다.

역동성 3차원 초음파 검사 특별 제작한 스캐너를 이용하면 태아의 얼굴과 움직임을 살펴볼 수 있습니다. 4차원 초음파 검사라고도 합니다.

정밀 초음파 결과 100% 정확한가?

간혹 정밀 초음파 검사 결과를 100% 정확하다고 믿는 임신부들이 있습니다. 초음파 검사는 고주파 음파를 자궁 속 태아의 조직에 반사해 진단하는 간접적 영상 검사입니다. 태어난 아기를 직접 관찰하고 검사하는 것은 아니지요. 정밀 초음파 검사도 마찬가지입니다. 표준 초음파 검사보다 이상을 발견할 가능성이 높을 뿐이지 태아의 이상이나 기형을 모두 진단할 수는 없습니다.

태아 심장 초음파 검사 태아의 심장 해부도와 기능을 알아보기 위한 검사 방법입니다. 선천성 심장 변형을 진단하는 데 사용합니다.

Q&A 초음파 결과는 언제 알려주나요?
의원급에서는 검사 후 즉시 결과를 알려주기도 합니다. 하지만 대형 병원일수록 완벽하고 정확한 진단을 위해 일주일 정도 지난 뒤 결과를 알려줍니다.

Q&A 태아 성별, 언제부터 알 수 있나요?
외국과 달리 우리나라는 출산 전 태아 성별을 알려주는 것이 금지 사항이었지요. 이를 어기면 의사가 면허정지 등 처벌을 받았습니다. 그런데 2009년 대법원에서 임신 말기에는 태아 성별을 알려줘도 된다는 판결을 내려 지금은 임신 32주 이상부터 가능하게 되었습니다. 그러니 배 속 태아의 성별이 궁금하더라도 임신 32주까지는 꾹 참고 기다리세요.

[9] 태아 심박동 검사

태아 심박동 검사는 전자 태아심음 감시 장치를 이용해 태아의 심장 박동을 측정하는 것입니다. 비수축 검사, 수축 자극 검사, 진통 중 심박동 검사 등이 있습니다.

비수축 검사

자궁 수축이 없을 때 임신부 배에 초음파 센서를 부착하고 태동이 느껴질 때마다 버튼을 누르게 하면서 전자 태아심음 감시 장치로 태아의 심장 박동 수와 태동을 동시에 기록하는 검사입니다. 태아가 자신의 태동에 적절히 반응하는지 알아볼 수 있습니다.

정상적인 임신이면 임신 주 수가 늘어날수록 태동이 있을 때 심장 박동 수도 증가합니다. 이렇게 태동이 있을 때 심장 박동 수가 일정 수준 증가하면 적어도 앞으로 일주일 정도는 건강하다고 진단합니다.

이 검사는 임신 26~28주 이후에 하며 고위험 임신, 특히 태아의 움직임이 원활해 보이지 않는 경우는 일주일에 2회 검사하기도 합니다. 분만예정일이 지났을 때도 시행합니다. 이 검사에서 태아가 별 반응을 보이지 않는다고 해서 반드시 위험한 것은 아닙니다. 단, 추가적인 검사가 필요할 수는 있습니다. 20분 단위로 1회(20분) 또는 2회(40분) 정도 검사하는데 태아가 수면 상태인 경우는 4회(80분)까지도 시행합니다.

Q&A 비수축 검사를 하는데 태동이 없다면?
태동이 없으면 비수축 검사는 아무런 의미가 없습니다. 이때는 태아가 잠든 상태일 수 있으므로 태아를 깨우기 위해 머리 쪽을 약간 흔들어주거나 소리로 자극을 주거나 임신부가 움직이거나 음식물을 약간 섭취합니다.

수축 자극 검사

수축 자극 검사는 비수축 검사에서 결과가

> **Dr.'s Advice**
> **산전 진단 이후의 결정**
> 산전 검사 결과에서 비정상 소견이 나오면 임신부와 가족들은 매우 힘들어합니다. 먼저 태아에게 어떤 결함이 발견되었는지, 치료는 가능한지 주치의와 상담해야겠지요. 그런 다음 임신을 계속 유지할 것인지 결정해야 합니다. 선택은 오로지 예비 부모에게 달려 있습니다. 그러나 이 과정에서 주치의가 도움을 줄 수는 있습니다. 주치의와 충분히 상담하고 필요한 모든 정보를 제공받는다면 보다 현명한 결정을 할 수 있을 것입니다.

비수축 검사가 꼭 필요한 고위험 임신군

- 제1형 당뇨병
- 임신성 고혈압(임신중독증)
- 태아 발육 지연
- 동종 면역성 질환
- 임신 42주 이상의 과숙(지연) 임신
- 태아가 평소와 달리 자주 움직이지 않을 때
- 태반에 문제가 있다고 의심되는 모든 경우

수축 자극 검사를 하면 안 되는 경우

- 조산통
- 전치태반
- 양수과다증
- 다태임신
- 조기 양막 파수
- 과거에 조산한 경우
- 과거에 제왕절개수술을 한 경우

비정상으로 나왔을 때 합니다. 피토신이라는 약물을 주입해 약한 자궁 수축을 발생시킨 뒤 태아 심장 박동의 변화를 살펴보는 검사입니다. 피토신은 출산할 때 분비되는 자궁 수축 호르몬인 옥시토신의 합성체입니다. 최근에는 약물 대신 임신부 자신이 유두를 자극해 진통을 유발하는 방법을 쓰기도 합니다. 이렇게 인위적으로 자궁을 수축시킨 뒤 태아 심장 박동 수의 변화를 평가해 분만 시 자궁 수축을 태아가 견딜 수 있을지를 평가합니다.

이 검사는 위양성률, 즉 정상인데 비정상으로 결과로 잘못 나타나는 경우가 25~75%에 이르기 때문에 자연분만이 가능한데도 응급 제왕절개수술을 선택하게 될 수 있습니다. 미국에서는 처음 이 검사를 하면서 한때 제왕절개수술이 급증하기도 했습니다. 따라서 전문가의 신중한 판단 아래 시행해야 합니다.

진통 중 심박동 검사

분만 중 태아에게 아무 탈이 없는지 알아보기 위한 검사 중 하나입니다. 의사가 청진하거나 전자 태아심음 감시 장치를 이용해 검사합니다. 때로는 두 방법을 동시에 사용하기도 합니다. 어떤 방법을 쓸지는 분만 진행 상태나 위험 정도, 병원의 방침에 따라 달라집니다.

의사의 청진 의사가 진통 중에 태아 청진기나 도플러 장치를 이용해 태아 심장 박동을 듣는 방법입니다. 주로 청진기보다 초음파 장치의 일종인 도플러 장치를 더 많이 사용합니다. 이런 기구로 자궁 수축 전후 또는 분만 중에 태아의 심장 박동 수를 측정해 태아가 자궁 수축에 어떻게 반응하는지 알아볼 수 있습니다. 만약 청진에서 이상이 발견되면 전자 태아심음 감시 장치를 지속적으로 사용하게 될 수도 있습니다.

전자 태아심음 감시 장치 자궁 수축과 태아 심장 박동을 측정하기 위해 특수한 장치를 사용하는데, 측정 위치에 따라 외부 측정 방법과 내부 측정 방법으로 나뉩니다. 외부 측정 방법은 임신부 배에 자궁 수축 정도와 지속 시간을 기록하는 장치와 심장 박동 수를 측정하는 도플러 등 2개의 벨트를 두르는 것입니다. 내부 측정 방법은 질을 통해 태아의 머리 표피에 전극을 연결해 태아 심장 박동 수를 측정하고, 질을 통해 카테터를 삽입해 양수의 압력과 자궁 수축을 측정하는 것으로, 이 방법은 양막이 터진 후에만 사용할 수 있습니다.

전자 태아심음 감시 결과의 판독
판독은 의료진의 몫이지만 정상과 비정상의 소견에 대해서는 임신부도 알아두면 좋을 것입니다.
태아 심장 박동 수 평균 140회/분이며 정상 범위는 110~160회/분입니다. 이 범위 밖인 경우는 집중 감시가 필요합니다.
자궁 수축에 따른 태아 심장 박동 수 변화 자궁 수축 전에 태아 심장 박동이 감소하는 것은 정상적인 현상입니다. 진통 시 태아 머리가 자궁경부를 압박할 때 태아의 부교감신경이 자극을 받아 일시적으로 심장 박동이 감소하기 때문입니다. 그러나 자궁 수축 이후에 태아의 심장 박동 수가 감소하면 태아가 저산소증일 가능성이 있으므로 추가 검사를 한 뒤 응급 분만(제왕절개수술, 흡입 분만, 겸자 분만 등) 여부를 결정합니다.

10 산전 교육

산전 교육을 통해 부모 준비를 하세요

가능하면 임신 초기부터 산전 교육에 참여하는 것이 바람직합니다. 자신

⭐ Funny News

태어난 달이 운명을 결정한다?

태어난 달에 따라 직업, 건강 상태, 지적 능력이 달라진다는 이색 연구 결과가 나왔습니다. 영국의 국가통계사무소가 태어난 달이 직업 선택에 어떤 영향을 미치는지 연구한 결과 12월생은 치과 의사, 1월생은 채무 상환 대행업자, 2월생은 예술가, 3월생은 비행기 조종사나 음악가로 자랄 확률이 높았습니다. 4·5·8월생은 다양한 직업 분포를 나타냈으며 6월생은 CEO, 7월생은 벽돌공이나 기관사, 9월생은 스포츠 선수나 학자가 될 가능성이 컸습니다. 10·11월생은 특정 직업군이 제시되지 않았습니다.

이 같은 결과를 과학적, 의학적으로 설명하기란 쉽지 않습니다. 하지만 태어난 달이 그 사람의 건강에 어떤 영향을 미치는지에 관한 연구는 어느 정도 진행된 상태입니다. 일례로 한 연구에 따르면 봄에 태어난 아이는 거식증이나 식사 장애를 겪을 위험이 높고, 가을에 태어난 아이는 상대적으로 장수한다고 합니다. 전문가들은 봄에 태어난 아기들의 엄마들이 겨울을 보내면서 햇볕을 많이 받지 못해 성장 비타민이라고 하는 비타민 D를 충분히 생산하지 못한 것이 원인일 것이라 분석합니다. 흥미롭기는 하나 완전히 믿을 만한 내용은 아닌 듯합니다. 아기의 평생 건강과 지적 능력은 태어나는 시기나 수정되는 시기보다 임신 중 자궁 내 환경이 훨씬 중요합니다.

에게 가장 적합한 교육 프로그램을 검색한 뒤 직접 방문해 결정하세요. 남편과 함께 참여하면 더욱 좋습니다.

산전 교육 또는 산전 교실은 임신 및 분만 과정부터 산후 신생아 돌보기에 이르기까지 예비 부모가 알아야 할 다양한 정보를 제공합니다. 산전 교육으로 임신부는 임신 중 적정 체중과 건강을 유지하는 법을 배우고 자신감을 얻을 수 있습니다. 또한 비슷한 시기에 분만하는 다른 임신부들, 출산 전후로 임신부를 보살펴줄 둘라(출산 도우미)를 만나 교류하면서 임신과 분만에 대한 두려움을 덜어내고 다양한 정보를 주고받을 수 있습니다.

산전 교육으로 얻을 수 있는 정보

프로그램마다 약간 차이는 있지만 산전 교육에서는 대개 태교와 임신에 대한 일반 상식과 건강한 임신 유지법, 임신 중 분만에 대비해 할 수 있는 적절한 운동법, 분만 과정에 관한 정보, 다양한 분만 방법과 무통분만의 종류, 의료 개입 없이 출산하는 자연주의 출산법, 모유 수유를 포함한 신생아 돌보기, 출산 후 산모 건강 유지법, 임신·출산·산후 조리 중에 생길 수 있는 우울감에 대한 대처법 등에 관한 것을 다룹니다.

한눈에 보는 산전 검사 일정

	선별 검사	상담·교육·필요한 조치	예방접종과 화학적 예방
임신 전 검진	위험 요인 확인 키, 체중, 혈압 병력 문진 자궁경부암 검사 풍진 검사 약물 남용 여부	조기 진통에 대한 교육과 예방 영양과 체중에 대한 교육 약물, 한약, 비타민에 대한 교육 월경주기 기록	홍역·수두· 볼거리 백신 간염 백신 엽산 보충
1차 검진 임신 6~8주	위험 요인 확인 클라미디아 감염 키, 체중, 혈압 병력 문진 풍진 검사 약물 남용 헤모글로빈 혈액형과 항체 B형 간염 매독 소변 배양 에이즈	조기 진통에 대한 교육과 예방 산전 생활 습관 교육 (일상생활, 영양, 경고 사항, 검사 스케줄, 변화 가능 요인에 대한 추적 검사 등) 태아 기형 선별 검사	영양 보충 독감 백신
2차 검진 임신 10~12주	체중 혈압 태아심음 태아 기형	조기 진통에 대한 교육과 예방 산전 생활 습관 교육 (태아 성장, 모유 수유) 첫 방문 시 검사 결과 통보	
3차 검진 임신 16~18주	체중 혈압 태아심음 태아 기형 초음파 자궁 크기(자궁경부 검사)	조기 진통에 대한 교육과 예방 산전 생활 습관 교육 (정상 임신, 임신 2분기 태아 성장, 태동)	
4차 검진 임신 22주	체중 혈압 태아심음 자궁 크기(자궁경부 검사)	조기 진통에 대한 교육과 예방 산전 생활 습관 교육 (가족 문제, 임신성 당뇨, 변화 가능 요인에 대한 추적 검사)	

	선별 검사	상담·교육·필요한 조치	예방접종과 화학적 예방
5차 검진 임신 28주	체중 혈압 태아심음 자궁 크기(자궁경부 검사) 조기 진통 위험 임신성 당뇨병 약물 남용 Rh 항체 상태 B형 간염 항원 클라미디아/질염	조기 진통에 대한 교육과 예방 산전 생활 습관 교육 (일, 정상 임신, 태아 성장)	Rh 항체에 대한 로감(Rhogam) 투여
6차 검진 임신 32주	체중 혈압 태아심음 자궁 크기	조기 진통에 대한 교육과 예방 산전 생활 습관 교육 (여행, 성생활, 신생아 관리, 회음절개술, 브이백 가능성 여부)	Tdap 백신 (파상풍, 디프테리아, 백일해)
7차 검진 임신 36주	체중 혈압 태아심음 자궁 크기 자궁경부 검사 태아 위치 확인 B군 연쇄상 구균	조기 진통에 대한 교육과 예방 산전 생활 습관 교육 (산후 관리, 임신 후기 증상의 관리, 산후 피임, 응급 상황, 산후 우울증)	
8~11차 검진 임신 38~41주	체중 혈압 태아심음 자궁 크기 자궁경부 검사	조기 진통에 대한 교육과 예방 산전 생활 습관 교육 (분만 후 예방접종, 태아 심폐소생술, 자연분만 관리, 진통과 분만)	

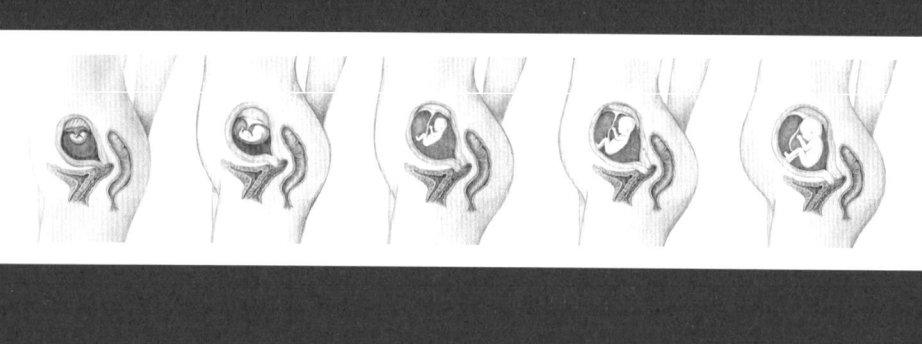

임신 시기별 엄마와 태아의 변화

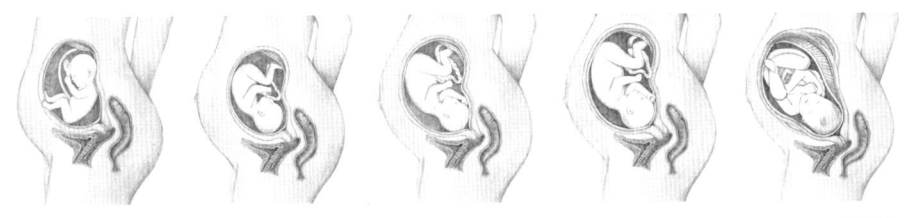

1개월

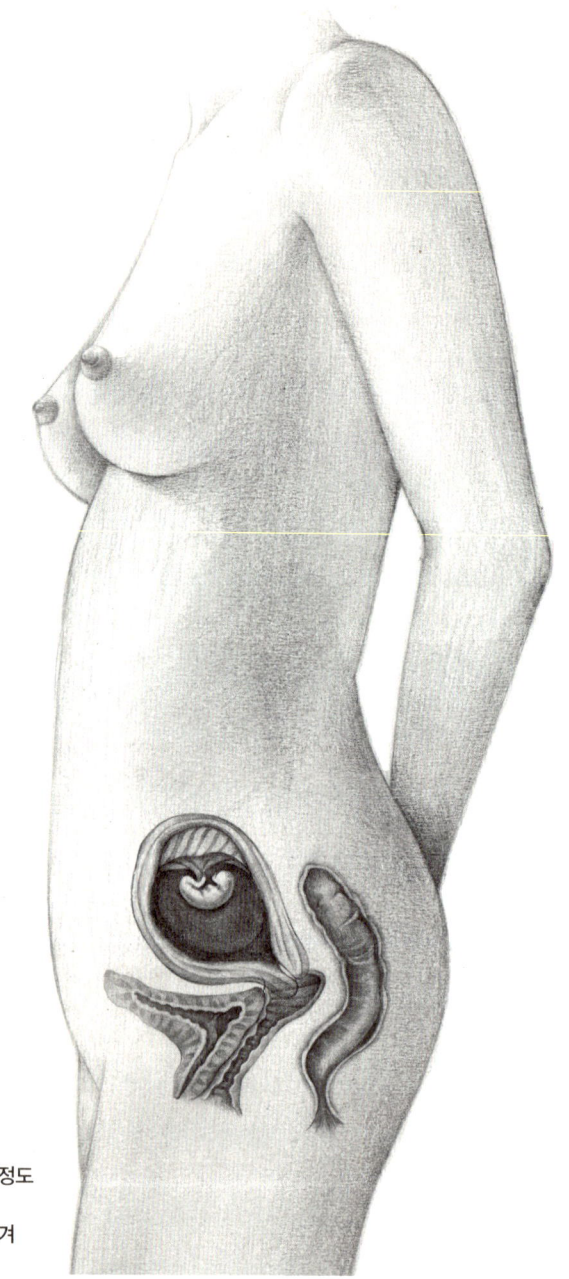

- 임신 테스트 결과 양성
- 자궁내막에 융모 형성
- 태아의 크기는 0.36~1mm 정도
- 태아 머리가 전체 길이의 반을 차지하고 긴 꼬리가 생겨 마치 물고기처럼 보임

이 시기 엄마는

1주
- 임신 전 마지막 월경을 시작한다.

2주
- 자궁내막이 두꺼워지면서 배란을 준비한다.
- 배란이 일어날 때 약간 통증이 느껴지기도 한다.

3주
- 여성의 몸에 들어온 수억 개의 정자 중 약 200개만 난자에 도달하고 그중 단 하나가 난자와 결합해 수정란이 된다.
- 수정란이 자궁에 착상하면서 약간의 출혈이 생길 수 있다.

4주
- 임신 테스트 결과가 양성으로 나온다.
- 아직 임신 자각 증세는 없지만 임신부에 따라 약간 졸리거나 피로하거나 감기 기운을 느낄 수 있다. 소변을 자주 보기도 한다. 유방도 약간 부푼다.

이 시기 태아는

3주
- 수정란이 나팔관에서 천천히 자궁으로 내려오면서 2개, 4개, 8개로 연이어 세포분열을 하다가 자궁에 도달할 무렵에는 16개, 32개, 64개로 분열한 다음 커지기 시작한다. 이렇게 3~4일에 걸쳐 세포분열을 하며 자궁으로 내려온 수정란은 대개 72시간 안에 자궁 내에 착상한다.
- 수정란이 자궁에 자리 잡은 것을 포배낭이라 하는데 길이가 0.1~0.2mm 정도 된다.
- 임신 3주 말쯤 된 배아는 4개의 아가미와 꼬리가 달린 올챙이처럼 보인다.

4주
- 자궁내막에 융모가 형성된다.
- 태아 머리가 전체 길이의 반을 차지하고 긴 꼬리가 생겨 마치 물고기처럼 보인다. 배아의 크기는 0.36~1mm 정도다.
- 가장 먼저 신경관이 생긴다. 신경관은 점차 뇌와 척추로 나뉘어 발달하며 중추신경의 근원이 된다. 심장과 혈관, 내장, 근육 등 중요한 기관을 형성하는 조직도 서서히 만들어진다.
- 배아가 머리와 몸통으로 나뉘고 배아 세포도 외배엽·중배엽·내배엽으로 구분되어 각기 다른 신체 기관으로 발달하기 시작한다. 가장 위쪽에 있는 외배엽은 피부·털·손톱·발톱·뇌·척수·신경을 만들고, 중간에 있는 중배엽은 근육·골격·비뇨 생식기·심장 그리고 혈관과 혈액을 연결하는 다른 기관들을 생성한다. 가장 안쪽에 있는 내배엽은 여러 장기의 내부 포장인 점막과 폐, 창자 그리고 이를 연결하는 분비샘을 만든다.

이 시기 병원에 가면

1st 검진 — **임신 4~5주 최초 산전 검진을 합니다**
- 임신 확인과 산전 검사 여부 결정
- 임신이 확인되면 이 시기부터 주기적으로 진찰을 받아야 한다. 진찰 때마다 체중과 혈압을 잰다.

이 시기 엄마가 할 일

- 임신을 준비하고 있다면 건강 계획을 철저하게 세우는 것이 좋다. 매일 충분한 양의 비타민과 함께 엽산 0.4mg을 섭취한다. 엽산은 임신 3개월까지 반드시 복용한다. 피임약과 엑스선, 그리고 임신에 해가 될 수 있는 약제를 피하고 현재 복용하는 약이 있다면 의사와 상담한다.
- 임신 초기는 태아 형성에 중요한 시기인 만큼 알코올, 흡연(간접흡연 포함) 등 위험한 환경에 노출되지 않도록 한다. 건강한 식단과 운동 프로그램이 필요한 시기다.
- 이때 태몽을 꾸었다는 경우가 많다. 태몽을 기록해두면 좋은 추억이 된다.
- 임신을 확인할 때까지 성생활은 피한다.

이 시기 아빠가 할 일

- 임신을 준비하고 있거나 임신 가능성이 있다면 모든 생활습관을 아내의 임신 환경에 맞춘다. 임신부와 태아에게 간접흡연도 해가 되므로 반드시 금연한다.
- 아내가 임신 여부에 예민할 때다. 임신이 아니더라도 실망하지 말고 아내를 격려해준다. 본인보다 아내의 실망감이 훨씬 크다는 사실을 명심해야 한다.

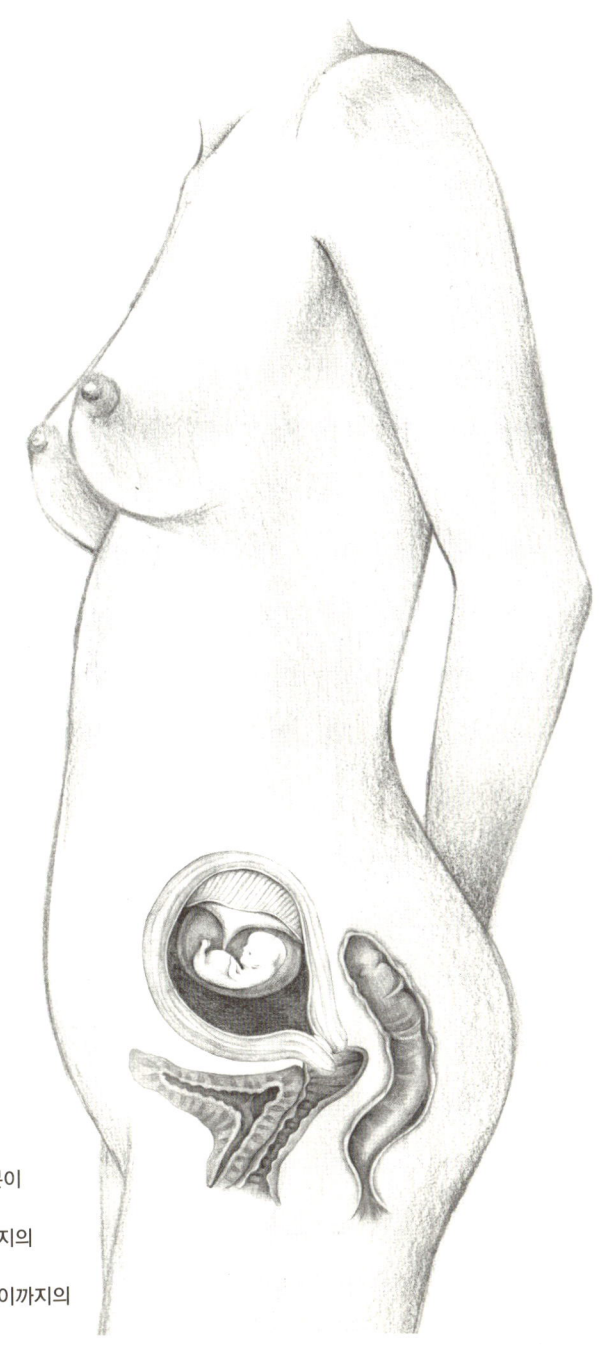

2개월

- 입덧 시작
- 유방이 커지면서 젖꼭지 부분이 조금 검게 변함
- 5주에 배아 머리부터 꼬리까지의 길이 1.5~2.5mm
- 8주에 태아의 머리부터 엉덩이까지의 길이 1.6cm, 체중 1g

	이 시기 엄마는
5주	• 피로해지고 하품이 잘 나온다. 자궁이나 가슴 통증, 두통도 약간 있을 수 있다.
6주	• 입덧을 시작한다. 유방이 커지면서 젖꼭지 부분이 조금 검게 변한다.
7주	• 소화불량, 심장 두근거림이 나타난다.
8주	• 약간 불안해지면서 감정의 기복이 생길 수 있다.

	이 시기 태아는
5주	• 배아 머리에서 꼬리까지의 길이가 평균 1.5~2.5mm 정도다. • 임신 5주 초부터 질식 초음파로 임신낭과 양막을 확인할 수 있다. 임신 5주 말이면 태아 심장 박동이 시작되지만 아직 초음파로 확인할 수는 없다. • 뇌와 척추가 형성된다. 신경관 양쪽에는 작은 돌기 모양의 체절(몸마디)이 나타나는데 이것들이 나중에 척추, 갈비뼈, 근육 등으로 발달한다.
6주	• 6주 말이면 배아 머리에서 엉덩이까지의 길이(CRL)가 4~6mm 정도 된다. CRL은 임신 20주까지 태아의 성장을 측정하는 단위. • 아직까지는 꼬리가 있지만 팔다리로 발달할 사지의 발아 돌기가 선명하게 보인다. 다리보다 팔의 성장이 빠르며 손과 팔이 마치 물갈퀴처럼 보인다. • 얼굴 형상도 조금씩 나타나기 시작한다. 눈은 2개의 검은 돌기로, 귀는 작은 구멍 2개로, 입과 코는 작은 틈새 모양으로 보인다. • 간, 췌장, 폐, 위의 초기 형태가 나타난다. • 뇌 발달이 활발해지고 후두와 내이가 형성된다. 태반이 발달한다.
7주	• CRL 7~9mm • 얼굴 형상이 좀 더 정교해진다. 이마는 불룩 솟아 있고 코는 납작하며 눈과 콧구멍이 선명하게 보인다. • 태아의 몸체도 변한다. 머리가 척추 위에 곧게 서고 꼬리가 점점 짧아진다. 특히 팔다리가 길고 굵어져 알아보기 쉽고 손과 어깻죽지도 보인다. • 생식 결절이 생기지만 성별을 구별할 수는 없다. 신장도 빠르게 발달한다. • 질식 초음파로 심장 박동과 배아를 완벽하게 확인할 수 있다. 심장이 완전히 형성되고 내부 기관이 빠르게 만들어진다. 심장이 불룩하게 올라오면서 좌심실과 우심실로 나누어진다. 심장 박동 수는 1분에 150회 정도로 빠르게 뛴다. • 태아 배에 간 기관을 만들어내기 위한 간 돌기가 나타나고 폐에는 기관지가 생긴다. 위와 창자가 모양을 갖추기 시작하고 맹장과 췌장도 생긴다.
8주	• CRL 1.6cm, 몸무게 1g • 뇌가 분명하게 보인다. 뼈와 관절이 생기고 팔꿈치가 나타나며 뼈가 단단해지는 골화가 진행된다. 발가락 선이 보인다.

- 태아가 계속해서 움직인다. 척추가 곧아져 몸을 세우고 머리를 들 수 있다. 팔다리는 더 길어지며 손가락과 발가락이 만들어지기 시작한다. 피부는 얇고 투명해서 혈관이 선명하게 보인다. 귀 바깥 부분이 형성되고 눈꺼풀이 생기고 코와 윗입술이 보이기 시작한다.

이 시기 병원에 가면

2nd 검진 — 임신 6~9주 두 번째 산전 검진을 합니다

- 헤모글로빈
- 혈액형과 Rh- 항체
- B형 간염
- 풍진
- 매독
- 소변 검사 및 배양 검사
- 에이즈
- 태아심음
- 질 분비물 및 클라미디아 감염
- 자궁경부암
- 초음파 검사

이 시기 엄마가 할 일

- 임신이 확인되었다. 태교 계획을 세우고 임신 일기를 쓰기 시작한다.
- 병원을 선택하고 기본 검사를 받는다.
- 입덧을 잘 이겨내야 한다. 정 힘들면 의사의 도움을 받는다.
- 질 출혈은 어떤 종류든 위험하므로 즉시 병원을 방문한다.
- 이 시기에 유산하는 경우가 많다. 따라서 과로하지 말고 성생활도 자제하는 것이 좋다. 예전부터 해온 운동이나 멀리 떠나는 여행도 삼가는 것이 좋다. 감염을 피하기 위해 사람이 많이 모이는 곳에 가지 않는다. 임신 증상이 갑자기 사라지면 반드시 병원에 가야 한다.
- 분비물이 증가하므로 속옷을 자주 갈아입는다. 흰색 속옷이 출혈 여부를 살피기에 좋다.
- 가슴 통증이 있다면 편안한 임신용 브래지어를 하고 잘 때만이라도 브래지어를 벗는다.
- 임신 7개월까지 한 달에 한 번 정기검진을 받는다.

이 시기 아빠가 할 일

- 양가 어른과 친지들에게 임신 사실을 알린다. 아내의 입덧을 함께 느끼는 쿠바드 증후군이 생기는 남편도 있다. 아내에 대한 사랑과 관심이 크기 때문이니 걱정할 것 없다.
- 아내가 병원에 처음 갈 때 되도록 함께 가는 것이 좋다. 태아의 초음파 사진을 보며 아내와 함께 기쁨을 나눌 수 있다.
- 아내에게 성관계를 요구하지 않는다. 임신 3개월까지는 자연유산이 많다. 이 시기를 무사히 보내는 데 남편의 역할이 매우 크다.
- 임신, 태교, 출산에 관해 공부한다. '아내의 임신'이 아니라 '부부의 임신'임을 명심한다.
- 아내와 함께 태교 계획을 세운다.

3개월

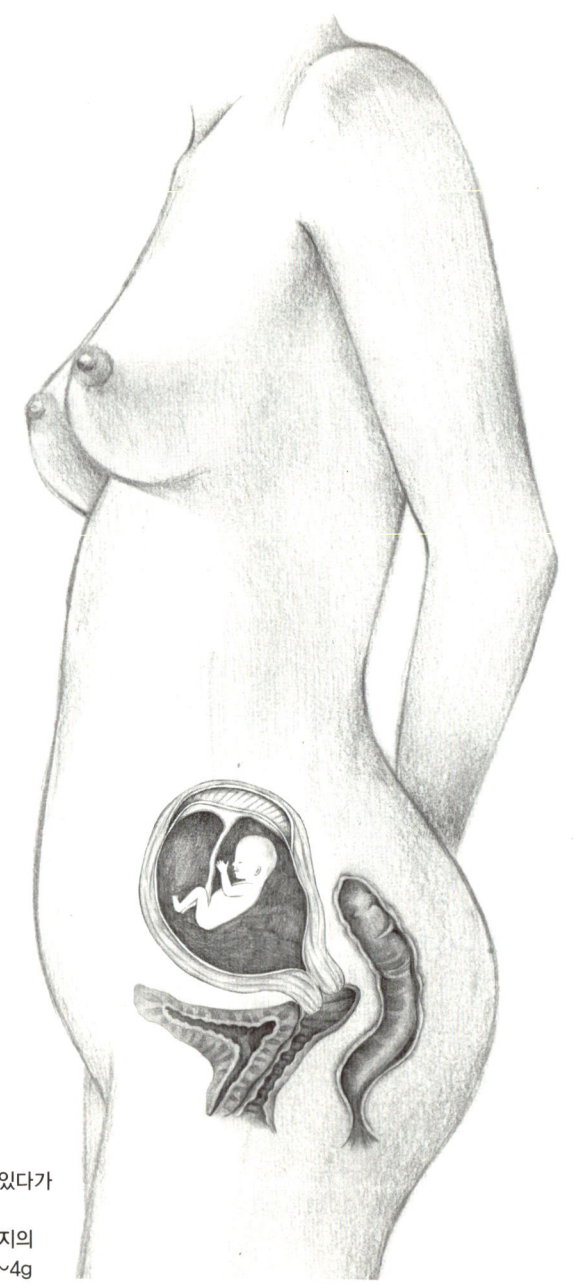

- 피로감, 입덧, 어지러움이 있다가 3개월 말 나아짐
- 태아의 머리부터 엉덩이까지의 길이 2.3~5.4cm, 체중 2~4g

이 시기 엄마는

9주
- 코가 잘 막히고 코피가 자주 난다.
- 피로감, 입덧, 어지러움을 계속 느낀다.

10주
- 계속 입덧을 한다. 입안에 침이 많아진다.
- 배가 불러오기 시작하지만 자궁이 아닌 장 팽창이 더 큰 원인이다. 변비가 생기기도 한다.
- 허리가 점차 굵어진다.

11주
- 체중에 변화가 없는 임신부도 있지만 대개는 0.8~1.9kg 정도 증가한다.

12주
- 피로감이나 입덧이 훨씬 덜하다. 초산이 아니라면 아랫배가 불러오기 시작한다.
- 이 시기부터 태반에서 호르몬 생성을 담당한다. 황체호르몬 과다 분비로 난소가 붓는 황체 낭포가 있었다면 이때부터 난소 크기가 줄어들기 시작한다.
- 자연유산 위험이 급격히 감소한다.

이 시기 태아는

9주
- CRL 2.3cm, 몸무게 2g
- 생식선이 고환이나 난소가 된다.
- 손가락이 만들어진다. 다리는 허벅지와 종아리, 발로 구분되고 발가락도 생긴다. 자궁벽을 건드리면 반응해 움직인다.
- 목이 뚜렷해지면서 본격적인 얼굴 모양을 갖추기 시작한다. 기본적인 안면 골격이 나타나고 안면 근육도 발달한다. 외이가 뚜렷이 나타난다.

10주
- CRL 3.1cm, 체중 4g
- 배아기가 끝나고 꼬리가 사라진다. 탯줄로 양분을 흡수한다.
- 두 팔은 더욱 길어지고 팔목을 능숙하게 구부렸다 폈다 한다. 발목이 형성되고 작은 발가락이 생기면서 발의 모든 기관을 갖추게 된다.
- 성 조직이 더욱 발달해 생식기가 형성되기 시작하지만 초음파로 성별 확인은 할 수 없다.
- 심장 박동은 1분에 160회 정도다.

11주
- CRL 4.1cm, 체중 7g
- 배아기가 끝나고 태아기가 시작된다. 앞으로 태아는 세포분열과 성장을 거듭하면서 점점 사람의 모습을 갖추게 된다.
- 몸의 절반이 머리에 해당한다. 척수에서 뻗어나간 척추 신경이 발달해 등뼈 윤곽이 확실하게 드러난다.
- 이마가 머리 윗부분에 볼록하게 튀어나와 있고 목이 길어지며 턱이 생긴다. 눈, 코, 입을 어느 정도 구별할 수 있게 된다.
- 태아 세포가 놀라운 속도로 불어나 신체 각 부분으로 이동한다. 간장, 신장, 내장, 뇌, 폐 등 중요한 신체 기관이 완전히 형성되어 기능을 발휘한다.
- 손톱이나 머리카락 같은 미세한 부분이 보이기 시작한다. 외부 생식기도 나타난다.

12주
- CRL 5.4cm, 체중 14g
- 임신 10주에 비해 몸이 2배 정도 커진다.
- 새로 생기는 기관은 없으며 이미 만들어진 신체 기관이 점차 완성된다.
- 뇌 크기는 출생 시까지 계속 커져도 구조는 이미 이 시기에 완전하게 갖춰진다.
- 얼굴 모양이 제대로 잡힌다.
- 근육이 충분히 발달해 양수 속에서 자유롭게 움직인다.
- 태아 반사가 생기고 소화관 운동을 한다. 담즙이 분비되기 시작한다.
- 손가락과 발가락 사이가 벌어지고 손톱이 자란다. 모근이 생기기 시작한다.
- 내부 생식기가 확실해져 성별을 구별할 수 있다.
- 자궁 밖에서 도플러 초음파를 통해 태아의 심장 박동 소리를 들을 수 있다.

이 시기 병원에 가면

3rd 검진 **임신 10~15주 세 번째 산전 검진을 합니다**
- 태아심음
- 조기 태아 기형 검사(생화학적 선별 검사)
- 융모막 검사(필요한 경우에 한해 임신 10~12주에 검사)
- 초음파 검사(임신 11~12주에 태아목덜미 투명대 측정)

이 시기 엄마가 할 일

- 예민하고 불안해지며 감정 기복이 심해지거나 불면증이 생길 수 있다. 임신 12주가 지나면서 자연유산 위험이 감소하므로 마음을 편히 갖도록 노력한다. 증상이 오래가면 진찰을 받는다.
- 임신과 관련한 여러 증상에 대해 걱정할 필요가 없다. 변비가 심하면 채소 위주의 식단을 짜본다.
- 유산이나 조산 경험이 있다면 매사 조심하고 되도록 운전도 삼간다.
- 잇몸과 치아가 나빠질 수 있으니 3개월마다 치과 검진을 받는 것이 좋다.

이 시기 아빠가 할 일

- 아내와 태교 계획을 세운다. 태교를 위해서는 충분한 영양, 공해와 스트레스 없는 환경이 중요하다.
- 특히 아내의 영양에 신경 쓴다. 임신부의 영양은 태아의 성장과 발달뿐 아니라 성격에도 영향을 미친다. 임신 환경을 최적으로 유지할 수 있도록 아내를 적극 도와준다.
- 아내가 입덧으로 고생하거나, 태아를 위해 카페인 음료 등 기호식품을 멀리하고 있다면 남편도 이에 동참하는 것이 좋다.
- 임신 3개월 말이면 도플러 초음파로 태아 심장 박동을 들을 수 있다. 이 기쁜 순간을 아내와 함께 경험해본다.
- 태아 보험 가입에 대해서 아내와 의논한다.

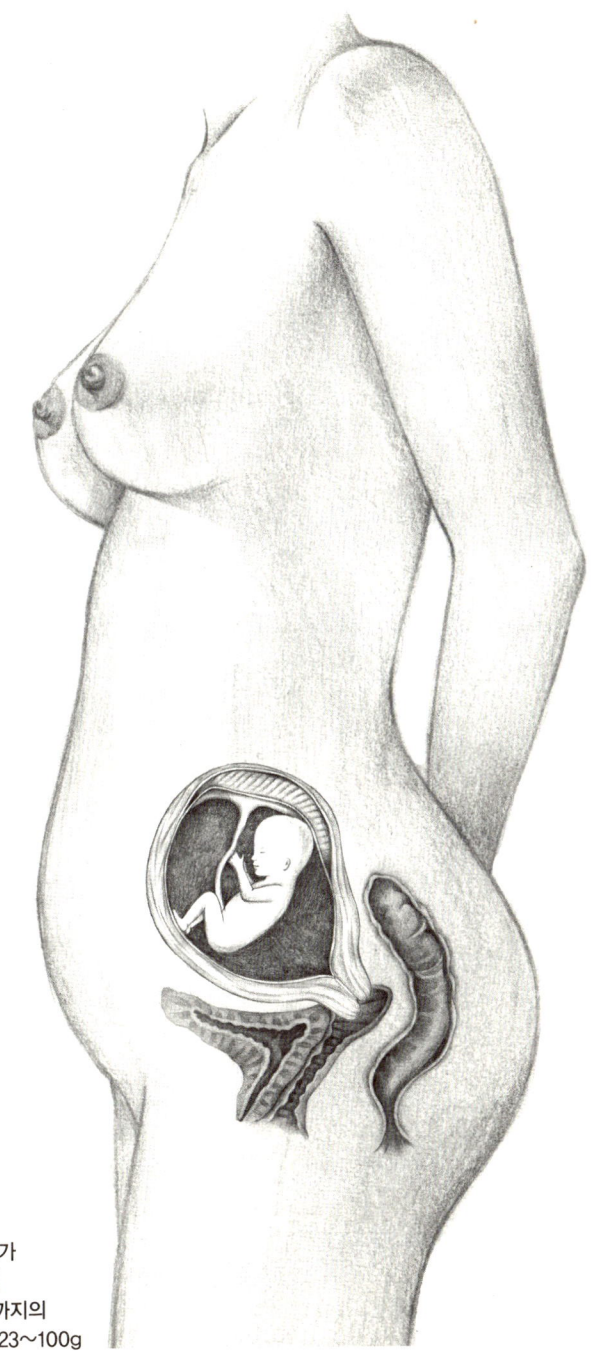

4개월

- 임신 중기 시작
- 입덧이 사라지고 체중 증가
- 일부 임신부는 태동 감지
- 태아의 머리부터 엉덩이까지의
  길이 7.4~11.6cm, 체중 23~100g

이 시기 엄마는

13주	• 임신 중기가 시작된다. 입덧이 사라지면서 초기보다 심리적·육체적으로 한결 편해진다.
14주	• 자궁은 이제 어른 주먹만 한 크기다. • 호르몬 변화로 기미가 나타나고 복부 중간에서 치골까지 흑색 선이 생긴다. 유륜 색이 더 짙어진다.
15주	• 체중이 본격적으로 증가한다. • 심장 박출량이 20% 이상 증가하기 시작해 임신 말기에는 30~50%까지 증가한다. • 칫솔질할 때 잇몸에서 피가 날 수도 있다.
16주	• 일부 임신부는 태동을 느낀다. 경산부나 매우 마른 임신부가 더 예민하게 느끼는 경향이 있다. 초산부는 대개 임신 22~24주부터 느낀다. • 첫 태동 날짜를 기록했다가 의사에게 알려주면 분만예정일 계산에 도움이 된다. • 다리에 정맥류가 생길 수 있다.

이 시기 태아는

13주	• CRL 7.4cm, 체중 23g. 태반 무게와 태아의 체중이 비슷해진다. • 얼굴이 거의 완전한 형태를 갖춘다. 이마 가장자리에 있던 눈이 콧등 주변으로 모아지고 귀도 머리 양옆에 놓인다. 눈꺼풀은 아직 눈을 덮은 채 모양새만 드러나지만 눈은 완전한 형태를 갖추고 있다. • 치아가 형성될 준비를 한다. • 장이 탯줄에서 배 안으로 이동한다. 장 안에 융모가 형성되어 연동 운동과 소화를 돕는다. 췌장에서 인슐린이 분비된다. 태변이 생기기 시작한다. • 엄마 배에서 나는 소리에 반응하며 이리저리 꿈틀거린다. 손가락을 오므리거나 발가락을 움츠리는 반사작용을 한다. 이는 태아 두뇌에서 주변 자극을 알아차리고 반응하도록 지시하기 때문이다.
14주	• CRL 8.7cm, 체중 43g • 생식기가 점차 발달해 남녀 구별이 확실해진다. 남자아이에게는 전립선이 나타나고 여자아이는 난소가 복부에서 골반으로 내려간다. • 얼굴이 더욱 성장한다. 뺨과 콧날이 나타나고 귀와 눈은 점점 제자리를 잡는다. • 소용돌이 모양으로 솜털이 나서 몸 전체를 덮는다. 솜털은 나중에 태아의 피부를 보호하는 역할을 한다.
15주	• CRL 10.1cm, 체중 70g • 피부가 매우 얇아서 혈관이 들여다보인다. • 근육을 움직일 수 있다. 초음파를 찍어보면 태아의 다양한 행동이 생생하게 보인다. 주먹을 꽉 쥐거나 눈을 가늘게 뜨기도 하고 눈살을 찌푸리거나 얼굴을 찡그리기도 한다. 때로는 엄지손가락을 빨기도 한다.

- 눈썹과 잔털이 나기 시작한다. 모낭이 머리 색깔을 결정할 색소를 만든다.
- 태반이 완성된다. 태반은 태아를 안전하게 보호하고 영양과 산소를 공급하는 역할을 한다. 태반에서 가장 큰 정맥은 모체에서 태아에게로 영양과 산소가 풍부한 혈액을 공급하고, 2개의 작은 동맥은 태아의 노폐물과 탄산가스를 태반 밖으로 내보낸다.
- 오줌을 생성해 양수로 배설한다. 양수를 들이마시면서 호흡을 훈련하며 폐가 성장한다. 양수량이 늘어나 양수에서 자유자재로 운동을 시작한다.

16주
- CRL 11.6cm, 체중 100g
- 머리는 달걀 크기이며 전체적으로 3등신에 가까워진다. 피하지방이 생기기 시작하며 근육과 골격이 더욱 단단해지고 솜털이 몸 전체를 뒤덮고 있다.
- 신경세포 수가 어른과 비슷한 수준에 이르고, 신경과 세포의 연결이 거의 마무리되어 반사작용이 더욱 정교해진다. 손발톱이 자란다.
- 40~45분마다 방광을 비운다. 팔다리의 움직임이 좀 더 조화를 이룬다. 간혹 딸꾹질을 하는데 이는 태아가 호흡을 한다는 징후다.

이 시기 병원에 가면

4th 검진

임신 16~18주 네 번째 산전 검진을 합니다
- 태아심음
- 태아 기형 선별 검사(트리플 또는 쿼드 검사)
- 자궁 크기
- 자궁경부 검사(고위험군에 한해)
- 초음파 검사

이 시기 엄마가 할 일

- 가장 안전한 임신 중기가 시작되었다. 웬만한 가사, 산책이나 외출, 가벼운 운동 등이 가능해진다. 그러나 무리하지 않도록 늘 주의해야 한다. 태아 영양 공급을 위해 식욕이 당기는 시기이지만 균형 있는 영양 섭취와 비만 예방에도 신경을 쓴다.
- 배가 조금씩 나오면서 체형이 서서히 D라인으로 변화한다. 요통이나 골반통이 생길 수 있으므로 항상 바른 자세를 취하고 굽 높은 신발은 피한다. 앉을 때는 등받이 의자를 사용한다. 장시간 서서 일하지 말고 배를 압박하는 자세는 피한다.
- 질 분비물이 증가하므로 질염을 주의한다.
- 직장에 다니는 임신부라면 직장에 임신 사실을 알린다. 너무 오래 앉아 있지 말고 한 시간에 한 번 정도 일어나 스트레칭을 한다.
- 옷이 점점 조이면 임신복을 입는다. 유방이 커져 불편한 경우에는 임신부용 브래지어를 한다.

이 시기 아빠가 할 일

- 아내의 입덧이 가라앉는 때다. 그간 먹지 못했던 음식을 같이 먹으며 격려해준다.
- 아내에게 철분제를 선물하고 잘 복용하도록 신경 써준다.
- 병원 방문 날짜를 잘 기록해두었다가 되도록 함께 가도록 노력한다.
- 이 시기 아내는 감정적으로 예민해지기 쉽다. 가사를 분담하고 일찍 퇴근해 함께 시간을 보낸다.

5개월

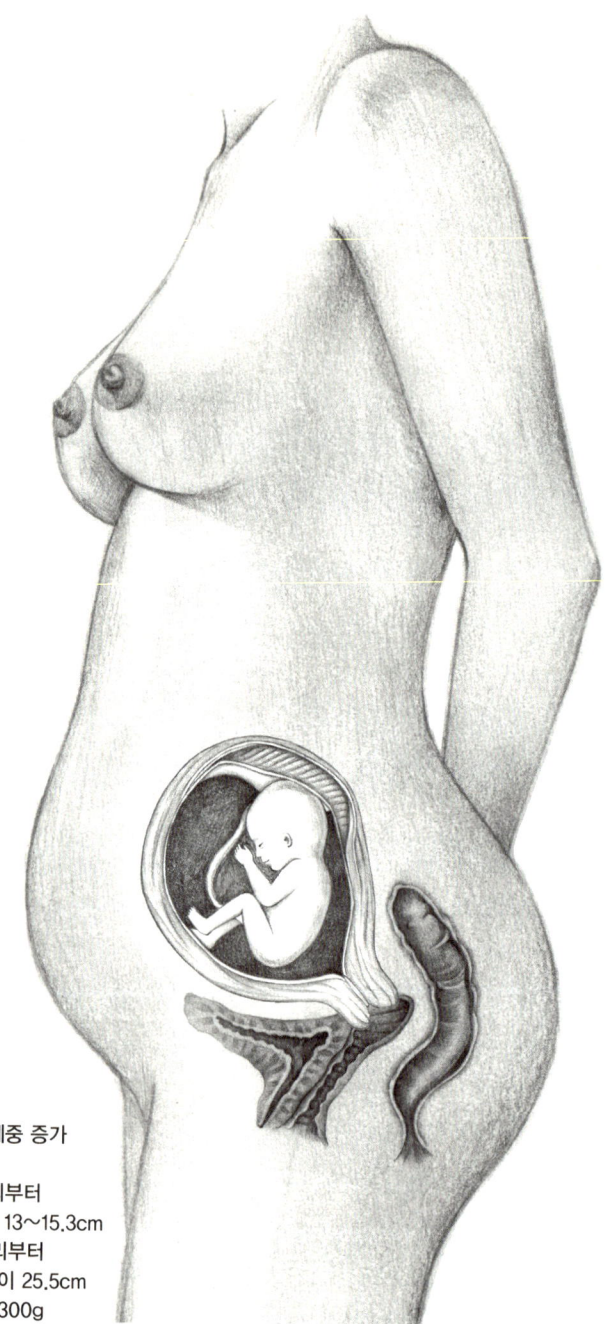

- 소변보는 횟수와 체중 증가
- 식욕이 왕성해짐
- 19주에 태아의 머리부터 엉덩이까지의 길이 13~15.3cm
- 20주에 태아의 머리부터 발뒤꿈치까지의 길이 25.5cm
- 태아의 체중 140~300g

이 시기 엄마는

17주
- 자궁이 치골과 배꼽 중간으로 올라온다.
- 혈액량이 늘면서 땀, 콧물, 질 분비물 등 모든 체액이 증가한다.

18주
- 체중이 늘면서 편안히 잠들기가 쉽지 않다.
- 약간 산만해지는 임신부도 있다.

19주
- 소변보는 횟수가 더욱 증가한다.
- 식욕이 왕성해진다.

20주
- 임신 기간 절반에 들어섰다! 자궁이 커지면서 배꼽이 튀어나오고 폐가 위로 밀려서 숨 쉬기가 어려워진다. 이런 증세는 초산의 경우 분만 4~6주 전, 경산의 경우는 분만할 때까지 지속된다.

이 시기 태아는

17주
- CRL 13cm, 체중 140g
- 체중이 태반보다 더 무거워진다.
- 출생 시 체온 유지와 신진대사를 돕기 위해 갈색 피하지방이 생기기 시작한다.
- 순환계와 비뇨기계가 원활하게 작동한다. 태반을 통해 산소를 공급받고 양수를 들이마셨다 내뱉으면서 숨을 쉰다. 탯줄을 잡아당기거나 쥐었다 놓으면서 논다.
- 귓속의 작은 뼈가 단단해지면서 청각 기관이 크게 발달한다. 엄마 목소리나 심장 뛰는 소리, 소화기관에서 나는 소리, 심지어 밖에서 나는 소리까지도 어느 정도 들을 수 있다. 바깥의 시끄러운 소리에 깜짝 놀라는 경우도 있다.
- 신경계의 발달이 두드러져 미각이 생기기 시작한다.

18주
- CRL 14.2cm, 체중 190g
- 뼈가 점차 단단해지는 골화 과정을 거친다.
- 손바닥과 발바닥이 형성되고 지문이 생긴다.
- 심장 움직임이 활발해지면서 청진기로 심장 뛰는 소리를 들을 수 있다. 이 시기부터 초음파 검사로 심장 이상을 발견할 수 있다.
- 본격적인 태동이 시작된다. 자궁 내에 움직일 공간이 충분하므로 다양한 자세로 움직인다. 바깥 자극에 민감해지며 때로는 발로 차거나 찔러 자기 존재를 엄마에게 알린다.

19주
- CRL 15.3cm, 체중 240g
- 성장이 매우 두드러지는 시기다. 뇌와 척수가 가장 크게 발달한다. 운동신경원이 발달하면서 의지대로 몸을 움직이는 데 더 능숙해진다.
- 여자아이는 난소에 난원세포가 만들어진다.
- 젖니 뒤에 영구치가 자란다.
- 표정이 풍부해진다. 이마를 찡그리거나 눈동자를 움직이거나 울상을 짓기도 한다.
- 머리카락이 굵어지고 숱도 많아진다.

- 눈꺼풀이 눈동자를 덮고 있지만 빛을 감지할 수 있어서 바깥에서 빛을 비추면 눈이 부셔 미간을 찡그린다.

20주
- 머리부터 발뒤꿈치까지의 길이 25.5cm, 체중 300g
- 임신 20주부터는 머리부터 엉덩이까지의 길이인 CRL이 아니라 머리부터 발뒤꿈치까지의 길이를 잰다.
- 피부 외피가 4개 층으로 발달해 두꺼워진다. 피지선에서 태지를 분비한다. 태지는 양수 속에서 피부를 보호하고 출산 시에는 태아가 산도를 부드럽게 빠져나올 수 있도록 윤활유 역할을 한다. 간혹 태지가 늦게까지 남아 있는 신생아도 있다.
- 수면 주기가 생긴다.
- 보고 듣고 맛을 느끼고 냄새를 맡는 감각기관의 신경세포 발달이 절정을 이루는 시기다. 이때 모든 신경세포를 갖추며 이후로는 신경세포의 크기가 커지고 복잡해진다.
- 신경이 서로 연결되고 근육까지 발달해서 원하는 대로 움직일 수 있다. 몸을 쭉쭉 뻗고 손으로 무언가를 잡기도 하고 몸을 회전하기까지 한다.

이 시기 병원에 가면

5th 검진
임신 19~23주 다섯 번째 산전 검진을 합니다
- 태아심음
- 자궁 크기
- 자궁경부 검사(고위험군에 한해서)
- 정밀 초음파 검사(임신 18~24주)
- 양수 검사(트리플 또는 쿼드 검사에서 양성으로 나왔을 때 임신 19~20주에 검사를 권유받는다)

이 시기 엄마가 할 일

- 본격적으로 임신부의 체중이 증가한다. 임신 전 정상 체중이었다면 임신 중기 이후로 일주일에 0.4kg씩 증가하는 것이 바람직하며 과체중이었다면 0.3kg, 저체중이었다면 0.5kg씩 증가하는 것이 좋다.
- 부종은 임신중독증의 신호일 수 있으므로 주의해서 살핀다.
- 넉넉하고 편안한 임부복을 준비한다. 배가 나와 불편하면 복대를 한다.
- 여행, 임신부 체조, 수영 등의 활동을 할 수 있다. 볕 좋은 날 가까운 공원이나 숲을 산책하면 비타민 D를 합성할 수 있어 좋고 자연 태교와 명상 태교도 절로 된다. 산책하면서 태아에게 이런저런 이야기를 들려주면 태담 태교도 된다.
- 불면증이 생기기도 한다. 쿠션 등을 활용해 편안한 취침 자세를 취한다. 소변보느라 잠을 깨지 않도록 잠자리에 들기 전에 반드시 화장실에 다녀온다.
- 집중력과 기억력이 떨어져 고민이라는 임신부도 많지만 이는 출산 후 저절로 회복된다.
- 태아 뇌 발육이 본격적으로 시작되는 시기인 만큼 충분하고 균형 있는 영양 섭취가 중요하다. 단, 비만에 주의해야 한다.
- 태명을 지어 태담 태교에 활용해본다.
- 출산 교실에 등록한다. 임신과 분만에 관한 정보도 얻고 다른 임신부들과 교류도 할 수 있다.
- 집안일을 서서히 줄여나간다.

이 시기 아빠가 할 일

- 아내가 운동하는 동안 위급 상황이 생길 수도 있다. 아내와 함께 운동하면서 든든한 보호자 역할을 해주면 좋다.
- 성생활에 비교적 안전한 때지만 아내의 의사를 존중해야 한다. 임신부와 태아에게 무리가 가지 않는 적절한 체위를 찾는 일도 중요하다. 성관계 후 질 출혈이 있을 때는 즉시 병원에 데려가야 한다.
- 아내 배 위에 손이나 귀를 대면 태동이나 태아 심장 박동을 느낄 수 있다. 태명을 짓고 태담 태교를 시작할 때다.
- 아내와 함께 음악회나 미술관을 찾는 등 가벼운 외출을 한다. 아내에게 임부복이나 속옷을 선물하는 것도 좋다. 아내를 기쁘게 할 만한 여러 이벤트를 준비하면 아내의 정서적인 만족감이 커지는 것은 물론이고 태교에도 도움이 된다.

6개월

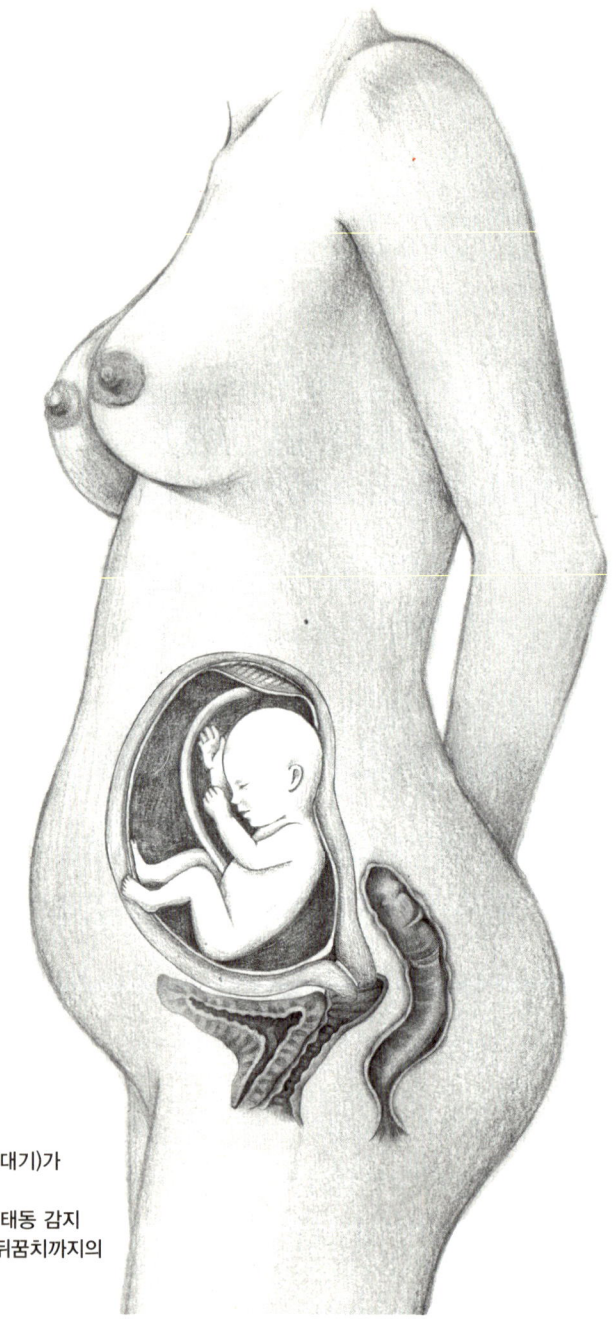

- 자궁 기저부(자궁 꼭대기)가 배꼽 위로 상승
- 거의 모든 임신부가 태동 감지
- 태아의 머리부터 발뒤꿈치까지의 길이 26.7~30cm, 체중 360~600g

이 시기 엄마는

21주
- 대체적으로 컨디션이 좋은 시기지만 현기증이나 두통을 호소하는 임신부도 있다.

22주
- 임신 중기에는 대개 성욕이 증가한다. 질과 음핵의 혈류와 분비물이 증가하면서 여성이 오르가슴을 경험할 가능성이 크다.
- 자궁이 커진 만큼 혈액이 정체되어 정맥류나 치질이 심해질 수 있다.

23주
- 브랙스톤-힉스(Braxton-Hicks) 수축을 느낀다. 임신부들이 흔히 '배가 땅긴다' 또는 '배가 뭉친다'고 표현하는 간헐적이고 통증이 없는 조기 수축이다. 임신 중기부터 10~20분마다 일어나며 '가진통 수축'이라고도 한다.

24주
- 자궁 기저부(자궁 꼭대기)가 배꼽 위로 올라간다.
- 늦어도 이때는 임신부 대부분이 태동을 경험한다.
- 태동으로 태아의 수면 주기를 알 수 있다.

이 시기 태아는

21주
- 머리부터 발뒤꿈치까지의 길이 26.7cm, 체중 360g
- 태아가 이제 커다란 바나나만 한 크기다.
- 양수 어디든 돌아다닐 수 있다. 임신 중기가 끝나갈 즈음에는 정착하기 시작하는데 대개 머리를 아래로 둔 자세를 취한다. 그러나 3~4% 정도는 분만 때까지 둔위를 유지한다.
- 삼킨 양수에서 수분과 당분을 흡수하고 나머지는 대장으로 보낸다. 이 과정에서 소화기관이 발달한다.
- 태지 분비가 활발해지면서 몸이 점차 미끈거리는 상태가 된다. 피부는 여전히 붉고 쭈글쭈글하지만 조금씩 몸통에 살이 오른다.

22주
- 머리부터 발뒤꿈치까지의 길이 27.8cm, 체중 430g
- 눈꺼풀과 눈썹이 거의 완전하게 자라고 손톱도 길게 자라 손가락 끝을 덮는다.
- 골격이 완전히 잡힌다. 엑스선을 찍어보면 두개골, 척추, 갈비뼈, 팔다리뼈를 뚜렷이 구분할 수 있다. 관절도 상당히 발달한다.

23주
- 머리부터 발뒤꿈치까지의 길이 28.9cm, 체중 501g
- 체지방을 저장하기 시작한다.
- 솜털이 검게 변한다.
- 신체와 얼굴에 균형이 잡히기 시작한다. 지방질이 많지 않아 아직 가냘프고 피부도 주름져 있지만 신생아와 비슷한 모습이다.
- 잇몸 선 아래 치아의 싹이 튼다. 임신 중기에 형성된 치아의 싹은 계속 자라서 생후 6개월 무렵이면 잇몸 위로 하얀 치아가 돋아난다.
- 호르몬 생성에 필수적인 췌장도 급격하게 발달한다.

24주
- 머리부터 발뒤꿈치까지의 길이 30cm, 체중 600g
- 체온 유지를 위해 갈색 지방을 더욱 축적하기 시작한다.
- 이때부터는 조산으로 태어나더라도 생존할 가능성이 있다. 물론 신생아 중환자실에서 몇 달 동안 전문적인 관리를 받아야 한다.
- 입을 자주 벌려 양수를 마시거나 뱉고, 탯줄이나 손가락이 입 근처에 있으면 반사적으로 얼굴을 그쪽으로 돌린다. 이 과정에서 출생 후 엄마 젖꼭지를 찾는 먹이 반사를 익힌다.
- 바깥에서 들리는 소리에 더욱 민감해지고 웬만한 소리에 익숙해진다. 덕분에 태어난 후에도 일상의 소음에 크게 놀라지 않게 된다.

이 시기 엄마가 할 일

- 태아의 성별을 확인할 수 있는 시기지만 딸이기를, 또는 아들이기를 간절히 바라는 임신부라면 확인하지 않는 편이 낫다. 어떤 성별이라도 기쁜 마음으로 받아들일 자신이 있을 때 확인한다.
- 빈혈에 특히 신경 써야 할 시기다. 혈류량이 증가한 만큼 철분을 충분히 섭취해야 한다.
- 체중 관리에도 힘쓴다.
- 편평 유두라면 전문가의 도움을 받아 유두 교정을 시작한다.
- 의사가 복부 촉진으로 태아 자세를 확인하고 자궁 기저부 높이를 측정해 태아가 지속적으로 잘 성장하는지 확인할 것이다. 이때 자궁 기저부 높이에 너무 신경 쓸 필요는 없다. 정 염려될 때는 의사와 상담해도 되지만 대개는 정상이다.
- 조산통의 신호를 잘 알아두어야 한다. 탈수도 조산통을 유발하는 요인이므로 수분을 충분히 섭취한다. 자궁 수축, 질 분비물 증가 등 조산의 징후가 보이면 즉시 병원에 간다.
- 여전히 두통이 있거나 기분이 가라앉아 있다면 전문가와 우울증 상담을 하는 것이 좋다.

이 시기 아빠가 할 일

- 아내가 D라인으로 변화한 체형을 우울하게 받아들인다면 남편이 먼저 아내의 모든 신체 변화를 긍정적으로 받아들이고 많이 응원해주어야 한다.
- 아내는 조산통 때문에 매우 불안해한다. 조산 예방을 위해서는 무엇보다도 남편의 가사 참여가 필요하다는 사실을 잊지 않도록 한다.
- 아내가 다니는 출산 교실에 동참해본다. 진통과 출산에 대해 함께 공부하고 아내가 진통할 때 어떤 도움을 주어야 할지 생각해둔다. 분만실에서 아내에게 가장 의지가 되는 사람은 바로 남편이다.
- 분만 시 남편도 참여할 것인지, 탯줄을 손수 자를 것인지 아내와 미리 의논한다.
- 태아의 뇌 발달이 급격하게 진행되는 시기이므로 아내가 태아 두뇌에 좋은 견과류와 단백질 공급원인 생선·육류를 충분히 섭취하도록 곁에서 도와준다.

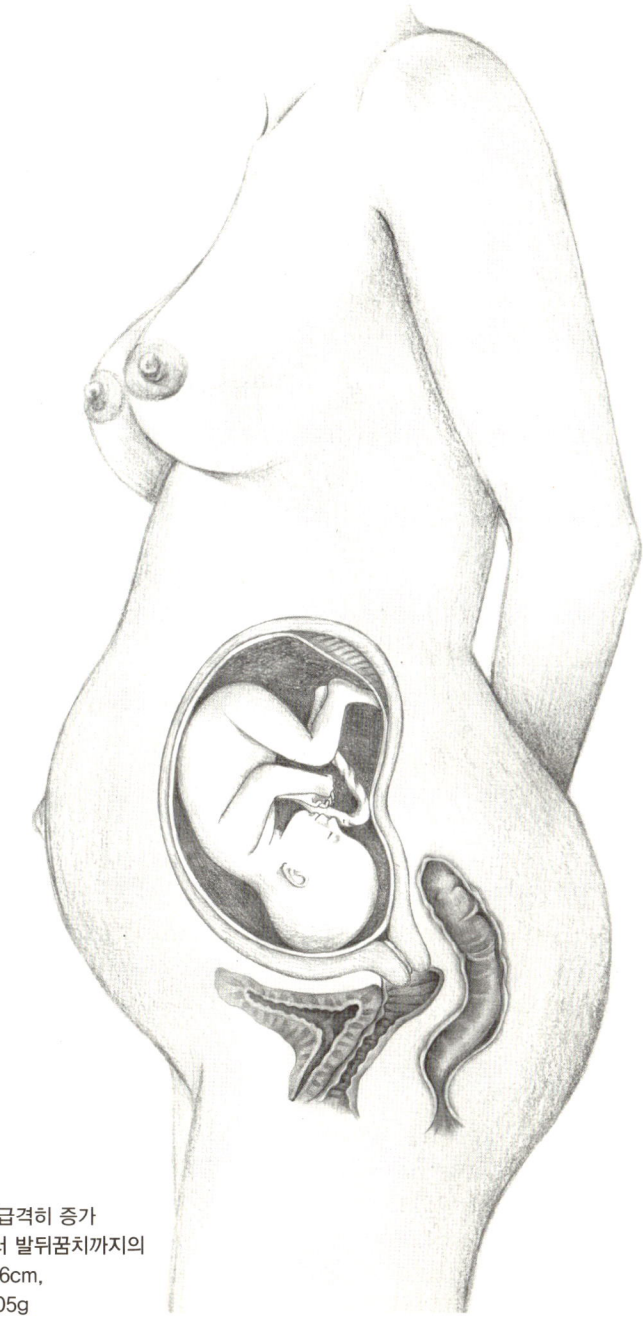

- 임신부 체중이 급격히 증가
- 태아의 머리부터 발뒤꿈치까지의 길이 34.6~37.6cm, 체중 660~1,005g

7개월

이 시기 엄마는

25주
- 기분이 계속 좋은 시기다. 이제 의사와 좀 더 자주 만나야 한다. 그래서인지 시간이 부쩍 빨리 간다고 느끼는 임신부가 많다.

26주
- 이 시기가 되면 임신부뿐 아니라 남편이나 다른 사람들도 태동을 쉽게 느낄 수 있다.

27주
- 체중이 급격하게 늘어난다. 임신 전에는 유방의 무게가 200g 정도지만 임신 중에는 각각 400g 정도나 된다. 이 외에도 양수와 혈액량이 늘기 때문에 임신부의 체중은 임신 35주까지 꾸준히 증가한다.

28주
- 임신 후기에 접어들었다.
- 유방에서 초유가 나오는 임신부도 있다. 초유가 나오지 않더라도 모유 수유가 불가능하다는 신호는 아니니 걱정할 필요 없다.

이 시기 태아는

25주
- 머리부터 발뒤꿈치까지의 길이 34.6cm, 체중 660g
- 뼈가 단단해지는 골화 과정이 계속 진행된다.
- 폐에서 계면활성제가 만들어진다.
- 두뇌 세포가 빠르게 자란다.
- 지방질이 없어서 주름은 아직 많지만 혈관이 다 비칠 정도로 투명했던 피부가 점차 불그스름한 빛을 띠면서 불투명해지기 시작한다. 피부를 덮고 있는 배내털은 모근 방향으로 비스듬하게 결을 이룬다.

26주
- 머리부터 발뒤꿈치까지의 길이 35.6cm, 체중 760g
- 시신경 발달로 자궁을 통과하는 빛을 감지할 수 있다.
- 피부는 여전히 주름지고 붉지만 피하지방이 피부를 채우면서 두꺼워지고 색이 옅어진다.
- 눈썹과 속눈썹, 손톱이 완전한 모양을 갖춘다.
- 폐포가 발달해 호흡을 시작한다. 폐포는 출생 후 여덟 살이 될 때까지 계속 증가한다. 산소를 흡수하고 이산화탄소를 방출하는 혈관이 폐포 주위에 기하급수적으로 늘어난다.
- 콧구멍도 열려서 자기 근육을 사용해 스스로 숨 쉬는 흉내를 내기 시작한다. 하지만 아직 폐에 공기가 없어 실제로 숨을 쉬는 것은 아니다.

27주
- 머리부터 발뒤꿈치까지의 길이 36.6cm, 체중 875g
- 오랫동안 양수 안에 있어 피부가 쭈글쭈글한데 이런 상태가 생후 몇 주까지 지속된다.
- 시각과 청각이 발달한다. 눈꺼풀이 완전히 형성되고 눈동자가 만들어져 눈을 뜨고 초점을 맞추기도 한다. 동공은 생후 몇 달이 지나야 본래 색깔을 띤다.
- 신체 거의 모든 부분이 형성된 만큼 감정 변화도 생긴다. 이제 태아는 엄마의 감정을 함께 느낀다. 엄마가 우울하면 태아도 울적해지고 엄마가 즐거우면 태아도 즐거워한다.

28주
- 머리부터 발뒤꿈치까지의 길이 37.6cm, 체중 1,005g

- 피하지방이 축적되면서 몸이 포동포동해진다.
- 눈꺼풀이 발달하고 머리카락도 점점 길어진다.
- 특히 뇌 조직이 발달한다. 뇌가 훨씬 커지고 뇌 조직 수도 증가하며 뇌 피질에 주름과 홈이 만들어진다. 뇌세포와 신경 순환계가 완벽하게 연결되어 활동하기 시작한다.
- 남자아이는 고환이 내려가기 시작한다.
- 이 시기에 조산으로 태어나면 폐가 어느 정도 기능하기 때문에 의학 기술의 도움으로 생명을 유지할 수 있다.
- 규칙적인 생활 리듬을 갖게 되어 자는 시간이 일정해진다. 잠을 자면서 꿈을 꾸기도 한다.

이 시기 병원에 가면

6th 검진

임신 24~28주 여섯 번째 산전 검진을 합니다

- 태아심음
- 자궁 크기
- 임신성 당뇨병 선별 검사(임신 24~28주)
- 입체 초음파 검사(임신 26~30주)
- Rh- 혈액형이라면 로감을 투여해야 한다.
- 자궁경부 검사(고위험군에 한해)
- Rh 항체 상태(고위험군에 한해)
- B형 간염 항원(고위험군에 한해)
- 클라미디아/질염(고위험군에 한해)

이 시기 엄마가 할 일

- 체형 변화로 잠들기가 어려워진다. 보디 필로를 안고 자면 배와 다리의 체중이 분산되어 한결 편안해진다. 보디 필로 대신 베개를 여러 개 사용해도 된다.
- 다양한 출산 방법과 회음절개술이나 태아 감시, 통증 감소 방법에 대해 미리 공부하고 담당 의사와 분만 계획에 대해 의논한다.
- 본격적으로 산전 체조를 시작한다. 수유를 위한 유방 관리에 대해서도 알아둔다.
- 체중이 늘면서 요통도 심해진다. 요통을 완화하는 자세를 알아두면 도움이 된다. 허리를 구부리는 자세는 요통을 악화시키므로 물건을 들 때는 허리를 구부리지 말고 무릎을 굽힌다.
- 체중이 지나치게 늘면 임신중독증을 의심해본다. 열량, 염분, 당분이 높은 음식은 피한다.
- 태아가 오감을 느끼는 시기이므로 태교에 힘쓴다.
- 서서히 출산용품 쇼핑, 아기 방 꾸미기를 시작한다.

이 시기 아빠가 할 일

- 태교에 적극적으로 동참해 해로운 환경을 차단하는 역할을 해야 한다. 시끄럽고 공해가 많은 환경을 피하도록 도와주고 아내가 먹을 음식도 주의해서 선택한다.
- 무엇보다도 태아가 안정감을 가질 수 있도록 아내의 정서적 안정에 힘쓴다.
- 아내의 몸이 많이 불편해진다. 마사지해주면서 부부 사랑을 다진다.
- 출산 교실에서 배운 것을 복습한다. 아내의 산전 체조를 돕고 함께 진통에 대비한다.
- 아기 방을 따로 만들 것인지, 부부와 함께 사용할 것인지 결정한다. 집 안을 신생아에게 적합한 환경으로 꾸민다.

8개월

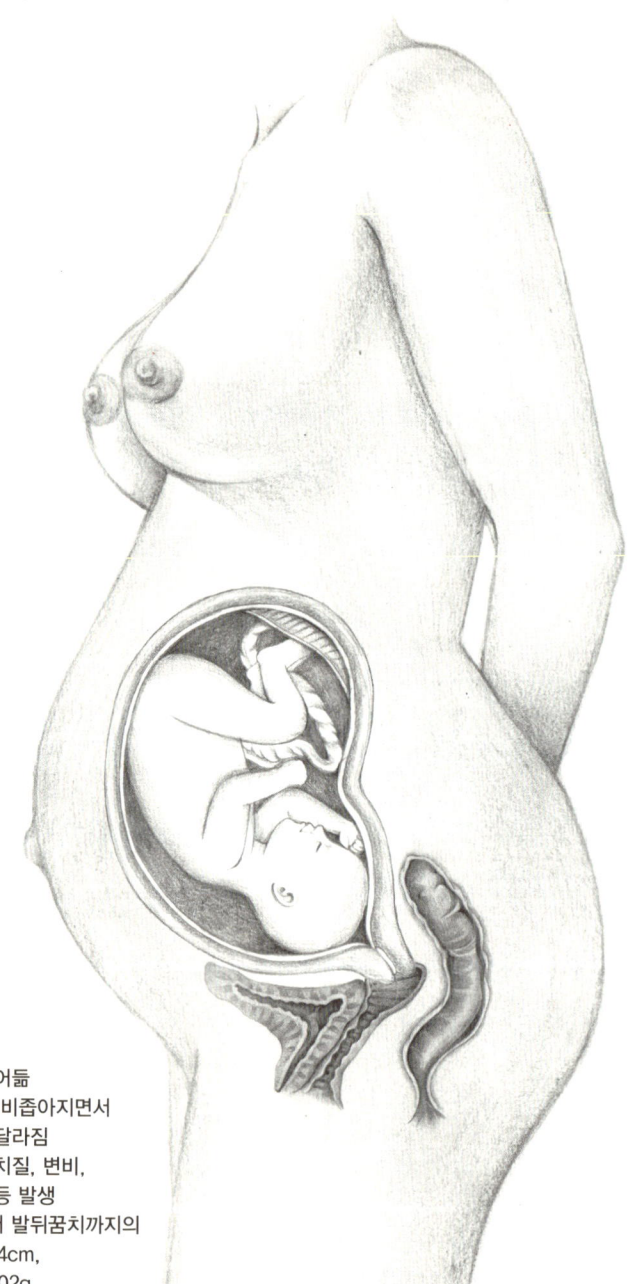

- 임신 후기에 접어듦
- 자궁 내 공간이 비좁아지면서 태동의 양상도 달라짐
- 다리 저림이나 치질, 변비, 복부 가려움증 등 발생
- 태아의 머리부터 발뒤꿈치까지의 길이 38.6~42.4cm, 체중 1,153~1,702g

이 시기 엄마는

29주	• 태동의 양상이 조금 달라진다. 태아가 자라면서 자궁 내 공간이 비좁아지기 때문에 아주 작은 태동도 더 잘 느끼게 된다.
30주	• 태아의 수면 및 각성 주기를 구분할 수 있다. 대개 태아는 모체가 깨어 있는 동안 자고 모체가 자는 동안 깨어 있는 경향이 있다. • 불규칙하면서 통증이 없는 자궁 수축은 모든 임신부에게 나타나는 자연스러운 현상이므로 걱정할 필요 없다.
31주	• 태아가 커지면서 복부가 늘어나고 호흡곤란이나 골반 통증이 증가한다. 다리 저림이나 치질, 변비, 복부 가려움증이 나타나기도 한다. 간혹 다리에 쥐가 나기도 한다.
32주	• 태동을 가장 쉽고 빈번하게 느끼는 시기다. • 불규칙적이고 통증이 없는 브랙스톤-힉스 수축이 더 자주 나타난다. • 복부 둘레가 더욱 커진다. 예를 들어 만 30세, 키가 160cm인 임신부의 이 시기 평균 배 둘레는 88~90cm다.

이 시기 태아는

29주	• 머리부터 발뒤꿈치까지의 길이 38.6cm, 체중 1,153g • 자궁 밖으로 나갈 채비에 분주하다. 체온을 조절하기 시작하고 골수에서 온전히 적혈구 생성을 담당한다. 많은 양의 오줌을 양수로 내보낸다. • 완전히 눈을 뜨고 자궁 밖 밝은 빛을 볼 수 있으며 빛을 따라 고개를 돌릴 수도 있다. • 온몸을 감싸고 있던 배내털이 점점 줄어들어 어깨와 등 쪽에만 드문드문 남는다. • 지방층이 생기면서 오동통하게 살이 오른다.
30주	• 머리부터 발뒤꿈치까지의 길이 39.9cm, 체중 1,319g • 뇌가 빠른 속도로 성장하고 머리 크기도 증가한다. • 생식기가 뚜렷하게 구별된다. 남아는 고환이 신장 근처에서 사타구니를 따라 음낭으로 이동한다. 여아는 음핵이 아직 소음순 밖으로 나와 있는 상태지만 분만하기 몇 주 전에는 소음순으로 들어간다. • 스스로 호흡하거나 체온을 유지하는 데 어려움이 있지만 필요한 신체 기관과 기능은 대부분 갖추었기 때문에 조산하더라도 생존할 확률이 높다.
31주	• 머리부터 발뒤꿈치까지의 길이 41.1cm, 체중 1,502g • 홍채가 빛에 반응해 이완과 수축을 한다. 두 눈을 뜨고 감는 연습을 하며 어둠과 밝음을 어느 정도 구별할 줄 알게 된다. 배 위에 불빛을 비추면 고개를 돌리거나 만지기 위해 손을 내밀기도 한다. 시력은 20~30cm 앞을 볼 수 있는 정도다. • 피하에 백색 지방이 축적되면서 피부가 분홍색을 띤다. • 폐와 소화기 계통이 거의 완성된다.

- 그간 양수량이 늘어 0.75L가량 된다. 하지만 이제부터는 태아가 점점 크고 자궁 안의 공간이 비좁아지면서 양수량이 점차 줄어들게 된다.
- 태아는 양수 속에서 폐를 충분히 부풀려 숨을 들이쉬는 등 호흡을 위한 준비를 한다. 초음파로 횡격막이 움직이는 것을 볼 수 있다.

32주
- 머리부터 발뒤꿈치까지의 길이 42.4cm, 체중 1,702g
- 태동이 최고조에 이르다가 눈에 띄게 둔해진다. 자궁이 비좁아져 움직일 수가 없기 때문이다. 이제는 몸을 크게 움직이는 대신 머리를 좌우로 돌리는 등 작고 정교한 동작을 한다.
- 머리 크기와 비교해 팔다리가 적절한 비율로 자라 거의 신생아와 비슷한 모습이다.
- 피하지방이 계속 쌓여 포동포동해지고 신체 기관도 더욱 성숙해진다.
- 이 시기보다 빨리 태어나거나 체중이 1,500g 이하로 태어난 아기는 빨거나 수유하는 데 어려움을 겪는다. 신경 근육계가 충분히 성숙해야 잘 빨 수 있기 때문이다.

이 시기 병원에 가면

7th 검진 임신 29~30주 일곱 번째 산전 검진을 합니다
- 태아심음
- 자궁 크기
- 자궁경부 검사(고위험군에 한해)
- 초음파 검사(향후 약 2주 간격으로 시행)
- 비수축 검사(NST, 정상 임신인지 고위험 임신인지에 따라 1~4주 간격으로 시행)

8th 검진 임신 31~32주 여덟 번째 산전 검진을 합니다
- 태아심음
- 자궁 크기
- 자궁경부 검사(고위험군에 한해)
- 조기 진통 교육
- 초음파 검사

이 시기 엄마가 할 일

- 몸이 더욱 무거워지면서 움직이거나 일상생활을 하는 데 어려움이 따른다. 바른 자세를 취하고 영양을 적절히 섭취하며, 가볍게 운동하고 충분히 쉬면서 몸과 마음을 편안하게 유지한다. 임신 후기에 별 불편함을 느끼지 못하는 임신부도 있는데 평소 운동과 영양에 그만큼 철저하게 신경 쓰고 준비했기 때문이다.
- 출산을 대비해 체력을 키우기 위해서라도 반드시 운동을 해야 한다. 단, 무리하면 안 된다. 전에 운동을 하지 않던 임신부라면 특히 조심해야 한다. 짧은 거리를 걷거나 수영하는 정도, 가벼운 스트레칭 등이 이 시기 운동으로 적당하다.
- 불규칙하고 통증 없는 자궁 수축이 점점 심해지면서 조산에 대한 염려도 커지는 시기다. 언제 병원에 가야 하는지, 분만 진통은 어떻게 느껴지는지, 자궁 수축 시간은 어떻게 재는지 미리 알아두면 불안감을 한결 덜 수 있다. 조산통이 의심되면 일단 움직임을 멈추고 수분을 충분히 섭취한다. 그래도 염려되면 의사와 상의한다.

- 분만 진통에 대해 공포심을 갖는 임신부들도 있다. 분만 진통이 어느 정도였는지 조사한 결과에 따르면 산모 중 10%는 정말 아팠다고 답했지만, 참을 만했다고 답한 산모도 10%에 이르고 나머지 80%는 중간 정도라고 답했다. 그러니 분만 진통에 대해 너무 걱정하지 않도록 한다. 다양한 무통분만 방법에 대해 알아두고 어떤 방법을 활용할지 남편과 상의한다.
- 출산용품을 당장이라도 쓸 수 있게 집 안에 준비해둔다.

이 시기 아빠가 할 일

- 아내 몸이 더욱 무거워지는 시기다. 밥하기도 힘든 아내를 위해 가사를 분담하고 외식을 자주 하면서 기분 전환도 시켜준다.
- 어떤 임신부는 모유 수유 후에 유방 모양이 망가질까 봐 걱정하기도 한다. 이 때문에 우울증까지 생기는 임신부도 있다. 따라서 남편은 아내의 아름다움을 칭찬하고 모유 수유를 격려하는 말을 많이 해주는 것이 좋다. 아내 몸에 잘 맞는 예쁜 브래지어를 선물하는 것도 한 방법이다.
- 산후조리원을 이용할 계획이라면 예약을 해야 할 때다. 비용이 비싸다고 반드시 좋다는 보장은 없다. 아내와 여러 시설을 충분히 둘러본 후에 결정한다.
- 출산과 관련한 경제 계획도 세워야 한다. 입원비, 분만 비용, 산후 조리 비용, 보육 관련 예산 등을 짜고 철저한 계획을 세운다.
- 아내의 배가 불러오면서 진통이나 분만에 대해 지나치게 걱정하는 남편도 생긴다. 남편이 불안해하면 아내도 불안해진다는 사실을 명심하고 차분하게 남은 기간을 준비한다.

9개월

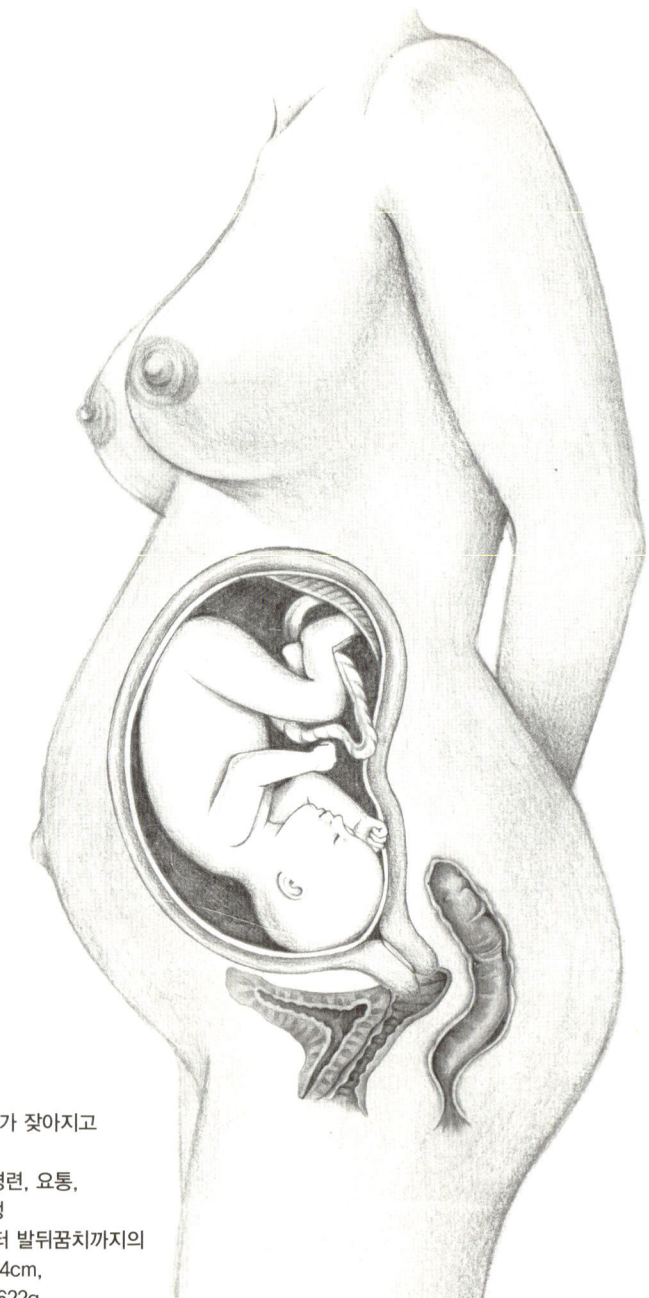

- 태동 감소
- 자궁 수축 횟수가 잦아지고 질 분비물 증가
- 수면 중 하지 경련, 요통, 부종, 빈뇨 발생
- 태아의 머리부터 발뒤꿈치까지의 길이 43.7~47.4cm, 체중 1,918~2,622g

이 시기 엄마는

33주	• 태동이 적어진다. 규칙적이고 작은 움직임이 느껴질 때도 있는데 이것은 태아가 딸꾹질하는 것이므로 염려하지 않아도 된다.
34주	• 자궁 수축 횟수가 잦아지고 강도도 세지면서 분만이 가까워졌음을 실감하게 된다. • 질 분비물이 더욱 많아진다.
35주	• 편히 잠들기가 더욱 어려워진다. 수면 중 하지 경련이 생기기도 한다. • 골반과 엉덩이가 더욱 불편해지고 요통이 증가한다. • 부종도 심해진다.
36주	• 태아가 골반 쪽으로 내려가면서 숨 쉬기는 편해지지만 소변이 더 자주 마려워진다. • 이제 규칙적인 자궁 수축이 있어도 의사가 진통을 억제하는 조치를 하지 않는다.

이 시기 태아는

33주	• 머리부터 발뒤꿈치까지의 길이 43.7cm, 체중 1,918g • 출산 후 호흡을 돕는 계면활성제가 폐포를 덮는다. 이 시기 이후에 태어나면 비록 조산일지라도 위험할 확률이 더욱 낮다. • 자궁 내 양수량은 보통 1L 정도지만 개인차가 크다.
34주	• 머리부터 발뒤꿈치까지의 길이 45cm, 체중 2,146g • 폐를 제외한 모든 발육이 거의 마무리되었다. 양수를 들이마셔 폐 운동을 하면서 호흡하는 연습을 계속한다. • 하루에 오줌 0.5L를 양수로 내보낸다. • 머리가 골반 쪽으로 내려간다. 자궁이 좁아 크게 움직일 수는 없지만 위치를 조금씩 조절할 수는 있다. • 두개골은 완전히 결합하지 않은 유연한 상태라 분만 시 산도를 쉽게 빠져나올 수 있다. 두개골을 제외한 뼈들은 점차 단단해지고 피부 주름도 줄어든다.
35주	• 머리부터 발뒤꿈치까지의 길이 46.2cm, 체중 2,383g • 이 시기부터는 성장 속도가 다소 느려져 1주에 200g 정도 증가한다. • 피부는 거의 분홍색을 띤다. 피부 밑에 축적된 백색 지방은 체온을 조절하고 에너지를 내는 데 도움을 주고 출생 후에는 체중 조절 역할도 한다. 지방층이 생기면서 피부 주름이 점차 줄어들고, 피부를 덮고 있는 태지도 점차 두꺼워진다. • 손톱이 손가락 끝까지 자라서 태어날 때쯤이면 꽤 길고 뾰족해진다. 자궁 속에서 팔을 움직이면서 제 얼굴을 할퀴기도 해서 얼굴에 상처가 난 채로 태어나는 신생아도 종종 있다.
36주	• 머리부터 발뒤꿈치까지의 길이 47.4cm, 체중 2,622g • 이 시기에는 태아 대부분이 머리를 아래로 향한 자세로 있다. 하지만 4% 정도는 여전히 둔위를 유지한다.

- 신체 기관은 이제 완전히 성숙했다. 폐는 거의 성숙했지만 아직 혼자 힘으로 호흡하긴 어려워서 이 시기에 태어나면 인공호흡기에 의존하게 될 수도 있다.
- 배내털은 어깨와 팔다리, 몸의 주름진 부위에만 조금 남아 있을 뿐 거의 다 빠졌다.
- 태지는 산도를 수월하게 빠져나올 수 있도록 여전히 남아 있다.

이 시기 병원에 가면

9th 검진 — 임신 33~34주 아홉 번째 산전 검진을 합니다
- 태아심음
- 자궁 크기(초음파 검사)
- 자궁경부 검사(고위험군에 한해)
- 조기 진통 교육
- NST

10th 검진 — 임신 35~36주 열 번째 산전 검진을 합니다
- 태아심음
- 자궁 크기
- 자궁경부 검사
- 태아 위치 확인
- 초음파 검사
- B군 연쇄상 구균(GBS) 배양 검사

이 시기 엄마가 할 일

- 이 시기에 의사가 주의 깊게 살피는 것은 양수량이다. 양수가 너무 많으면 양수과다증, 너무 적으면 양수과소증인데 양수과소증은 자궁 내 성장 지연과 관련이 깊다.
- 일하는 임신부라면 출산휴가를 언제부터 쓸지 결정해야 한다. 분만예정일 한 달 전에 일을 그만두는 여성이 있는가 하면 진통이 있을 때까지 일하는 여성도 있다. 각자 사정과 몸 상태에 따라 일을 그만둘 시점을 신중하게 결정한다.
- 잠들기가 점점 더 어려워진다. 빈번한 화장실 출입, 심해지는 요통과 잔뜩 부른 배도 불면증의 요인이지만 출산과 태아 건강, 육아 등에 대한 근심 때문이기도 하다. 분만과 육아에 대한 충분한 사전 학습으로 불안감을 해소하고 지인들과 수다를 떨거나 남편과 외출해 스트레스를 조절하고 기분 전환을 하는 것이 좋다. 정 잠이 오지 않는다면 가볍게 운동하고 낮잠을 줄일 필요도 있다.
- 태아가 아직 둔위이고 운동을 해도 효과가 없다면 의사가 태아 위치를 인위적으로 돌리는 시술을 시도할 수도 있다.
- 산전 검진을 받던 병원과 분만할 병원이 다르다면 이제부터는 분만할 병원으로 가야 한다. 그간의 산전 검진 기록을 꼼꼼히 챙기고 산모 수첩도 항상 지니고 다닌다.

- 임신 9개월 말부터는 매주 병원을 찾는다. 조산 위험이 큰 시기이므로 긴 외출이나 여행은 삼간다.
- 본격적인 분만에 대비하기 위해 그간 공부한 무통분만법을 연습한다. 자연주의 출산에 관심이 있다면 관련 병원에서 충분한 설명을 듣고 분만 방법을 상의한다.

이 시기 아빠가 할 일

- 어디서 아기를 낳을지 아내와 신중하게 의논해 결정한다. 조산소를 선택할 경우에는 장단점과 병원과의 연계 등을 세심하게 살핀 뒤 결정한다.
- 아내가 자연주의 출산에 관심이 많다면 그 준비에 남편이 적극적으로 동참해야 한다. 예를 들어 아내가 회음절개술을 하지 않기로 마음먹은 경우에는 남편이 회음부 마사지 등으로 아내를 도울 수 있다. 분만에 참여할 가족에 대해서도 아내와 상의해 결정한다.
- 아내의 배가 많이 트는 시기다. 자궁 수축이 생기게 하지 않는 범위 내에서 튼살이 생긴 배를 보습용 오일로 마사지해준다.
- 아내와 여러 무통분만법을 연습해본다.
- 아내는 이제 혼자서 병원에 가기도 힘들고 운전하기도 어려우므로 산전 검진 때 동행하는 것이 좋다. 아내의 신체적·정신적 건강 상태가 곧 태아의 건강으로 이어진다는 사실을 명심하자.
- 이즈음에는 태어날 아기와 가족을 부양해야 한다는 부담감과 걱정에 남편에게도 우울증이 올 수 있다. 우울증이 심해지면 의사와 상담하는 등 적극적으로 대처하는 것이 좋다.

10개월

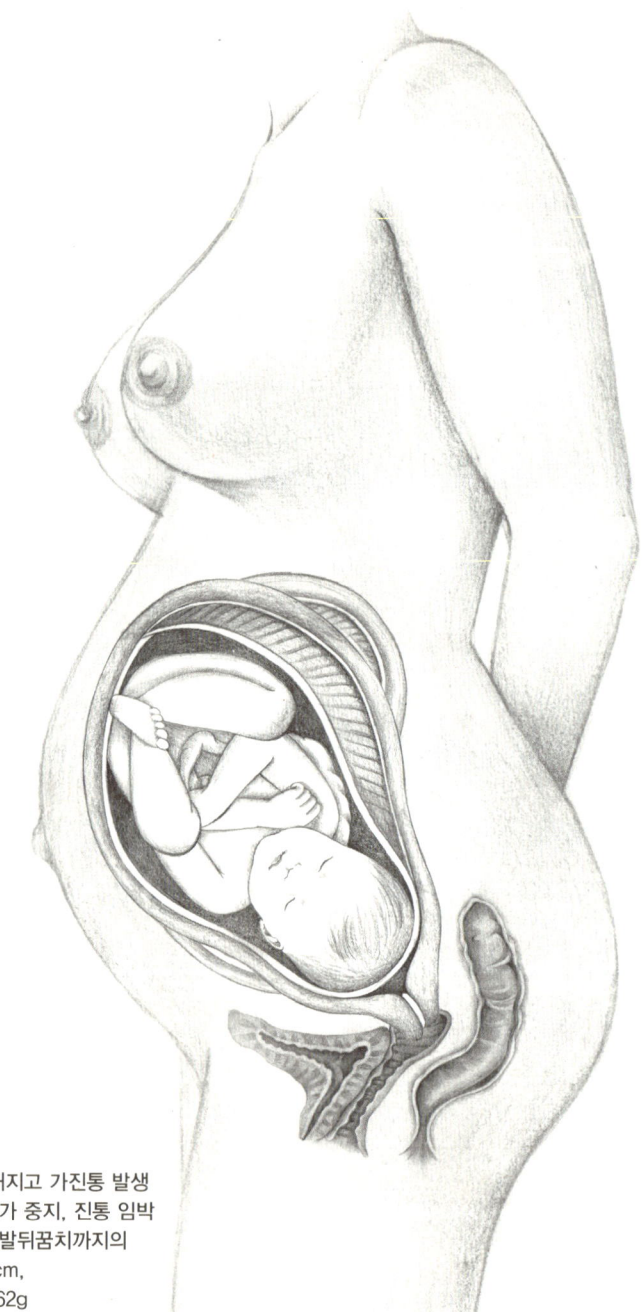

- 배가 아래로 더 처지고 가진통 발생
- 임신부의 체중 증가 중지, 진통 임박
- 태아의 머리부터 발뒤꿈치까지의
  길이 48.6~51.2cm,
  체중 2,859~3,462g

이 시기 엄마는

37주
- 배가 더욱 아래로 처진다.
- 하지 부종이 심해지고, 등이 불편해지면서 요통이 증가한다. 가진통을 요통으로 착각하는 임신부도 있다.

38주
- 다리와 질 쪽이 전기가 통하는 것처럼 찌릿찌릿한 경우가 있다. 태아가 골반 내에 자리를 잡으면서 신경을 건드리기 때문이다.
- 태아는 계속 자라지만 엄마의 체중 증가는 느려지거나 멈춘다.

39주
- 이슬이 비치면서 분비물이 증가하거나 묽은 변을 보거나 식욕은 증가하는데 체중이 감소하는 등의 증상이 있으면 진통이 임박했다는 신호다. 그러나 이런 증상이 있더라도 진통이 정확히 언제 시작될지는 알 수 없다.

40주
- 지난 몇 주간 임신부 몸은 이미 분만을 준비하고 있다.
- 분만예정일에 출산하는 여성은 겨우 4% 정도다. 분만예정일 2주 전이나 2주 이내에 출산하는 여성이 훨씬 많다.

이 시기 태아는

37주
- 머리부터 발뒤꿈치까지의 길이 48.6cm, 체중 2,859g
- 양수를 들이마시면서 호흡을 훈련한다. 때로는 딸꾹질도 한다.
- 이때부터는 발로 차는 횟수가 감소한다.
- 태어날 준비는 거의 다 마쳤지만 남은 몇 주 동안에도 계속 성장하고 체중도 증가한다.
- 뇌에서 신경섬유를 싸고 있는 막이 늘어나는 신경 수초화가 시작된다. 이 과정은 출생 후에도 계속된다.
- 모체의 항체를 받아 면역력이 생긴다. 이렇게 모체가 태반을 통해 태아에게 항체를 전달해준 덕분에 신생아는 일정 기간 동안 감기나 볼거리, 풍진 등에 잘 걸리지 않는다. 태어난 후에는 모유를 통해서 항체를 받아 면역력이 더욱 강해진다.

38주
- 머리부터 발뒤꿈치까지의 길이 49.8cm, 체중 3,083g
- 뼈가 골고루 발달해 출생과 동시에 손발을 움직일 수 있다.
- 이제는 자궁에 꽉 찰 만큼 몸집이 커졌다. 등을 구부리고 손발을 앞으로 모은 자세를 하고 있다.
- 태반에서 분비된 호르몬의 자극으로 성별에 상관없이 가슴이 부푸는데 출생 후에는 가라앉는다.

39주
- 머리부터 발뒤꿈치까지의 길이 51.2cm, 체중 3,462g
- 3시간마다 지속적으로, 심지어 분만 중에도 양수가 교환된다. 이는 태아가 출생에 대비해 몇 주간 양수를 들이마시면서 호흡을 연습하기 때문이다.
- 첫 호흡을 위한 호르몬이 분비된다. 출산 일주일 전부터 태아의 부신에서 코르티솔이 많이 분비되는데 이 호르몬이 첫 호흡을 할 수 있게 도와준다.

- 장속에는 태변이 가득 차 있다. 태변은 검고 진한 타르 성분으로 장에서 떨어져 나온 물질과 배내털, 색소 등이 혼합된 것인데 분만 도중 또는 생후 며칠간 변으로 배설된다. 태아의 30%는 출생 전에 태변을 본다.
- 심장, 간장, 소화기관, 비뇨기관 등도 완전히 성숙해 있다.

40주
- 머리부터 발뒤꿈치까지의 길이 51.2cm, 체중 3,462g
- 태아의 96%가 머리를 아래로 향한 정상 태위로 골반 깊이 자리 잡고 있다.
- 출생을 위한 여정이 시작된다. 분만이 시작되는 순간부터 세상에 나오기까지 태아도 엄마 못지않은 엄청난 노력을 한다. 자궁 수축과 엄마의 힘주는 리듬에 맞춰 태아는 좁고 구부러진 산도를 빠져나오기 위해 계속 몸을 돌리고 자세를 바꿔가며 움직인다.

이 시기 병원에 가면

11th 검진 — 임신 37주 열한 번째 산전 검진을 합니다
- 태아심음
- 자궁 크기
- 자궁경부 검사
- NST

12th 검진 — 임신 38주 열두 번째 산전 검진을 합니다
- 태아심음
- 자궁 크기
- 자궁경부 검사
- 초음파 검사

13th 검진 — 임신 39주 열세 번째 산전 검진을 합니다
- 태아심음
- 자궁 크기
- 자궁경부 검사
- NST

14th 검진 — 임신 40주 열네 번째 산전 검진을 합니다
- 태아심음
- 자궁 크기
- 자궁경부 검사
- 초음파 검사

이 시기 엄마가 할 일

- 임신 막달에 접어들었다. 출산과 관련된 징후가 있는지 잘 살핀다. 진진통과 가진통을 구분하는 방법을 미리 알아둔다.
- 언제라도 입원할 수 있게 짐을 꾸려놓고 집 안을 정돈해둔다. 신생아에게 필요한 물건을 다 갖추었는지 마지막으로 점검한다.
- 이제부터는 분만할 때까지 일주일에 한 번 병원을 찾는다.
- 분만에 필요한 에너지 축적을 위해 영양 섭취에 힘쓴다. 특히 탄수화물 섭취를 늘린다.
- 조산통이 있는 경우만 아니면 임신 막달에도 분만 체조를 계속한다.
- 외출할 때는 보호자를 동반한다. 가방 안에 보험 카드, 산모 수첩 등을 챙겨둔다.
- 남편과 연락이 닿지 않을 때 도움을 청할 만한 사람도 알아본다. 병원과 의사의 비상 연락처를 확보해두는 것도 좋다.

- 아내가 산후조리원에 있는 동안 남편의 식사나 일상을 어떻게 해결할지 미리 준비한다.
- 큰아이가 있는 경우 아이를 어디에 맡길지도 결정한다.
- 분만할 지역이 집에서 멀다면 분만예정일 2주 전에 미리 가 있는 것이 좋다.
- 아기가 태어나면 한동안은 매우 힘들 것이니 얼마 남지 않은 임신 기간을 충분히 쉬면서 즐긴다.
- 두려움을 없애고 기쁜 마음으로 아기를 맞을 수 있도록 노력한다.
- 분만하면 의사의 지시에 따라 최선을 다한다.

이 시기 아빠가 할 일

- 아내의 신경이 극도로 날카로워져 있을 때다. 아내와 더 많은 시간을 함께 보낸다.
- 분만 4주 전부터는 조산의 위험이 있으므로 성관계를 갖지 않는 것이 좋다.
- 아내가 갑자기 병원에 갈 때를 대비해 출산 준비물 가방을 챙긴다. 병원까지의 시간대별 교통 상황과 동선을 미리 파악해둔다. 자가용으로 갈 요량이면 기름을 충분히 채워두고 차량 정비를 해둔다.
- 분만하러 병원에 갈 때 산후조리원에 연락한다.
- 제대혈을 채취하기로 했다면 채혈 백을 지참하는 것을 잊지 않는다.
- 아내의 분만일에 맞추어 휴가를 받을 수 있도록 준비한다.
- 분만 과정 촬영 등 특별히 원하는 사항이 있다면 의료진에게 미리 말해둔다.
- 분만 직후, 일생일대의 멋진 순간에 아내에게 어떤 말을 건넬지 생각해둔다.

출음

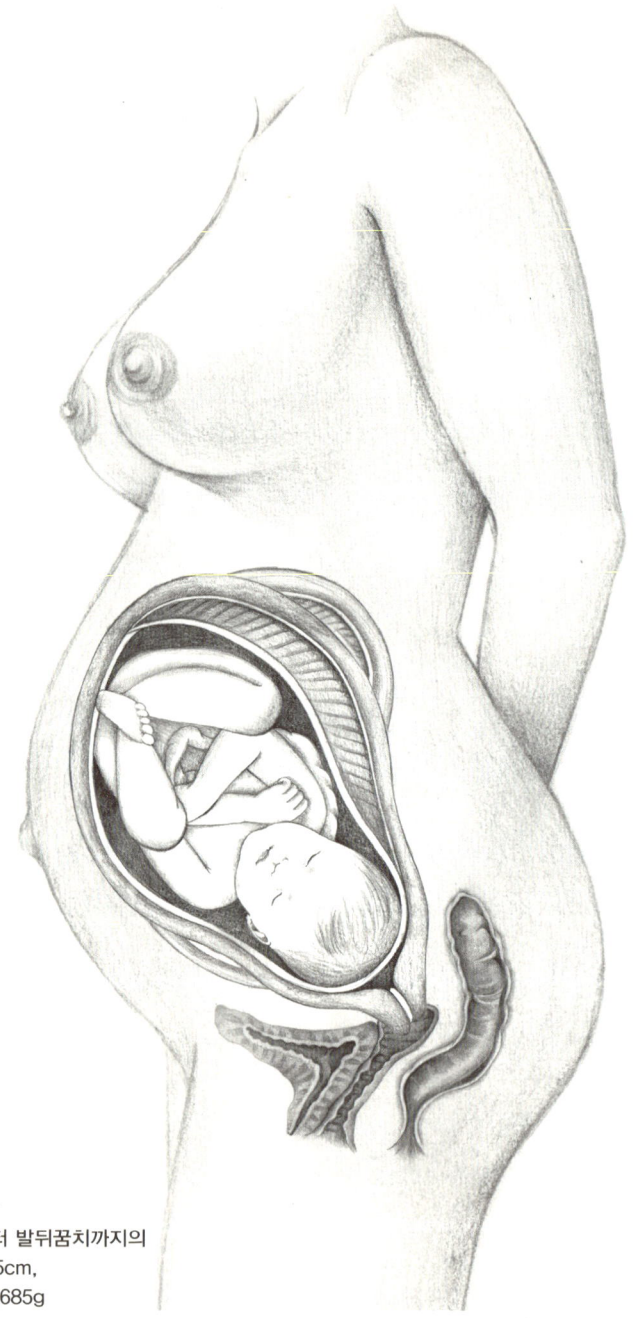

- 일부 산모 출산
- 태아의 머리부터 발뒤꿈치까지의 길이 51.7~51.5cm, 체중 3,597~3,685g

이 시기 엄마는

41주
- 분만예정일 전 아기를 낳기도 하지만 대개는 분만예정일을 넘기니 염려할 필요 없다.

42주
- 이때까지 분만하지 않으면 자궁경부 상태를 확인하기 위해 질 검사를 한다.
- 병원에 가기 전 태아가 발로 차는 횟수를 기억해두면 태아 건강 상태를 확인하는 데 도움이 된다.

이 시기 태아는

41주
- 머리부터 발뒤꿈치까지의 길이 51.7cm, 체중 3,597g
- 의사가 분만 시기를 결정하기 위해 태아의 성장 상태, 심장 박동, 태동, 분만 신호 등을 관찰한다.

42주
- 머리부터 발뒤꿈치까지의 총길이 51.5cm, 체중 3,685g
- 임신 37~38주부터는 성장 속도가 느려진다. 임신 42주 이후 출생한 만삭아는 체중과 체지방이 오히려 줄어드는 경우도 많다.

이 시기 병원에 가면

15th 검진 임신 41주 열다섯 번째 산전 검진을 합니다
- 태아심음
- 자궁 크기
- 자궁경부 검사
- 초음파 검사 및 NST

16th 검진 임신 42주 열여섯 번째 산전 검진을 합니다
- 태아심음
- 자궁 크기
- 자궁경부 검사
- 초음파 검사 및 NST

이 시기 엄마가 할 일

- 임신성 고혈압이나 임신성 당뇨와 같은 질병만 없다면 분만예정일을 2주 정도 넘기는 건 괜찮다. 그러나 태반 기능이 점점 떨어지기 때문에 아마도 병원에서는 분만예정일 이후 일주일 내에 분만하기를 권할 것이다. 태아의 안녕을 확인하기 위해 비수축 검사를 비롯한 여러 검사를 하기도 한다.
- 때에 따라 유도 분만이나 제왕절개술이 필요할 수도 있다.

이 시기 아빠가 할 일

- 의사가 유도 분만을 권할 수도 있다. 그 장단점에 대해 충분히 설명을 듣고 결정한다.

(기형아)

신생아에게 심각한 선천성 기형이 발견될 확률은 2~3% 정도입니다. 심각하지 않은 구조적 이상까지 합치면 확률은 15% 정도로 높아집니다. 선천성 기형의 원인은 매우 복잡하고 다양해 정확하게 밝히기가 매우 어렵습니다. 선천성 기형 여부를 미리 알아보기 위해 우리나라뿐 아니라 세계 각국에서 삼중 검사 또는 사중 검사를 기본 산전 검진으로 시행합니다. 그러나 이 검사에서 위험도가 높게 나왔다고 해도 반드시 기형아를 낳는다는 의미는 아닙니다. 100% 정확하진 않더라도 안심하고 40주를 보내기 위한 검사로 생각하면 좋습니다.

태아에게
기형이 있을 확률

2~3%의 신생아에게서 나타납니다

선천성 기형은 의학적으로 '출생 결함'이라고도 합니다. '결함'이란 출생 시 존재하는 몸의 구조적 이상을 뜻하지만 의학적으로는 행동이나 기능에 이상이 있을 때도 '결함'이라고 하며 여기에는 소아 대사 이상도 포함됩니다.

신생아에게 심각한 구조적 이상이 있을 확률은 2~3% 정도입니다. 출생에서 만 5세까지 추적 조사하면 5% 정도로 확률이 높아집니다. 그 밖의 심각하지 않은 여러 구조적 이상은 모든 신생아의 15% 정도에서 발견됩니다. 하지만 심각하지 않은 이상이 때로는 다른 심각한 이상의 전조가 되기도 합니다. 예를 들어 귀 크기가 작은 것은 그 자체로는 전혀 위험하지 않지만 다운 증후군 환자에게서 드물지 않게 나타나는 현상이라 산부인과 의사들은 정밀 초음파 검사 때 귀 크기를 유심히 살펴봅니다.

원인을 모르는 기형이 가장 많습니다

기형아 출산의 원인은 크게 3가지입니다.

다인적 원인 여러 요소에 의해 기형아가 태어난다는 의미입니다. 다시 말하면 결국 정확한 원인을 모른다는 것이지요. 다인적 원인이 전체 기형아 출생의 70~80%를 차지하니 사실상 선천성 기형아가 태어나는 원인은 대부분 밝히기 어렵다고 할 수 있습니다.

기형아 출산 위험이 높은 임신부
- 만 35세 이상인 경우
- 기형아 출산 경력이 있는 경우
- 기형아로 출생한 경우
- 기형아 출산 가족력이 있는 경우
- 임신 중 특정 약물을 복용한 경우
- 당뇨병이 있는 경우
- 마약이나 알코올에 노출된 경우

유전적 원인 다운 증후군이나 터너 증후군처럼 염색체 이상에 의해 발생하거나 단일 유전자에 의해 발생하는 경우입니다. 선천성 기형의 10~25%에 해당합니다.

환경적 원인 임신 중 복용한 약물, 당뇨나 감염 같은 임신부의 질병, 각종 유해 물질 등도 선천성 기형의 원인이 될 수 있습니다. 환경적 원인으로 발생하는 선천적 기형은 전체의 10% 미만입니다.

유전적 원인에 의한 기형

다양한 유전자 질환이 있습니다

우성 유전자 질환 한 부모에게서 물려받은 유전자가 우성 유전 질환을 만들 수 있습니다. 만약 부모 중 한 명에게 질환을 일으킬 만한 유전자가 있다면 아이들 각자가 장애를 물려받을 확률은 50%입니다. 즉 부모 중 한 명에게 우성 유전 질환이 있다면 아이에게 동일 질환이 있을 확률은 50%라는 말이지요. 우성 유전 질환으로는 왜소증을 유발하는 골격계 질환인 연골 무형성증, 치매나 운동 장애를 일으키는 신경계 질환인 헌팅턴 무도병 등이 있습니다.

열성 유전자 질환 하나의 세포 안에는 무수히 많은 유전자가 있습니다. 따라서 누구에게든 몇몇 비정상적인 유전자는 있게 마련입니다. 그런데 정상적인 유전자가 비정상적인 열성 유전자를 지배하기 때문에 대부분 증상 없이 살아가는 것입니다. 그러나 부모에게서 비정상적인 유전자를 하나씩 물려받아 비정상적인 유전자가 2개라면 질환이 겉으로 드러나게 됩니다. 부모 모두 정상으로 보이지만 아이에게만 질환이 나타나는 것입니다. 이런 질환을 열성 유전자 질환이라고 하지요. 만약 부모 양쪽이 같은 열성 장애의 보인자라면 아이에게 장애가 생길 확률은 25%입니다.

X 염색체 관련 질환 X 염색체의 유전자와 관련된 질환도 있습니다. 이런 질환은 주로 남성에게 많습니다. 여성은 열성 장애를 일으키는 X 염색체 관련 질환의 유전자를 운반할 수는 있지만 그 장애가 생기지는 않습니다. X 염색체 관련 질환은 대부분 비정상 유전자가 열성인데, 여성은 하나의 염색체에 이상이 있더라도 이를 보완하는 정상적인 X 염색체를 가질 수 있기 때문입니다. 반면 남성은 비정상적인 X 염색체의 유전자를 보완해 줄 정상적인 X 염색체가 없지요. 그래서 엄마에게 물려받은 하나의 X 염색체에 이상이 있으면 장애가 생기는 것입니다. 대표적 예가 남성의 혈우병입니다.

염색체 질환 염색체 이상은 염색체의 수나 구조 이상으로 생깁니다. 유전적 원인으로 발생할 수도 있지만 염색체에 많은 유전 물질이 있는 만큼 무작위로 난자와 정자가 결합하면서 생길 수도 있습니다. 대표적인 염색체 질환은 다운 증후군과 에드워드 증후군입니다. 다운 증후군은 21번 염색체가 3개로 지적 장애, 얼굴 비정상 형성, 심장 결손 같은 증상을 일으키는 유전 질환입니다. 에드워드 증후군은 18번 염색체가 3개로 신체 및 정신 발달에 심각한 문제를 일으키는 유전 질환이며 대부분 출생 1년 안에 사망합니다. 임신부가 고령일수록 이런 질환이 생길 가능성이 높아집니다. 미국 산부인과학회에 따르면 20대에서는 1,667명

● News&Research

선천성 기형아, 매년 증가 추세

국민건강보험공단의 조사 결과 만 6세 미만 선천성 기형이 최근 4년간 연평균 3%씩 증가한 것으로 나타났습니다. 특히 뇌가 없이 태어나는 무뇌증과 척추갈림증 같은 신경 계통의 기형이 최근 54%나 증가했고, 난소 기형 등 생식기관 기형도 30% 늘어났다고 합니다. 의료계에서는 그 원인으로 특히 환경 변화와 고령 출산에 주목하고 있습니다. 또 의학 기술이 발달하면서 임신 중 기형이 발견되더라도 낙태보다는 출산 후 치료를 선택하는 부모가 많아졌다는 점, 선천성 질환에 대한 보험 적용 범위가 넓어지면서 치료를 포기했던 저소득층의 의료 기관 이용이 늘어난 점 역시 선천성 기형아 출산이 증가한 요인이라고 분석했습니다.

신경관 결손은 엽산 부족이 원인

신경관 결손은 척수를 감싸야 할 신경관 튜브가 적절히 닫히지 않은 상태를 말합니다. 신경관 결손에는 이분 척추와 무뇌증이 있습니다. 이분 척추는 신경관 아랫부분이 닫히지 않아서 척수가 피부로만 덮여 있는 것입니다. 혹은 밖으로 열려 있어 전혀 보호받지 못하는 경우도 있습니다. 무뇌증은 뇌와 두개골이 적절히 발달하지 못한 것으로 뇌가 아예 없거나 기형적입니다. 신경관 결손은 엽산을 충분히 섭취해 예방할 수 있습니다.

혈우병은 유전 질환

혈우병은 특정 혈액응고 인자에 문제가 있어 출혈이 잘 되는 드문 유전적 출혈 질환입니다. 혈우병이 있는 사람은 몸 전체에 비정상적인 출혈 위험이 있는데 특히 관절과 근육에 심할 수 있습니다. 혈우병은 거의 남자에게 생깁니다. 보인자 엄마에게서 아들에게 질병이 유전됩니다. 아주 드물게 여자에게도 혈우병이 생길 수 있는데 부모 모두에게서 혈우병 유전자를 물려받은 것이 원인입니다. 보통 신생아 때나 유아기에 혈우병의 증상이 발견됩니다. 그러나 정도가 약하면 증상이 전혀 나타나지 않을 수도 있습니다.

중 한 명꼴로 다운 증후군이 발생했지만 35세에서는 378명 중 한 명, 40세에서는 106명 중 한 명꼴로 발생했습니다.

다인자 질환 말 그대로 유전적 요소와 환경적 요소가 섞여 발생하는 질환을 말합니다. 복벽 결손, 구개열, 곤봉발 및 신경관 결손, 선천적 심장 기형 등이 다인자 질환이며 비만, 당뇨병, 암 등도 포함됩니다.

이런 경우 꼭 유전 상담 받으세요

부부 중 한 명이나 인척에게 유전 질환이 있는 경우 하나의 유전자만으로는 유전 질환을 일으키지 않지만 부모 양쪽에게서 이상이 있는 유전자를 물려받으면 발병하는 열성 유전자 질환도 있습니다. 이런 경우는 양쪽 부모에게 증상이 없더라도 그 사이에서 태어난 아이에게 유전 질환이 있을 가능성이 있습니다.

심각한 선천성 질환이 있는 아이를 낳은 경우 모든 선천성 질환이 유전은 아닙니다. 일부는 독소나 염증, 외상으로 인해 발생합니다. 또한 유전적 문제가 있다 하더라도 부모에게 물려받은 게 아니라 자발적으로 발생할 가능성도 있습니다. 따라서 앞서 태어난 아이가 선천성 질환이 있다고 해서 앞으로 태어날 아이 역시 그럴 거라 지레 절망하지는 마세요. 유전 상담을 받아보기 전까지는 아무도 장담할 수 없습니다.

유산을 두 번 이상 경험한 여성 태아에게 특정 염색체 이상이 있어 자발적으로 유산된 것일 수도 있으니 유전자 검사로 정확한 원인을 알아보도록 합니다.

유전자 이상이 의심되는 사산아를 출산한 여성 사산의 원인이 유전 질환 때문인지 명확하게 파악하기 위해 유전자 상담이 필요합니다.

만 35세 이상인 임신부 임신부가 고령일수록 염색체 이상이 있는 아이를 출산할 확률이 커집니다. 나이 많은 아빠에게서 태어난 아이도 마찬가지입니다.

큰아이에게 유전 결함으로 짐작되는 문제가 있을 때 이상 소견이 하나라도 있다면 유전자 검사를 권합니다.

부부 중 한 사람이라도 특정한 유전 증후군이 의심될 때 확실하지는 않지만 유전적 문제일 거라는 의심이 드는 질환이 있을 때는 어떤 질병인지, 얼마나 심각한지 알아보고 적절한 치료를 위해 유전 상담을 해야 합니다.

국제결혼을 한 경우 선조에 다양한 민족이 섞여 있는 경우 각 민족에 발생할 수 있는 특정 유전병에 대한 상담이 필요합니다. 백인과 북유럽 인종에게는 낭포성 섬유증, 동부 유럽의 유대인에게는 카나반병, 테이색스병, 가족 자율신경 기능 이상, 고셰병, 판코니 빈혈, 니만피크병, 점액지질증, 블룸 증후군 등이 흔합니다. 아프리카나 지중해, 아시아 종족에게는 겸상 적혈구증, 지중해 빈혈증 등이 자주 나타납니다.

환경적 원인에 의한 기형

바이러스 등 감염 물질이 원인이 될 수 있습니다

선천성 기형을 유발하는 대표적인 감염원은 바이러스입니다. 가장 많이 알려진 것은 풍진 바이러스이고 이 외에도 수두, 거대세포 바이러스, 단순 포진, HIV 등이 선천성 기형과 관련 있습니다. 홍역·볼거리·간염·소아마비·인플루엔자 바이러스 등도 기형을 유발한다는 보고가 있지만 실제 기형 발생률은 매우 낮습니다. 임신 중 바이러스 감염에 대한 자세한 내용은 207쪽 '고위험 임신' 편의 '소아기 바이러스 질환'을 참고하세요.

고열에 의해서도 발생합니다

예전에는 장티푸스에 의한 고열로 기형아가 태어나는 경우가 많았습니다. 이처럼 바이러스나 세균에 감염되어 체온이 높아지면 고열 자체가 기형 유발 인자가 될 수 있습니다. 고열에 의한 기형으로는 뇌의 구조적 이상, 척추갈림증, 지적 장애, 소안구증, 입술갈림증, 입천장갈림증, 팔다리 결손, 배꼽탈장, 심장 이상 등이 있습니다. 따라서 고열이 동반되는 모든 감염에 주의해야 합니다. 감염뿐 아니라 뜨거운 목욕이나 사우나 등도 체온을 상승시켜 선천성 기형을 유발할 수 있으므로 임신 중에는 피하는 것이 바람직합니다.

각종 약물이 원인이 되기도 합니다

항경련제 뇌전증(간질) 환자에게 쓰는 항경련제 중 일부가 선천성 기형을 유발할 수 있습니다. 특히 트리메타디온과 디페닐히단토인은 광범위한 기형을 유발해 독특한 형태의 이상형태증을 나타내는데 이를 각각 트리메타디온 증후군, 태아 히단토인 증후군이라고 합니다.

항정신병 약물 항정신병 약물의 일부가 선천성 기형을 일으키는 것으로 보입니다. 특히 페노티아진과 리튬이 기형 유발 인자로 거론되는데, 페노티아진에 대한 증거는 충분하지 않으나 리튬은 매우 확실해 보입니다.

항불안 약물 항불안 약물에 노출된 임신부가 출산한 신생아 중 12%에서 심한 기형이 나타났다는 연구 결과가 있습니다. 임신 중에 디아제팜을 복용한 임신부가 출산한 신생아는 입술갈림증 기형 빈도가 4배나 높았다고 합니다.

항응고제 항응고제 중 와파린이 기형을 유발합니다. 반면 헤파린은 안전하기 때문에 임신 전 와파린을 쓰던 여성들도 임신 중에는 헤파린으로 바꾸어 사용합니다. 이 경우만 보더라도 임신 전 사용한 약물에 대해 임신부 본인이 잘 알고 있어야 합니다.

항고혈압제 특히 ACE 억제 계열의 항고혈압제는 태아 성장 지연, 신장 기능 장애, 태아 사망, 양수과소증 등을 유발할 수 있습니다.

중추신경 자극제 임신부가 마리화나, LSD, 코카인 같은 약물에 노출되면 태아의 사지 기형이나 중추신경계통 기형 등을 유발할 수 있습니다. 우리나라에서는 흔치 않지만 외국에는 코카인으로 인한 선천성 기형이 꽤 많은 편입니다.

알코올 임신부의 음주와 선천성 기형 사이의 연관성은 잘 입증되어 있습니다. 음주는 정신 발육 지체부터 구조적 이상에 이르기까지 광범위한 결함을 유발하는데, 그중에서도 가장 심각한 경우를 태아 알코올 증후군이라고 합니다. 태아 알코올 증후군은 여러 가지 구조적 결함, 성장 지체, 지적 장애 등을 동반하며 약 1%에서 신경 발달 이상이 생깁니다.

흡연 우리나라 임신부 중 3%가 임신 중 흡연을 한다고 하지요. 흡연은 중대한 기형과는 관계가 없으나 태아의 성장을 지연시키고 조산을 유발할 수 있습니다. 따라서 임신 중은 물론이고 임신 전부터 금연하는 것이 엄마와 아기를 위한 최선의 방법입니다.

비타민 A 비타민 A 성분인 이소트레티노인이 기형을 유발할 수 있습니다. 이 성분은 주로 여드름 치료에 사용하는데 기형 유발 가능성이 매우 높다고 알려져 있습니다. 임신 중, 특히 임신 초기에는 여드름 약(복용과 피부에 바르는 것 모두) 사용에 특별한 주의가 필요합니다.

Q&A 비타민 A가 기형을 유발한다는데 레티놀 화장품도 위험한가요?
우리나라 식품의약품안전처에서는 비타민 A를 하루 5,000IU 이상 복용하지 말라고 권합니다. 그러나 실제로는 하루 10,000IU 이상 복용해야 기형 발생 위험이 증가한다는 연구 결과가 있습니다. 또 하루 10,000IU 이상 복용했다고 해서 반드시 기형이 발생하는 것도 아닙니다. 비타민 A, 즉 레티놀을 화장품으로 사용하면 피부를 통해 흡수되므로 복용하는 것보다는 위험이 덜합니다. 넓은 부위에 장기적으로 바르지만 않는다면 말이지요. 그러나 임신부의 심리적 안정 등을 고려하면 구태여 임신 중에 기형을 유발하는 성분이 들어 있는 제품을 사용할 필요는 없습니다. 조금이라도 위험성이 있다면 무엇이든 멀리하는 것이 정답입니다.

Q&A 임신한 줄 모르고 술을 마셨는데 괜찮을까요?
진료하다 보면 이런 질문을 하는 임신부를 참 많이 만나게 됩니다. 알코올이 선천성 기형을 유발할 가능성이 있는 것은 사실이지만 이는 임신부가 만성적으로 음주하는 경우에 해당하는 말입니다. 임신인 줄 모르고 술을 마신 경우는 혈관을 확장시키기는 해도 그 영향이 심각하거나 오래가지 않습니다. 소량의 알코올이 기형을 유발한다는 보고는 아직 없습니다. 그러나 임신 사실을 인지한 순간부터는 술을 멀리하는 것이 좋습니다. 이론적으로 알코올은 아무리 소량이라도 태아에게 나쁜 영향을 줄 수 있기 때문입니다.

임신부의 질병이 문제 될 때도 있습니다

기형아 출산에 관련해서는 특히 당뇨병에 주의해야 합니다. 임신부의 당뇨병은 선천성 기형뿐 아니라 거대아 출산, 조산, 자궁 내 태아 사망 등과도 밀접한 관련이 있습니다. 이에 대한 더 자세한 내용은 165쪽 '고위험 임신' 편의 '임신 전 당뇨병'을 참고하세요.

호르몬이나 환경이 원인일 수 있습니다

피임약 과거에는 피임약이 임신 중에 해롭다고 알려져 있었지만 최근 연구에서 피임약과 선천성 기형은 별 관계가 없다는 것이 밝혀졌습니다. 따라서 임신 사실을 모른 채 피임약을 복용했다고 해서 불안해할 필요는 없을 것 같습니다.

내분비교란물질환경호르몬 환경호르몬은 살충제 등 산업적 목적으로 사용하는 화학물질에서 많이 만들어지는데, 호르몬의 정상적인 조절 작용을 방해해 '내분비교란물질'이라고도 합니다. 주로 중추신경계와 생식계의 발달 이상을 유발합니다. 미국에서 1970년대 초기에 유산 방지용으로 개발한 디에틸스틸베스트롤(DES, Diethylstilbestrol)이라는 약물이 있었는데 이 약을 사용한 임신부들이 출산한 여아들은 나중에 자궁경부암과 질암 발생 빈도가 매우 높고 자궁 기형도 많이 발생했습니다. 또한 남아들에게도 생식계의 여러 기형을 유발했다는 사실이 보고되었습니다.

중금속 다양한 생선과 어패류의 섭취는 태아의 성장과 발달을 돕습니다. 그러나 수은으로 오염된 해산물은 태아의 신경계에 해를 끼칠 가능성이 큽니다. 따라서 수은 농도가 특히 높은 상어나 황새치 같은 대형 어류는 되도록 섭취하지 않는 편이 좋습니다.

방사선 방사선은 증식하는 세포에 빠르게 영향을 미치는 강력한 기형 유발 물질입니다. 따라서 배아 형성 단계에서는 방사선에 노출된 양에 따라 선천성 기형이 발생할 수 있습니다. 방사선이 기형을 유발한다는 사실은 일본 히로시마와 나가사키의 원자폭탄 투하 사례로도 잘 알 수 있지요. 당시 방사선의 영향으로 임신부의 28%가 유산하고 25%의 신생아가 출생 1년 이내에 사망했습니다. 또한 살아남은 신생아의 25%에서 중추신경계 이상을 포함한 심각한 기형이 발견되었습니다.

진단용 방사선 촬영은 노출량이 적어 태아 기형을 유발하지 않습니다. 골절 등 엑스선 촬영이 꼭 필요한 응급 상황이라면 임신 중이라도 복부 쪽에 엑스선 차단 장치를 두르고 안전하게 촬영할 수 있습니다.

영양부족 동물실험에서는 영양부족과 선천성 기형과의 관계가 증명되었지만 사람에 대해서는 아직 확실한 연구 결과가 나와 있지 않습니다. 그러나 임신 중, 특히 임신 전의 영양 상태가 임신에 매우 큰 영향을 미친다는 사실은 밝혀진 만큼 영양 섭취에 각별히 신경 써야 합니다. 이에 대한 더욱 자세한 내용은 301쪽의 '임신부의 영양 관리' 편을 참고하세요.

비만 임신 전 체질량 지수가 30kg/m² 이상이면 비만으로 진단합니다. 임신부가 비만인 경우 태아에게 신경관 결함 등이 나타날 가능성은 2~3배 커지며 심장 기형, 복벽 결손의 빈도가 높아집니다. 임신 전과 임신 중 비만에 대해서는 341쪽의 '임신 중 운동과 체중 관리' 편에서 다시 설명합니다.

선천성 기형은 무조건 여성 탓?

정자를 형성하는 생식세포가 중금속이나 특정 화학물질 등에 노출되면 태아의 선천성 기형을 유발할 수 있으며 임신부의 자연유산, 자궁 내 태아 사망, 저체중아 등의 원인이 될 수도 있습니다. 따라서 선천성 기형의 원인을 무조건 임신부 탓으로 돌릴 수는 없습니다. 여성뿐 아니라 남성의 환경 역시 임신에 큰 영향을 미친다는 사실을 명심해야 하지요.

기형아 검사

혈액 검사 (삼중 검사, 사중 검사)

검사 목적 삼중 검사(트리플 테스트)와 사중 검사(쿼드 테스트)는 흔히 말하는 기형아 검사로 다운 증후군이나 신경관 결손을 찾아내기 위한 선별 검사입니다. 태아 단백, 에스트리올, 인체 융모성 생식샘자극호르몬을 동시에 검사해 분석하는 것을 삼중 검사라 하고, 여기에 인히빈 A 검사를 추가한 것이 사중 검사입니다. 이 검사 결과에 나이, 체중, 인종, 당뇨병 여부, 쌍태임신 여부 등을 함께 고려해 최종적으로 분석합니다. 삼중 검사보다 사중 검사가 더 정확하다고는 하지만 일반적으로 어떤 검사라도 발견율은 다운 증후군이 60~70%, 신경관 결손은 80~90% 정도입니다.

검사 대상 모든 임신부에게 권하는 기본적인 산전 검사이지만 의무 사항은 아닙니다.

검사 시기와 방법 주로 임신 15~20주에 검사합니다. 초음파 검사로 정확한 임신 주 수를 측정한 뒤 혈액을 뽑아 검사합니다. 결과는 일주일 내로 알 수 있습니다.

주의할 점 이 검사는 선별 검사이지 진단 검사가 아닙니다. 기형이 발생할 가능성만 알려줄 뿐 정확한 진단을 내리는 검사는 아니라

태아 단백이란?

삼중 검사에서 태아 단백을 검사한다고 말했지요. 태아 단백이란 태아의 간에서 생성되는 단백질인데, 모체의 혈액과 양수에 임신 시기별로 다른 농도로 존재합니다. 임신 14주에 최대치에 이르고 임신 30주 이후에는 점차 감소합니다. 이 수치가 높으면 쌍태임신이거나 다른 신경관 결손이 있을 수 있습니다. 수치가 낮다면 다운 증후군과 같은 염색체 이상일 가능성이 있고요. 그러나 수치의 높고 낮음이 곧 태아의 이상을 의미하는 것은 아니며, 오히려 더 자세한 검사로 정상임을 밝혀낼 기회를 제공한다고 보면 되겠습니다.

펜타 스크린

사중 검사의 4가지 지표에 침습성 융모항원, ITA 검사를 추가해 모두 5가지 지표로 분석하는 방법입니다. 현재 임상 현장에서 그 효용성을 연구 중입니다.

기형아 예방을 위한 가이드라인

1. 신경관 결손을 예방하기 위해 임신 전부터 엽산을 하루에 0.4mg씩 꾸준히 복용합니다.
2. 적정 체중을 유지합니다.
3. 금연합니다.
4. 술과 마약을 피합니다.
5. 감염을 예방합니다. 임신 전 풍진 백신을 접종하고, 특히 성 매개 질환에 주의합니다.
6. 비타민 A를 하루에 5,000IU 이상 섭취하지 않습니다.
7. 산전 검사를 성실히 받습니다.

는 뜻입니다. 따라서 검사 결과가 정상으로 나왔어도 실제로는 기형아가 태어날 수 있고, 반대로 비정상으로 나왔어도 건강한 아기가 태어날 수 있습니다. 사중 검사에서 이상 결과가 나오는 경우는 임신부 1,000명당 50명 정도입니다. 하지만 이 50명 중 1명만이 실제로 다운 증후군이 있는 아이를 출산하며 나머지는 정상아를 낳습니다.

이 검사는 비교적 흔한 염색체 이상과 신경관 결손 등에 대한 선별 검사이므로 심장 질환 같은 다른 기형은 선별하지 못합니다.

Q&A 혈액 기형아 검사, 안 받아도 되나요?

삼중 검사 또는 사중 검사는 우리나라뿐 아니라 세계 각국에서 기본 산전 검진 항목에 포함시킵니다. 그러나 이 검사에서 위험도가 높게 나왔다고 해서 반드시 기형아를 낳는다는 의미는 아니므로 이 검사를 받을 필요가 없다고 생각하는 임신부들도 있습니다. 이 검사가 꼭 필요한지를 묻는 분들에게 저는 '안심하고 40주를 보내기 위한 선택'이라고 답합니다. 이 검사를 받지 않은 임신부가 임신 기간 동안 매우 불안해하는 것을 많이 봤기 때문이지요. 비록 100% 정확한 검사는 아닐지라도 검사를 안 받고 불안해하느니 검사받고 안심하는 게 낫지 않을까요?

Q&A 쌍둥이 임신일 경우 기형아 검사는 얼마나 정확한가요?

쌍태임신도 단태 임신일 때 하는 다운 증후군 선별 검사를 할 수 있지만 발견율은 더 낮습니다. 쌍태임신에서 다운 증후군을 진단할 확률은 약

45%로 단태 임신의 60~70%보다 낮습니다.

융모막 검사(CVS, chorionic villus sampling)

검사 목적 융모는 태반을 구성하는 작은 손가락 모양의 돌기입니다. 융모에는 태아의 것과 동일한 염색체와 유전자가 존재하기 때문에 이것을 채취해 검사하면 태아의 염색체 및 유전자 이상을 알아낼 수 있습니다.

검사 대상 만 35세 이상인 임신부, 배우자나 임신부 본인에게 유전 질환이 있는 경우, 유전 질환이 있는 아이를 낳았거나 염색체 이상이 있는 아이를 임신한 적이 있는 경우, 이전에 시행한 산전 검진 중 염려스러운 부분이 있는 경우 융모막 검사를 권합니다.

검사 시기와 방법 임신 10~12주에 검사합니다. 대부분은 초음파 영상을 보면서 가느다란 튜브를 자궁경부 속에 넣어 융모를 채취하는데, 때에 따라서는 바늘이 복벽을 뚫고 들어가 채취하는 방법을 쓰기도 합니다. 검사 결과가 나오기까지는 약 1~2주 소요됩니다.

주의할 점 양수 검사보다 조기에 할 수 있어 더 빠른 결정을 내릴 수 있다는 장점이 있습니다. 그러나 양수 검사보다 위험성이 약간 높다고 알려져 있습니다. 융모막 검사에 따르는 위험은 1% 정도의 유산율, 감염, 출혈, 너무 조기에 시행했을 경우 기형 유발 가능성 등이지만 실제 발생하는 일은 드뭅니다.

양수 검사(양수 천자)

검사 목적 양수를 채취해 양수에 떠다니는 태아 세포를 얻어 배양한 뒤 염색체를 검사하는 방법입니다. 태아의 실제 염색체로 검사하는 만큼 염색체 이상에 대한 정확도가 99%에 달합니다. 주로 다운 증후군을 비롯한 염색체 이상, 이분 척추나 무뇌증 같은 구조적 결함과 그 밖의 유전 대사 질환 등을 진단할 수 있습니다. 또한 양수의 태아 단백을 측정해 신경관 결손도 추정할 수 있습니다. 하지만 선천성 심장 기형, 입술갈림증 등은 알아낼 수 없습니다.

임신 후반기에는 양수 검사로 폐 성숙도를 검사하기도 합니다. 이를 통해 조산통이 있을 때 유도 분만을 할지, 진통을 막아야 할지 결정하게 됩니다. 예를 들어 양막이 예상보다 빨리 터진 경우에 폐 성숙도 검사 결과 아기의 폐가 자발 호흡에 적당하지 않다면 출산을 지연시키려는 시도를 할 수 있습니다.

검사 대상 만 35세 이상인 임신부, 배우자나 임신부 본인에게 유전 질환의 가족력이 있는 경우, 이전에 낳은 아이가 출생 결함이 있거나 염색체 이상 또는 신경관 결손이 있는 아이를 임신한 적이 있는 경우, 이전 선별 검사에서 비정상 결과가 나온 경우 양수 검사를 권합니다.

검사 시기와 방법 주로 임신 15~20주에 검사합니다. 14주 이전에는 양수의 양이 충분하지 않아 검사에 적합하지 않습니다. 우선 태아의 심장 박동이 정상인지 확인한 뒤 초음파를 보면서 복벽을 통해 자궁으로 바늘을 집어넣어 양수를 20~30ml 정도 뽑아냅니다. 이 과정에서 임신부가 복통이나 압박감을 약간 느낄 수도 있습니다. 검사 후에는 태아의 심음이 정상인지 다시 한 번 확인합니다. 검사 결과는 대개 1~2주 후에 나옵니다. 폐 성숙도 검사는 몇 시간 이내에 결과를 얻을 수 있습니다.

주의할 점 바늘로 복부를 찌르는 과정에서 검사 부위에 통증이나 출혈이 있을 수 있고 양수 부족 등의 부작용도 생길 수 있습니다. 하지만 이런 부작용은 1% 이하로 드물게 나타납니다. 검사 후 며칠간은 무리하지 말고 안정을 취해야 하며 비행기 여행 등은 피합니다. 만약 며칠이 지나도 심한 통증, 질 출혈, 발열 등이 계속되고 양수가 새는 등의 증상이 있으면 반드시 병원을 찾아야 합니다. 양수 검사로 인한 유산 위험은

1/300~1/500 정도입니다. 또한 가능성은 낮지만 자궁 감염 위험도 있고 그로 인해 양수 파열, 유산, 태아 기형을 유발할 수도 있습니다.

Q&A 만 35세부터 양수 검사를 해야 한다는데 저는 만 34세입니다. 그럼 걱정 안 해도 된다는 뜻인가요?

임신부의 연령이 많아질수록 다운 증후군 등 태아 염색체 이상 빈도도 증가합니다. 그런데 기형 증가율이 급격하게 증가하는 시기가 만 35세입니다. 만 34세 이하에서는 기형 증가율이 완만하게 증가하다가 만 35세 이상이 되면 이전에 비해 약 2배(5년마다) 증가합니다. 이 때문에 의학적으로 위험 임신의 기준이 만 35세가 된 것입니다. 즉 만 35세는 순전히 의학적 기준일 뿐 임신부 본인에게는 중요한 기준이 아닐 수도 있습니다. 만 34세라도 본인이 걱정되면 추가 검사를 해보는 것이 좋고, 만 35세 이상이라도 기형 위험을 크게 염려하지 않는다면 할 필요가 없습니다. 사중 검사에 따르면 기형 발생 위험도는 1/270인데 이는 270명의 임신부 가운데 기형은 한 명에게 발생한다는 뜻입니다. 즉 270명 중 269명은 기형 발생 위험이 없다는 것이지요.

Q&A 병원에서는 양수 검사를 하라는데 부작용이 심각하다고 들어서 너무 불안합니다. 꼭 해야 하나요?

검사로 얻는 이점과 손해를 잘 판단해 결정해야겠지요. 미국 보스턴의 여성 병원 의사들은 87,584건의 임신 사례를 연구한 결과 양수 검사로 기형을 찾을 가능성(0.1%)보다 양수 검사의 부작용으로 유산될 가능성(1%)이 크므로 양수 검사를 받지 말아야 한다고 주장합니다. 그러나 양수 검사로 유산될 가능성이 큰 편이 아니며 임신 기간 내내 불안해하느니 차라리 검사를 받는 편이 낫다고 판단하는 임신부도 많습니다. 이런저런 의견을 고

초음파 검사로 확인 가능한 것

임신 중기에 초음파 검사로 이런 것들을 확인할 수 있습니다.
- 태아 심장 박동
- 자궁 내 정상 임신 또는 자궁 외 임신의 구별
- 태아의 머리나 복부 둘레 측정으로 임신 주 수에 맞게 정상적으로 성장하는지 관찰
- 쌍태임신 여부
- 태반 위치 확인
- 양수량 측정

니프티(Nifty, Non-invasive fetal trisomy testing)

융모막 검사나 양수 검사처럼 조직이나 양수를 채취하는 침습적 검사가 아니라 비침습적으로 임신부의 혈액을 채취해 다운 증후군 등의 삼염색체증을 진단하는 방법입니다. 임신부 혈액 내 혈장의 태아 핵산을 분리해 차세대 염기 서열 분석 방법으로 진단합니다. 양수 검사보다 비용이 많이 들지만 비침습적이라는 장점 때문에 최근 각광받는 기형아 검사입니다. 진단에는 약 2주가 걸립니다.

려하고 가족들과도 잘 상의해 결정하세요.

초음파 검사

검사 목적 초음파 검사는 초음파를 통해 태아와 임신부의 여러 장기의 이미지를 얻어내는 비침습적 방법의 검사(인체에 고통을 주지 않는 검사)입니다. 여러 검진에 이용하지만 기형아 검진에서는 다운 증후군 등 염색체 이상, 심장 기형, 탈장 등을 알아보는 데 이용합니다. 특히 임신 11~13주에 초음파로 태아의 목 뒷부분, 액체로 채워진 주머니의 크기를 살피는 목덜미 두께 측정을 하는데, 이 검사에서 목덜미 두께가 두껍게 나오면 다운 증후군이나 염색체 이상, 심장 기형 등의 질환 빈도가 높다는 것을 의미합니다.

초음파는 검사자에 따라 해석이 달라질 수 있지만 숙련된 의사에게 검사받는 경우 80% 이상의 정확도를 보입니다.

검사 대상 모든 임신부에게 권하는 기본적인 산전 검진입니다.

검사 시기와 방법 대개는 임신 16~20주에 검사하지만 이상 증후가 있을 때는 임신 4~5주 또는 그 이후라도 언제든 할 수 있습니다. 임신 중기에 정밀 초음파 검사를 하면 태아의 형태를 보다 자세히 볼 수 있습니다. 임신부가 누운 상태에서 배에 젤을 바르고 탐촉자를 밀착시켜 검사합니다. 보통 15~20분 정도 걸리는데 더 자세한 검

사를 하는 경우는 30분 이상 걸리기도 합니다. 임신 초기에는 복부보다 질을 통해 검사하는 것이 더 정확하기 때문에 질 안에 초음파기를 넣어 검사합니다.

주의할 점 지난 35년간 많은 연구를 한 결과 초음파가 태아에게 악영향을 끼친다는 내용은 보고된 바 없습니다.

경피적 제대혈 채취(PUBS, percutaneous umbilical blood sampling)

검사 목적 탯줄 내에 바늘을 넣어 태아의 혈액을 채취한 뒤 염색체 검사를 포함한 여러 검사를 합니다. 태아의 염색체나 유전 질환을 검사하거나 태아의 혈소판 수 또는 갑상선 기능 등을 알아보기 위해 검사합니다. 초음파 검사나 양수 검사에서 이상이 발견된 경우 태아에게 치명적인 염색체 질환이 있는지 알아보는 데 큰 도움이 됩니다. 필요에 따라서는 이 방법으로 태아에게 수혈을 할 수도 있습니다.

검사 대상 초음파 검사에서 이상이 발견된 경우, 양수 검사 등 다른 검사에서 불확실한 소견이 보이는 경우, 태아에게 Rh 혈액형과 관련된 문제가 있는 경우, 태아 발달에 영향을 미치는 감염성 질환에 노출된 경우

검사 시기와 방법 임신 18주 이후에 검사합니다. 초음파 영상을 보면서 가느다란 바늘을 배를 통해 자궁을 거쳐 탯줄에 꽂아 혈액을 채취합니다. 검사 결과는 보통 3일 내로 알 수 있습니다.

주의할 사항 이 검사는 감염이나 유산 등의 위험이 있기 때문에 검사에서 얻는 이점과 손해를 잘 고려해 결정해야 합니다.

Q&A 염색체 이상으로 진단되면 낙태할 수 있나요?
산전 검진에서 태아가 다운 증후군으로 진단되면 대부분 낙태를 선택했던 구미 각국에서 변화가 일고 있습니다. 최근에는 다운 증후군이라 진

News & Research

배아·태아의 유전자 검사 종목 확대

보건복지부는 배아·태아 대상 유전자 검사 허용 범위를 2009년 63종에서 139종으로 대폭 확대했습니다. 배아·태아 유전자 검사는 배아나 태아 상태의 유전자를 분석해 질병을 유발하는 결함이 있는지 확인하는 검사입니다. 새로 유전자 검사를 허용한 질환은 시트룰린혈증, 점액다당질증, 근이양증 등 76종입니다. 이로써 아이에게 유전 질환이 있을까 두려워 임신을 피하는 부부에게 도움이 되고 임신중절 예방에도 효과적일 것이라는 전망이 있는가 하면, 일각에서는 유전자 검사에서 유전 질환이 확인될 경우 오히려 임신중절이 늘 수 있다는 우려도 나오고 있습니다.

단받아도 낙태하지 않는 임신부가 늘고 있으며 다운 증후군 가족 모임이나 사회단체의 도움으로 수많은 장애인들이 존중받으며 살아가고 있습니다. 그러나 우리의 현실은 안타깝기만 합니다. 양수 검사에서 다운 증후군으로 확진되면 많은 임신부들이 낙태가 가능하냐고 묻습니다. 대답은 '가능하지 않다'입니다. 우리나라 모자보건법은 '본인이나 배우자가 우생학적 또는 유전학적 정신장애나 신체 질환, 전염성 질환이 있는 경우' 또는 강간에 의한 임신 등에만 예외적으로 낙태를 허용합니다. 즉 태아의 다운 증후군은 낙태 허용 대상이 아닙니다. 우리나라 대법원에서도 다운 증후군은 '본인의 각종 유전학적 정신장애나 신체 질환'에 포함되지 않기 때문에 부모에게 태아를 낙태할 결정권이 없다고 판결했습니다. 이와 같이 우리나라 모자보건법은 기형아도 한 사람의 인격체로 보호하도록 하고 있습니다. 그러나 이런 생명 존중 사상이 가족 공동체의 행복과 공존하기 어려운 것이 우리의 현실입니다. 장애인과 함께 살아가는 사회를 만들기 위해서는 사회적·국가적 관심과 도움이 절실합니다.

Q&A 기본 검사에서 기형 위험이 있다고 추가 검사를 해보자고 합니다. 비용도 부담스럽고 집안 내력상 기형아 염려는 없을 것 같은데 검사를 안 해도 될까요?

추가 검사를 받을지 말지는 매우 힘들고 어려운 결정입니다. 검사 결과가 얼마나 정확할지, 검사가 오히려 합병증을 유발하지는 않을지, 비용은 얼마나 들지 등 여러 면에서 염려되실 겁니다. 또 어떤 임신부들은 검사 결과 태아 기형이 거의 확실하더라도 임신중절을 하지 않을 것이니 검사 자체가 필요 없다고 말하기도 합니다. 하지만 임신부 대부분이 검사 결과가 확실하지 않다는 사실을 알면서도 일단 정상 결과가 나오면 임신 기간 내내 안심하는 경향이 있습니다. 물론 비정상 결과가 나오면 달라지겠지만요. 이런 여러 가지를 잘 고려해 결정해야 합니다.

유전자 검사와
유전자 치료

유전자 검사는 소량의 혈액이나 조직을 분석해 모체나 배우자 혹은 태아에게 특정 유전 질환을 유발하는 유전자가 있는지 알아보는 검사입니다. 양수 검사나 융모막 검사 등이 유전자 검사에 속합니다.

근래 들어 유전자 검사는 일부만 결손되거나 손상받은 유전자도 진단할 만큼 기술이 발달했습니다. 그러나 여전히 한계가 있습니다. 유전자 검사로 특정 유전자를 알아낼 수는 있지만 그 영향이 얼마나 심각할지는 알 수 없습니다. 예를 들어 외국에서 흔한 낭포성 섬유증의 경우 7번 염색체 이상으로 발생한다는 사실은 알아낼 수 있어도 이 때문에 아이가 심각한 폐 질환을 앓을지, 그저 가벼운 호흡기계 증상만 보일지는 아무도 모릅니다. 질환은 환경적 요소가 복합적으로 작용해 발현되기 때문에 유전자 검사만으로는 확신이나 장담을 하기가 어렵습니다. 그러나 고위험 유전자가 있다는 사실을 인지하는 것만으로도 생활환경이나 습관을 바꾸는 등의 노력으로 질환의 발현을 막는 데 어느 정도 기여할 수 있습니다.

우리는 유전자 검사로 암, 심장병, 정신병 등에 대해 더 많은 정보를 얻게 되었습니다. 그리고 언젠가는 특정 질환에 대한 유전자 치료도 가능해질 거라 믿습니다. 이미 낭포성 섬유증이나 면역 결핍의 일종인 ADA 부족증의 경우 유전자 치료를 시행하고 있습니다. 암 같은 치명적 질환의 치료는 요원하더라도 더 많은 질병을 유전자 치료로 정복할 것입니다.

2003년에 완성된 인간 게놈 프로젝트로 유전자 비밀 대부분이 밝혀졌습니다. 이 지도는 이제 막 그려지기 시작했지만 출발이 매우 희망적입니다. 조만간 양수 검사나 융모막 검사를 하지 않고도 태아의 유전 질환을 정확하게 진단하는 날이 올 거라 기대합니다.

기 형 아

뇌성마비

뇌성마비도 임신 중에 주로 발생합니다

뇌성마비란 태아의 중추신경계 손상으로 근육 마비나 기타 여러 가지 운동 기능 장애가 나타나는 질환입니다. 신경 운동 장애가 주로 나타나며 손상 정도에 따라 감각, 지각, 청력 등의 장애가 동반될 수도 있습니다. 즉 뇌성마비는 특정한 한 가지 질환명이 아니며, 중추신경계 이상으로 발생하는 비슷한 증상과 임상적 특징이 복합되어 나타나는 증후군입니다. 심한 경우를 제외하고는 대개 신생아기에는 증상이 발현되지 않다가 성장하면서 구체적인 증상들이 나타납니다. 뇌성마비가 발생하는 시기에 대해 예전에는 출생 전후 또는 출생 중이라고 알려졌으나 10여 년 전부터는 임신 중이나 특히 조산에 의한 미숙아에게서 주로 발생한다는 연구 보고가 증가하고 있습니다. 원인이 규명된 뇌성마비의 70~80%는 출생 전, 10~20%는 출산 시, 그리고 10%는 생후 2년 내에 발생한다고 합니다.

미숙아 출산이 뇌성마비의 가장 주요한 원인입니다

뇌성마비의 원인은 다양하고 복합적이라 정확히 한 가지만 꼽기는 어렵습니다. 우선 다음과 같은 요인이 원인이 될 수 있습니다.

미숙아 조산과 그로 인한 저체중이 주요 원인이 됩니다. 특히 조산 당시 해당 임신 주 수보다 체중이 덜 나가는 신생아에게서 많이 나타납니다. 뇌성마비의 발생 빈도는 1,000명당 1~2명이지만 2.5kg 미만의 저체중아에게는 1,000명당 15명, 0.5~1.5kg인 경우는 1,000명당 13~90명으로 증가합니다.

미숙아에게 뇌성마비가 발생하는 주요 기전은 뇌실 내 출혈과 뇌백질의 괴사입니다. 따라서 뇌의 혈류에 이상이 생겨 발생하는 것으로 알려져 있습니다. 미숙아는 쌍태임신인 경우에 많은데, 특히 일란성쌍둥이였다가 한쪽 태아가 사망하는 경우 생존해 있는 태아에게 신경학적 합병증의 위험이 증가해 출생 후에 뇌성마비로 진행되는 경우도 있습니다.

선천성 기형 선천성 기형인 경우는 출생 시 체중과 관계없이 뇌성마비 발생이 증가합니다. 물론 체중이 적게 나갈수록 더 빈번하게 나타납니다.

자궁 내 감염 신생아 체중과 관계없이 임신 중 감염인 융모막염이 생기면 뇌성마비가 자주 발생합니다. 물론 저체중아에게 임신 중 감염이 있는 경우라면 훨씬 더 잘 발생하지요. 특히 양수 내에 태변이 있으면 빈도가 약 4배 증가합니다. 조산아이면서 양수 내에 태변이 있는 경우 빈도가 6배로 증가합니다. 이는 태변 발생이 자궁 내 감염과도 관련 있기 때문입니다.

분만 중 손상 분만 중 손상에 의한 저산소증이 뇌성마비의 원인이 되기도 합니다. 분만 중 손상은 심한 난산이 주요 원인입니다. 또 자궁 내에서 태아가 태변이나 양수를 빨아들여 출생 후 호흡부전 또는 기도 폐쇄 등이 생기는 것도 저산소증의 원인이 됩니다. 그러나 이런 요인 역시 미숙아에게 많기 때문에 최근에는 분만 중 손상이 아닌 미숙아 자체가 뇌성마비의 주요 원인으로 지목되고 있습니다.

출생 후 손상 출생 후 뇌 외상, 뇌종양, 뇌염 등도 뇌성마비의 원인이 됩니다.

또래보다 발달 과정이 더디다면 진찰을 받아보세요

만 1세 이전에는 정확한 진단을 내리기 어렵지만 뇌성마비는 대개 정상보다 발달이 느립니다. 발달 과정이 정상이라면 머리 가누기는 생후 3개월, 혼자서 앉기는 생후 6개월, 기어가기는 생후 8개월, 잡고 서기는 생후 8~12개월, 혼자 걷기는 생후 12~18개월에 할 수 있습니다. 아이가 이보다 느리게 발달하거나 사지에 힘이 없고 팔다리를 잘 쓰지 않으려 한다면 진찰을 받아 보는 것이 좋습니다.

뇌성마비 예방은 철저한 산전 관리가 해답입니다

뇌성마비는 대부분 정확한 원인을 모르며 복합적인 요인으로 발생합니다. 원인으로 추정되는 요인은 30~40%뿐이고 나머지는 원인 불명입니다. 단, 분만할 때보다는 임신 중 위험 인자가 훨씬 많은 것으로 밝혀진 만큼 철저한 산전 관리가 일차적 예방이 될 것입니다. 임신 전에 풍진 등 각종 감염에 대한 예방 백신을 맞고 임신 중에는 정기적으로 산전 검사를 받으며 금연과 금주, 균형 있는 영양 섭취, 규칙적인 운동으로 조산이나 저체중아 출산을 막아야 합니다. 출생 후에는 신생아 감염과 황달을 미연에 방지해야 합니다.

Q&A 뇌성마비 장애인도 아이를 가질 수 있나요?

뇌성마비 장애인이 결혼을 하면 출산에 대한 걱정을 하지 않을 수 없지요. 저*는 자연분만으로 아이를 출산했지만, 간혹 다리에 힘이 없는 장애인은 힘 주기가 어려워 제왕절개수술을 해야 하는 경우도 있습니다. 그리고 지체 장애가 심해 몸이 많이 뒤틀려 있는 경우는 임신 기간 동안 아이가 자리를 잡는 데 어려움을 겪을 수도 있습니다. 저는 이런 어려움을 단순히 장애로 인한 문제가 아니라 한 생명을 만들어가는 과정이라고 생각합니다. 비장애인 임신부 중에도 열 달 내내 입덧으로 누워만 지내는 사람이 있지 않나요? 제가 아는 뇌성마비 장애인 중에는 결혼해서 아이들 낳고 행복하게 사는 사람이 많습니다. 물론 출산을 결정하기까지는 많은 고민이 따르고 큰 용기가 필요하지만 그만큼 행복도 큽니다.

*이 글을 쓴 정유선 님은 뇌성마비 장애인이며 미국 조지 메이슨 대학교 특수교육학과 교수로 재직 중입니다(출처: 한국뇌성마비정보센터 http://cp4you.net).

초음파 검사로 보는 태아의 모습

임신 6주

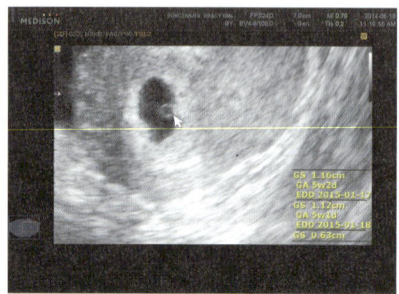

임신 7주

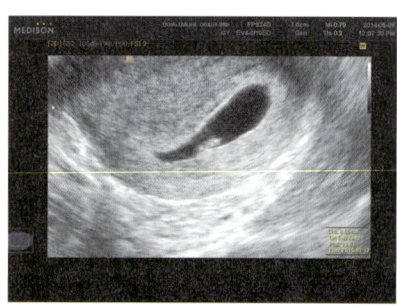

임신 9주

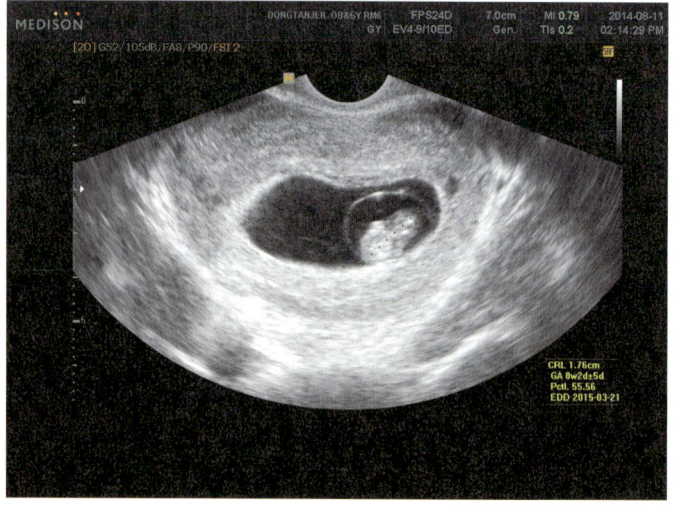

1
2
3

1 초기. 태낭 안에 난황(화살표)이 보이기 시작한다.
2 태낭 속에 배아가 보인다. 크기가 5.5mm로 사진은 임신 6주 2일로 추정.
3 양막에 싸여 있는 태아의 모습. 머리부터 엉덩이까지의 길이(CRL)가 1.76cm로 사진은 임신 8주 2일로 추정.

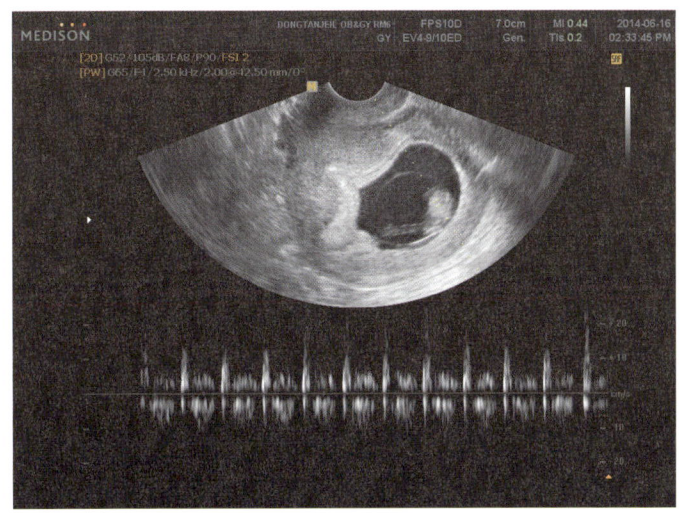

임신 10주

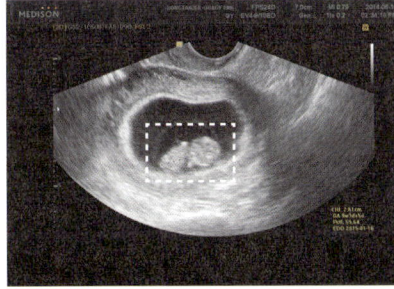

임신 11주

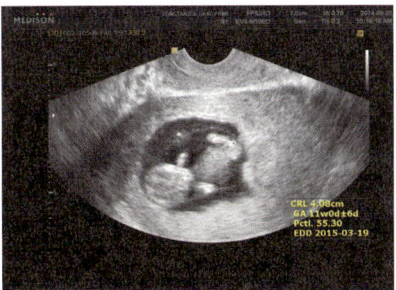

| 1 |
| 2 |
| 3 |

1 양막 속에 태아와 탯줄이 보인다.
  태아 심장 박동을 측정하고 있다.
2 양막에 싸여 있는 태아의 모습.
  머리부터 엉덩이까지의
  길이가 2.61cm로
  임신 9주 3일로 추정.
3 양막에 싸여 있는 태아의 모습.
  머리부터 엉덩이까지의 길이가
  4.08cm로 사진은 임신 11주로 추정.
  태아의 사지가 보이기 시작하며
  양막은 앞으로 더욱 팽창해
  융모막과 만나면서 자궁 내부를
  완전히 채우게 된다.

임신 12주

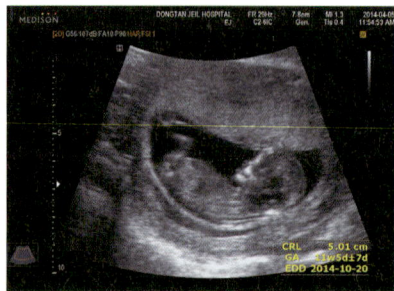
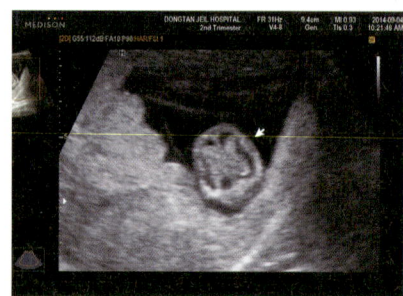
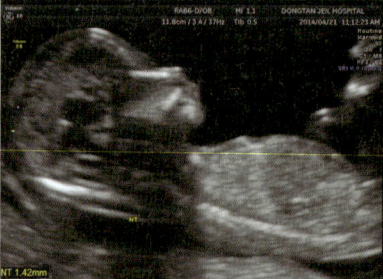

1. 태아와 난황의 모습.
   머리부터 엉덩이까지의 길이가 5.01cm로 사진은 임신 11주 5일로 추정.
   태아 발끝에 난황이 보인다.
2. 태아 뇌의 단면도.
3. 태아 목덜미 투명대(NT) 측정에서 1.42mm로 나타났다.
   이 부분이 2mm 이상이면 기형 발생 빈도가 높아진다.
4. 태아 몸통의 단면과 상지(양쪽 팔과 손).

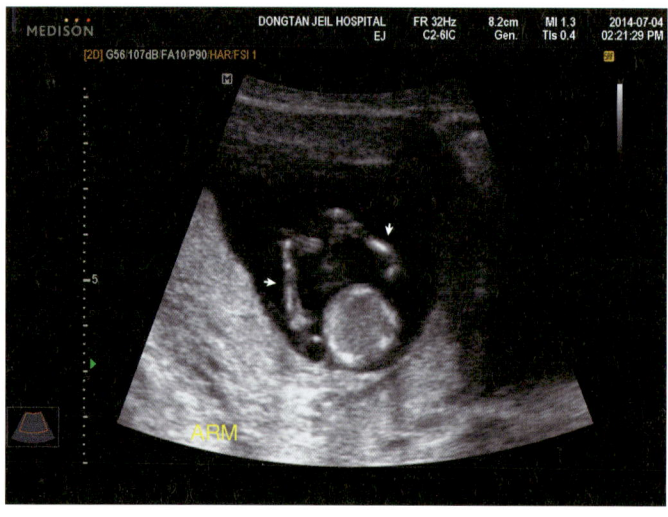

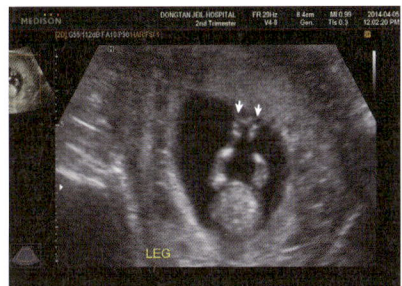
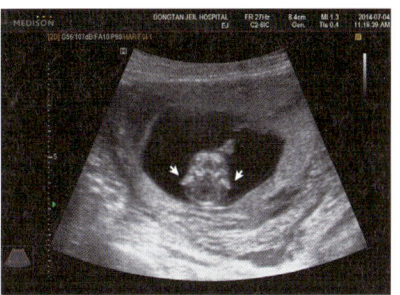
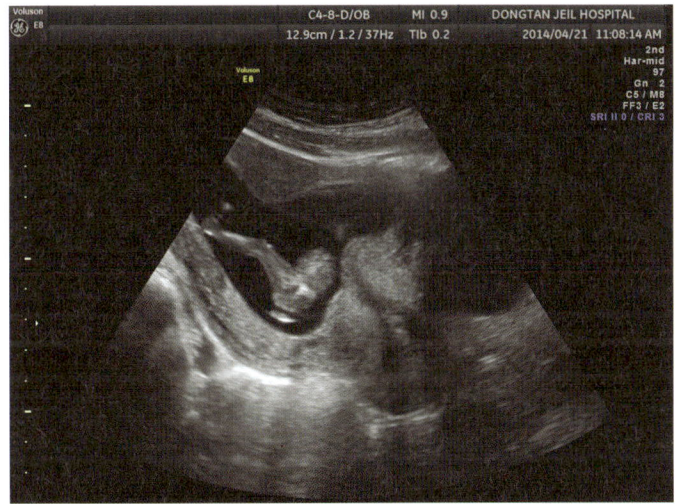
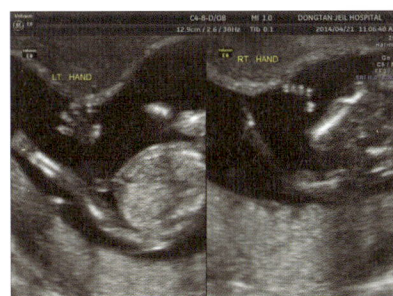

1 태아의 하복부와 하지(양쪽 다리와 발).
2 태아의 양쪽 귀.
3 태아의 왼쪽 발.
4 태아의 왼손과 오른손.

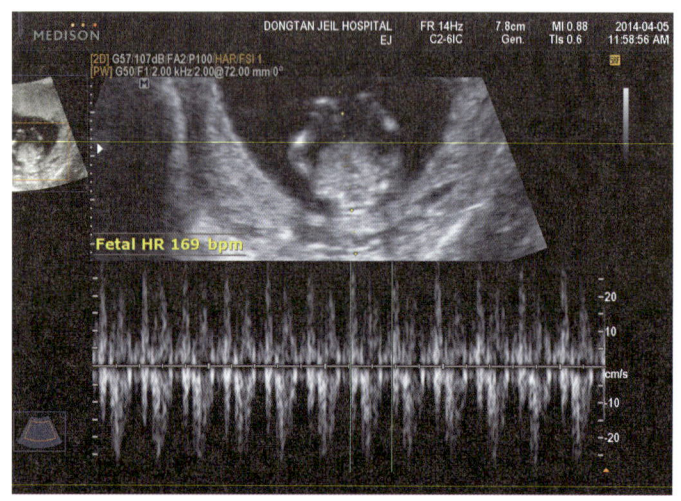

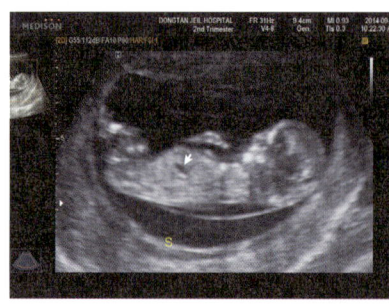

1 태아 심장 박동 수를 측정하기 위해 실시한 도플러 검사. 사진 속 태아의 심장 박동 수는 1분당 169회다.
2 태아 위(화살표) 내부에 양수가 보인다.

입체 초음파

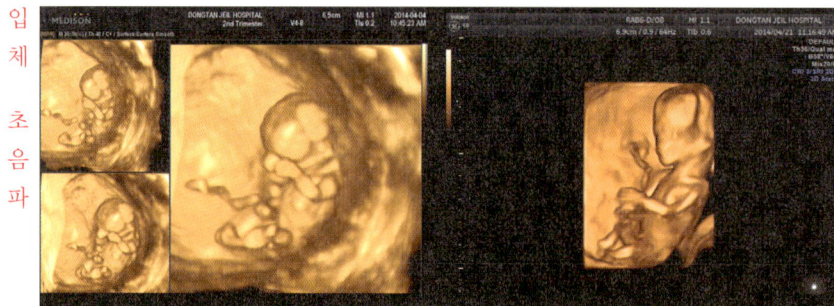

임신 16주

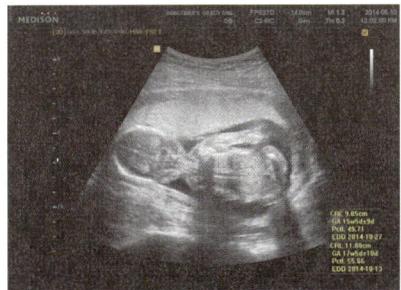
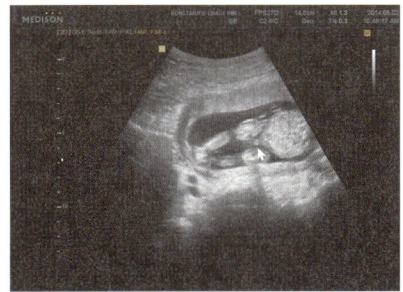

임신 20주

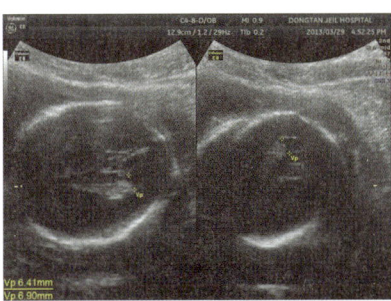

1	2
3	
4	

1 머리부터 엉덩이까지의 길이가 9.85cm.
2 태아의 하복부와 하지, 그리고 남아 성기(화살표)가 보인다.
3 양측 태아 뇌실 측정.
4 뇌실은 뇌척수액을 만드는 공간으로 좌우 각각 10mm 이하가 정상이다.

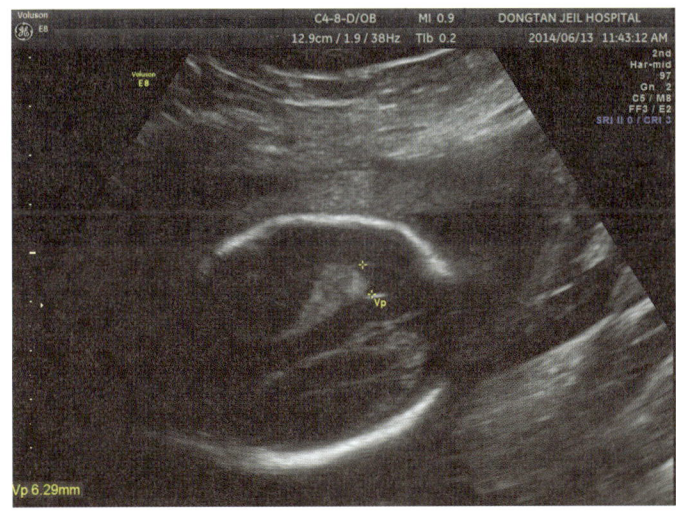

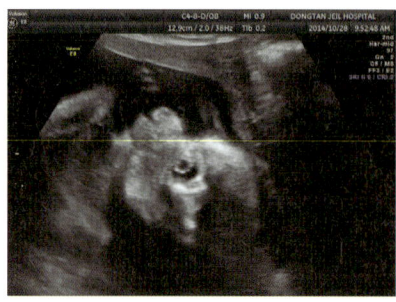 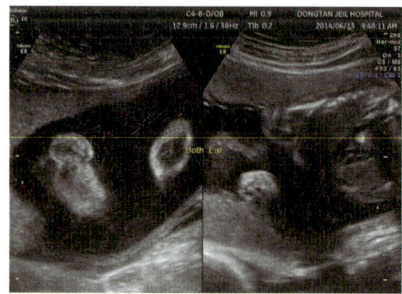

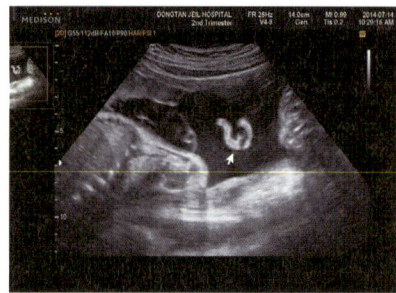

1	2
3	
4	

1 태아의 옆 얼굴. 이마, 눈, 코, 입, 턱이 보인다.
2 태아의 양쪽 귀.
3 태아의 왼쪽 귀.
4 코와 윗입술의 옆모습을 촬영한 사진.
  입천장갈림증 관찰을 위해 필요하다.

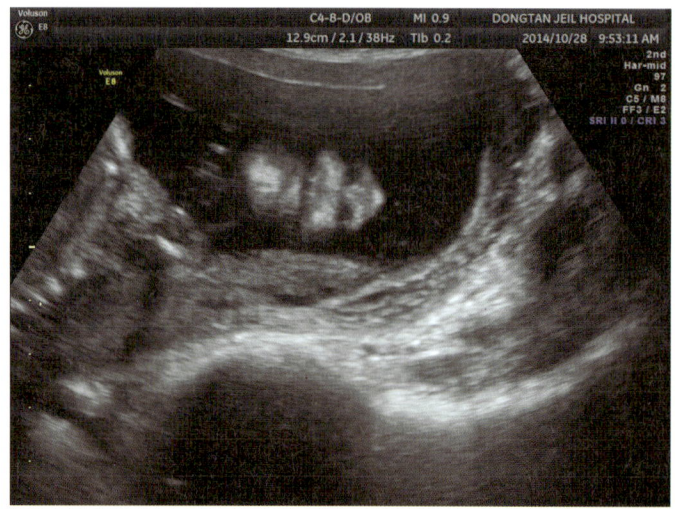

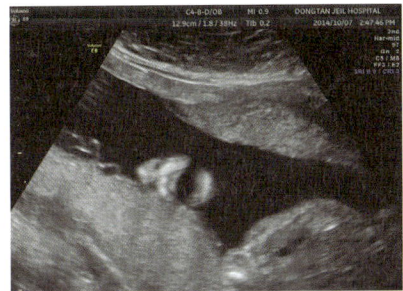
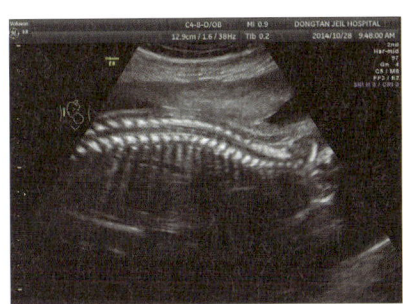
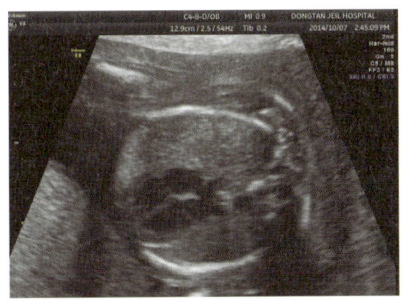
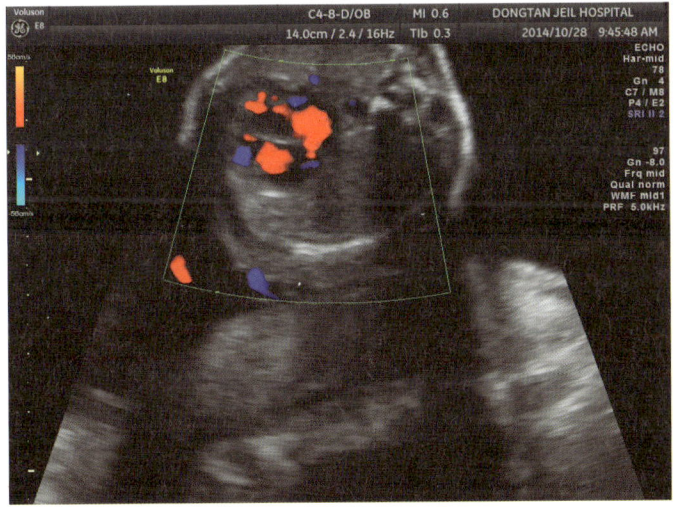

1 태아가 입을 벌리고 있는 모습을 촬영한 사진.
  입천장갈림증 관찰을 위해 필요하다.
2 태아의 척추.
3 태아의 심장 단면도.
  2개의 심방과 2개의 심실이 보인다.
4 또 다른 태아의 심장 단면도로
  컬러 도플러로 촬영해 심장을 통과하는
  혈액의 흐름을 볼 수 있다.

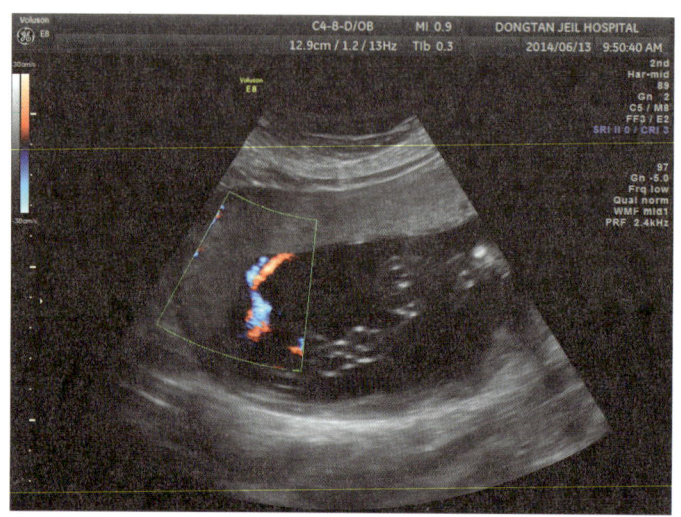

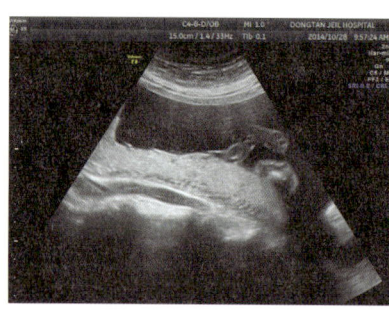

1 태반과 탯줄.
2 태반 중앙 부위에서 탯줄이 나가고 있다.
3 태아의 손가락과 발가락.
4 태아의 양쪽 손가락.

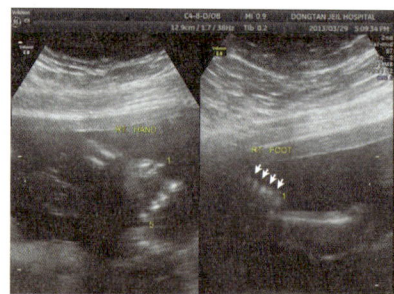

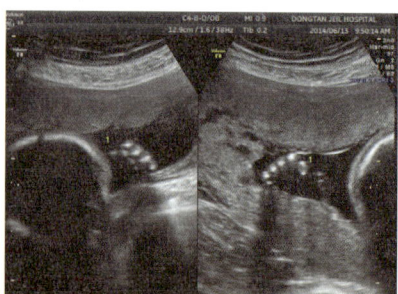

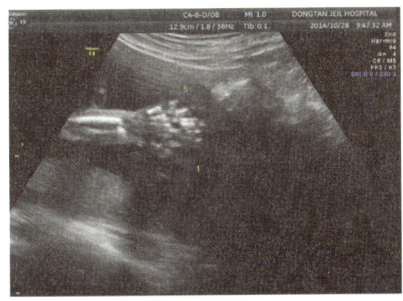
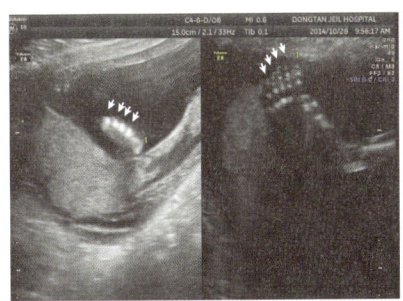
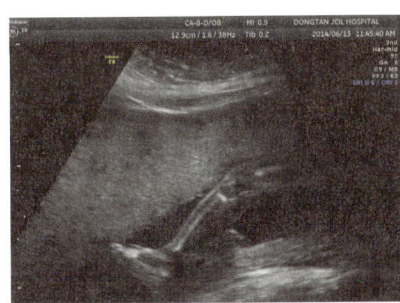
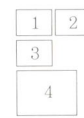

1 태아의 왼손과 손가락.
2 태아의 양쪽 발가락.
3 태아의 오른쪽 하지.
4 양쪽 대퇴부 사이에 여아 성기가 보인다.

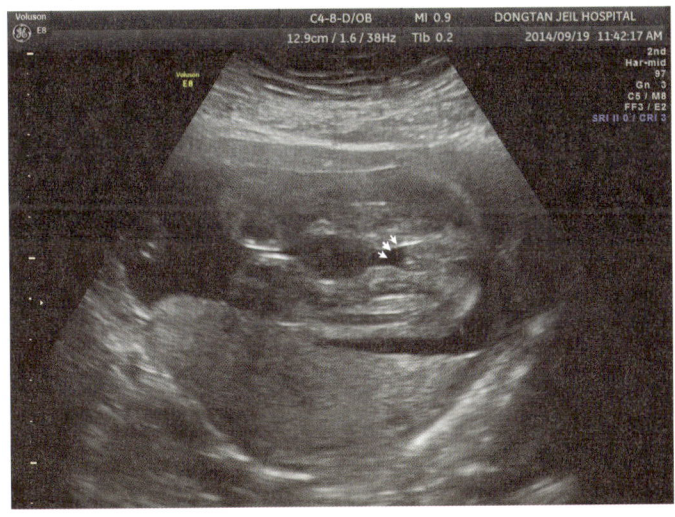

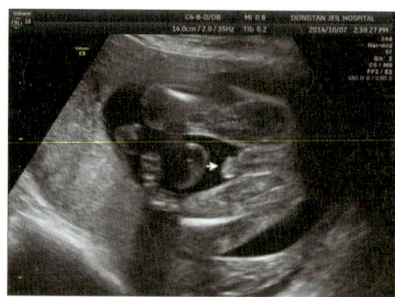
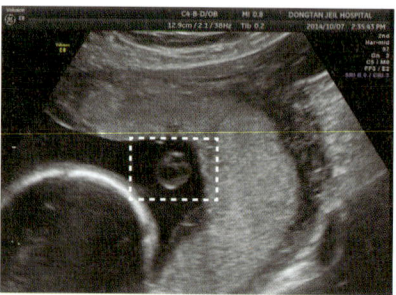
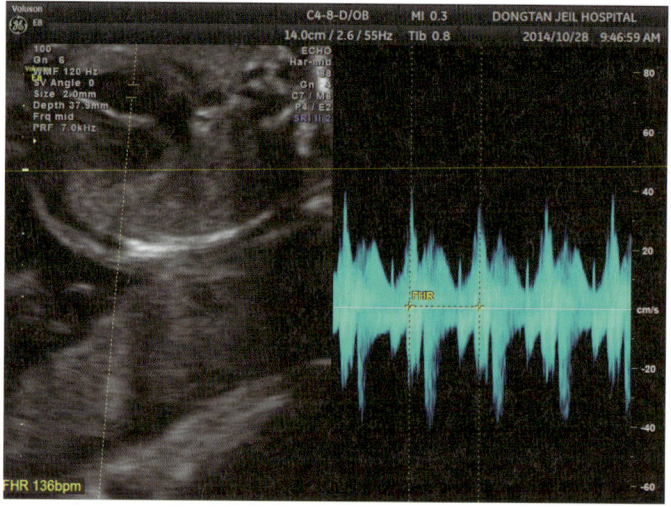

1 양쪽 대퇴부 사이에 남아 성기가 보인다.
2 탯줄의 단면: 탯줄 동맥과 정맥.
  정상 탯줄 동맥은 2개, 정맥은 1개다.
3 태아의 심장 박동 수를 측정하기 위해
  실시한 도플러 검사. 사진 속 태아의
  심장 박동 수는 1분당 136회다.

임신 22주

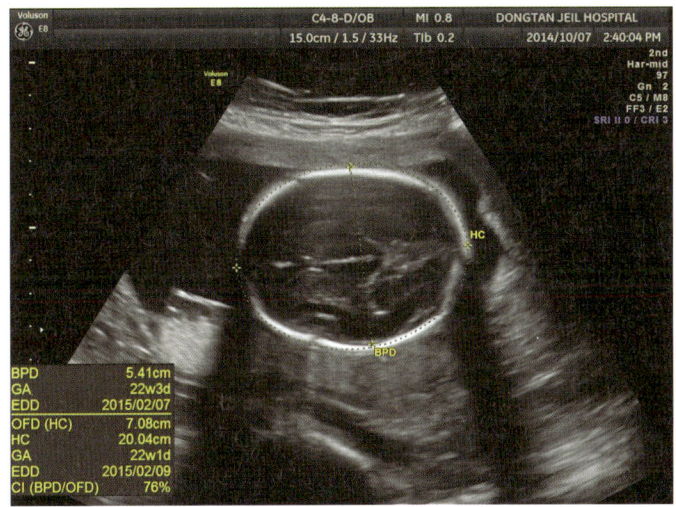

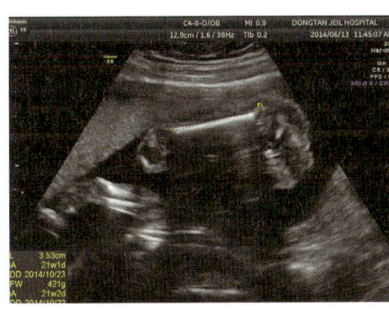

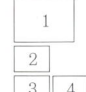

1 태아의 머리 직경(BPD)과 둘레(HC) 측정.
2 태아의 대퇴골 길이(FL) 측정.
3 태아의 복부 둘레(AC) 측정.
4 태아의 우측 신장과 좌측 신장.

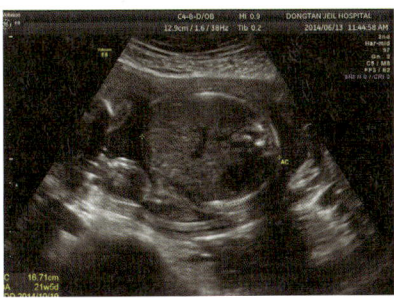

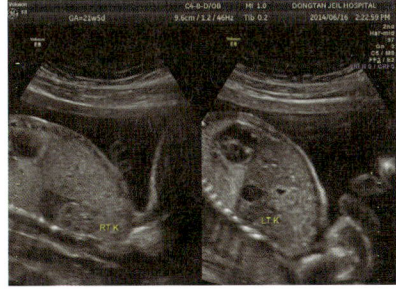

임신 28주

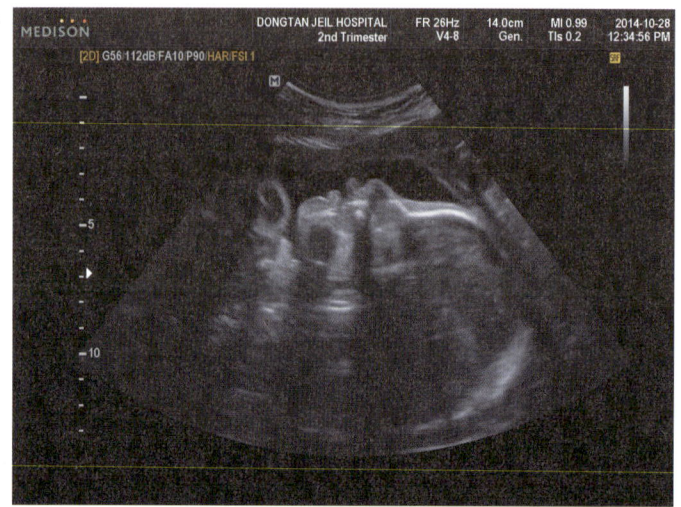

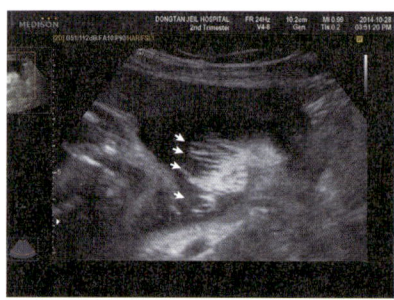

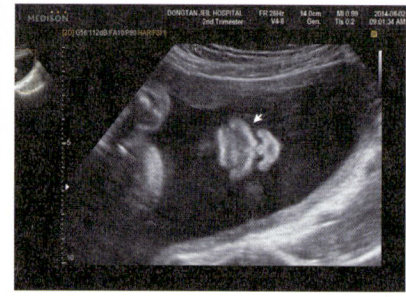

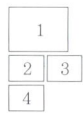

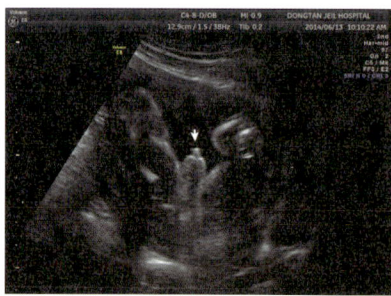

1. 태아 얼굴의 옆모습. 사진처럼 콧날이 오뚝해야 다른 신체의 기형 빈도가 낮다.
2. 태아의 머리털이 양수 안에서 휘날리는 모습.
3. 정상 태아의 코 윗입술과 아랫입술 (입술갈림증을 발견하기 위한 촬영).
4. 양쪽 대퇴부 사이에 남아 성기가 보인다.

입체 초음파

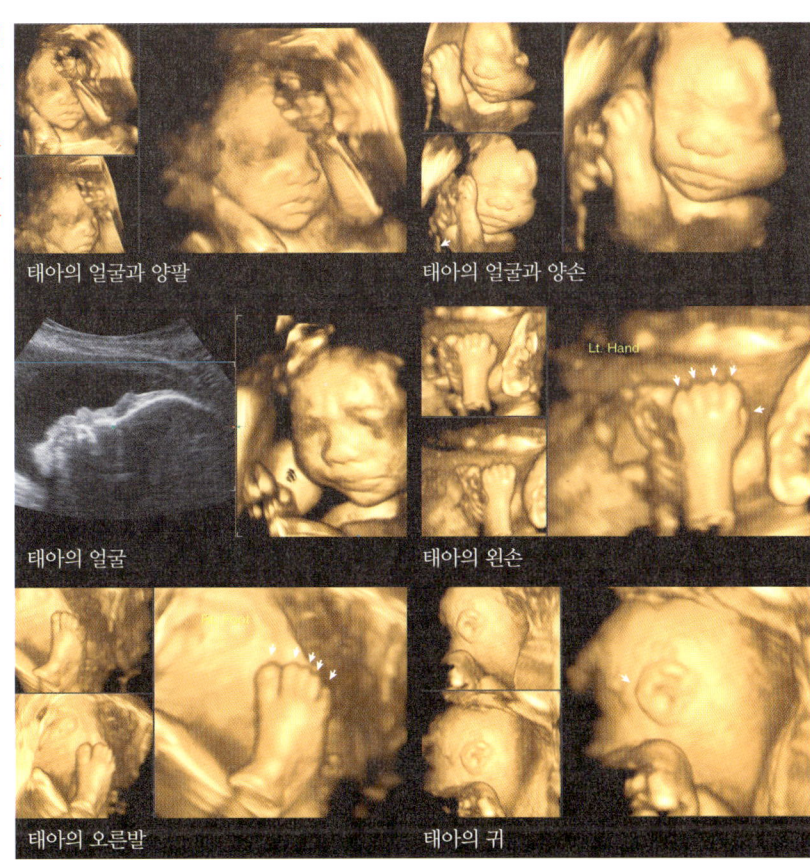

태아의 얼굴과 양팔 태아의 얼굴과 양손
태아의 얼굴 태아의 왼손
태아의 오른발 태아의 귀

초음파 사진이 더 잘 보이는 사진 속 전문 용어

BPD	태아의 머리 직경
HC	태아의 머리 둘레
AC	태아의 복부 둘레
FL	태아의 넓적다리 길이
GS	태낭 크기
CRL	태아의 머리부터 엉덩이까지의 길이
GA	추정 임신 주 수(W는 주, D는 날짜)
EDD	GA로 산출한 분만예정일
NT	목덜미 투명대
Vp	뇌실 길이

임신 29주

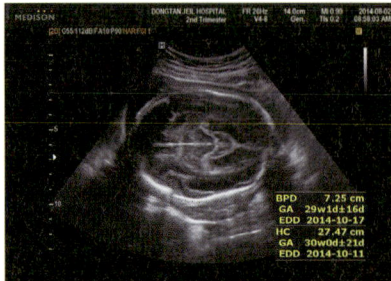
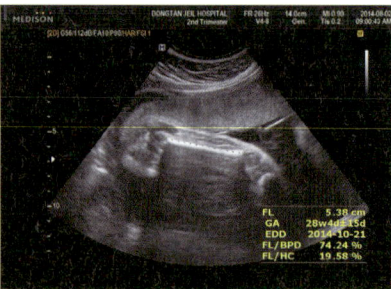
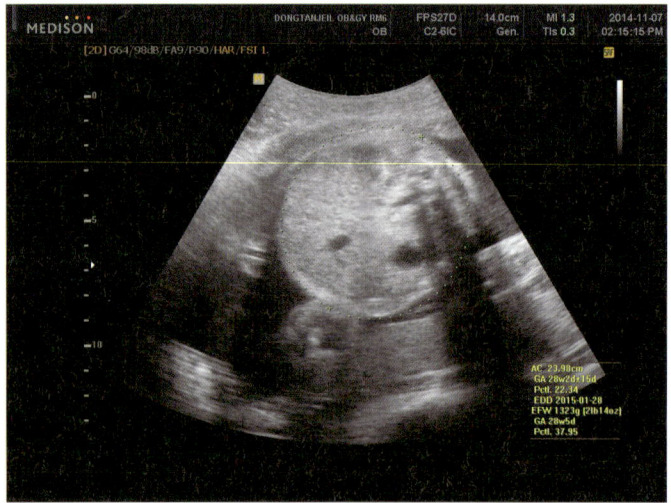

1 태아의 머리 직경(BPD)과 둘레(HC) 측정.
2 태아의 넓적다리 길이(FL) 측정.
3 태아의 복부 둘레(AC) 측정.

(태동)

태동은 임신부에게 경이롭고 행복한 체험이지요. 또한 태아가 살아 있고 중추신경계가 제대로 기능하고 있다는 가장 확실한 증거이기도 합니다. 초산은 임신 20주, 경산은 임신 18주부터 태동을 느낄 수 있습니다. 쌍둥이 임신이라면 임신 16주부터 느껴지기도 합니다. 태동은 오전보다 오후에 더 활발한 경향이 있고 주당 50~590회 정도로 정상 범위가 매우 넓습니다. 그러니 태동 횟수에 너무 신경 쓰지 말고 느긋한 마음으로 태아와의 교감을 즐기기 바랍니다.

정상적인 태동

태동은 태아가 건강하다는 신호입니다

'배 속에서 새나 나비가 날아다니는 것 같다.' '물방울이 터지는 것 같다.' '아기가 입을 빼끔거리는 느낌이다.' 태동을 처음 경험한 임신부들이 그 느낌을 이렇게 표현하더군요. 위 운동과는 확연히 구별되는 아주 독특한 느낌이라고들 합니다. 임신 주 수가 늘어남에 따라 임신부는 태아의 움직임을 더 확실히 느끼게 되고, 심지어 어떤 임신부는 태아가 발을 움직이는지 손을 움직이는지도 구별할 수 있다고 합니다.

이렇듯 태동은 임신부에게 경이와 기쁨을 안겨주는 체험입니다. 그뿐 아니라 태아가 살아 있으며 태아의 중추신경계가 제대로 기능하고 있음을 알려주는 가장 확실한 증거이기도 합니다. 바로 이런 이유로 태아 건강을 측정하는 여러 검사에서 태아 심장 박동 증가 여부를 살피는 것입니다. 생물리학적 계수라는 태아 건강 검사 역시 5가지 생체 지수 가운데 하나로 태동을 포함시킵니다. 결국 태동이란 태아가 건강하다는 사실을 알려주는 신호라 할 수 있습니다.

태아가 건강해도 늘 태동이 있는 것은 아닙니다

초산인 경우는 임신 20주, 경산인 경우는 임신 18주부터 태동을 느끼게 됩니다. 쌍둥이 임신의 경우는 임신 16주경부터 태동을 느끼기도 합니다. 하지만 초음파상으로는 임신 7주부터 태동이 측정됩니다.

임신부의 수면-각성 주기와는 별도로 태아도 나름의 수면-각성 주기가 있습니다. 태아의 정상적인 수면 시간(또는 움직이지 않는 시간)은 짧게는 20분에서 길게는 75분까지도 갑니다. 태아 건강 검사의 일종인 비수축 검사에서는 태동에 따른 태아 심장 박동의 변화를 20분간 평가하는데, 태아의 이런 수면 주기를 고려하면 적어도 4회는 측정한 뒤 분석해야 한다는 학자들이 늘고 있습니다.

임신 32주에 태동이 가장 활발합니다

태동은 임신 20~32주에 휴식기와 활동성이 반복되는 주기성을 띠며 점차 증가했다가 이후에는 감소합니다. 산과학 교과서에 따르면 태동을 매일 12시간씩 측정해 계산했더니 임신 20주경에 200회에서 점차 증가해 임신 32주에 최고 575회에 이르렀다가 다시 점차 감소해 임신 40주에는 282회로 줄었습니다. 임신 32주에 태동이 가장 활발한 이유는 양수의 양이 태아의 크기 대비 가장 적절한 때이기 때문입니다.

태동의 주당 평균 빈도는 50~950회로 매우 다양해 정상 범위가 상당히 넓습니다. 하루 중에서는 오전보다 오후에 태동이 더 활발하며 저녁에 최고의 빈도를 보이는 경향이 있습니다.

양수가 정상보다 많거나 적으면 태동이 감소할 수 있습니다

태동 횟수에 가장 큰 영향을 주는 요인은 양수의 양입니다. 양수의 양이 적정할 때 태동이 가장 많고 양수가 너무 적거나 많을 때는 태동이 감소합니다. 이 밖에 임신부의 정서적 불안감, 갑상선기능저하증도 태동을 감소시키는 원인이 될 수 있습니다. 또 임신부가 음주를 하거나 진정 작용이 있는 약물을 복용하는 경우에도 일시적으로 태동이 감소합니다.

태아에게 저산소증, 빈혈, 기형, 자궁 내 발육부전, 중추신경계 및 근골격계 이상 등이 있는 경우에도 태동이 줄어듭니다. 바로 이런 이유로 태동을 태아 건강의 바로미터라고 하는 것이지요.

태동을 측정하는 방법은 다양합니다

태동의 빈도는 측정 방법에 따라 차이가 있습니다. 임신부가 주관적으로 감지하는 태동 수보다 초음파로 측정하는 태동 수가 더 많습니다. 실제로 임신부는 초음파로 기록된 태동의 80% 정도만 감지합니다. 최근 외국에서는 지진계의 원리를 적용한 자궁 수축 측정기를 사용해 태동을 더 정확하게 감지해내기도 합니다. 임신부가 감지하는 태동 횟수는 주의를 기울이는 정도와 임신부의 비만도, 자세 등에 따라 달라집니다. 비만 산모는 마른 산모보다 태동을 덜 느낍니다. 태동을 측정하는 방법에는 여러 가지가 있지만 다음 두 가지 방법을 가장 많이 사용합니다.

1. 임신부가 옆으로 누운 상태에서 태동을 측정합니다. 2시간 내에 10회의 태동을 인지하면 정상으로 여깁니다.
2. 임신부가 스스로 일주일에 3회, 각각 1시간씩 태동의 빈도를 측정해 이전에 측정한 빈도와 같거나 그보다 증가했으면 정상으로 여깁니다. 만일 시간당 3회 이하의 태동이 2일 이상 연속적으로 나타나면 비정상으로 봅니다. 이때는 태아 심장 박동에 대한 비수축 검사 또는 수축 검사, 생물리학적 계수 측정 등 태아 건강 검사를 추가로 시행해야 합니다.

Q&A 태동은 어디에서 느껴져야 정상인가요?

임신 중기에는 자궁이 작으므로 주로 아랫배에서 태동이 느껴지지만 임신 주 수가 늘어나면서 태아가 자라면 팔다리 위치에 따라 태동 위치도 달라집니다. 따라서 '정상적인 태동의 위치'를 명확히 말하기는 어렵습니다.

Q&A 태동의 차이로 성별을 알 수 있나요?

태동의 차이로는 태아의 성별을 알 수 없습니다. 태아의 성별은 임신 16

주 이후에 초음파 검사로 알 수 있습니다.

Q&A 태동이 많아도 문제가 되나요?

일반적으로 태동이 많은 것은 문제가 되지 않으며 태아가 건강하다는 뜻으로 해석합니다. 태동이 활발하면 성격도 활발하다는 말이 있으나 이는 근거 없는 속설입니다.

Q&A 임신 5개월인데 태동이 안 느껴져요.

초산모는 임신 5개월 이후에도 태동을 느끼지 못하는 경우가 빈번합니다. 특히 비만 임신부는 태동을 더 늦게 인지하는 경향이 있습니다. 대부분의 경우 임신 6개월까지는 태동을 느낄 수 있으므로 초음파 검사에서 이상이 발견되지 않았다면 안심해도 됩니다.

Q&A 첫째 때보다 둘째 때 태동을 더 잘 느낀다는 게 사실인가요?

그렇습니다. 초산모는 대부분 임신 20주 내외에 태동을 느끼기 시작하는데 경산모는 이보다 2주 정도 일찍 태동을 느낍니다. 초산모는 장운동 소리를 태동으로 착각하는 경우가 흔하지만 둘째 임신부터는 첫 임신의 경험 덕에 실제 태동을 생생하게 느낍니다. 물론 임신부의 예민한 정도에 따라 초산이나 경산과 관계없이 태동을 느끼는 시기가 달라질 수 있습니다.

Q&A 가끔 딸꾹질 같은 태동이 느껴지는데 정말로 태아가 딸꾹질을 하는 건가요?

임신 중반 이후에는 태아도 딸꾹질을 하며 이를 임신부가 태동으로 느낄 수도 있습니다. 이는 정상적인 현상이니 걱정할 필요 없습니다. 초음파 검사 중에도 태아의 딸꾹질이 자주 발견됩니다.

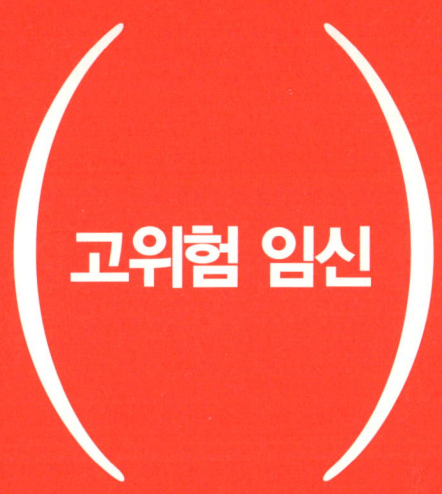

고위험 임신

고위험 임신이란 임신부나 태아 또는 양쪽 모두가 임신 기간부터 출산 이후까지 정상 임신보다 합병증 위험이 큰 상태를 뜻합니다. 그러나 고위험 임신이라 해도 절망하거나 크게 염려할 필요는 없습니다. 임신 중 합병증과 고위험 임신은 얼마든지 치료할 수 있으니까요. 무엇보다도 정기적인 산전 검진이 중요합니다. 더불어 영양과 운동에 신경 쓴다면 고위험 임신부라도 건강하고 안전하게 출산할 수 있습니다.

고위험 임신 바로 알기

고위험 임신은 태아와 임신부 모두에게 위험합니다

임신 중 일어나는 문제를 임신 중 합병증이라고 하는데 대부분 고위험 임신으로 진행됩니다. 고위험 임신이란 임신부나 태아 또는 양쪽 모두가 임신 기간부터 출산 이후까지 정상 임신에 비해 합병증 위험이 더 높은 상태를 말합니다. 예를 들어 전치태반이나 태반 조기 박리는 주로 임신 후기에 자궁에서 출혈을 일으키는데, 이때 태아를 잃을 수도 있는 것은 물론이고 임신부 역시 출혈 과다로 위험해질 수 있습니다. 심한 합병증이 있는 경우는 진통이나 분만 중에 임신부 또는 태아가 사망할 수도 있습니다.

이런 경우 고위험 임신으로 진행되기 쉽습니다

임신부의 위험 요소 임신부가 만 15세 이하 또는 만 35세 이상인 경우, 저체중 또는 과체중인 경우, 키가 150cm 이하인 경우, 이전 임신에서 합병증이 있었던 경우, 임신 전 고혈압이나 당뇨 등 건강상 문제가 있었던 경우

태아의 위험 요소 임신 중 감염이 있는 경우, 태아에게 손상을 일으킬 만한 약물이나 남용 물질에 노출된 경우, 태아에게 심각한 건강상 문제가 있는 경우

임신으로 인한 위험 요소 임신중독증, 임신성 당뇨병, 에이즈, 조산, 고혈압·심장 질환·호흡 질환·신장 질환 등으로 약물 투여가 필요한 경우

고위험 임신은 반드시 정기적인 산전 관리를 해야 합니다

혹시 고위험 임신이라 해도 절망하거나 염려할 필요 없습니다. 임신 중 합병증과 고위험 임신은 적절히 관리하면 충분히 치료할 수 있으니까요. 무엇보다도 정기적으로 산전 진단을 받는 것이 가장 중요합니다. 고위험 임신은 정상 임신에 비해 면밀한 관찰이 필요합니다. 양수 검사, 초음파 검사, 태아 감시 등 여러 방법으로 관리하고 질병의 양상에 따라 알맞은 치료를 해야 합니다. 적절한 치료 방법을 찾기 위해 질환별로 추가 검사를 할 수도 있습니다.

임신중독증의 종류

임신 전 고혈압(만성 고혈압)

임신 전부터 고혈압인 경우를 만성 고혈압 또는 임신 전 고혈압이라고 합니다. 만성 고혈압이 무조건 임신중독증으로 이어지는 것은 아니지만 임신 전 정상 혈압인 임신부에 비해 임신중독증이 나타날 확률이 높은 것은 사실입니다. 따라서 만성 고혈압인 임신부는 다음 사항에 주의하면서 혈압을 철저하게 관리해야 합니다.

- 임신 사실이 확인되면 가급적 빨리 병원을 찾아가세요. 혈압과 체중 변화를 체크하고 임신중독증이 나타나지 않도록 관리해야 합니다.
- 복용 중인 혈압 약이 임신 중에도 복용 가능한지 의사에게 문의하세요.
- 만성 고혈압과 함께 신장 질환 등 다른 위험 요소가 있는 경우 즉시 의사에게 말하세요.

- 임신중독증의 징후가 보이면 즉시 의사에게 말하세요.
- 집에서도 정기적으로 체중과 혈압을 측정하세요.

임신성 고혈압

임신 20주 이후에 수축기 혈압이 140mmHg, 이완기 혈압이 90mmHg 이상으로 높아지면 임신성 고혈압으로 진단합니다(임신부의 정상 혈압은 120/80mmHg 이하). 임신성 고혈압은 임신으로 인해 일시적으로 생기는 증상이라 출산 후에는 대부분 사라집니다. 그러나 증상이 심해지면 임신중독증으로 발전할 수 있고, 태반으로 가는 혈액량을 적게 만들어 태아 성장을 지연시킬 위험이 있으므로 철저하게 관리해야 합니다.

만 35세 이상의 고령 임신부라면 임신성 고혈압에 특히 유의해야 합니다. 국민건강보험공단의 2011년 자료에 따르면 분만 여성 1,000명당 임신성 고혈압이 나타난 빈도는 만 30~34세에서 4.5명, 만 35~39세에서 7.6명, 만 40~44세에서는 9.1명으로 나타나 고령 임신의 기준인 만 35세 이상에서 급격히 증가했음을 알 수 있습니다.

임신중독증(전자간증)

임신성 고혈압과 함께 단백뇨가 발견되는 경우를 임신중독증 또는 전자간증이라고 하는데 임신부와 태아 모두에게 매우 위험한 질환입니다. 임신부의 신장, 간, 뇌, 심장, 눈 등 여러 장기를 손상시키고 태반 기능을 악화시켜 태아 발육을 지연시킵니다. 또한 태아의 폐, 심장, 뇌혈관에 장애를 일으킬 수 있습니다. 발작과 혼수가 동반되는 자간증으로 발전하기도 합니다. 혈압이 160/110mmHg 이상으로 높아지는 심한 임신중독증인 경우 임신부에게 뇌출혈과 고혈압성 뇌 질환이 생기기도 하고, 태아가 다 자라기도 전에 조기 분만하게 될 수도 있습니다. 최악의 경우는 임신부와 태아 모두 사망하기도 합니다.

증상 임신성 고혈압과 단백뇨가 임신중독증의 가장 흔한 증상입니다. 여기에 두통, 시각 장애, 갑작스러운 체중 증가, 손과 얼굴의 부종 등이 나타나기도 합니다.

원인 임신중독증의 원인은 아직 명확하게 밝혀지지 않았습니다. 다만 어떤 경우에 임신중독증 발생이 증가하는지는 알려져 있습니다. 첫 임신, 전 임신에서 임신중독증이 있었던 경우, 만성 고혈압, 비만, 만 35세 이상의 고령 임신, 다태임신, 임신부에게 당뇨나 신장 질환 등이 있는 경우, 임신부에게 루푸스 등 면역성 질환이 있는 경우에 임신중독증에 걸릴 위험이 높아지므로 특별한 주의가 필요합니다.

관리와 치료 산전 검사 때마다 체중과 혈압을 측정하고 소변 검사(단백질 측정)를 해야 합니다. 필요에 따라서는 병원에 입원하기도 합니다. 임신 초·중기에 혈압이 약간 높아진 상태라면 누워서 쉬기만 해도 혈압이 낮아질 수 있습니다. 혈압이 위험한 수준까지 올라가지 않는다면 진통이 시작될 때까지 임신을 유지할 수 있습니다.

그러나 증세가 심해지면 조기 분만을 해야 할 수도 있습니다. 임신으로 인해 발생하는 증세인 만큼 분만이 가장 효과적인 치료이기 때문입니다. 임신 상태를 유지함으로써 임신부와 태아에게 생길 위험성과 아기가 미숙아로 태어날 위험성을 다각도로 고려해 분만 결정을 내립니다. 분만 시에는 임신부와 태아의 상태에 따라 제왕절개수술을 할 수도 있고, 경련을 막거나 혈압을 낮추는 약물을 투여할 수도 있습니다.

자간증

임신중독증에 경련이 동반되는 것을 자간증이라고 합니다. 자간증을 예측할 수 있는 전조 증상은 없습니다. 출산 전, 출산 중, 심지어 출산 후에도 갑자기 경련이 일어날 수 있습니다. 출산 후 자간증은 대개 출산 24시간 이내에 발생하지만 드물게 그 이후에 발생하기도 하므로 주의해야 합니다.

만일 출산한 지 한참 후에 경련이 발생하면 자간증이 아닌 다른 병일 가능성에 대해서도 신중하게 고려해야 합니다. 이런 경우 의사는 뇌전증(간질) 및 경련과 관련된 다른 내과적 질환을 감별 진단할 것입니다. 대뇌 정맥 혈전이 있을 때도 산욕기 초기에 경련이 발생할 수 있습니다.

임신중독증일 때 즉시 분만이 필요한 경우
- 임신 37주 이상일 때
- 조절할 수 없는 고혈압
- 혈소판 수의 악화
- 신장 기능의 악화
- 태반 조기 박리
- 자간증이 나타날 때
- 간 기능 검사에서 이상 소견을 보이고 지속적인 상복통이 있을 때
- 오심과 구토가 심할 때
- 급성 폐부종
- 심각한 태아 성장 지연
- 태아 상태가 확실하지 않을 때

만성 고혈압에 동반된 임신중독증

임신 전부터 만성 고혈압인 임신부에게 임신중독증이 발생하면 매우 위험합니다. 이때는 임신부의 단백뇨 증상이 임신중독증 때문인지 아닌지 알아내기 어렵기 때문에 다른 신체적 특징이나 태아의 성장 지연 여부를 보고 진단을 내려야 합니다.

Q&A 임신중독증이면 반드시 제왕절개수술을 해야 하나요?

그렇지 않습니다. 분만을 결정한 시점의 임신 주 수, 임신부와 태아의 상태에 따라 자연분만이나 제왕절개수술을 선택할 수 있습니다. 임신중독증이 심하지 않으면 물론 자연분만을 시도합니다. 이런 임신부는 자궁경부가 상대적으로 더 잘 열리기 때문에 유도 분만을 하는 경우도 많습니다. 그러나 정상 임신부보다는 제왕절개수술의 빈도가 높을 수밖에 없습니다. 일반적으로 태아의 체중이 1,500g 이하로 추정되거나 임신부의 상

태가 좋지 않을 때 제왕절개수술을 선택합니다.

Q&A 임신중독증이면 짠 음식을 피해야 하나요?
부종이 심한 경우에만 일시적으로 짠 음식을 제한합니다. 과거에는 염분이 임신중독증의 원인이라고 생각했으나 최근에는 혈관 수축을 주요한 원인으로 봅니다.

임신 전 당뇨병

당뇨병은 각종 합병증을 부르는 무서운 대사 질환입니다

인슐린은 혈액 내 포도당을 에너지원으로 사용할 수 있도록 몸속 세포에 전달시키는 역할을 합니다. 그런데 몸에서 인슐린을 충분히 만들지 못하거나 인슐린에 제대로 반응하지 못하면 포도당이 세포 속으로 들어가지 못하고 혈액에 머무르게 됩니다. 이렇게 혈액의 포도당 수치가 높은 상태를 고혈당이라고 하며 이 상태가 지속되는 대사 질환이 바로 당뇨병입니다. 당뇨병은 심장 질환, 실명을 포함한 안과 질환, 신장 질환 같은 많은 문제를 일으키므로 반드시 조기에 발견해 적절한 치료를 받아야 합니다.

1형 당뇨병 몸에서 인슐린을 적게 만들거나 아예 만들지 못하는 경우를 1형 당뇨병이라고 합니다. 주로 어릴 때 발생하며 인슐린으로 혈당을 조절할 수 있습니다. 건강한 식단과 규칙적인 운동도 치료에 도움이 됩니다.

2형 당뇨병 인슐린은 정상적으로 생산되지만 몸이 인슐린에 잘 반응하지 못하는 경우입니다. 주로 고령에서 잘 발생합니다. 2형 당뇨병의 주요 위험 인자는 비만과 가족력입니다. 따라서 체중 감량, 적절한 식단과 운동으로 조절해야 합니다. 때에 따라 경구약이나 인슐린이 필요할 수도 있습니다.

당뇨병 여성의 기형아 발생률은 정상 여성의 3배입니다

가임기 여성의 1~2%가 당뇨병이 있는 상태에서 임신을 합니다. 당뇨병 환자가 임신하는 경우 정상 임신부보다 기형아 발생 위험이 3배나 높아집니다. 당뇨병이 임신에 미치는 영향은 다음과 같습니다.

- 유산 또는 조산
- 사산
- 양수과다증
- 임신중독증 또는 자간증
- 신생아 호흡곤란 증후군
- 선천성 기형(주로 심장, 뇌, 골격 등에 발생)
- 거대아

임신 전 당뇨병도 잘 관리하면 건강하게 출산할 수 있습니다

임신 전 당뇨병이 있는 여성이라도 평소 혈당 관리를 잘하면 얼마든지 건강한 아기를 출산할 수 있습니다. 당뇨병을 앓거나 위험 요소가 있는 여성은 계획 임신을 하는 것이 바람직합니다. 전문가의 도움을 받아 임신

★ Funny News

임신중독증은 모체와 태아 간의 싸움이다?

임신중독증을 모체와 태아 간의 싸움이라고 보는 흥미로운 주장이 있습니다. 태아는 모체의 혈당 수치를 높이는 물질을 태반이 분비하도록 해 자신에게 더 많은 포도당이 공급되게 만드는데, 모체가 이에 대응하지 못해 임신성 당뇨병이 생기는 것이라고 합니다. 이처럼 임신중독증도 영양을 충분히 공급받지 못한 태반이 혈압을 높이는 물질을 과도하게 분비하고 모체가 이에 제대로 대응하지 못해 생기는 현상이라고 보는 것입니다. 미국 하버드 대학교 생물학자 데이비드 헤이그 등은 원래 모체와 태아 간에 생물학적 갈등이 존재하기 때문에 이런 현상이 일어난다고 주장합니다. 특히 태반이 이런 행동을 하게 만드는 유전자는 아빠에게서 온 것이라고 합니다.

부모 자식 간의 갈등은 아이가 태어나기 전부터 존재한다는 주장입니다. 아이를 사랑으로 감싸야 하는 것처럼 자궁 내 태아도 사랑과 태교로 달래야 평화로운 임신 기간을 보낼 수 있나 봅니다.

전과 임신 중 혈당을 정상 범위로 조절해야 합니다. 만일 임신 전부터 인슐린을 투여하고 있었다면 임신 중에는 복용량을 일시적으로 늘렸다가 분만 후 다시 원래의 양으로 되돌려놓아야 합니다.

체중 관리와 바른 식생활, 운동도 혈당 조절에 큰 도움이 된다는 것을 잊지 마세요. 또한 엽산을 꾸준히 복용하면 태아 신경관 결손을 예방할 수 있습니다.

임신성 당뇨병

임신성 당뇨병은 거대아 출산, 제왕절개수술로 이어지기 쉽습니다

임신하면 간혹 체내에서 인슐린 작용 방식이 변화하기도 합니다. 이런 변화를 당 내성이라고 하는데 이로 인해 임신성 당뇨병이 생깁니다.

임신성 당뇨병이 발생하면 태아가 거대아가 되기 쉽고 이 때문에 제왕절개수술을 해야 할 가능성도 높아집니다. 또한 임신중독증이 발생할 위험도 증가합니다. 심한 경우는 태아 사망에까지 이를 수 있습니다. 인슐린이 포도당을 분해할 때 많은 양의 산소가 필요한데, 혈당이 높으면 임신부가 산소를 더 많이 쓰게 되어 태아에게 만성 저산소증이 생기기 때문입니다.

임신성 당뇨병이 생긴 여성의 1/3은 분만 후에도 당뇨병을 앓게 됩니다. 따라서 임신성 당뇨병이 발생한 경우는 출산 후에도 정기적으로 당뇨병 검사를 받아야 합니다.

이런 임신부라면 특히 임신성 당뇨병을 조심하세요

임신부의 2~5%가 임신성 당뇨병에 걸립니다. 그러나 다음과 같은 위험 요소가 있는 임신부라면 7~10% 정도로 위험도가 높아집니다.

- 만 26세 이상인 경우
- 비만인 경우
- 이전 임신에서 임신성 당뇨병이 있었던 경우
- 태아가 거대아인 경우
- 친척 중 당뇨병 환자가 있는 경우
- 다낭성 난소 증후군이 있는 경우
- 이전 임신에서 사산 등 문제가 있었던 경우

임신성 당뇨병이라면 일상에서 이렇게 관리하세요

매일 혈당 측정기를 이용해 혈당을 검사하고 기록합니다. 임신성 당뇨병을 관리하는 데에는 약물보다 균형 잡힌 식단이 훨씬 중요합니다. 혈당 수치가 너무 높지도 낮지도 않도록 조절해서 음식을 먹어야 합니다. 사과, 오렌지, 토마토, 딸기, 배, 복숭아, 콩, 미역 등 혈당 지수가 낮은 음식을 주로 섭취하세요. 초콜릿, 흰 쌀밥, 라면, 떡, 식빵, 백설탕, 감자, 도넛 등은 혈당 지수가 높은 음식이므로 피해야 합니다. 언제 어떤 음식을 얼마나 섭취했는지 식단 일지를 쓰면 식습관을 관리하는 데 도움이 됩니다.

운동은 모든 임신부에게 이롭지만 특히 임신성 당뇨병이 있는 임신부에게는 꼭 필요합니다. 하루 30분씩 규칙적으로 운동하세요. 가벼운 임신성 당뇨병은 대개 식단 관리와 규칙적인 운동만으로 잘 관리됩니다. 인슐린은 임신 중에도 안심하고 사용할 수 있습니다. 하루에 필요한 인슐린의 양은 임신 기간에 따라 달라지므로 의사와 상담해야 합니다.

⭐ Funny News

**코 고는 임신부,
임신성 당뇨병 위험이 4배**

미국 노스웨스턴 대학교 파인버그 의과대학 프랑케사 파코 교수 팀이 연구한 결과에 따르면 코를 고는 임신부가 그렇지 않은 임신부에 비해 임신성 당뇨병에 걸릴 확률이 4배 이상 높다고 합니다. 한편 미국 시카고의 러시 대학교 메디칼 센터 의사 시리몬 로이트라컬 박사 연구팀은 임신성 당뇨병 진단을 받은 임신부는 정상 임신부보다 폐쇄성 수면 무호흡증이 생길 위험성이 무려 7배나 높다는 연구 결과를 발표했습니다.

임신성 당뇨병과 코골이, 수면 무호흡증 사이에 대체 무슨 관련이 있는 걸까요? 코골이와 수면 무호흡증 모두 비만이 원인인 경우가 많습니다. 비만은 또 당뇨병과 밀접한 관계가 있으니 자연히 임신성 당뇨병이 코골이와 수면 무호흡증과도 관련될 수밖에요. 이 말은 곧 비만만 조절하면 임신성 당뇨병, 코골이, 수면 무호흡증의 위험에서 벗어날 수 있다는 뜻입니다. 따라서 비만 여성은 평상시 건강뿐 아니라 안전한 임신을 위해서라도 체중 관리에 힘써야 합니다. 임신 중에는 체중 조절이 쉽지 않으므로 임신 전 관리가 특히 중요합니다.

임신성 당뇨병 관리를 위해 추가 검사가 필요합니다

임신성 당뇨병이 있는 임신부는 산전 검사와 관리에 특히 신경 써야 합니다. 고위험 임신에 포함되는 만큼 일반적인 산전 검사 외에 다음과 같은 추가 검사가 필요합니다.

태동 감시 태아가 움직인 태동 횟수를 기록해 비교합니다. 특히 임신 후기에 태동을 잘 살펴봐야 합니다. 태아가 움직이지 않으면 즉시 의사를 찾아가야 합니다.

초음파 검사 태아의 체중, 태반 위치, 양수 상태에 대해 평가하고 선천성 결손증을 진단하기 위해 검사합니다.

태아 심장 박동 수 감시 태아의 건강 상태를 평가하기 위해 검사합니다.

태아 생물리학 지수 검사 태아의 호흡, 움직임, 근육 긴장도, 양수의 양을 측정하는 초음파 검사 결과와 태아 심박동 검사 결과 등 5가지를 통해 태아의 건강 상태를 평가합니다.

분만 후 산모의 혈당이 정상이면 아기도 건강합니다

임신성 당뇨병에 걸린 임신부도 대부분 자연분만이 가능하지만 아무래도 정상 임신부에 비해 제왕절개율이 높은 것은 사실입니다. 만삭 전에 유도 분만을 해야 하는 경우가 생길 수도 있습니다. 분만 도중과 출산 이후에 아기에 대한 감시를 철저히 해야 합니다. 의사는 태어난 아기의 혈당 수치, 황달 여부, 혈액 내 칼슘과 마그네슘 수치, 호흡 등을 주의 깊게 관찰합니다. 분만 후 산모가 정상 혈당이라면 아기도 건강하다고 볼 수 있습니다.

또 임신성 당뇨병을 앓은 산모가 모유 수유를 할 때는 일반 산모보다 칼로리를 더 섭취해야 하는데 이때는 전문가와 상의하는 것이 좋습니다.

분만 후에도 당뇨병이 지속될 수 있습니다

임신성 당뇨병을 앓은 여성의 1/3은 분만 후에도 당뇨병이 지속됩니다. 따라서 분만 6~12주 후에 반드시 당뇨병 검사를 받아야 합니다. 이 검사 결과가 정상이더라도 이후 2형 당뇨병이 발생할 가능성이 높기 때문에 늘 주의해야 합니다. 미국당뇨협회는 임신성 당뇨병을 앓은 여성들에게 3년마다 한 번씩 당뇨 검사를 받도록 권합니다. 그 밖의 건강검진을 받는 경우에도 임신성 당뇨병 병력을 꼭 적어 내야 합니다.

임신 중 출혈

임신 중 출혈은 곧 문제의 징후입니다

임신 중 질 출혈이 일어나는 원인은 심각한 것부터 그렇지 않은 것까지 매우 다양합니다. 출혈이 큰 문제가 아닌 경우도 많지만 때로는 유산이나 다른 심각한 문제의 징후일 수도 있습니다. 따라서 우선 임신부와 태아가 위험한 상태인지 아닌지 신속하게 판단을 내려야 합니다. 이를 위해서는 임신부가 출혈량의 증가 추세와 생리대 사용량 등 출혈에 대한 정보를 의사에게 정확하고 상세하게 설명할 수 있어야 합니다. 탐폰이나 질 세척제 사용, 성관계는 피해야 합니다.

임신 초기의 출혈은 의외로 잦습니다

임신한 여성 10명 중 2~3명이 임신 초기에 출혈을 합니다. 임신 초기에 발생하는 소량의 출혈은 드문 일이 아니지만 의사의 진찰이 필요합니다. 임신 초기 출혈의 원인은 다음과 같습니다.

착상 출혈 자궁내막에 수정란이 착상할 때 소량의 출혈이 생길 수도 있습니다. 대부분 수정 후 10~14일에 일어납니다. 따라서 여성이 임신한 사실을 알지 못할 수도 있습니다.

자궁경부의 변화 임신 중 자궁경부는 분만을 위해 더 많은 혈액이 공급되어 자극에 더욱 민감해집니다. 따라서 골반 검사나 성관계 이후 가벼운 출혈이 있을 수 있습니다.

유산 자연유산의 80% 정도가 임신 12주 이내에 발생하며 임신 초기 출혈의 절반은 자연유산으로 진행됩니다. 유산으로 인한 출혈은 대부분 월경통보다 심한 자궁 수축이 동반됩니다. 그러나 임신 초기의 출혈이 곧 유산을 의미하지는 않습니다. 섣불리 판단하지 말고 우선 병원을 찾아가는 것이 좋습니다.

기태 임신 자궁 내에서 태반의 이상 조직이 자라는 매우 드문 질환으로 포상기태라고도 합니다. 출혈과 함께 심한 구역과 구토, 복부 경련통이 동반될 수 있습니다.

즉시 병원에 가야 하는 상태의 출혈

출혈과 함께 다음 사항에 해당되면 유산 등 비정상 임신의 징후일 수 있으므로 즉시 병원에 가야 합니다.

- 자궁 수축 동반
- 심한 복통 동반
- 단시간 내 다량의 출혈 또는 24시간 이상 계속되는 출혈
- 열과 오한 동반
- 출혈과 함께 질 분비물 증가
- 출혈량이 점점 늘어나는 경우
- 임신부가 만 25세 미만이거나 만 35세 이상인 경우
- 임신부가 흡연하거나 간접흡연의 영향을 받는 경우
- 유산 경험이 있는 경우

임신 중기이후의 출혈은 원인이 다양합니다

임신 중기 이후 발생하는 출혈은 원인이 매우 다양합니다. 임신 초기처럼 감염이나 염증에 의한 출혈일 수도 있지만 보다 심각한 경우도 있습니다.

자궁경부의 문제 임신 중기 이후의 출혈은 조산통과 조산을 일으키는 자궁경부무력증의 징후일 수 있어 위험합니다. 자궁경부무력증은 임신 18~23주에 가장 많이 발생합니다.

조산 소량의 출혈은 조산의 징후일 수 있습니다. 특히 10분 이상 복부가 땅기면서 아프거나 질 분비물의 변화가 있거나 아기가 나올 것처럼 아래가 묵직한 느낌이 들 때는 즉시 병원에 가야 합니다.

유산 자연유산은 보통 임신 초기에 일어나지만 임신 20주 이전에는 언제라도 일어날 수 있습니다.

전치태반 임신 후기에 발생하는 다량의 출혈은 전치태반의 징후일 수 있습니다. 전치태반은 태반이 자궁 입구 근처 또는 자궁경부를 덮고 있는 경우를 말합니다. 이럴 때 자궁경부가 열리면 심한 출혈로 매우 위험한 상태가 될 수 있습니다. 전치태반은 선홍색의 질 출혈이 있고 통증은 없다는 것이 가장 큰 특징입니다. 출혈은 저절로 멎었다가 대부분 며칠 또는 몇 주 후에 다시 시작됩니다.

태반 조기 박리 아기가 태어나기도 전에 태반

임신 초기에 출혈이 보일 때 필요한 검사

혈액 내 융모성 생식샘자극호르몬 측정 융모성 생식샘자극호르몬은 정상 임신에서는 계속 증가하지만 자궁외임신이나 유산 등에서는 비정상 수치를 보일 수 있으므로 다른 출혈 질환과의 감별 진단을 위해 이 검사를 합니다.

혈액 내 황체호르몬 측정 황체호르몬은 임신 초기에 착상을 유지시키는 중요한 역할을 합니다. 임신의 예후를 진단하는 데 도움을 주는 검사입니다.

Rh 혈액형 검사 Rh 혈액형 감작에 의한 출혈일 가능성도 있으므로 이 검사를 합니다. 임신부가 Rh 음성일 때는 소량의 출혈을 보이더라도 감마글로불린 주사를 맞아야 합니다.

임신 중 출혈의 다른 원인

- 다태아 중 하나가 사망한 경우
- 자궁 내벽이나 태반이 자리 잡은 곳에 큰 근종이 생긴 경우
- 유전적 출혈 장애
- 넘어지거나 교통사고 또는 가정 폭력 등으로 자궁에 충격을 받은 경우

이 자궁벽에서 떨어지는 것을 태반 조기 박리라고 합니다. 이런 경우 자궁 내부의 태반 뒷면에서 출혈이 일어나고 전치태반 때와는 달리 대부분 복통이 있습니다. 보통 임신 마지막 2~3개월에 일어납니다. 따라서 임신 후기에 복통과 함께 아주 약간이라도 출혈이 있으면 즉시 병원에 가야 합니다.

자궁파열 이전에 제왕절개수술을 했던 여성은 자궁에 수술 흉터가 있는데 이 부위가 파열되어 출혈이 일어날 수도 있습니다. 이때는 심한 복통과 압통이 있습니다. 매우 위험한 상태이니 즉시 병원에 가야 합니다.

정상적인 분만 징후 출산일에 임박해 일어나는 출혈은 모두 정상입니다. 예정일 1~2주 전에 분홍빛이나 약간 붉은색의 끈적한 분비물이 비치는데 이것은 자궁경부에서 밀려 나오는 점액에 혈액이 조금 묻은 '이슬'입니다. 태아가 분만을 위해 첫 발짝을 내딛었다는 신호입니다.

유산

자연유산은 임신 20주 이전에 각종 자연적 이유로 태아를 잃는 것을 말합니다. 전체 임신의 15~20% 정도에서 자연유산이 일어나며 대부분은 임신 12주 이내에 발생합니다. 이에 대한 더 자세한 내용은 453쪽 '유산' 편을 참고하세요.

자궁외임신

자궁외임신이란?

정상 임신에서는 나팔관 내에서 난자와 정자가 수정된 후 수정란이 자궁으로 이동해 자궁내막에 착상합니다. 그런데 수정란이 자궁이 아닌 곳(대부분은 나팔관, 드물게는 난소 또는 복부의 다른 기관)에 착상하는 경우도 있습니다. 이것을 자궁외임신이라고 합니다. 자궁외임신이 위험한 이유는 나팔관이 파열될 수 있기 때문입니다. 또한 복강 내 출혈이 발생할 위험도 큽니다. 이로 인해 심한 통증과 쇼크가 올 수 있고 심하면 사망에까지 이를 수 있으므로 신속한 처치가 필요합니다.

이럴 때 자궁외임신이 잘 발생합니다

자궁외임신은 전체 임신의 2% 이하에서 나타납니다. 주로 다음과 같은 요인으로 발생하며 임신부가 고령이거나 흡연자일 때도 주의해야 합니다.

- 나팔관 감염 등의 골반염
- 성병
- 복부 또는 골반 내 수술 경력
- 이전에 자궁외임신을 한 경우
- 난관결찰 불임법 등의 나팔관 수술 경험
- 불임 경력
- 자궁내막증

자궁외임신의 주요 증상

자궁외임신은 조기에 발견하면 나팔관이 파열되기 전에 치료할 수 있습니다. 따라서 다음과 같은 증세가 나타나면 즉시 병원에 가야 합니다. 그러나 간혹 증상이 전혀 없거나 심지어 임신 사실 자체를 모르는 경우도 있습니다.

비정상적 질 출혈 정상적인 월경 기간이 아닌 때 일어나는 출혈을 비정상적 질 출혈이라고 합니다. 출혈이 심할 수도 있고 적을 수도 있습니다.

복부 또는 골반 통증 갑자기 급격하게, 지속해서 또는 반복적으로 통증이 올 수 있습니다. 통증이 한쪽에만 발생하기도 합니다.

어지러움 또는 기절 나팔관 파열로 혈액이 부족해져 쇼크가 일어날 수 있습니다.

어깨 통증 파열된 나팔관에서 나온 혈액이 복부와 흉부의 경계선인 횡격막 아래까지 올라갈 수 있는데 이런 경우 어깨에 통증이 느껴집니다.

증세가 매우 다양해 진단이 쉽지 않습니다

자궁외임신은 증세가 아예 없을 수도 있고 심한 복통이나 쇼크에 이르기까지 증세가 매우 다양하기 때문에 진단이 쉽지 않습니다. 따라서 병원에서는 정확한 진단을 위해 먼저 골반 내진을 하고, 혈압(저혈압)과 맥박(잦은 맥박) 체크, 초음파 검사, 혈중 융모성 생식샘자극호르몬 검사를 합니다.

약물이나 수술로 치료합니다

자궁외임신의 효율적 치료를 위해서는 임신부의 현재 상태와 향후 임신 계획 등을 고려해야 합니다. 약물 치료든 수술이든 며칠에서 몇 주에 이르는 경과 관찰이 필요합니다.

약물 치료 임신한 지 얼마 안 되었고 나팔관이 파열되지 않았다면 수술 대신 약물로 치료할 수도 있습니다. 약물은 임신 진행을 멈추고 배아나 태아 등의 수태 산물을 흡수함으로써 나팔관이 파열되지 않고 유지되도록 합니다. 자궁외임신 치료에 흔히 쓰는 약물은 항암제 메토트렉사트(MTX)입니다. 이 약물은 세포의 성장을 멈추고 임신을 종결시킵니다. 주사로 1회분을 투여하며 며칠에 걸쳐 나누어 투여하기도 합니다. 치료 후 태낭이 흡수되기까지 4~6주 정도 걸립니다. 메토트렉사트로 인한 부작용은 구토, 구역, 설사, 현기증 등입니다. 복통이나 질 출혈이 나타날 수도 있습니다.

복강경 수술 나팔관 파열이나 복강 내 다량의 출혈이 의심될 때는 수술이 필요합니다. 대부분 복강경(복강과 그 내부를 감시·치료하기 위한 내시경)으로 나팔관에서 모든 태낭을 제거하는데 이 과정에서 나팔관이 보존될 수도 있고 제거될 수도 있습니다. 쇼크 등 응급 상황이 발생하면 개복수술을 하기도 합니다.

약물 치료 중 또는 치료 이후의 수술 메토트렉사트를 사용 중이거나 사용한 이후라도 나팔관 파열 위험이 아주 사라지는 것은 아닙니다. 복통이 악화되거나 다량의 질 출혈, 빠른 심장 박동, 어지러움이나 실신 등이 나타나면 약물로 잘 치료되지 않은 것이라 판단해 추가로 수술을 고려합니다.

치료 후 관리 약물 치료 또는 수술 뒤에 몇 주간 융모성 생식샘자극호르몬에 대한 혈액 검사를 합니다. 자궁외임신 경험이 있는 여성의 약 10%는 다음 임신에서 자궁외임신이 재발합니다.

포상기태

포상기태는 초음파 검사로 쉽게 진단합니다

임신성 융모성 질환인 포상기태는 자궁 내 수태 산물에서 비정상적인 융모 조직이 자라는 현상입니다. 정상 임신과 같이 수정된 난자에서 발생하지만 수정된 난자가 비정상적인 세포로 자라서 한 덩어리의 조직을 형성하고 마치 개구리알처럼 변해 자궁 내부를 채웁니다.

포상기태는 완전 포상기태와 부분 포상기태로 나뉩니다. 완전 포상기태에서는 원래 태반이 될 조직이 완전히 비정상적으로 증식한 세포로 이루어지며 태아가 없습니다. 부분 포상기태에서는 증식한 세포가 비정상적인 세포를 포함하면서 수두증, 합지증 등 다양한 기형의 비정상적인 태아가 있습니다.

포상기태의 가장 흔한 증상은 자궁 출혈입니다. 임신 주 수에 비해 너무 큰 자궁, 난소낭종도 포상기태의 증상에 속합니다. 또한 혈액 내 융모성 생식샘자극호르몬 수치도 비정상적으로 증가합니다. 초음파 검사에서 자궁 내에 마치 눈이 내리는 듯한 특징적인 모습이 나타나므로 쉽게 진단할 수 있습니다.

포상기태의 완치율은 100%에 가깝습니다

포상기태 치료법은 자궁 내 수태 산물을 제거하는 것입니다. 소파수술을 하고 조직 검사를 해 수태 산물이 완전히 제거되었는지 확인합니다. 포상기태를 제거한 여성의 90%는 더 이상 치료받을 필요가 없지만 향후 1년간은 철저하게 관리해야 합니다. 약 1년간 매달 혈중 융모성 생식샘자극호르몬 검사를 하고 결과에 따라 치료가 더 필요한지 여부를 결정합니다.

자궁 내에서 포상기태를 제거했는데도 여전히 융모성 생식샘자극호르몬 수치가 높다면 일부 비정상 세포가 자궁 내에 남아 있을 수 있습니다. 이것을 '지속성 융모 질환'이라고 하는데 포상기태를 제거한 여성의 약 10%에서 발생합니다. 이때는 남아 있는 비정상 세포를 제거하기 위해 화학 요법 또는 자궁적출술을 시행합니다. 다행히 완치율은 100%에 가깝습니다. 포상기태 임신 여성은 적어도 1년이 지난 후에 다시 임신을 시도하는 것이 좋습니다.

전치태반

임신 말기의 통증 없는 선홍색 출혈이 주요 증세입니다

전치태반은 자궁 상부에 붙어 있어야 할 태반이 그보다 아래, 즉 자궁경부나 그 근처에 붙어 있는 상태를 말합니다. 주요 증상은 임신 말기의 통

정상 태반과 이상 태반

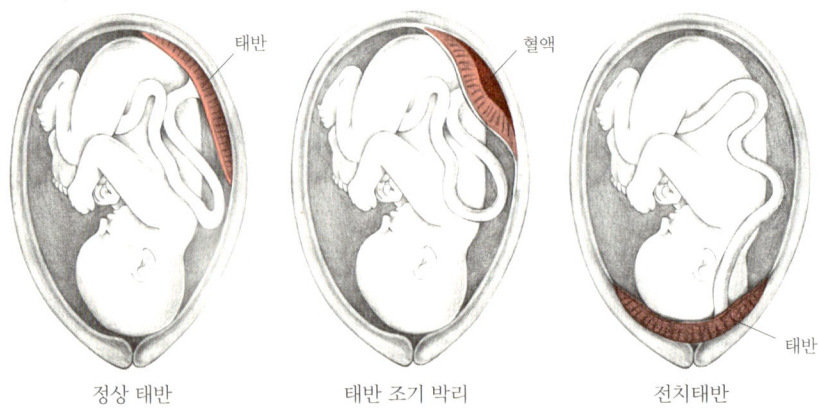

정상 태반   태반 조기 박리   전치태반

다음 사항에 해당되는 경우 전치태반을 조심할 것
- 다산부
- 제왕절개수술 등 자궁 수술 경력
- 다태임신
- 자궁근종
- 임신 전 흡연자
- 소파수술 경력
- 유착태반 경력

증 없는 출혈입니다. 임신 초기나 중기에는 전치태반으로 진단받아도 크게 염려할 필요가 없습니다. 말기에 태반이 위쪽으로 이동할 가능성이 90% 이상이니까요. 임신 말기까지 태반이 자궁경부를 덮고 있는 경우만 전치태반으로 진단합니다. 전체 임신부의 10~15%가 임신 초·중기에 전치태반이지만 임신 말기에 전치태반으로 확진되는 경우는 0.5~1% 정도에 불과합니다.

출혈이 심하면 응급 제왕절개수술이 필요합니다

출혈이 적은 경우는 병원에서 침상 안정을 권합니다. 출혈이 멎으면 걷거나 움직여도 되고 출혈이 재발하지 않으면 퇴원도 가능합니다.

그러나 출혈이 많거나 양수 검사 결과 태아의 폐가 성숙했다고 진단되면(대개 임신 34주 이후) 제왕절개수술로 출산합니다. 제왕절개수술은 되도록 진통이 시작되기 전에 하는 것이 좋습니다. 진통이 시작되면 태반이 더욱 일찍 박리되어 태아가 저산소증에 빠지는 등 다른 문제가 발생할 수 있기 때문입니다. 수술 중 다량의 수혈이 필요할 수도 있으므로 혈액을 준비해 두고 수술을 시작해야 합니다.

태반 조기 박리

출혈과 심한 복통이 있으면 태반 조기 박리일 수 있습니다

태반 조기 박리는 정상 위치에 있던 태반이 정상적인 진통이 오기 전 미성숙 상태에서 자궁벽으로부터 떨어지는 것을 말합니다. 전체 임신부의 0.5~1.5%에서 발생합니다.

태반이 붙어 있는 자리 뒤쪽에서 출혈이 생겨 대개 자궁경부를 통해 질 밖으로 흘러나옵니다. 그러나 때로는 내출혈처럼 태반 뒤에 피가 고여 질 출혈이 없을 수도 있는데 이때는 임신부나 의사가 모르는 채로 위험한 상태까지 갈 수 있으므로 주의해야 합니다.

태반 조기 박리는 대부분 갑작스러운 질 출혈, 지속적인 경련성 복통과 압통이 특징입니다. 때로는 혈액응고 장애를 일으키기도 하고, 특히 임신중독증이 있다면 신부전증도 나타날 수 있습니다. 태반 분리가 급격하게 이루어지면 태아에게 가는 산소와 영양 공급이 줄어들어 태아가 사망할 수도 있습니다. 태반 분리가 천천히 일어나면 태아가 잘 자라지 못하고 양수의 양도 줄어듭니다. 이런 점진적인 분리는 갑작스러운 분리에 비해 복통과 쇼크의 위험은 더 낮지만 임신중독증과 양막 조기 파열의 위험은 더 증가합니다.

이런 경우 태반 조기 박리를 조심하세요
- 고혈압(임신중독증 포함)이 있는 경우
- 다산부나 고령인 경우
- 태반 조기 박리를 경험한 경우
- 복부 손상이 있는 경우
- 혈액응고 질환이 있는 경우
- 혈관염이나 혈관 질환 경력이 있는 경우
- 임신 전 또는 임신 중에 흡연한 경우
- 코카인 사용 경력이 있는 경우

출혈이 악화되면 되도록 빨리 분만해야 합니다

태반 조기 박리 증세가 나타나면 입원 후 침상 안정이 기본입니다. 만약 증상이 줄어들고 초음파 검사 결과에서도 특별한 혈괴(피가 혈관 밖으로 나와서 응고한 덩어리)가 발견되지 않으면 퇴원이 가능하지만 향후 면밀한 관찰이 필요합니다. 출혈이 계속되거나 더 악화되어 태아에게 충분한 산소가 공급되지 않는다고 판단되고 임신이 만기에 이른 시점이라면 되도록 빨리 분만하는 것이 임신부나 태아를 위한 최선책입니다.

양수과소증

양수과소증은 과숙 임신(임신 42주 이후에 출산하는 경우)에서 잘 나타납니다

양수과소증이란 자궁 내 양수의 양이 비정상적으로 감소한 상태를 말합니다. 만삭 즈음 정상적인 양수의 양은 최소 800ml인데 이보다 적으면 양수과소증에 해당합니다. 자궁 내 양수의 양을 정확하게 측정하기는 어려우므로 일반적으로 초음파 검사로 측정하는 양수 지수(AFI, amnionic fluid index)가 5cm 이하일 때 양수과소증으로 진단합니다. 양수과소증은 임신 초기에는 드물고 보통 만삭 후 과숙 임신에서 잘 발생합니다. 임신 41주의 10~25% 정도에서 양수과소증이 발견됩니다.

임신 초기에 나타나면 태아 기형의 징후일 수 있습니다

양수과소증의 원인은 명확하지 않지만 일반적으로 태아 소변량의 감소와 관계있다고 알려져 있습니다. 태아 소변량의 감소는 태아의 신장 무발생, 요로 폐쇄, 태아 사망, 태아 성장 제한 등에서 잘 발생하므로 태아 기형의 징후는 아닌지 잘 살펴봐야 합니다. 양수과소증과 관련된 태아 기형에는 양막 띠 증후군, 심장 기형, 중추신경계 기형, 터너 증후군 등이 있으나 가장 의심되는 것은 비뇨 생식관의 기형입니다.

이 외에도 임신부에게 과숙 임신, 만성 양막 누출, 다태임신, 각종 모성 질환(고혈압, 당뇨, 자궁 태반 기능 부전, 임신중독증, 갑상선기능저하증) 등의 문제가 있을 때 양수과소증이 발생할 가능성이 큽니다. 임신 초기에 양수과소증이 나타나면 주로 태아에게, 임신 후반기에 나타나면 대부분 임신부에게 원인이 있습니다.

임신 후기에 양수과소증이 나타나면 탯줄 압박이나 태아의 폐 운동 장애를 초래하기도 합니다. 양수과소증의 특별한 치료법은 아직까지 없습니다. 양수를 주입하는 시술은 진통 중 탯줄 압박을 일시적으로 줄일 수는 있지만 태반 흡인의 위험까지 줄이지는 못합니다.

Q&A 임신부가 스스로 양수과소증을 알아챌 수 있나요?

임신부 스스로는 알기 어렵습니다. 다만 양수의 양이 적으면 자궁 크기도 작기 때문에 임신 개월 수에 비해 배가 많이 나오지 않는다는 생각이 들면 정기 진료일이 아니더라도 병원을 찾는 것이 좋습니다.

Q&A 양수과소증이면 무조건 제왕절개수술을 해야 하나요?

꼭 그렇지는 않습니다. 그러나 만삭이나 과숙 임신에서 양수과소증이 나타나면 태아가 진통에 잘 적응하지 못하기 때문에 제왕절개수술을 할 가능성이 정상 임신에 비해 5~7배 정도 높은 것은 사실입니다.

양수과다증

임신 후기 양수의 양이 2L 이상이면 양수과다증입니다

만삭 즈음 정상적인 양수의 양은 약 800ml인데 비정상적으로 양이 증가해 2L 이상이 되면(양수 지수로는 24cm 이상) 양수과다증으로 진단합니다. 점진적으로 양수가 늘어나는 만성 양수과다증도 있지만 임신 중기 이후에는 며칠 내로 급격하게 늘어나는 경우가 더 흔합니다. 양수과다증의 발생 빈도는 1~2%이며 심한 양수과다증은 전체의 약 5%를 차지합니다. 다음 증세가 나타나면 양수과다증일 수 있습니다.

- 조산통이 있을 때
- 호흡곤란(특히 누웠을 때)
- 자궁 크기가 정상 임신 주 수보다 클 때
- 하지나 회음부 부종
- 태아를 촉지하기 힘들거나 태아심음을 듣기 어려울 때
- 탯줄 탈출증 또는 태반 조기 박리가 있을 때

태아 기형이 원인일 수 있습니다

양수과다증의 2/3가 원인 불명입니다. 밝혀진 주요 원인으로는 임신부의 당뇨병, 다태임신, 태아 기형 등을 들 수 있습니다. 태아 기형은 심한 양수과다증의 절반에서 나타나는데 주로 중추신경계나 위장관, 염색체에 이상이 있는 경우가 많습니다. 특히 식도폐쇄증 등 위장관 기형일 때 양수를 잘 삼키지 못해 양수과다증이 자주 발생합니다.

증상이 가벼울 때는 별다른 조치가 필요하지 않습니다. 그러나 양수가 차서 배가 지나치게 부르고 이에 따른 호흡곤란이나 복통이 있을 때는 입원해야 할 수도 있습니다. 심한 경우 항염증제로 많이 쓰는 인도메타신을 사용하거나 양수 천자로 일정량의 양수를 빼내면 호흡곤란이나 복통 등이 일시적으로 완화됩니다. 양수과다증에서 배가 지나치게 부풀어 오르는 것은 부기와는 관계가 없으므로 이뇨제를 복용하거나 소금 또는 수분 섭취를 제한하는 것은 효과가 없습니다.

일반적으로 양수과다증이 심할수록 태아의 위험도도 증가합니다.

임신 중 태반 이상

태반 형태에 이상이 있는 경우

융모막 외 태반 태반 측막이 가장자리까지 확장되지 못해서 융모판이 기저판보다 작은 경우입니다. 변연성 태반이라고도 합니다. 관련 합병증은 조기 진통, 절박유산, 출혈 등입니다.

보조 태반 태반막 내에 있는 혈관에 의해 분리된 작은 태반, 즉 보조 태반이 주 태반과 연결된 상태입니다. 이때는 태반의 경색과 괴사 경향이 높습니다. 또한 분만 후 보조 태반이 자궁 내에 남아서 분만 후 출혈을 일으킬 수 있습니다.

막 태반 태반 조직이 자궁내강 전체에 막처럼 얇게 퍼져 있는 경우입니다. 분만 전후로 출혈이 많을 수 있습니다.

성곽 태반 태반 가장자리에 주름이 잡혀 있으면서 섬유질과 출혈에 의해 융기된 태반입니다.

태반 크기에 이상이 있는 경우

큰 태반 태반 두께가 5cm 이상일 때 병적으로 큰 태반이라고 합니다. 정상 태반의 두께는 임신 주 수에 비례해 임신 20주에는 2cm, 30주에는 3cm 정도입니다. 큰 태반의 원인은 임신부의 당뇨병, 매독 같은 태반 감염, 심한 빈혈 등입니다. 원인이 태아에게 있는 경우는 태아 수종(면역 및 비면역 태아 수종)이 대표적이며 쌍태임신, 염색체 이상 등에서도 잘 나타납니다.

작은 태반 자궁 내 태아 발육 지연, 자궁 내 감염, 일부 염색체 이상일 경우 간혹 태반의 크기가 작습니다.

임신 중 탯줄 이상

탯줄 길이에 이상이 있는 경우

긴 탯줄 탯줄 길이의 정상 범위는 매우 커서 30~100cm이며 평균은 55cm입니다. 정확한 정의는 없지만 대개 탯줄이 100cm 이상이면 과도하게 길다고 봅니다. 탯줄 길이가 길면 혈전이 잘 생겨 혈관 폐색이 생길 수 있으며, 분만 전 양막 파열 시 탯줄 탈출의 위험성이 높아 주의해야 합니다. 그런데 탯줄 길이는 초음파 촬영으로도 진단이 어려워 애를 많이 먹습니다.

짧은 탯줄 탯줄이 너무 짧으면 태반이 쉽게 당겨져 태반 조기 박리가 생길 수 있으며, 분만 중 태반이 나올 때 자궁이 거꾸로 당겨지는 자궁내번증 또는 탯줄 내 출혈 등의 위험이 있습니다.

탯줄 위치에 이상이 있는 경우

태아 목 탯줄 태아 목에 탯줄이 감겨 있는 경우입니다. 탯줄이 태아 목에 한 번만 감겨 있으면 대부분 별문제 없지만 2회 이상 감겨 있으면 분만이 어려울 수 있습니다. 이때는 분만 시 태아의 머리가 나오는 즉시 목에 감겨 있는 탯줄부터 손을 쓴 후 태아의 몸이 나오도록 해야 합니다.

탯줄 결절 탯줄 결절에는 위결절(false knot)과 진결절(true knot), 두 종류가 있습니다. 위결절은 제대 혈관의 정맥류 현상으로 만들어집니다. 매듭처럼 보이지만 실제로 매듭은 아니며 태아에게 별 이상을 일으키지 않습니다. 진결절은 주로 탯줄이 길거나 태아의 운동이 과격할 때 자연적으로 결절이 만들어진 것입니다. 결절이 꽉 조이는 경우는 탯줄에 혈액이 흐르지 못해 자칫 태아가 사망할 수도 있습니다.

탯줄의 비틀림 또는 협착 태아의 움직임 때문에 탯줄이 저절로 꼬인 상태입니다. 심한 경우는 태아 발육 장애, 심지어 태아 사망에까지 이를 수 있습니다.

단일 제대 동맥

단일 제대 동맥은 탯줄 동맥이 2개가 아니라 하나인 탯줄 기형입니다. 이는 초음파 검사에서 진단이 가능합니다. 단태아에서는 1% 내외이지만 쌍둥이에서는 5%로 빈도가 증가합니다. 임신부가 당뇨병이거나 태아가 다운 증후군일 때도 자주 발생합니다. 가장 흔히 동반되는 기형은 심장 기형이며 그 밖에 신경계·골격계 기형이 동반될 수 있습니다. 자궁 내 태아 발육 제한이 나타날 수 있고 출생 후 신생아 사망률이 4배까지 증가한다는 보고도 있습니다.

피막 태반

탯줄이 태아막 안에 부착된 상태입니다. 대부분 주 태반과 별도로 형성된 부태반과 관련되며 전치태반 때도 간혹 나타납니다. 피막 태반이 문제 되는 때는 전치 혈관이 있는 경우입니다. 전치 혈관이란 정상적으로 탯줄 안에 있어야 할 혈관이 양막만으로 덮여 있는 것을 말합니다. 따라서 양막이 파열될 때 혈관도 찢어져 출혈을 일으키고 자칫 태아가 사망에 이를 만큼 출혈량이 많을 수 있습니다. 분만 전에는 진단하기 어렵지만 간혹 초음파 검사로 확인되기도 합니다.

탯줄에 대해

탯줄은 양막으로 둘러싸여 있으며 그 속에 제대 정맥 1개, 제대 동맥 2개가 있습니다. 제대 정맥을 통해 임신부의 동맥 혈액의 영양과 산소가 태아에게 전달되며 태아의 노폐물은 태아의 대동맥을 통과해 제대 동맥으로 흘러나갑니다. 탯줄 성분은 거의 콜라겐으로 구성된 와튼 젤리입니다.

B형 간염

수직감염될 수 있으니 반드시 항원 검사를 받으세요

B형 간염 바이러스는 간을 공격하는 수많은 바이러스 중 하나입니다. 간을 감염시킨 후 만성간염으로 발전하기도 하는데 이것이 곧잘 간경화나 간암 같은 특정 간 질환으로 진행되기 때문에 결국 생명까지 위협할 수 있습니다.

바이러스는 감염된 체액을 통해 전파됩니다. 전파하는 체액의 종류는 혈액, 정액, 질액, 침 등입니다. 따라서 성적 접촉 또는 바이러스에 감염된 사람과 같은 주사기를 쓰는 것 등 여러 방법으로 전염될 수 있고, 분만 과정에서 태아에게 수직감염될 가능성도 있습니다.

만약 임신 초기에 감염된다면 태아가 바이러스에 감염될 확률은 10% 미만입니다. 그러나 임신 후기에 감염된다면 확률이 90% 이상으로 높아집니다.

B형 간염 바이러스에 감염되어 태어난 신생아는 심각한 건강 문제를 일으킬 수 있고 보균자가 될 가능성이 90% 이상입니다. 또한 성인이 될 때까지 보균 상태가 지속되어 간암이나 간경화로 사망할 확률이 25%나 됩니다.

따라서 모든 임신부는 B형 간염 바이러스 항원 검사를 받아야 합니다. 항원 검사 결과가 음성이면 바이러스에 감염되지 않았다는 뜻이므로 백신을 접종합니다. 양성이면 바이러스에 감염된 것이며 타인, 즉 남편은 물론이고

B형 간염에 특히 취약한 사람
- 의료 기관이나 공공 기관에서 일하는 사람
- B형 간염 바이러스에 감염된 사람과 함께 살거나 성관계를 하는 사람
- 에이즈 등의 성 매개 질병으로 치료받는 사람
- 섹스 파트너가 여러 명인 사람
- 출혈 질환을 치료받는 사람

태아까지 감염시킬 수 있습니다. 이때는 임신부의 치료와 태아 감염 예방을 위해 의사와 상담해야 합니다.

B형 간염 백신은 임신 중에도 맞을 수 있습니다

B형 간염의 감염을 막기 위해 다음 사항을 준수하세요.

콘돔 사용 콘돔을 사용하면 B형 간염 바이러스는 물론이고 에이즈(AIDS)를 일으키는 HIV 등 성 매개 감염을 막을 수 있습니다.

타인과 주삿바늘 공유 금지 B형 간염 바이러스는 혈액에 의해 감염될 수 있으므로 타인과 주삿바늘을 공유해서는 안 됩니다.

B형 간염 백신 접종 B형 간염 백신은 다른 종류의 간염, 즉 A형이나 C형 간염을 막을 수 없고 이미 감염된 사람에게는 효과가 없습니다. 이 백신은 첫 접종을 하고 나서 1개월 후와 6개월 후, 총 3회 접종해야 합니다. 때로는 B형 간염 면역글로불린(HBIG)을 접종하기도 하는데 여기에는 바이러스 항체가 들어 있어 백신이 작용할 때까지 보호해주는 역할을 합니다. B형 간염 백신과 B형 간염 면역글로불린은 임신 중에 접종해도 안전합니다. 만약 바이러스에 감염된 상태에서 임신했다면 아기는 태어나자마자 B형 간염 면역글로불린과 백신을 맞고 생후 1개월과 6개월에 다시 백신을 맞아야 합니다.

A형 간염과 C형 간염

A형 간염은 전염성이 강하고 주로 바이러스에 의해 오염된 식수나 음식물을 통해 감염됩니다. 예전에는 A형 간염이 태아에게 별 영향을 주지 않는다고 알려졌으나 최근에는 조기 출산과 태반 박리, 태아 복막염 등을 일으킬 수도 있다는 내용이 보고되고 있습니다. 따라서 A형 간염 항체가 없다면 임신 중이라도 예방 백신을 접종하는 것이 좋습니다.

C형 간염 바이러스는 B형 간염 바이러스와 마찬가지로 감염된 혈액이나 체액을 통해 감염됩니다. 임신부가 감염되었을 경우 아기에게 전염시킬 수 있지만 현재로서는 예방할 방법이 없습니다.

갑상선 질환

갑상선 질환은 보통 남성보다 여성이 잘 걸립니다. 특히 임신 중에는 여러 가지 임신 호르몬이 갑상선과 그 기능에 큰 영향을 미치기 때문에 임신부 10명 중 1명꼴로 갑상선 질환이 흔하게 나타납니다. 갑상선 질환 여부는 혈액 검사로 쉽게 알 수 있습니다.

임신 중 갑상선기능저하증

태아는 임신 5개월이 되어서야 스스로 갑상선 호르몬을 생산하기 시작하며 그 이전에는 모체에서 공급받습니다. 그런데 임신부에게 갑상선기능저하증이 생기면 태아에게 갑상선 호르몬을 제대로 공급하지 못해 태아의 신경 및 인지 능력 발달에 나쁜 영향을 줄 수 있으며 저체중아가 될 위험이 높아집니다. 또한 임신부에게는 빈혈, 근육 질환, 울혈성 심부전, 임신중독증, 태반 기능 이상, 산후 출혈 과다 등을 초래하고 피로와 체중 증가가 나타날 수 있습니다.

이런 합병증을 예방하려면 임신 중이라도 반드시 치료받아야 합니다. 약제로는 경구 갑상선 호르몬 약인 레보티록신을 사용합니다. 철분제나 산전 종합비타민제는 갑상선 호르몬의 흡수를 방해할 수 있으므로 적어도 2~3시간 간격을 두고 따로 복용하는 것이 좋습니다.

임신 중 갑상선기능항진증

갑상선 호르몬이 과다 분비되면 신진대사가 빨라져 불안, 초조, 체중 감소 등의 증세가 나타납니다. 또한 갑상선기능항진증을 오래 앓으면 눈이 약간 튀어나오기도 합니다.

임신부가 갑상선기능항진증을 조절하지 않으면 자연유산, 조산, 저체중아 출산, 사산, 임신중독증, 심부전 등 임신 합병증 발생 위험이 증가할 수 있습니다. 따라서 임신 중이라도 적절한 약물로 갑상선기능항진증을 조절해야 합니다.

임신 중 갑상선기능항진증을 조절하기 위해 주로 쓰는 약물은 프로필티오우라실(PTU)입니다. 그러나 과도하게 사용하면 태아에게 갑상선기능저하증을 유발할 수 있으므로 주의해야 합니다.

News & Research

갑상선기능저하증이면 출산도 힘들다

임신 중 갑상선 호르몬이 너무 부족하면 출산 때 훨씬 더 고생한다는 연구 결과가 있습니다. 네덜란드의 틸뷔르흐 대학교 빅터 팝 교수 팀은 임신부에게 갑상선 호르몬이 부족하면 태아의 움직임이 제약되어 태아가 최적의 자세를 잡기 힘들고 이 때문에 태아 머리 위치가 비정상적이 되어 보조 분만의 필요성이 높아진다고 밝혔습니다.

습관성 유산 전문가인 저의 임상 경험에 따르면 임신부가 갑상선기능저하증인 경우 유산 가능성도 높습니다. 따라서 저는 갑상선 기능 검사가 보험 급여 대상이 아닐지라도 기본 검사 항목에 포함시켜야 한다고 생각합니다. 여러분 생각은 어떠세요? 의료 소비자들이 움직여야 정책도 변화합니다.

경련성 질환

경련성 질환이 태아 기형의 위험을 높입니다

뇌의 신경세포가 만들어서 몸 전체로 보내는 전기신호는 몸의 움직임과 기능을 조절하는 역할을 합니다. 그런데 경련 질환이 있는 경우는 이런 신호의 패턴이 일그러지기 때문에 행동에서 근육 수축, 경련 등이 나타날 수 있습니다.

임신부가 뇌전증(간질)이라는 경련성 질환을 앓고 있더라도 대부분은 건강한 아기를 출산합니다. 그러나 경련성 질환이 임신 중 여러 위험을 증가시키는 것은 사실입니다. 정상 임신부에게 태아 기형이 나타날 확률은 2~3%인데 경련 질환을 앓는 임신부는 6~8%로 증가합니다. 이렇게 위험

경련성 질환이 있는 임신부의 산후 관리

- 경련성 질환이 있는 임신부 대부분은 자연분만을 할 수 있습니다. 그러나 일부는 진통이나 분만 중 문제가 발생해 제왕절개수술이 필요할 수도 있습니다.
- 분만 후에는 약물의 용량과 빈도를 다시 조절해야 합니다.
- 여러 항경련제가 호르몬 수치를 변화시켜 피임 방법에도 영향을 미치므로 피임을 원하는 경우는 꼭 의사와 상담해야 합니다.
- 항경련제가 비타민 K 결핍을 유발할 수 있으므로 출산 후 아기에게 비타민 K를 주사합니다.
- 경련성 질환을 앓더라도 모유 수유에는 대부분 지장이 없습니다. 모유에 항경련제가 소량 존재할 수는 있지만 아기에게 거의 영향을 미치지 않습니다.

도가 높아지는 이유는 경련 질환 자체 혹은 약물 때문입니다. 임신부의 경련성 질환이 초래할 수 있는 태아 기형에는 신경관 결손, 저체중아, 입술갈림증, 심장 결손, 소두증, 성장 지연, 지적 장애 등이 있습니다.

임신 중에도 항경련제는 복용해야 합니다

반대로 임신 관련 호르몬이 경련성 질환에 영향을 미치기도 합니다. 임신하면 경련하는 횟수가 달라질 수 있고 체내 항경련제의 반응 방식에도 변화가 생깁니다.

따라서 경련성 질환을 앓는 여성이 임신을 계획하고 있다면 우선 의사와 상담해야 합니다. 최근 2년 이상 경련이 없었다면 점진적으로 약을 끊는 것도 가능하지만 그렇지 않은 경우는 임신 중에도 계속 약을 복용해야 합니다. 임신 중 약물 복용이 부담스러워도 임신부와 태아에게 약보다는 경련이 더 해롭다는 사실을 명심해야 합니다.

임신하면 평소 복용하던 약의 종류와 용량, 횟수를 조절해야 합니다. 또한 계속 혈액 검사를 해 약물 농도가 유지되는지도 살펴봐야 합니다. 약물의 농도가 높으면 부작용이 생길 수 있고, 농도가 낮으면 경련이 발생할 수 있습니다.

경련성 질환이 있다면 특히 엽산을 잘 챙기세요

경련성 질환이 있는 임신부에게는 엽산 복용이 매우 중요합니다. 가임기의 모든 여성은 태아 기형을 예방하기 위해 임신 전과 임신 초기 3개월 동안 매일 0.4mg의 엽산을 섭취하는 것이 좋습니다. 특히 경련성 질환이 있는 여성은 뇌전증 약 복용으로 체내 엽산이 결핍될 수 있고 정상 임신부에 비해 태아 기형의 위험도 높으므로 엽산 섭취가 더욱 중요합니다. 또한 엽산은 경련 예방에도 어느 정도 도움이 됩니다. 엽산이 풍부한 음식은 다음과 같습니다.

- 시금치, 케일, 순무, 양상추, 브로콜리, 아스파라거스 등 녹색 채소
- 곡물 빵, 시리얼
- 견과류, 콩류
- 감귤류, 딸기 주스, 오렌지 주스
- 간

루푸스

임신하면 루푸스가 더 악화될 수 있습니다

전신성 홍반성 낭창을 줄여서 '루푸스'라고 부릅니다. 루푸스는 만성적인 다중 자가면역성 질환으로 여성과 어린이에게 주로 나타납니다. 임신이 루푸스에 끼치는 영향에 대해서는 논란이 많지만 임신 자체가 면역 기능을 방해해 루푸스가 재발할 가능성을 높이는 것은 확실합니다. 루푸스는 임신 초기·중기·후기는 물론이고 출산 후까지 어느 때나 활성화될 수 있습니다. 루푸스 활성은 대부분 신장, 근골격 같은 중요 기관의 증상으로 나타나며 저용량 스테로이드 약제로 치료 가능합니다.

루푸스가 임신 합병증과 태아 기형을 유발하기도 합니다

루푸스가 비정상적인 태아 또는 임신 합병증을 유발할 가능성이 높다는 사실은 잘 알려져 있습니다. 루푸스 질환을 앓는 임신부는 정상 임신부에 비해 자연유산이나 자궁 내 태아 사망 위험도가 5배 이상 높습니다. 루푸스 임신 전체에서 조산할 가능성은 20%에 이르며 임신 중 태아 성장 지연은 이보다 더 흔하게 나타납니다.

루푸스와 당뇨 모두 있다면 태아 기형이 생길 수도 있습니다. 루푸스 신장염 역시 출산 합병증과 임신부 및 태아의 사망 위험을 현저히 증가시킵니다. 임신 합병증으로 임신중독증이 생긴 경우는 특별히 주의 깊은 관찰이 필요합니다. 루푸스 활성화와 임신중독증 증세의 감별이 어려워 루푸스의 진단과 치료를 어렵게 할 수 있기 때문입니다.

임신부의 비정상 항체가 태반 경로를 통해 태아에게 전달되는 신생아 루푸스는 선천성 심장 기형을 유발할 수 있습니다. 피부 질환, 혈소판 감소 등의 증세도 나타나는데 임신부의 항체가 신생아 순환계에서 생후 6~8개월에 대부분 사라집니다.

최근에는 루푸스 임신에 대한 이해도가 높아지면서 루푸스에 걸린 임신부가 정상적인 아기를 출산하는 일도 많아지고 있습니다. 특히 루푸스가 안정된 기간에 임신하면 임신 과정이 순탄하고 출산 예후도 좋습니다.

혈전색전증

혈전색전증은 임신부 사망의 주요 원인입니다

혈전에 의해 혈관이 막히는 질환이 혈전색전증입니다. 혈전이란 혈관 속에서 피가 굳어 생긴 덩어리를 말합니다. 혈전색전증에는 동맥 혈전색전증과 정맥 혈전색전증이 있습니다. 동맥 혈전색전증은 혈액이 제대로 공급되지 못해 말초 혈류가 부족한 경우이고, 정맥 혈전색전증은 혈액이 말초까지는 도달했지만 심장으로 되돌아오지 못하는 경우입니다.

임신부에게 정맥 혈전색전증이 발생하면 심부정맥 혈전색전증 또는 폐혈전색전증으로 발전하거나 그로 인해 사망할 만큼 치명적입니다. 발병률은 임신부 1,000명당 1~3명 정도이며 대부분 임신 후기나 분만 후에 발병합니다.

재발 가능성이 높으므로 예방이 매우 중요합니다

이전 임신에서 정맥 혈전색전증이 있었던 임신부라면 재발할 가능성이 10%가 넘습니다. 따라서 혈전색전증은 예방이 매우 중요합니다. 다음과 같은 경우 혈전색전증 발생 위험이 높아집니다.

- 혈전색전증 병력이 있는 경우
- 만 35세 이상인 경우
- 비만인 경우
- 어떤 균에 의해, 신체 일부가 감염된 경우
- 장기간 침대 생활이나 비행기 탑승처럼 움직임이 제한된 경우
- 제왕절개수술 후
- 출산 시 자궁 및 질이 손상된 경우
- 산욕기에 골반장기 수술을 한 경우
- 항인지질 항체 증후군(APS)이 있는 경우
- 고호모시스테인혈증이 있는 경우

태아 위치 이상 둔위, 역아

태아의 위치는 출산 직전까지 수시로 바뀝니다

태아는 대개 자궁 안에서 머리가 아래로 내려가는 자세(두위)로 움직입니다. 그러나 일부는 엉덩이나 발이 아래쪽에 위치하기도 합니다. 출산 직전까지 이런 위치인 경우를 '둔위'라고 하는데 만삭 임신의 3~4%에서 일어납니다. 태아의 위치를 확인하기 위해서 의사는 임신부 배 위에 손을 대고 태아의 머리, 등, 엉덩이를 촉진합니다. 더 정확히 알아보려면 초음파 검사를 합니다. 태아의 위치는 수시로 바뀌고 분만 시기가 다가오면 태아 스스로 위치를 바꾸기 때문에 진통이 시작될 때까지 태아가 계속 둔위로 있을 것인지 아닌지는 의사도 확실히 알 수 없습니다. 때로는 진통 후 내진하면서 처음으로 둔위를 발견하기도 합니다.

둔위는 대체로 다음 3가지 중 하나입니다.

둔위의 종류

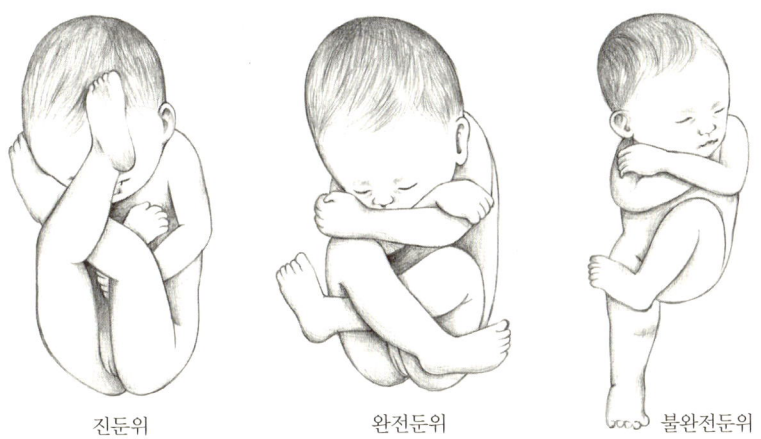

진둔위　　　　완전둔위　　　　불완전둔위

진둔위 두 다리를 몸 앞쪽으로 머리를 향해 쭉 뻗어 발이 머리 근처에 있는 자세.
완전둔위 두 다리가 무릎에서 구부러져 두 발이 엉덩이 부근까지 내려와 있는 자세.
불완전둔위 또는 족위 한쪽 발 또는 두 발이 아래로 내려와 있는 자세.

역아 회전술의 성공 가능성은 50%입니다

배 속의 태아가 분만예정일에 임박할 때까지도 둔위 상태라면 탯줄 탈출, 전치태반, 난산으로 인한 태아 이환율 및 사망 증가, 저체중아, 조기 출산 등의 위험이 있습니다. 따라서 의사와 분만 계획에 대해 상세히 상담해야 합니다.

때때로 의사가 둔위를 교정하는 시술을 권하기도 합니다. '역아 회전술'이라고 하는 이 시술은 의사가 임신부 배 위에서 태아를 잡고 머리의 위치를 교정해 밑으로 돌려놓는 것입니다. 주로 임신 37주 이후에 시행합니다. 이보다 빨리 시도하면 태아가 머리 위치를 다시 바꿀 수도 있기 때문입니다.

태아의 위치를 바꾸기 위해서 의사는 임신부 배 위의 한 지점에 손을 올려놓고 밀거나 들어 올려 태아가 움직이도록 도와줍니다. 태아가 느린 속도로 앞으로 구르도록 유도하는 것입니다. 만약 이것이 안 되면 태아가 뒤쪽으로 구르도록 합니다. 의사는 교정하기 전에 우선 임신부의 건강과 임신 상태를 알아보기 위해 초음파 검사를 하며 시술 전후에는 태아 모니터

둔위의 발생 원인
- 다임신부에게 자궁 이완이 있을 때
- 다태임신
- 양수과다증 또는 양수과소증
- 자궁 기형 또는 자궁근종 등 골반 내 종양
- 전치태반
- 과거 임신에서 태아가 둔위 상태였던 경우
- 미숙아
- 태아 기형

역아 회전술을 시도하면 안 되는 경우

대부분의 경우 역아 회전술을 시행해도 큰 문제가 없지만 다음과 같은 경우는 시행해서는 안 됩니다.
- 질 출혈이 있는 경우
- 태반이 자궁 입구 가까이 위치한 경우
- 비수축 검사에 태아가 반응이 없는 경우
- 태아가 비정상적으로 작은 경우
- 양수의 양이 적은 경우
- 태아 심장 박동이 비정상적인 경우
- 조기 양막 파수
- 다태임신

역아 회전술의 부작용

역아 회전술은 경험이 많고 노련한 산과 전문의에게 받아야 합니다. 이로 인해 부작용이 생길 가능성은 매우 적지만 다음과 같은 부작용이 발생할 수 있습니다.
- 조산
- 조기 양막 파수
- 태아와 임신부 모두의 출혈
- 응급 제왕절개수술을 해야 하는 태아 곤란증
- 다시 둔위로 돌아가는 경우

링과 함께 심장 박동 수를 체크합니다. 때에 따라서는 위험하거나 성공 확률이 낮아 교정을 권하지 않을 수도 있습니다. 교정하는 도중에라도 임신부나 태아에게 문제가 있거나 임신부가 심한 불편함을 호소하면 즉시 중단합니다. 때로는 자궁을 이완시키기 위해 약물을 주입하기도 하는데 이렇게 하면 더 쉽게 태아를 돌릴 수 있습니다.

역아 회전술은 대개 분만실에서 시행합니다. 만약 문제가 생기면 재빨리 제왕절개수술로 분만할 수 있도록 하기 위해서죠. 교정 시 성공 가능성은 50%이며 교정에 성공해도 다시 둔위 상태로 되돌아가는 경우가 있습니다.

역아 회전술은 여러 요인에 따라 결과가 달라집니다. 역아 회전술이 실패할 가능성이 큰 경우는 초산모이거나 태반이 자궁 앞쪽에 위치할 때, 태아가 임신 주 수에 비해 작을 때, 태아 엉덩이가 임신부의 골반 쪽으로 깊게 내려왔을 때, 임신부가 과체중일 때, 양수가 파열되거나 양수의 양이 적을 때, 분만예정일이 임박했을 때 등입니다.

이런 조건에서도 역아 회전술이 성공할 수는 있지만 다시 둔위로 돌아갈 가능성이 큽니다. 이때 교정을 재시도할 수는 있지만 출산이 가까워질수록 아기가 더 크게 자라 시행이 어려워집니다.

둔위일 때는 자연분만보다 제왕절개수술이 더 안전합니다

둔위인 경우 의사는 임신부와 태아에게 가장 안전한 출산 방법을 고민합니다. 첫 임신이라면 제왕절개수술을 권할 수 있지만 그렇지 않다면 역아회전술로 태아를 제 위치로 돌려놓고 자연분만을 할 수 있습니다. 그러나 분만이 임박할 때까지 여전히 둔위라면 제왕절개수술이 최선일 수 있습니다.

둔위로 자연분만을 할 때 알아두어야 할 것 태아가 둔위일 때 자연분만을 하기란 쉬운 일이 아닙니다. 태아의 머리가 아래를 향해 있으면 머리가 산도를 먼저 통과하면서 몸의 나머지 부분도 쉽게 나올 수 있습니다. 반면 둔위 상태에서는 몸이 먼저 나오는데, 이럴 경우 산도가 충분히 늘어나지 않기 때문에 신체 부위 중 가장 큰 머리가 나오기 어렵게 되는 것입니다.

따라서 둔위일 때 자연분만을 하면 정상 분만보다 분만 중 혹은 분만 후에 더 많은 손상을 입게 됩니다. 아기의 고관절이 탈골되거나 손상을 입기도 하고 탯줄 관련 합병증이 생길 수도 있습니다. 이로 인해 산소 부족이 생겨 아기의 신경계와 뇌에 손상을 입을 수도 있습니다. 탯줄 탈출 가능성도 커집니다. 탯줄 탈출이란 태아가 산도를 내려오기 전에 탯줄이 먼저 내려가서 경관 또는 질로 빠져나와 꽉 끼는 바람에 탯줄을 통한 혈액 공급이 멈추게 되는 것을 말합니다.

둔위로 제왕절개수술을 할 때 알아두어야 할 것 첫 아기가 둔위일 경우 대부분 제왕절개수술을 합니다. 다른 중요한 수술과 마찬가지로 제

★ Funny News
둔위 교정, 음악으로 가능하다

태아도 외부의 소리나 음악에 반응합니다. 그래서 임신부의 복부 아래쪽을 향해 헤드폰으로 음악이나 소리를 들려주면 태아가 아래쪽으로 향하게 만들 수 있다고 주장하는 학자들도 있습니다. 저는 이 방법을 지지합니다. 음악도 좋겠지만 엄마, 아빠가 "아가야, 엄마가 힘드니까 바른 자세로 돌아가렴" 하고 태담을 해도 효과적일 것이라 확신합니다. 태아는 늘 엄마와 소통합니다. 이에 대한 더 자세한 내용은 401쪽 '태교' 편을 참고하세요.

왕절개수술은 감염, 출혈 등의 위험을 동반합니다. 그러나 이런 문제는 소수의 산모에게 나타나며 대부분 쉽게 치료됩니다. 제왕절개수술을 항상 계획하고 하는 것은 아닙니다. 정상 진통이 시작되기 직전에 태아가 둔위로 움직일 수도 있습니다. 이런 경우 의사도 진통 직후 진찰을 해보기 전까지는 제왕절개수술을 예상하지 못합니다. 그 밖에 둔위에서 제왕절개수술을 해야 하는 경우는 다음과 같습니다.

- 거대 태아로 의심될 때
- 임신부의 골반이 매우 좁아 난산이 예상될 때
- 불완전둔위, 즉 한쪽 또는 두 발이 아래를 향하고 있을 때
- 자궁 내 태아 발육 부전이 매우 심할 때
- 태아 기형 또는 자궁 기형일 때
- 골반 내 종양이 있을 때
- 둔위 분만에 숙련된 의사가 없을 때

그 밖에 나타날 수 있는 태아의 위치 이상

태아의 위치 이상은 둔위 외에도 여러 종류가 있지만 그리 흔한 일은 아닙니다. 다음과 같은 다양한 유형이 있는데 이 중 견갑위와 안면위가 비교적 많이 나타납니다.

견갑위(횡위) 태아의 어깨가 자궁 입구 쪽에 위치한 경우입니다. 만삭 임신의 0.4%에서 나타납니다. 이때는 자연분만이 불가능합니다. 반드시 제왕절개수술로 분만해야 합니다. 다산에 의한 복벽 이완, 조산아, 전치태반, 자궁 기형, 양수과다증 또는 양수과소증, 심한 골반 협착증 등이 있을 때 잘 발생합니다.

안면위 태아의 머리가 뒤쪽으로 지나치게 젖혀져 일반 두위에 비해 얼굴이 너무 아래에 위치한 경우입니다. 만삭 임신의 0.3%에서 나타납니다. 태아가 너무 크거나 목이 두꺼운 경우, 탯줄이 목을 감고 있는 경우, 임신부가 협골반인 경우에 잘 발생합니다. 이때는 자연분만도 가능하지만 태아가 만삭 크기 이상일 때는 제왕절개수술이 더 안전합니다.

전액위 태아의 이마가 가장 밑으로 내려와 있는 경우로 아주 드문 태위입니다. 태아가 작거나 임신부의 골반이 충분히 클 때는 자연분만이 가능하지만 그렇지 않다면 제왕절개수술을 해야 합니다.

복합위 머리나 엉덩이와 함께 손이나 발이 가장 밑으로 내려와 있는 경우로 매우 드물게 나타납니다. 이런 경우 대부분 분만에는 지장이 없으므로 손이나 발을 강제로 분만시키려고 시도해서는 안 됩니다.

지속성 후방 후두위 두위 자세에서 태아가 임신부의 전면을 바라보고 뒤통수는 임신부의 뒤쪽을 향해 있는 상태입니다. 임신 초기의 후방 후두위는 태아 스스로 전방으로 회전하면서 자연분만이 가능해집니다. 임신 중·후기까지 후방 후두위가 지속되는 경우에도 자연분만이 가능하지만 분만 시 태아의 머리가 하강하지 못하면 제왕절개수술을 해야 할 수도 있습니다. 전체 후방 후두위의 약 10%가 결국 제왕절개수술을 하게 됩니다.

매독

매독은 임신부뿐 아니라 태아에게도 위험합니다

과거에는 임신부의 매독 감염이 유산, 사산, 선천성 기형의 주요 원인이었으나 최근에는 산전 검진이 일반화되면서 거의 사라졌습니다. 매독은 임신부뿐 아니라 태아에게도 위험합니다. 매독 전염, 태아 수종, 미성숙 태아, 심지어 사산까지 유발할 수 있습니다. 또한 신생아에게는 신생아 매독과 성장 발달 장애, 사망 등을 일으킵니다. 이렇게 무서운 합병증을 불러오기 때문에 매독 검사는 모든 임신부가 필수적으로 해야 하는 기본적인 산전 검사에 포함됩니다.

매독의 원인 균인 트레포네마 팔리덤은 전파성이 매우 강하며 전염되어도 특별한 증상이나 징후가 나타나지 않아 더욱 위험합니다. 만일 임신 20주 이후에 임신부에게 매독이 진단되었다면 초음파 검사로 태아에게도 매독이 있는지 판별해야 합니다. 태아 매독의 징후는 초음파 검사로 발견할 수 있습니다. 태아의 간 비대나 복수, 수종, 양수과다증, 태반의 비후 등이 생긴 상황이라면 태아 매독 치료에 실패할 가능성이 훨씬 높습니다.

매독 치료와 태아의 선천성 매독 예방에는 페니실린 주사가 매우 효과적입니다.

매독 검사에서 양성이 나왔다고 남편부터 의심하지 마세요

한번은 신혼부부가 제 진료실을 찾아왔습니다. 임신을 확인하고는 기쁜 마음으로 개인 병원에서 산전 검사를 했는데 매독 양성 반응이 나왔다는 것입니다. 부부는 헌혈이나 수혈 경험도 없었습니다. 그러니 아내는 남편을, 남편은 아내를 의심할 수밖에 없는 상황이었지요. 하지만 부부는 배우자 외 다른 사람과는 성관계를 하지 않았다며 서로 억울함을 호소했습니다. 그 이야기를 들은 저는 매독 혈청 검사에서 위양성(僞陽性)이 나왔을 거라고 짐작했습니다. 위양성이란 매독 감염이 아닌데도 매독 혈청 반응에서 양성이 나오는 것을 말합니다. 즉 가짜로 양성 결과가 나오는 것입니다. 많지는 않지만 임신 중에 특이한 자가면역성 질환으로 분류되는 항인지질 항체 증후군(APS)이 나타나면 이런 결과가 나오기도 합니다.

매독 혈청 검사는 1차적으로 VDRL이라는 검사를 하고 여기서 위양성이든 진짜 양성이든 양성 반응이 나오면 FTA-ABS라는 검사로 확진을 합니다. 즉 FTA-ABS 검사에서 음성으로 나오면 매독이 아닌 것입니다. 이 검사로 매독이 아니라는 사실을 확인한 부부는 기뻐하며 돌아갔습니다. 그러니 산전 검사 결과 매독 양성 반응이 나왔다 해도 덜컥 배우자부터 의심하지 말고 2차 검사를 받아보는 것이 현명합니다.

에이즈 HIV 감염

HIV는 에이즈의 원인 바이러스입니다

HIV(인간 면역 결핍 바이러스)란 에이즈(후천성 면역 결핍증)를 일으키는 원인 바이러스입니다. HIV에 감염되면 바이러스의 공격으로 면역계가 약해지고 이로 인해 체중 감소, 피로, 발열 등이 나타납니다. 또 면역계의 주된 세포 수가 감소해 감염이나 암에 걸릴 위험도 높아집니다. 이렇게 HIV 감염으로 면역계가 약해져 병을 앓게 되는 것이 바로 에이즈입니다. HIV 감염에서 에이즈로 진행되는 데는 짧게는 몇 달, 길게는 수년이 걸립니다. 현재로서는 HIV 감염을 막거나 에이즈를 치료할 확실한 방법이 없습니다. 다만 에이즈 발병을 지연시키고 면역계를 보호하는 약을 꾸준히 개발하고 있습니다.

치료받으면 아기의 HIV 감염을 막을 수 있습니다

HIV는 혈액, 정액, 질액, 모유 등 체액을 통해 전염됩니다. 따라서 성관계, 주삿바늘 공유, 모유 수유 등으로 전염될 수 있습니다. 또한 임신 중에는 HIV가 태반을 통해 태아에게 감염될 수 있고 분만 중에도 임신부의 혈액과 체액 등을 통해 아기가 HIV 바이러스에 노출될 가능성이 있습니다. 그러나 HIV를 미리 진단하고 적절하게 치료하면 아기에게 감염되지 않을 가능성이 99%에 이릅니다. 반면 임신부가 HIV를 치료하지 않은 채 출산하면 아기도 HIV에 감염될 가능성이 25%에 달합니다.

따라서 모든 임신부는 가능한 한 빨리 HIV 검사를 받아야 합니다. HIV 검사에는 여러 종류가 있는데 혈액 내 HIV 항체 존재 여부를 확인하는 검사를 가장 많이 합니다. 만일 혈액에서 항체가 발견되면 검사 결과는 양성입니다. 이때는 다른 검사로 결과를 다시 확인합니다. 만일 항체가 발견되지 않으면 검사 결과는 음성입니다.

HIV에 감염되었더라도 몸에서 항체가 만들어지기까지는 어느 정도 시간이 걸리기 때문에 검사 결과가 음성으로 나올 수도 있습니다. 그러므로 최근에 HIV에 감염되었을 가능성이 있다면 결과가 음성으로 나왔더라도 임신 후기에 다른 검사로 감염 여부를 재확인해야 합니다.

만약 임신 중에 HIV 검사를 받지 않았다면 진통이 시작되었을 때 빠른 HIV 검사라도 받아야 합니다. 빠른 검사 결과는 몇 시간 안에 확인이 가능합니다.

치료제 부작용보다 HIV 감염이 더 위험합니다

임신부가 HIV에 감염되었다면 추가로 건강검진을 받아야 합니다. 다른 성 전파성 질환의 감염 여부를 확인하기 위해서입니다. 다른 종류의 감염이 확인되면 물론 치료를 받아야 합니다.

HIV 감염을 관리하기 위해서는 많은 약물을 조합해 써야 합니다. 만일 임신 전부터 HIV 치료를 위해 약을 복용하고 있었다면 임신 중에도 계속 복용해야 합니다. HIV 치료 약물도 태아 성장에 영향을 끼치지만 치료를 중단하면 태아에게 바이러스를 전파할 위험성이 증가하기 때문입니다. 그러나 임신 전에 약을 복용하지 않았다면 대개 임신 초기가 지날 때까지 기다렸다가 중기 이후부터 약물 치료를 시작합니다.

이렇게 임신 중 HIV 치료를 받은 임신부의 아기는 생후 잠깐 동안 빈혈 증세를 보이기도 합니다. HIV 감염 관리에 사용하는 약물이 장기적으로 어떤 부작용을 일으키는지는 아직 명확하게 알려져 있지 않지만 아기가 HIV에 감염되는 것보다는 덜 심각할 것입니다. 따라서 약물 부작용에 신경 쓰기보다 HIV 감염으로부터 아기를 지키는 것이 더 중요합니다.

HIV 감염 임신부는 제왕절개수술을 합니다

산통과 분만을 거치는 동안 태아는 HIV를 전파시킬 수 있는 체액에 고스란히 노출됩니다. 임신부가 산통을 하고 양막낭이 터지면 태아에게 HIV가 전염될 위험이 높아지는 것입니다. 따라서 바이러스 역가가 높은 임신부는 제왕절개수술을 해야 하는데 가능하면 산통이 시작되기 전, 즉 임신 38주 이전에 하는 것이 좋습니다.

제왕절개수술이 HIV에 감염된 임신부에게 약간 위험을 초래할 수는 있습니다. 면역력이 저하되어 수술 후의 감염에 특히 취약하기 때문입니다. 이에 대비해 항생제 등을 미리 투여해야 합니다.

임신 중 HIV 치료약을 꾸준히 복용하고 제왕절개수술로 분만하는 경우 태아에게 HIV를 감염시킬 위험은 2%까지 줄어듭니다.

HIV 감염 산모의 아기는 지속적인 관리를 받습니다

HIV에 감염된 임신부가 출산한 아기는 출생 후 몇 차례 HIV 검사를 받습니다. 태어난 직후의 검사 결과는 양성으로 나오지만 이것이 아기가 HIV 양성임을 의미하지는 않습니다. 태아의 혈액에 엄마에게서 받은 항체가 존재하기 때문에 감염되지 않았더라도 첫 검사에서 양성 결과가 나오는 것입니다. 모체로부터 받은 HIV 항체는 생후 6개월 내에 사라집니다.

HIV 양성인 임신부가 출산한 아기는 출생 후 감염 위험을 줄이기 위해 약물 치료를 받아야 합니다. 출생 12시간 이내에 첫 번째 약을 투여하는 것을 시작으로 생후 6주 동안 꾸준히 치료합니다.

HIV 양성인 엄마는 모유를 통해 아기를 감염시킬 수 있으므로 모유 수유를 해서는 안 됩니다.

B군 연쇄상 구균 감염

산모에게는 괜찮아도 태아에게는 치명적입니다

B군 연쇄상 구균(GBS)은 우리 몸속에 살고 있는 수많은 세균 중 하나입니다. 전체 임신부의 10~30%에서 발견됩니다. 주로 소화기계, 요로계, 생식기계에 서식하며 여성의 질과 직장에서 발견되는 경우도 있습니다.

GBS 감염은 성 전파성 질환이 아니며 대개는 증세가 없습니다. 가끔 GBS로 인한 요로 감염이 생기기도 하지만 큰 질환으로 발전하지는 않습니다. 그러나 태아나 신생아에게 GBS가 전파되면 매우 심각한 문제를 초래하며 심지어 감염된 아기 중 5% 정도가 생명을 잃기도 합니다. GBS는 조기 감염과 후기 감염, 2가지 형태로 아기에게 전염됩니다.

조기 감염 GBS가 번식한 산도를 통해 아기가 나오면서 대부분 분만 6시간 이내, 길면 분만 7일 이내에 감염되는 것입니다. GBS에 노출된 아기 중 단 몇 명만이 감염되지만 일단 감염되면 폐 감염, 혈액 감염, 수막염 등 심각한 문제로 발전합니다. 특히 조산으로 태어난 미숙아는 감염 위험이 더욱 큽니다. 태아의 GBS 조기 감염을 예방하려면 임신 35~37주에 GBS 검사를 해야 합니다. 이는 임신부의 질과 직장에서 면봉으로 샘플을 채취해 배양하는 검사이며 검사 2일 후에 결과가 나옵니다.
후기 감염 생후 7일 이후에 발생하는 감염입니다. 분만 과정에서 임신부로부터 감염되거나 또는 GBS에 감염된 다른 사람과의 접촉으로 발생합니다. 후기 감염의 경우 아기가 유난히 느리거나 비활동적이고 과민하며, 잘 안 먹고 구토 또는 고열 증세를 보입니다.

조기 감염을 막기 위해 분만 시 항생제를 투여합니다

임신부가 GBS에 감염되었다면 아기의 조기 감염을 예방하기 위해 항생제 치료를 받아야 합니다. 또 일반적으로 병원에서는 자연분만 시 아기의 감염을 막기 위해 항생제를 투여합니다. 페니실린 등의 항생제는 분만 중 감염될 수 있는 세균을 제거하며 태아에게는 안전합니다. 만일 임신부에게 페니실린 알레르기가 있다면 미리 의사에게 알려야 합니다.

제왕절개수술을 할 때는 태아가 산도를 통과하지 않으므로 분만 중 항생제를 투여할 필요가 없습니다. 그러나 예정된 제왕절개수술 날짜 전에 산통이 시작될 수도 있으므로 GBS 검사는 반드시 해야 합니다.

GBS의 조기 감염은 항생제 치료로 예방할 수 있지만 후기 감염은 완벽하게 예방할 수 없습니다. 따라서 신생아에게 후기 감염의 징후가 나타나는지 세심히 관찰해야 합니다.

앞서 말했듯 GBS는 성인에게는 별다른 질환을 유발하지 않으므로 분만 후에는 더 치료받을 필요가 없고 부부 관계에도 지장을 주지 않습니다. 그러나 이전 임신에서 GBS 감염이 확인된 여성이 다시 임신을 했다면 태아 조기 감염을 예방하기 위해 반드시 검사와 치료를 받아야 합니다.

소아기 바이러스 질환

면역력이 없으면 어른도 걸릴 수 있습니다

소아기 질환이란 주로 바이러스 때문에 생기는 수두, 감염성 홍반, 풍진, 홍역, 볼거리 등을 말합니다. 성인은 대부분 어린 시절에 이미 이런 질환을 앓았거나 백신을 맞았기 때문에 면역력이 있습니다. 그런데 병을 앓지도 않고 백신을 맞지도 않았거나 백신을 맞았다 해도 그 효과가 없어진 경우는 성인이라도 소아기 질환에 걸릴 수 있습니다. 따라서 소아기 질환에 면역력이 없는 임신부라면 감염되지 않도록 각별히 주의해야 합니다. 임신 중에는 수두, 홍역·풍진·볼거리 백신을 접종할 수 없습니다. 따라서 임신 전에 미리 예방접종을 하는 것이 가장 좋고, 이미 임신을 했다면 소아기 바이러스 질환을 앓고 있거나 앓을 가능성이 있는 사람을 멀리해야 합니다. 임신부가 소아기 질환에 감염되면 선천성 결손증, 유산, 사산, 빈혈 등의 문제를 일으킬 수 있습니다.

수두: 출산 직전 감염되면 아기가 위험합니다

가장 흔한 소아기 질환 가운데 하나인 수두는 전염력이 매우 강해 발진 등의 증세가 나타나기도 전에 다른 사람에게 전염시킬 수 있습니다. 성인, 특히 임신부가 수두에 걸리면 어린아이보다 증상이 심할 수 있어서 수두와 동시에 폐렴에 걸리는 일도 있습니다.

수두는 한 번 앓으면 면역력이 생기기 때문에 성인 대부분은 수두 병력이나 예방접종으로 이미 수두 면역력이 생겼습니다. 만일 수두에 걸린 적이 있는지, 예방접종은 했는지 불확실한 상태로 임신을 했다면 임신 중에는 수두 예방접종을 할 수 없으므로 수두에 걸린 사람과의 접촉을 피하는 것이 최선입니다.

임신 초기에 수두에 걸리면 아기에게 그다지 해롭지는 않습니다. 아기가 수두에 걸린 채 태어나겠지만 임신부의 항체가 아기에게 전달되기 때문에 심하게 앓지 않고 금세 회복됩니다. 그러나 출산하기 일주일 이내에 수두에 걸린다면 문제가 심각합니다. 임신부가 미처 수두 항체를 만들지 못한 상태라 아기가 수두를 심하게 앓을 가능성이 있기 때문입니다. 이런 경우 아기는 출생과 동시에 곧바로 수두 치료를 받아야 합니다.

만일 임신 중 수두에 걸린 사람과 접촉했다면 반드시 의사와 상담해야 합니다. 혈액 검사로 수두 항체 여부를 확인할 수 있습니다. 만일 수두에 노출되었는데 항체가 없다면 대상포진 면역글로불린이라는 약을 쓰되, 바이러스에 처음 노출된 3일 이내에 투여해야 효과를 볼 수 있습니다.

수두 예방은 임신 전부터

수두에 대한 면역력이 없는 여성은 임신하기 적어도 1개월 전에는 백신을 맞아야 합니다. 백신은 2회로 나누어 1개월 간격으로 맞습니다. 임신 중에는 수두 예방접종을 할 수 없으므로 임신 전에 접종해 예방하는 것이 최선입니다.

감염성 홍반: 아기에게 거의 문제를 일으키지 않습니다

감염성 홍반은 흔하고 전파력이 강하지만 증상이 심하지는 않습니다. 주된 증상은 발진입니다. 밝은 적색의 발진이 뺨에서 시작되어 팔과 다리, 몸통으로 퍼집니다. 드물게는 관절이 아프고 붓는 증세가 동반되기도 하는데 전혀 증상이 없는 경우도 많습니다.

감염성 홍반에는 백신이 없지만 성인의 절반은 과거에 걸린 적이 있어 감염성 홍반에 대한 면역력이 있습니다. 학교나 어린이집 교사처럼 아이들과 접촉이 많은 성인은 감염성 홍반에 걸릴 위험성이 높습니다.

임신부가 감염성 홍반에 걸리면 태아를 초음파로 관찰합니다. 대부분은 임신부에게 약한 증상만 나타나고 태아에게는 거의 문제가 없습니다. 매우 드물긴 해도 감염성 홍반이 아기에게 사산이나 유산을 일으킬 만한 빈혈을 유발하기도 하는데 이런 경우는 치료가 필요합니다.

풍진·홍역·볼거리: 풍진은 유산과 조산을 유발합니다

홍역, 볼거리, 풍진을 예방하는 MMR 백신은 임신 중에는 접종할 수 없으므로 면역력이 없는 여성은 임신 전에 백신을 맞아야 합니다. 백신을 맞은 후 최소한 1개월은 기다렸다가 임신하는 것이 안전합니다.

대개 홍역과 볼거리는 임신 중에 큰 문제를 일으키지 않습니다. 하지만 풍진은 임신부와 태아에게 해로울 수 있습니다. 임신부가 풍진에 걸리면 태아에게 심장 질환이나 청력 손실이 생기기도 하고 사산이나 유산, 조산을 유발하기도 합니다. 임신 첫 달에 풍진을 앓은 임신부의 태아 절반에서 이런 합병증이 나타납니다. 풍진에 감염된 시기가 임신 후반부로 갈수록 아기에게 문제가 생길 가능성이 낮아집니다.

★ Funny News
임신부가 함부로 키스하면 유산된다?

영국의 헨드리 교수 팀은 임신부가 키스로 특정 바이러스에 감염되면 유산 등 치명적인 위험이 생길 수 있지만 임신 전에 한 남자와만 키스하면 이런 위험을 막을 수 있다고 밝혔습니다. 남자는 키스를 통해 여자에게 시토메갈로 바이러스를 옮기는데 이 바이러스는 평소에는 아무런 문제를 일으키지 않다가 임신한 여성에게 전염되면 유산이나 난청, 뇌성마비 같은 선천성 기형을 유발할 수 있습니다. 헨드리 교수는 이 문제에 대한 해결법으로 '임신 전 한 남자와 6개월간 지속적으로 키스하기'를 제시했습니다. 남자가 여자에게 시토메갈로 바이러스를 옮기면 초기에는 여자가 가볍게 아플 수도 있지만 이후에도 키스를 계속하면 면역력이 생긴다는 것입니다. 헨드리 교수는 여자에게 시토메갈로 바이러스에 대한 면역력이 생기면 임신 후 태아에게 이 바이러스가 전염될 위험이 낮아진다고 밝혔습니다.

한 사람과의 키스가 백신 역할을 한다는 것인데, 임신 전 여러 파트너와 키스를 하면 결국 아기에게 해롭다는 '교훈'을 주는군요.

성 매개 질환

헤르페스:
임신 말기까지 치료되지 않으면 제왕절개를 해야 합니다

성기 헤르페스는 감염된 사람(구강 헤르페스 감염자 포함)과의 성 접촉으로 감염됩니다. 성기에 통증을 수반하는 물집과 궤양이 생기는 것이 주요 증상입니다. 부부 가운데 한 사람이 감염되었다면 배우자의 감염을 예방하기 위해 콘돔을 써야 하고 증상이 있을 때는 부부 관계를 자제하는 것이 좋습니다.

만일 임신부가 헤르페스에 감염되었다면 출산 과정에서 아기에게 전염되어 중추신경계 장애나 사망에까지 이를 수 있습니다. 특히 출산에 임박해 성기 헤르페스에 감염된 임신부는 그렇지 않은 임신부에 비해 출산 시 태아에게 바이러스를 전염시킬 확률이 30~50% 정도 증가합니다.

헤르페스 치료에 주로 쓰는 약물은 아사이클로버 제제의 조비락스입니다. 임신 36주에 투여하기 시작하면 헤르페스 감염 발생이 눈에 띄게 줄며 분만 시 바이러스가 사라져 자연분만이 가능합니다. 그러나 임신 말기까지 헤르페스가 치료되지 않으면 태아 감염을 막기 위해 제왕절개를 해야 합니다.

클라미디아: 임신부에게 안전한 항생제로 치료합니다

클라미디아는 가장 흔한 성 매개 감염 질환입니다. 출산 시 아기에게 전염되어 심각한 눈 질환이나 폐렴을 일으킬 수 있고 산모에게는 출산 후 자궁내막염이 생길 수 있습니다. 조산이나 저체중아 출산과도 관련이 있습니다.

치료제로 많이 쓰는 테트라사이클린은 태아의 뼈와 치아 기형을 일으킬 위험이 있으므로 임신 중에는 지스로맥스를 사용합니다.

임질: 항생제로 비교적 잘 치료됩니다

임신부가 임질에 감염되었을 때 신생아에게 전염될 가능성은 30~50% 정도입니다. 임질 균이 출산 시 산도를 통해 아기에게 전염되면 심한 눈 질환이나 전신 감염을 일으킬 수 있습니다. 또한 산모에게도 출산 후 자궁내막염, 골반염 등을 유발할 수 있습니다. 로세핀이라는 항생제 주사를 맞거나 경구약 슈프락스를 복용하면 잘 치료됩니다.

유레아플라스마: 유산과 조산의 원인입니다

유레아플라스마는 주로 비임균성 요도염을 일으키는 원인 균인데 임신부에게 질 내 감염이 일어나면 습관성 유산 또는 조산의 원인이 되며 신생아 사망률도 높아집니다. 주로 성 접촉으로 전파되지만 공중목욕탕이나 불결한 변기를 통해서도 감염됩니다. 부부가 같이 치료받아야 하며 임신 중에는 지스로맥스로 잘 치료됩니다. 치료 후 반드시 재배양 검사를 해 균이 없어진 것을 확인해야 합니다.

질염

분비물을 보면 알 수 있습니다

질염의 가장 큰 특징이 비정상적인 분비물입니다. 분비물의 성상에 따라 질염의 원인도 추정할 수 있습니다. 단, 분비물만으로 정확한 진단을 내릴 수는 없습니다.
혈성 혹은 갈색 분비물 불규칙적인 월경주기, 자궁경부암이나 자궁내막암, 질 출혈
탁하고 노란 분비물 임질
노란색 또는 초록색에 거품이 있고 악취가 나는 분비물 트리코모나스증
핑크색 분비물 출산 후 오로
흰색의 끈적한, 마치 치즈 같은 분비물 칸디다(진균)증
하얗거나 회색이며 생선 비린내가 나는 분비물 세균성 질증

칸디다증: 임신 중 잘 발생합니다

주로 칸디다 알비칸스가 원인 균이고 여성에게 비교적 흔한 질환입니다. 임신 중에는 에스트로겐의 변화로 더 잘 발생합니다. 우유 같은 흰색의 질 분비물과 외음부의 심한 가려움증이 대표 증상입니다. 치료 약제로는 니코나졸, 니스타틴 등을 사용하며 치료 효과가 매우 좋은 편입니다. 재발하면 다시 약을 투여합니다.

트리코모나스증: 임신 중기 이후 치료합니다

트리코모나스는 주로 성적으로 전파되는 질 감염 원인 균으로 가려움증, 많은 양의 분비물, 통증, 질 과민, 악취 등 매우 불쾌한 증상을 유발합니다. 또한 만성적인 염증 상태를 일으키고 HIV 감염도 더 잘 일어나게 합니

질염이 잘 생기는 환경

임신성 당뇨병 질염을 비롯한 여러 합병증을 불러올 수 있으므로 반드시 관리해야 합니다.
꽉 끼는 속옷이나 청바지 조이지 않는 면 소재 옷을 입습니다.
자극적인 세제 자극이 없는 비누를 사용합니다.
항생제 장기 복용 질염이 생기면 항생제 사용을 일시적으로 중단합니다.
잘못된 배변 습관 배변 후에는 앞에서 뒤로 닦습니다. 비데 방향도 마찬가지로 조절합니다.
자극적이고 불결한 부부 관계 정갈하고 청결한 환경에서 정상적인 체위를 합니다. 질염이 있을 때는 구강성교를 삼갑니다.

다. 트리코모나스 감염 증세를 보이는 임신부는 도말 검사나 배양 검사로 트리코모나스 감염 여부를 확인해야 합니다. 증상이 없는 임신부에게는 트리코모나스 선별 검사를 권하지 않습니다.

임신부에게 트리코모나스증이 있으면 조산과 저체중아 출산의 위험이 있습니다. 임신 중 트리코모나스증을 치료하기 위해서는 메트로니다졸 2g을 하루에 한 번 경구투여합니다. 치료는 임신 초기가 지난 후에 시작하는 것이 좋습니다. 임신 중 치료 효과에 대해서는 아직 확실하게 밝혀진 바가 없습니다. 또 아직까지 치료로 조산 발생률을 낮춘다는 보고도 없습니다.

세균성 질증: 조산, 저체중아 출산 위험이 있습니다

세균성 질증은 성 매개 질환은 아니지만 성적으로 활발한 여성에게 더 흔히 생깁니다. 질 내 정상 균의 평형 상태가 깨지면서 혐기성 세균이 너무 많이 증식해 발생합니다. 우유 같은 흰색 분비물, 생선 냄새 같은 악취가 특징입니다. 이런 악취는 성생활 시 더욱 증가합니다.

임신부의 10~30%에 세균성 질증이 있습니다. 임신부의 세균성 질증은 조산, 조기 양막 파수, 저체중아 출산 등과 관련이 있습니다. 임신한 여성 중 증상이 없는 경우는 세균성 질증에 대한 선별 검사와 치료가 필요하지 않습니다.

태아 성장 장애

태아 성장 장애가 있으면 주산기 사망률이 높아집니다

*신생아 분만 전후, 임신 29주에서 생후 1주까지의 기간을 '주산기'라고 합니다.

태아가 해당 임신 주 수의 다른 태아들과의 비교에서 체중이 하위 10%에 해당하면 태아 성장 장애라고 합니다. 임신 중 태아의 성장을 평가하는 것은 어려운 일이지만 이를 위해 현재 다양한 검사를 동원하고 있습니다. 태아 성장 장애는 태아의 태변 흡인, 질식, 사산 위험을 증가시킵니다. 주산기의 사망률과도 연관이 깊은데 일반적으로 태아 성장 장애가 있으면 신생아 사망 위험도가 정상아의 6~8배 정도라고 알려져 있습니다.

태아 성장 장애가 있는 경우 가장 적절한 분만 방법을 결정하기 위해 재태 기간과 태아 및 자궁경부 상태를 살펴야 합니다. 따라서 진통 시 더욱 정확하고 정밀한 감시와 체크가 필요합니다.

임신부와 태아를 다각적으로 살펴 원인을 찾습니다

태아 성장에 이상이 관찰되면 태아의 유전적·구조적 이상이나 자궁 내 감염이 원인인지, 아니면 다른 요인이 있는지 판별해야 합니다. 정확한 평가는 임신 시기에 따라, 성장 장애가 대칭적인지 비대칭적인지에 따라 달라집니다.

태아의 성장 장애를 유발하는 원인은 다음과 같습니다.

- 임신부에게 고혈압, 당뇨병, 면역 장애, 전신성 홍반성 낭창 등의 질환이 있을 때
- 임신부의 사회·경제적 곤란 또는 영양 결핍

- 임신부가 술, 담배, 코카인 같은 약물에 노출되었을 때
- 태반 형태 이상, 태반 파열, 면역 이상 등이 있을 때
- 임신부 자신이 태아 성장 장애를 겪었을 때
- 이전 임신에서 태아 성장 장애가 있었을 때
- 임신부에게 태아 성장 장애 임신을 했던 자매가 있을 때

이럴 때는 분만 시기의 결정이 중요합니다

태아 성장 장애가 나타나면 태아를 분만할 가장 적절한 시기를 판단하기 위해 더욱 철저한 관리가 필요합니다. 태아가 자궁 내에서 계속 성장하는 것이 조산보다 더 위험하다고 판단되면 분만 시도를 결정합니다. 일반적으로 임신 31주 이내에는 특별한 이유가 없는 한 분만을 지연하는 것이 좋습니다.

임신 36~37주 이전 탯줄 동맥 도플러 등 여러 검사 결과가 정상이라면 분만을 연기합니다. 임신 34주 이전에는 태아의 폐 성숙을 위해 스테로이드를 사용합니다. 이렇게 조치해 분만을 지연하면 임신 34주 이후 분만해도 아기에게 호흡 장애와 같은 위험은 없습니다.

임신 36~37주 이후 태아 성장 장애가 있더라도 양수의 양이 정상이면 자궁경부 상태가 유도 분만에 적절해질 때까지 지켜보며 진통이 오기를 기다리는 것이 좋습니다. 그러나 양수의 양이 감소되었다면 즉시 분만해야 합니다.

Rh-형 임신부

임신부는 Rh-형, 태아는 Rh+형인 경우가 문제입니다

Rh 인자는 적혈구에 존재하는 단백질의 한 종류입니다. 대개는 Rh+형, 즉 Rh 인자를 가지고 있고 Rh 인자가 없는 Rh-형은 소수입니다. Rh+형인지 Rh-형인지는 간단한 혈액 검사로 알아볼 수 있으며 어느 쪽이든 건강에는 전혀 지장이 없습니다. 하지만 임신 중에는 문제가 될 수 있습니다.

Rh 인자가 문제를 일으키는 경우는 Rh-형 혈액이 Rh+형 혈액과 만났을 때입니다. 이런 경우 Rh-형 혈액이 감작(외부에서 들어온 항원으로 신체의 면역계가 민감해진 상태)되는데, 이는 곧 Rh 인자를 해로운 물질로 인식하고 그에 대항하는 항체를 만들어낸다는 뜻이지요.

만약 엄마, 아빠가 모두 Rh-형이라면 아기도 Rh-형이기 때문에 엄마가 감작될 위험이 없습니다. 또 엄마가 Rh+형이고 아빠가 Rh-형인 경우에도 감작이 일어나지 않습니다. 그러나 엄마가 Rh-형이고 아빠가 Rh+형이라면 태아가 Rh+형이 되어 엄마에게 감작이 일어납니다.

임신부와 태아가 혈액순환계를 공유하지는 않지만 태아의 혈액 중 아주 일부가 태반을 통해 임신부의 몸으로 들어갈 수 있습니다. Rh-형 임신부와 Rh+형 태아 사이에 이런 일이 생기면 임신부의 몸은 Rh+형 태아를 공격하는 항체를 만들게 됩니다. 첫 임신에서는 임신부가

Rh-형 여성이 감작되는 경우

Rh-형 여성은 Rh+형 혈액이 조금만 섞여 들어와도 언제든지 감작될 수 있습니다. 다음과 같은 경우에도 감작될 가능성이 있습니다.
- 유산
- 인공유산
- 자궁 외 임신
- 수혈
- 양수 천자
- 융모막 검사
- 임신 중 출혈

많은 양의 항체를 만들기 전에 아기를 출산하기 때문에 별다른 문제가 발생하지 않습니다. 그러나 그다음 임신이 문제입니다. 한번 형성된 항체는 절대 사라지지 않기 때문에 다음 임신 때 태아가 Rh+형이면 임신부의 항체가 태아의 적혈구를 파괴하고 이로 인해 태아 빈혈, 신생아 뇌 손상, 심지어 신생아 사망까지 유발할 수 있습니다.

Rh 면역글로불린 주사로 감작을 예방할 수 있습니다

간단한 혈액 검사와 항체 검사로 여성의 Rh-형과 Rh+형 혈액에 대한 감작 여부를 알 수 있습니다. 만일 Rh-형 임신부가 아직 감작되지 않았다면 Rh 면역글로불린(RhIg) 주사로 감작을 예방할 수 있습니다. RhIg 주사는 임신 28주경에 남은 임신 기간 동안의 감작을 예방하기 위해 맞습니다. 출산 뒤에도 72시간 이내에 추가 접종해야 합니다.

만일 임신부가 이미 Rh+형 혈액에 대한 항체가 있는 경우는 RhIg 치료가 전혀 효과가 없습니다. 이때는 우선 태아가 위험에 처해 있는지 여부를 진단해야 합니다. 심각한 경우는 태아 빈혈로 조기 출산하거나 자궁 내 태아에게 수혈을 해야 할 수도 있습니다. 물론 증상이 심각하지 않다면 제 시기에 출산할 수 있습니다. 분만 후 아기는 혈액 세포 교환을 위한 수혈을 받아야 합니다.

Q&A Rh-형이라도 둘째 출산 계획이 없으면 괜찮나요?

첫 임신이라면 임신부의 Rh-형 혈액이 거의 문제 되지 않습니다. 그래서 둘째 출산 계획이 없으면 RhIg 주사를 맞지 않아도 되느냐고 묻는 임신부들이 있습니다. 그러나 이런 경우에도 주사를 맞는 것이 좋습니다. 이유는 3가지입니다. 첫째, 생각이 바뀌어 다시 임신을 원하게 될 수도 있습니다. 둘째, 둘째를 안 갖기 위해 불임수술을 했더라도 임신이 될 가능성은 늘 있습니다. 셋째, 앞으로 혹시라도 수혈받을 상황이 생겼을 때 감작을 예방하기 위해서입니다.

보조 생식술 후 임신

보조 생식술은 태아의 선천성 기형과 관련이 없습니다

보조 생식술로 임신했더라도 자연 임신보다 태아의 선천성 기형 빈도가 높지는 않습니다. 2012년 호주 데이비스 박사 팀이 보조 생식술로 임신한 경우, 이전에 보조 생식술로 출산한 뒤 자연 임신한 경우, 불임 진단 후 보조 생식술을 이용하지 않은 경우, 불임 진단을 받지 않은 경우 등에서 각각 선천적 결함 위험이 얼마나 되는지 연구했습니다. 그 결과 보조 생식술을 이용한 경우는 8.3%, 그렇지 않은 경우는 5.8%에서 선천적 결함이 나타났습니다. 그러나 이런 수치는 불임 경력과 그 원인이 영향을 미친 결과이지 보조 생식술과는 관련이 없다고 발표했습니다. 단, 미세 유리관을 통해 하나의 정자를 난자의 세포질 내에 직접 주입하는 난자세포질 내 정자 주입술(ICSI)의 경우는 선천적 결함 발생 비율이 약간 높게 나타났습니다.

보조 생식술 후 발생하는 임신 합병증

단태임신인 경우 보조 생식술로 단태아를 임신한 경우 자궁 내 발육 제한 또는 저체중아 빈도가 높다는 연구 결과가 있긴 합니다. 그러나

보조 생식술의 성공 확률과 위험 요인

임신부가 만 35세 이하인 경우는 보조 생식술의 성공률이 한 사이클당 40% 정도로 높습니다. 그러나 만 35세 이상이면 성공률이 낮아집니다. 이 외에도 여성이 흡연하거나 비만한 경우, 여성 쪽에 난관 폐쇄·자궁근종 등의 문제가 있어 불임 진단을 받은 경우, 또는 남성 쪽에 불임 요인이 있는 경우 성공률이 낮아집니다.

⭐ **Funny News**

보조 생식술 임신부, 키 클수록 안전하다?

2012년 미국 루이지애나 불임 클리닉에서 디키 박사 팀이 연구한 결과에 따르면 시험관 아기 시술로 쌍태임신을 한 경우 임신부의 키가 클수록 조산 위험이 감소하는 것으로 나타났습니다. 임신부가 키가 작거나 비만한 경우는 상대적으로 조산 위험이 높았습니다.

불임 환자들에게 이미 있던 위험 요소를 감안하면 자연 임신과 큰 차이가 없습니다.

다태임신인 경우 보조 생식술로 다태임신을 할 가능성은 외국이 1/3, 우리나라는 1/2입니다. 2008년도 대한산부인과학회 현황 보고서에 따르면 우리나라의 경우 쌍태임신이 50.7%, 삼태임신은 1.5% 정도라고 합니다. 다태임신은 사실 합병증이라기보다는 불임 치료의 결과라고 볼 수 있습니다.

2005년 일산백병원에서 대한산부인과학회지에 보고한 바에 따르면 자연적인 쌍태임신과 보조 생식술을 이용한 쌍태임신 간에 합병증 차이는 없습니다. 그러나 쌍태임신이 단태임신보다 여러 임신 합병증을 유발할 가능성이 큰 것은 사실이므로 미리 대비할 필요는 있습니다. 쌍태임신으로 인한 임신 합병증에는 임신성 고혈압, 임신성 당뇨, 저체중아, 전치태반, 조기 진통 및 조산, 제왕절개수술 가능성 증가 등이 있습니다. 이에 대한 더 자세한 내용은 245쪽 '쌍둥이 임신' 편을 참고하세요.

고령 임신인 경우 보조 생식술을 이용하는 여성 중에는 고령 임신인 경우가 많습니다. 따라서 고령 임신의 합병증에 대해서도 주의를 기울여야 합니다. 이에 대한 더 자세한 내용은 225쪽 '고령 임신' 편을 참고하세요.

자궁 기형

자궁 기형인 경우의 임신과 합병증, 치료 방법에 대해서는 460쪽 '유산' 편의 '습관성 유산'에서 자세히 다룹니다.

임신 중 예방접종

감염을 예방하기 위해 임신 중에도 예방접종을 할 수 있습니다. 과거에는 임신 중 예방접종이 태아에게 위험하다는 의견도 있었으나 비활성화된 바이러스나 세균 백신 또는 변성독소를 임신부에게 투여한다고 해서 위험이 증가한다는 증거는 어디에도 없습니다. 특히 질병 노출 가능성이 높거나 감염이 모체나 태아에게 크게 위험하지 않거나 백신이 별로 해롭지 않은 경우는 임신부에게 예방접종을 함으로써 얻는 이익이 접종으로 인한 잠재적 위험보다 더 크므로 접종을 하는 편이 낫습니다.

임신 중 적극 권하는 예방접종

독감 백신 생백신이 아닌 비활성화 인플루엔자 백신이라 임신부에게 해롭지 않습니다. 더구나 임신부가 인플루엔자에 감염되면 심각한 합병증의 위험이 있는 만큼 반드시 예방접종을 해야 합니다. 임신부가 독감에 걸리면 폐렴이나 호흡기계 감염으로 사망할 수 있고 고열로 태아의 저산소증 등을 유발할 수도 있습니다. 임신부가 독감 예방접종을 하면 신생아 역시 생후 6개월간 독감 바이러스에 감염될 위험이 현저히 줄어든다는 연구 결과도 있습니다. 임신부뿐 아니라 인플루엔자가 유행하는 계절에 임신할 계획인 여성은 반드시 접종을 해야 합니다.

임신 중에도 비교적 안전한 예방접종

A형 간염 백신 임신부의 A형 간염 예방접종에 대해서는 아직 안전성이 명확히 확인되지 않았습니다. 하지만 A형 간염 백신은 비활성화된 A형 간염 바이러스로 만들므로 이론적으로는 태아에게 위험할 가능성이 낮습니다. 임신부가 접종해서 문제가 된 적이 없기 때문에 대체로 의사들은 A형 간염 유행이 염려될 때는 백신을 맞는 것이 좋다고 권합니다.

B형 간염 백신 되도록 임신 전에 접종하는 것이 좋습니다. 그러나 임신 중이라도 B형 간염 바이러스에 감염될 위험이 높고 항체가 없다면 접종을 권합니다.

인유두종 바이러스(HPV) 백신 되도록 임신 전에 접종하는 것이 좋지만 임신 중에도 접종이 가능합니다. HPV 백신에는 2가(HPV 16, 18형 감염 예방)와 4가(HPV 6, 11, 16, 18형 감염 예방), 두 종류가 있습니다.

수막구균 백신 임신 중 안전성에 대한 보장은 없지만 수막구균에 대한 노출 위험이 크다고 판단되는 경우는 접종을 권합니다.

Td(파상풍&디프테리아) 백신 창상 등 위험 상황이 있을 때라면 임신 중이라도 Td를 접종해야 합니다. 전에 예방접종을 했더라도 접종한 지 10년이 넘었다면 추가 접종해야 합니다.

Tdap(파상풍&디프테리아&백일해) 백신 최근 미국질병예방통제센터에서는 Tdap 접종과 관련된 새로운 가이드라인을 제시했습니다. 임신 전 Tdap 접종을 했든 안 했든 모든 임신부에게 Tdap 접종을 하는 것이 바람직하다는 것입니다. 이는 감염에 취약한 신생아의 백일해 발생을 최소화하기 위해서입니다. 접종은 임신 중 언제라도 가능하지만 모체의 항체 반응을 극대화하고 태아에게 항체를 효과적으로 전달하기 위해서는 임신 27~36주에 하는 것이 가장 좋습니다.

탄저병 백신 임신 중 탄저병 백신 사용에 대해서는 안전성이 확실하지 않습니다. 그러나 탄저병 발병 가능성이 높은 환경에 있다면 접종을 권합니다.
광견병 백신 광견병 예방접종이 태아 기형과 관련 있다는 근거가 부족하므로 임신 중에도 접종 가능합니다. 광견병에 노출될 위험이 큰 경우라면 접종하는 것이 좋습니다.
폐렴구균 백신 임신 초기의 폐렴구균 접종에 대해서는 아직 안전성이 불확실합니다. 임신 중기 이후의 임신부가 면역력이 약하거나 폐렴에 걸릴 위험이 높은 환경에 있다면 접종해도 좋습니다.

임신 중에는 위험한 예방접종입니다

MMR(홍역·볼거리·풍진) 백신 생백신은 이론적으로 백신 바이러스가 태아에게 전달될 위험이 크기 때문에 임신부에게 접종하지 않습니다. 만약 임신인 줄 모르고 접종했거나 접종한 지 1개월 이내에 임신이 되었다면 태아에게 끼칠 잠재적인 영향에 대해 의사와 상담해야 합니다. 하지만 이런 경우라도 반드시 임신을 종결시킬 필요는 없습니다.
소아마비 백신 임신부 또는 태아에게 소아마비 백신이 해롭다는 사실은 아직 증명되지 않았지만 임신부에게는 접종을 권하지 않습니다.
수두 백신 수두 바이러스 백신이 태아에게 미치는 영향에 대해서는 아직 알려지지 않았습니다. 안전성을 장담하지 못하므로 임신부는 접종해서는 안 됩니다.
BCG(결핵) 백신 태아에게 해로운 영향을 끼친다는 증거는 없지만 임신 중에는 접종을 권하지 않습니다.
우두 백신 우두 백신이 태아에게 감염이나 선천성 기형을 일으킨다는 보고는 거의 없습니다. 그러나 생백신인 만큼 응급 상황이 아니라면 임신부에게는 접종하지 않습니다.
대상포진 백신 임신 중에는 대상포진 백신을 권하지 않습니다.

해외여행 전 체크해야 할 예방접종

만일 임신 중 해외에 나갈 일이 있다면 추가 백신 접종이 필요할 수 있습니다. 여행 국가별 감염과 예방접종에 관한 정보는 우리나라 질병관리본부 해외여행질병정보센터(travelinfo.cdc.go.kr)에서 얻을 수 있습니다.

일본 뇌염 백신 이론적으로는 일본 뇌염 예방접종이 태아에게 위험을 끼칠 수 있으므로 임신부에게 권하지 않습니다. 그러나 임신부가 일본 뇌염 위험 지역을 여행할 때는 접종하는 편이 낫습니다.

황열 백신 임신 중 황열 예방접종에 대해서는 아직 안전성이 밝혀지지 않았습니다. 그러나 황열병 발병 위험이 큰 지역을 여행한다면 예방접종을 권합니다.

콜레라 백신 콜레라는 동남아시아, 아프리카, 남아메리카 등 일부 지역의 풍토병입니다. 현재 콜레라 예방접종을 공식적으로 요구하는 국가는 없습니다. 철저한 개인위생과 안전한 음식 섭취만으로도 예방이 가능하므로 임신부가 굳이 접종할 필요는 없습니다.

말라리아 백신 말라리아에 감염될 경우 조산, 유산, 사산 등의 결과를 초래할 수 있으므로 임신부 또는 임신 가능성이 있는 여성은 말라리아 유행 지역에 가지 않는 것이 바람직합니다. 반드시 방문해야 한다면 의사와 상담해 효과적인 예방책을 마련해야 합니다. 말라리아는 여행 전 약을 복용해 예방할 수 있는데 아토바쿠온-프로구아닐 복합제와 독시사이클린은 임신부나 수유부가 복용해서는 안 됩니다.

(고령 임신)

WHO에서는 임신부가 만 35세 이상이면 고령 임신으로 정의합니다. 고령 임신은 유산, 임신 합병증, 선천성 기형, 신생아 사망, 제왕절개수술, 산후 우울증 등이 생길 위험이 큽니다. 그러나 만 35세 이상이라고 해서 임신하기에 위험한 나이라고 단언할 수는 없습니다. 평소 건강관리와 산전 관리에 신경 썼다면 나이에 상관없이 얼마든지 안전하게 출산할 수 있으니까요. 자기 몸에 대한 성숙하고 긍정적인 인식, 독립성, 경제적 여유를 갖춘 만큼 나이 어린 임신부보다 더 유리할 수 있으니 자신감을 가져도 좋습니다.

고령 임신에 따른 위험

임신부가 만 35세 이상이면 고령 임신입니다
우리나라 고령 산모의 비율이 2013년에 15%를 넘어섰습니다. 10년 전 6%에서 2배 이상 증가한 수치입니다. 미국질병통제센터의 최근 자료에 따르면 지난 40년간 고령 초산부가 무려 9배 이상 증가했다고 합니다. 영국도 마찬가지여서 영국통계청 자료에 따르면 지난 20년간 40세 이상 고령 산모의 수가 3배 가까이 늘었습니다.

세계적으로 고령 임신부가 증가하는 이유는 여성의 사회 진출이 늘고 결혼 연령이 늦어지는 데 있습니다. WHO 기준으로 임신부가 만 35세 이상이면 고령 임신으로 정의하지만 의학이 발달하고 인간의 건강 수준이 크게 향상됨에 따라 고령 임신의 기준이 달라져야 한다는 의견도 있습니다. 임신부의 나이가 많아지면 임신부 본인과 아이에게 발생하는 위험이 증가하는 것은 사실입니다. 그러나 이를 극복하는 방법이 매우 다양하며 실제로 고령 임신부 대부분이 건강하게 아이를 출산합니다. 임신 전부터 임신 계획을 실천하고 임신 중 산전 관리를 잘 받는다면 고령 임신이라 할지라도 얼마든지 건강한 아이를 낳을 수 있습니다.

고령 임신, 어떤 점이 위험한지 미리 알아둡니다
고령 임신이라고 무조건 위험하다고 할 수는 없지만 젊은 임신부에 비해 특정 문제가 더 잘 발생하는 것은 사실입니다. 그러면 고령 임신에서 잘 나타나는 위험 요인을 알아보겠습니다.

불임과 유산율 증가 여성의 생식력은 30대 초반부터 서서히 떨어집니다. 특히 만 35세 이후는 자연유산, 특히 염색체 이상으로 인한 임신 초기 유산율이 증가합니다. 또한 조산과 미숙아 출산 가능성도 높아집니다.

임신 합병증 증가 여성의 나이가 많을수록 고혈압이나 당뇨 같은 질병이 더 많이 생깁니다. 임신은 여성의 신체에 많은 부담을 주기 때문에 나이가 많을수록 합병증 빈도도 높아질 수밖에 없습니다. 따라서 이럴 경우 병원에 더 자주 방문해야 하고 추가 검사를 받아야 할 수도 있습니다. 태반 조기 박리 같은 태반 이상의 발생 빈도도 높아서 출산 전 진통과 분만에 대한 특별 관리를 받아야 하는 경우가 생길 수도 있습니다.

선천성 기형 증가 임신부의 나이가 많을수록 태아에게 선천성 기형이 나타날 위험이 증가합니다. 대표적 염색체 이상인 다운 증후군의 경우 만 30세 임신부의 발생 빈도는 약 900명 중 한 명꼴이지만 만 35세에서는 약 400명 중 한 명, 만 40세에서는 약 100명 중 한 명꼴입니다. 따라서 만 35세 이상인 임신부는 유전 질환이나 그 밖의 의학적 문제에 대해 상

임신부의 연령에 따른 염색체 질환 위험도

임신부 나이	다운 증후군 위험도	그 밖의 염색체 질환 위험도
만 20세	1/1,667	1/526
만 25세	1/1,250	1/476
만 30세	1/952	1/385
만 35세	1/378	1/192
만 36세	1/289	1/156
만 37세	1/224	1/127
만 38세	1/173	1/102
만 39세	1/136	1/83
만 40세	1/106	1/66
만 41세	1/82	1/53
만 42세	1/63	1/42
만 43세	1/49	1/33
만 44세	1/38	1/26
만 45세	1/30	1/21

담과 검사를 받아야 합니다.

신생아 사망률 증가 태아가 기형이 아니더라도 고령 임신부가 출산한 아기는 그렇지 않은 아기에 비해 사망률이 3배나 높습니다. 이유는 고령 임신부에게 나타나는 여러 합병증, 질병 감염, 조산 등에 있습니다.

제왕절개수술 증가 통계적으로 보면 고령 임신은 초산이든 경산이든 제왕절개수술을 하는 비율이 높습니다. 미국에서는 고령 초산부의 35%가 제왕절개수술로 분만한다는 통계가 있습니다. 한국의 경우 고령 임신부의 제왕절개수술 빈도가 젊은 임신부의 2배 이상이며 고령 임신부의 절반이 제왕절개수술로 분만합니다. 고령 임신부의 제왕절개율이 높은 이유는 임신성 고혈압·당뇨 등 고령 임신의 합병증에 있지만 우리나라의 경우 태아와 임신부의 안전을 염려하는 가족의 요구와 의사 측의 적극적 권유도 한몫하는 것으로 추정됩니다.

산후 우울증 증가 산모의 50~80%가 산후 우울증을 경험합니다. 산후 우울증은 산후 2~3일부터 일주일 내에 발생하고 증세가 경미해 1~2주일 내에 저절로 회복됩니다. 그러나 고령 산모는 늦게 얻은 아이에 대한 기대와 욕심이 스트레스와 부담으로 이어져 우울증이 심해지는 경우가 많습니다.

★ **Funny News**

67세에 쌍둥이를 낳은 여성

현재까지 공식적인 최고령 임신부 기록은 2006년 스페인 바르셀로나에서 제왕절개수술로 쌍둥이를 낳은 67세의 여성입니다. 초산인 이 여성은 미국에서 시험관 수정으로 임신했다고 합니다.

여성의 자연적인 임신·출산은 폐경 직전인 50세 전후까지 가능합니다. 폐경이 되면 난소에서 성숙한 난자가 나오지 않기 때문에 의학적으로 임신이 불가능하지요. 난소에서 분비되는 호르몬의 양 또한 급감해서 아이를 잉태할 만한 자궁 환경도 갖추어지지 않고요. 따라서 이 스페인 여성의 출산은 일종의 '대리모 출산'이었을 것으로 보입니다. 기증받은 난자와 정자를 시험관에서 수정한 뒤 그 수정란을 자궁에 착상시켜 아이를 낳았을 가능성이 높습니다.

우리나라의 최고령 출산 기록은 2012년에 제왕절개로 출산한 57세 여성입니다. 이 역시 시험관 임신이었지요. 50세 이후 출산한다는 것은 그야말로 모험입니다. 임신 자체가 모체에 상당한 부담을 주기 때문입니다. 어찌어찌 출산은 한다 해도 체력적으로 육아 또한 만만치 않은 일입니다. 모유 수유도 어렵고요. 따라서 50세 이후의 임신·출산은 바람직하다고 할 수 없습니다.

Q&A 고령 경산부는 고령 초산부보다는 안전하다던데요?
사실이기도 하고 아니기도 합니다. 만일 첫 임신에서 자연분만을 했다면 골반이 유연하고 자궁경부가 잘 확장되기 때문에 다음 임신에서 자연분만을 하는 경우 진통 시간이 단축될 수 있습니다. 그러나 이런 점을 제외하면 경산부가 초산부보다 더 안전하다고 장담할 수는 없습니다.

Q&A 고령 임신부는 둘째 때 체중이 많이 증가한다던데 사실인가요?
그렇지 않습니다. 두 번째 임신에 첫 임신보다 체중이 더 증가하는 것은 아니며 이는 고령이든 아니든 모든 임신부에게 마찬가지입니다. 임신 중 체중은 연령이나 임신 횟수가 아니라 식습관 등 생활 습관에 영향을 받습니다.

고령 임신과 자연분만

고령 임신도 자연분만할 수 있습니다

고령 임신이라고 무조건 자연분만이 어려운 것은 아닙니다. 산전 검사와 합병증 관리에 힘쓰면 고령 임신부도 충분히 자연분만할 수 있습니다. 최근 고령 임신부의 자연분만 비율이 점차 높아지는 추세입니다.

자연분만을 방해하는 요인은 3가지입니다. 골반이 작거나 자궁 수축력이 약하거나 진통 중 태아에게 가사 상태가 오는 것입니다. 그런데 이 세 경우가 고령 임신이라고 해서 더 많이 발생하는 것은 아닙니다. 다음은 고령 임신에 관해 떠도는 몇 가지 잘못된 오해입니다.

고령 임신부는 골반이 작다? 나이가 많아진다고 골반이 작아지지는 않습니다. 사실 골반 크기의 기준은 상대적입니다. 태아의 머리 직경보다 임신부의 골반 직경이 더 작을 때만 문제가 되지요. 그런데 고령 임신부의 태아는 대개 체중이 적게 나가기 때문에 임신부의 골반 크기가 문제 되는 경우는 거의 없습니다. 따라서 고령 임신부가 골반이 작아 제왕절개수술을 많이 한다는 것은 이치에 맞지 않습니다.

고령 임신일 때 특히 필요한 선택 검사

고령 임신부에게는 기형아 검사의 쿼드 테스트 등을 생략하고 곧바로 융모막 검사나 양수 검사를 권유합니다. 이 밖의 다른 선별 검사는 젊은 임신부들과 거의 비슷하게 하고 합병증이 예상될 때만 추가 검사를 합니다.

고령 임신부는 자궁 수축력이 약하다? 고령 임신부가 젊은 임신부에 비해 자궁 수축력이 약하다는 것은 사실이 아닙니다. 나이 들면 근력이 약해지므로 자궁 수축력도 약해질 거라 생각하기 쉽지만 절대 그렇지 않습니다. 근력은 자의적으로 근육을 움직일 수 있는 힘이고 자궁 수축은 진통이 나타나면 저절로 생기는 힘입니다. 따라서 근력과 자궁 수축력은 아무런 연관이 없습니다.

고령 임신에서는 진통 중 태아 가사 상태가 발생할 위험이 높다? 가사 상태란 태아에게 산소가 부족한 상태를 말합니다. 이런 상태가 되면 응급 제왕절개수술을 해야 합니다. 그러나 임신부의 연령이 높다고 해서 태아 가사 상태가 많이 발생하는 것은 아닙니다. 그보다는 임신 중 성생활의 체위, 임신부의 저혈압 유무, 자궁 수축제 사용 여부, 태아나 탯줄 문제 등과 더 관련이 있습니다.

자연분만에 대한 의지가 중요합니다

고령 임신부들은 의사가 자연분만이 가능하다고 하는데도 제왕절개수술을 고집하곤 합니다. 만 38세인 한 초산모가 제왕절개수술로 아이를 낳겠다고 고집을 부리기에 여러 이유를 들면서 자연분만이 충분히 가능하다고 설득했습니다. 그랬더니 대뜸 "아기가 잘못되면 선생님이 책임지실래요?" 하고 따지더군요. 아기가 잘못되는 일은 대개 수술 후 합병증이

News & Research

임신부 나이가 많을수록 소아암 가능성 높아진다

임신부의 나이가 5세 많아지면 소아암 발생률이 7~10% 높아진다는 연구 결과가 있습니다. 미국 미네소타 대학교 로건 스펙터 교수 팀의 연구 결과 임신부 나이가 소아암 발병에 일부 영향을 미치는 것으로 나타났다고 합니다. 어린이에게 가장 많이 발생하는 10가지 암 중 7가지에서 임신부 나이와의 연관성이 발견된 것입니다. 반면 아빠 나이는 소아암 발병과 관련이 거의 없었습니다. 연구진은 그 원인에 대해 임신부의 호르몬 변화와 난자의 DNA 변화 등이 태아에게 영향을 미치기 때문으로 해석했습니다.

원인이지 자연분만이 원인인 경우는 없으며 오히려 자연분만으로 태어난 아기가 더 건강하고 지능도 높습니다. 무엇보다 자연분만은 임신부 본인의 의지가 중요합니다. 이런 제 설득에 마음을 고쳐먹은 임신부는 결국 자연분만으로 건강한 아기를 출산했습니다.

만 35세를 갓 넘긴 임신부가 제왕절개수술을 해주지 않으면 다른 병원으로 옮기겠다던 일도 있었습니다. 그 임신부는 자기 나이가 임신하기에 너무 많고 자신은 고위험 임신군에 속한다고 단단히 착각하고 있었습니다. 그때 마침 마흔 넘어 자연분만을 하고 산후 검진을 하러 온 산모가 있었지요. 그 산모에게 임신부를 설득해달라고 부탁했더니 곧바로 효과가 나타나더군요. 자기보다 예닐곱 살 더 많은 여성이 자연분만을 하고 건강한 모습으로 산후 검진을 받으러 온 것에 감명받은 모양이었습니다. 이 역시 고령 임신부에게 자연분만의 의지가 얼마나 중요한지를 잘 알려주는 사례입니다.

Q&A 남편의 나이가 많아도 고위험 임신인가요?

이런 경우 고위험 임신으로 분류되지 않습니다. 그러나 남성의 생식세포가 노화하면 태아의 손발 결함과 신경관 결함, 다운 증후군, 염색체 우성 돌연변이 등이 발생할 빈도가 높다고 알려져 있습니다. 고령의 아빠가 생성한 정자는 돌연변이가 많고 DNA 코드에 결함이 있을 수 있기 때문입니다. 일부 학자들은 아빠가 고령인 아이들은 IQ가 낮다고 주장하기도 합니다. 그러나 아빠의 고령은 엄마의 고령보다는 많은 문제가 발생하지 않습니다. 오히려 20세 이하의 남성에게서 출생 결함이 있는 아이가 태어날 가능성이 높다는 보고도 있습니다.

Q&A 고령 초산부는 산도 조직이 단단하다던데요?
고령이라고 자연분만을 못할 만큼 조직 탄성도가 나쁘진 않습니다. 일부 의사들이 이런 핑계로 고령 임신부들에게 제왕절개수술을 권유하고 임신부들도 덩달아 멀쩡한 자기 산도를 못 믿고 제왕절개수술을 해달라고 조르기도 합니다. 하지만 한번 생각해보세요. 나이가 들면 조직 탄성도는 오히려 떨어집니다. 조직이 연해지는데 왜 자연분만이 어렵겠습니까. 오히려 더 쉽다고 생각하는 것이 옳습니다.

Q&A 고령 초산부는 진통을 오래 한다는 게 사실인가요?
아닙니다. 진통 시간은 임신부의 연령과는 아무런 관계가 없습니다. 따라서 고령 임신이라도 체력을 잘 길러두었다면 두려워하지 않아도 됩니다. 고령이라 진통을 길게 할 거라는 두려움이 오히려 분만을 방해할 수 있습니다. 근거 없는 두려움에 스트레스 받지 말고 긍정적인 마음가짐으로 출산을 기다린다면 좋은 결과가 있을 것입니다.

Dr.'s Advice

고령 임신 시대에 대처하는 자세

언젠가 고령 임신에 대한 정부 정책에 대해 방송에서 인터뷰를 한 적이 있습니다. 저는 고령 부부들의 임신을 위해 임신 전 상담받을 수 있는 제도를 만들어야 한다고 주장했습니다. 고령 임신은 임신부 본인의 합병증은 물론이고 미숙아 출생, 신생아 합병증 등 위험 부담이 높은 것이 사실입니다. 그러나 임신 전부터 철저한 임신 계획을 세우고 임신 중 산전 관리를 잘 받으면 건강한 아기를 낳을 수 있습니다. 따라서 고령 부부들이 임신 전 상담을 받을 수 있는 제도가 무엇보다도 시급합니다. 저출산·고령 임신 시대에 대처하려면 그만큼 정부 정책도 달라져야 합니다. 여러분 생각은 어떤가요?

건강한 아기를 낳기 위해 고령 임신부가 지켜야 할 점

고령 임신 성공을 위한 10계명

고령 임신에서 가장 중요한 것은 임신 계획입니다. 임신 전부터 충분히 계획하고 준비하면 자연 임신과 자연분만에 성공할 수 있습니다. 설사 준비 없이 임신했더라고 늦지 않았습니다. 건강한 생활 습관과 철저한 산전 관리로 건강한 아기를 출산할 수 있습니다.

1. 규칙적인 생활을 하세요.
2. 균형 잡힌 식단과 규칙적인 운동으로 적정 체중을 유지하세요. 정상 체중이던 여성은 임신 중 11.5~16kg 정도 증가하는 것이 가장 바람직합니다.
3. 임신 3개월 전부터 기형아 예방을 위해 엽산을 복용하세요.
4. 금연과 금주를 실천하세요. 불필요한 약물도 복용하지 마세요.
5. 스트레스를 줄이고 충분히 쉬세요.
6. 임신 전에 모든 질병, 특히 고혈압과 당뇨 치료를 받으세요. 임신 3~6개월 전 기본 검사를 하고 각종 예방접종을 마치는 것이 좋습니다.
7. 산전 검사를 철저하게 받아 합병증을 관리하세요. 특히 전치태반과 태반 조기 박리에 주의하세요.
8. 임신 내내 긍정적인 생각을 하세요. 고령 임신의 장점을 생각하면서 마인드 컨트롤을 하세요.
9. 유산과 조산 예방에 힘쓰세요. 임신 초기와 말기에는 가능하면 부부 관계를 피하는 것이 좋습니다.
10. 자연분만에 대한 자신감을 가지세요. 절대로 자연분만에 불리하지 않습니다.

고령 임신부 여러분, 힘내세요

고령 임신, 생각해보면 장점이 참 많습니다. 일종의 역발상이지요. 고령 임신의 불리한 점만 생각할 게 아니라 유리한 점을 찾아내 자신감을 갖자는 것입니다.

어느 정도 나이가 있는 여성은 자기 몸에 대한 성숙하고 긍정적인 인식, 독립성과 자신감이 있습니다. 또 자신이 무엇을 원하는지를 정확히 알고 그것을 얻을 만한 능력도 있지요.

고령 임신부는 나이 어린 임신부에 비해 교육 수준이 높고 경제적으로 여유로울 가능성이 높습니다. 그래서 임신 전부터 운동이나 식생활 조절로 자기 관리를 잘해온 임신부가 많습니다. 또한 임신과 출산에 관련된 모든 환경이 안정적이라는 장점도 있습니다. 요즘은 임신, 출산, 양육에 엄청난 비용이 드는데 웬만큼 나이 들어 임신을 하면 젊은 부모에 비해 경제적으로 여유가 있어 비용 면에서 부담과 스트레스를 덜 느낄 것입니다.

남편이 임신과 출산에 참여할 만한 여유가 있다는 점도 고령 임신의 장점입니다. 젊은 남편은 임신한 아내를 돕고 싶어도 그럴 만한 여유가 없는 경우가 많지요. 반면 나이가 있는 남편은 그만큼 사회적 지위가 높아 경제적·시간적으로 여유가 있을 테고 임신, 출산, 양육에 더 많이 참여할 수 있을 것입니다.

늦은 나이의 임신인 만큼 주변의 축하도 더욱 큽니다. 게다가 고령 임신부는 난임을 극복한 경우가 많아 임신의 기쁨이 두 배 이상일 것입니다. 그런 만큼 아기가 더욱 소중하게 여겨질 테고요.

자, 어떻습니까. 임신을 계획하는 단계부터 자신의 건강 상태를 잘 파악하고 관리한다면, 그리고 부부가 함께 노력한다면 고령 임신은 결코 두려운 일이 아닙니다. 고령 임신부 여러분, 자신감을 갖고 힘내세요.

(일하는
여성의
임신)

일하는 임신부는 직장 생활이 임신에 나쁜 영향을 주지 않을까 늘 걱정합니다. 그러나 업무 환경이 지나치게 열악하거나 너무 고된 일만 아니라면 직장을 계속 다녀도 상관없습니다. 직장 생활을 하다 보면 전업주부 임신부보다 스트레스나 유해 환경에 더 많이 노출되기 마련이지만 태아에게 죄책감을 느끼거나 미안해할 필요는 없습니다. 유산 및 조산 예방법을 잘 따르면서 활기차게 직장 생활을 한다면 오히려 태아 건강이나 태교에 긍정적인 영향을 줄 수 있습니다.

일하는 임신부를 위한
직장 생활 수칙

임신 10개월간 안전하게 직장 생활 하는 요령

일하는 임신부는 '직장 생활이 임신에 나쁜 영향을 주지 않을까' 늘 걱정합니다. 하지만 직장 내 환경이 임신에 적합하지 않을 만큼 열악하거나 업무 강도가 너무 세거나 하는 일부 경우를 제외하면 임신했다고 직장을 그만둬야 할 필요는 없습니다. 다음 유산과 조산 예방법을 참고해 안전한 직장 생활을 하세요.

직장 상사에게 임신 사실을 알리기 일하는 임신부들에게 회사 측에 임신 사실을 알렸는지 물어보았더니 대부분 임신 3개월이 지나도록 알리지 않았다고 답했습니다. 임신 사실을 알리면 부당한 대우를 받을 수 있다고 생각했기 때문입니다. 하지만 노동의 양과 강도를 조절하고 갑작스레 생길 수 있는 돌발 상황에 대처하려면 회사의 이해와 양해가 필요합니다. 상사에게 반드시 임신 사실을 알려야 합니다.

스트레스 관리하기 직장에서의 정서적 안정이 중요합니다. 상사가 임신에 호의적이지 않으면 스트레스를 받기 쉬운데, 만약 그렇다면 마음 맞는 동료들과 어울리는 것으로 위안을 삼으세요. 충분한 휴식도 스트레스 해소에 도움이 됩니다. 또 점심시간을 이용해 잠깐이라도 낮잠을 자는 것이 좋습니다.

과도하게 몸 움직이지 않기 무리해서 몸을 움직이면 유산이나 조산 위험이 증가합니다. 직장에서 힘든 일이 있으면 동료에게 도움을 구하세요. 집에서는 물론 남편의 도움을 받아야 합니다. 출퇴근 시에는 될 수 있으면 붐비는 시간은 피하는 것이 좋습니다. 만원 버스도 임신부 몸에 무리

⭐ **Funny News**

직장 스트레스의 주범

임신부를 특별 대우해주는 척하면서 다음과 같은 행동으로 스트레스만 주는 동료들이 있습니다. 이럴 때 혼자서만 끙끙 앓지 말고 "제 임신에 대해 불필요한 관심은 갖지 말아주세요"라고 단호하게 이야기할 필요가 있습니다.

- 임신에 대해 불필요한 관심을 갖는 것
- 자꾸만 배를 만지려는 것
- 분만 장소, 제왕절개수술 여부, 모유 수유 여부에 대해 자꾸 캐묻는 것
- 자신의 자연분만 경험담을 신나서 떠들어대는 것

를 준다는 사실을 명심하세요.

임신에 적합한 출근 복장으로 바꾸기 하이힐 대신 굽이 3cm 정도 되는 단화에 편안하고 통풍이 잘되는 옷을 입으세요. 요즘은 헐렁한 옷차림이 유행이라 임부복도 출근복으로 손색이 없습니다. 무거운 가방은 피하고, 꼭 무거운 가방을 들어야 한다면 양쪽 어깨에 무게가 고루 분산되는 배낭 형태로 선택하세요.

음주와 흡연 환경 피하기 직장 생활을 하다 보면 회식 기회도 많지요. 하지만 임신 중이라면 아예 회식에 참석하지 않거나, 참석하더라도 일찍 자리를 뜨는 것이 바람직합니다. 회식에 참석하면 음주와 흡연 환경에 노출되기 쉽기 때문입니다. 불참할 수 없는 회식이라면 임신 사실을 알리고 술을 권하지 말 것과 담배는 꼭 밖에서 피울 것을 요구해야 합니다.

체온 유지하기 직장 내 온도가 너무 덥거나 너무 춥지 않은지 점검하세요. 찬 바람을 직접 쐬면 자궁 수축의 위험이 있으므로 에어컨이나 선풍기 바람이 몸에 직접 닿지 않도록 조절합니다. 실내 온도가 너무 낮다고 느껴지면 가벼운 카디건 등을 준비하는 것도 좋습니다. 특히 겨울철에는 담요나 따뜻한 슬리퍼 등으로 하체 보온에 신경 써야 합니다.

전자 제품 사용 시간 줄이기 컴퓨터 전자기파가 인체에 해롭다는 확실한 증거는 없으며 최근의 연구 결과에 따르면 유산이나 기형아 발생과도 전혀 관련이 없다고 합니다. 그러나 컴퓨터 앞에 오래 앉아 있으면 허리 통증이나 하지 부종, 관절통 등을 유발하기 쉽고 혈액순환에도 좋지 않으니 가능하면 컴퓨터 앞에서 일하는 시간을 최대한 줄입니다.

운동하기 1시간마다 자리에서 일어나 기지개를 켜거나 가벼운 체조를 하세요. 자리에 오래 앉아 있으면 하지 부종이나 임신중독증의 위험이 높아집니다.

출산일 임박해서 일하지 않기 출산일 직전까지 일하고 산후에 오래 쉬는 것을 선택하는 여성들이 있습니다. 그래야 아기와 더 많은 시간을 보낼 수 있다고 생각하니까요. 하지만 분만에 대비하고 긴장을 풀 시간도 필요합니다. 출산예정일 1~2주 전부터는 휴가에 들어가는 것이 바람직합니다.

야근하지 않기 덴마크에서 임신부 4만 명을 대상으로 연구한 결과 임신부가 밤에 일하면 지연 임신과 저체중아 출산 위험이 높아진다는 사실이 밝혀졌습니다. 밤에만 일하는 직업이라면 임신 기간만이라도 일을 쉬는 게 좋고, 야근이 잦은 직업은 직장 상사와 의논해 업무량을 줄이도록 해보세요.

서서 일하는 시간 줄이기 네덜란드의 부르도르프 박사 팀의 연구 결과에 따르면 임신부가 서서 일하는 시간이 많으면 태아의 머리 크기가 평균보다 1cm 작다고 합니다. 이와 비슷한 결과의 논문은 많았지만 태아의 신체 크기를 구체적으로 제시한 결과라는 점에서 주목할 만하지요. 교사, 약사, 서비스업 종사자 등 서서 일하는 직업을 가진 사람이 임신했을 때는 일하는 시간을 줄이거나 앉아서 일하는 방법을 찾아보는 것이 좋습니다.

근로기준법상 임신부 야간 및 휴일 근로 제한

제한 내용 우리나라 근로기준법상 임신부의 야간·휴일 근로는 원칙적으로 금지합니다. 근로기준법에 명시된 야간 업무 시간은 오후 10시~오전 6시입니다. 참고로 일본의 야간 업무 시간은 오후 10시~오전 5시, 영국은 오후 8시~오전 7시입니다.

예외적 허용 요건 다음 요건을 갖출 경우는 임산부의 야간 및 휴일 근로를 예외적으로 허용합니다(근로기준법 제68조).
임신부: 근로자의 명시적인 청구+협의+노동부장관의 인가
산후 1년이 지나지 않은 여성: 근로자의 동의+협의+노동부장관의 인가

*동의는 개별 근로자의 선택권을 박탈하지 않은 상태에서 당해 사업장에 근로자의 과반수로 조직된 노동조합에 의한 것입니다. 노동조합이 없는 경우는 집단 의사 결정 방식에 의한 회의, 기타 이에 준하는 방법에 의해 해당 근로자 과반수 동의도 가능합니다.

직장에서의 영양 섭취 가이드

- 직장 다니는 임신부가 입덧을 심하게 하면 본인도 괴롭고 업무에도 방해가 됩니다. 크래커나 팝콘 등 가벼운 탄수화물 간식을 조금씩 자주 섭취하면 입덧을 줄일 수 있습니다.
- 식사를 건너뛰지 마세요. 당근 스틱이나 바나나 등 영양이 풍부한 간식을 도시락으로 준비하면 하루 종일 안정적인 혈당을 유지할 수 있습니다.
- 아침을 꼭 챙겨 드세요. 채소와 과일이 포함된 식단이 좋습니다.
- 물을 많이 마십니다. 작은 물병이나 텀블러를 준비해 하루에 1.5~2리터 정도 물을 마시도록 합니다.
- 직장에서는 카페인 음료를 마시기 쉽습니다. 되도록 양을 줄이도록 노력하세요.
- 점심은 위생적이고 건강한 메뉴를 고르세요. 도시락을 준비하면 더욱 좋습니다.
- 저녁은 되도록 간단하게 해결하세요. 퇴근 후 식사 준비로 무리를 해서는 안 됩니다.
- 업무로 식생활이 불규칙할 수밖에 없다면 임신부용 종합비타민제를 챙겨 먹는 것이 좋습니다.

일하는 임신부의
임신 시기별 주의 사항

임신 초기: 유산 예방에 힘쓰세요

직장에 다니는 임신부들에게는 임신 초기가 가장 힘듭니다. 임신으로 인한 몸의 변화에 적응하랴, 직장에서 눈치 보랴, 몸과 마음이 모두 편치 않은 시기이지요. 그러다 보면 피로와 스트레스가 겹쳐 자칫 유산될 수도 있으니 주의해야 합니다.

임신 초기에 피가 비치는 것을 절박유산이라고 합니다. 절박유산은 전체 임신부의 15~20%에서 나타나며 이 중 절반은 자연유산으로 진행됩니다. 이를 예방하려면 충분한 휴식과 안정이 필요합니다. 하지만 직장에 다니는 임신부들은 상사한테 말도 못 꺼내고 속으로만 끙끙 앓는 경우가 많습니다.

어렵겠지만 직장 상사에게 임신 사실을 알려야 합니다. 아무려면 직장이 임신만큼 중요하겠습니까? 유산으로 태아를 한 번 잃으면 반복 유산으로 이어질 수도 있습니다. 따라서 절박유산이 나타나면 무조건 안정을 취해야 합니다.

이런 경우 저는 최소 2주간은 절대 안정이 필요하다는 절박유산 진단서를 발행합니다. 직장인에게는 진단서가 무기이지요. 회사에 진

출산휴가 전 처리해야 할 일

임신 관련 회사 규정을 알아두세요 우리나라 근로기준법에 따르면 출산 당사자는 출산일 전후로 90일간, 배우자는 3~5일간 출산휴가를 사용할 수 있습니다. 출산휴가 기간에 급여가 지급되는지, 출산휴가로 연간 상여금에 차이가 생기는지 미리 알아두면 좋습니다.

출산휴가에 대한 계획을 세우세요 언제 출산휴가를 받고 언제 직장에 복귀할 것인지 미리 생각해두어야 합니다. 90일간의 출산휴가 외에 무급 휴가가 필요하다면 그 기간과 예산에 대해서도 남편과 상의합니다.

부재중 업무 차질이 없도록 미리 준비하세요 직장 상사는 당신이 얼마 동안 휴가를 쓸지, 당신이 맡은 업무를 어떻게 처리할지 고민할 것입니다. 상사의 이런 고민을 해소시킬 수 있도록 인수인계를 확실하게 해야 눈치 보지 않고 당당하게 휴가를 보낼 수 있습니다.

임신부가 특히 조심해야 하는 근무 환경

- 교사나 서비스직 종사자 등 오래 서 있어야 하는 직업
- 공해가 많은 작업 환경
- 소음이나 진동이 심한 환경
- 너무 덥거나 추운 환경
- 유독 물질을 취급하는 환경
- 노동 강도가 높은 직업
- 대중교통을 오래 타야 하는 환경

단서를 제출하고 떳떳하게 쉬어야 합니다. 2주 진단서를 내고 일주일 만에 다시 출근하면 오히려 칭찬받습니다.

임신 중기: 체중 관리를 하세요

직장에 다니다 보면 매식을 자주 하게 되는데 사먹는 음식은 아무래도 집에서 해 먹는 음식보다 칼로리와 염분이 많을 수밖에 없습니다. 임신 중기는 본격적으로 체중이 늘기 시작하는 때인데 이때 매식을 자주 하면 살이 찌기 쉽습니다. 또한 염분 섭취로 임신중독증의 위험도 높아집니다. 따라서 외식을 하더라도 영양가와 칼로리를 꼼꼼하게 따져보고 이왕이면 다양한 음식을 먹을 수 있는 한식을 선택하는 게 바람직합니다. 매일은 아니더라도 집에서 도시락을 준비하면 더 좋겠지요.

임신 말기: 조산에 유의하세요

노동량이 많을수록 조산 위험도 증가합니다. 전업주부도 무리해서 일하면 안 되겠지만 직장인 임신부라면 특히 조심해야 합니다. 임신 말기에는 체중이 늘고 심장 박동이 증가하며 자궁이 커져 호흡이 불편해집니다. 당연히 피로감도 높아지고요. 그런데 직장에 다니는 임신부는 가정에서처럼 마음 편히 쉴 수 없다는 게 문제입니다. 서 있는 시간을 최소로 줄이고 되도록 의자에 앉아 일하세요. 스트레스도 조산의 주요한 원인이므로 직장 동료와의 원활한 소통으로 긍정적이고 즐겁게 일하는 것이 중요합니다.

또 임신 말기는 위와 내장기관이 자궁의 압박을 받아 음식을 잘 먹지 못하는 경우도 생깁니다. 그렇더라도 식사는 거르지 말고 규칙적으로 해야 합니다. 정 식사가 힘들다면 조금씩 자주 먹는 방법도 괜찮습니다.

직장 임신부의 태교

직장 생활은 태교의 적이라고요?

요즘은 일하는 임신부가 부쩍 늘었습니다. 그런데 직장 생활을 하다 보니 태교할 시간이 절대적으로 부족하다고 합니다. 하지만 태교는 꼭 시간을 따로 내서 책을 읽거나 음악을 듣거나 미술 작품을 감상하는 것이 아닙니다. 제일 좋은 태교는 엄마의 즐겁고 긍정적인 마음가짐이니까요.
직장인 임신부는 전업주부 임신부에 비해 스트레스나 유해 환경에 더 자주 노출될 수 있습니다. 하지만 이런 것을 태아에게 해롭고 부정적이라 여기고 죄책감을 가져서는 안 됩니다. 태아에게 엄마가 활기차고 씩씩하게 일하는 모습을 보여준다고 바꿔 생각해보세요. 일하는 여성으로서 당당하고 자신감 있는 태도를 갖는 것이 태아에게도 긍정적인 영향을 줄 수 있습니다.

태교는 자투리 시간을 이용해서 얼마든지 할 수 있어요

태교를 위해 따로 시간을 낼 필요가 없습니다. 엄마가 긍정적인 마음가짐으로 즐거운 기분을 느끼는 것이 가장 좋은 태교라는 사실을 잊지 마세요. 그런 의미에서 태교는 언제 어디서나 가능합니다. 가령 출퇴근 시간에 태아와 마음속으로 대화를 나누는 것도 훌륭한 태교가 될 수 있습니다. 태아의 모습을 상상하면서 마음속으로 '엄마는 지금 출근 중이란다. 오늘은

출산휴가 전 인수인계 노하우

- 가능하면 일찍 자기 업무를 대신하는 문제에 대해 동료들과 상의하세요.
- 자리를 비우는 동안 동료들에게 필요할 것 같은 자료를 정리해둡니다. 자료의 위치와 연락처 정보 등을 명확하게 정리해 파일로 남깁니다.
- 거래처에 임신 사실을 알리고 휴가 기간에 자신을 대신할 사람이 누구인지, 그 사람과 어떻게 연락 가능한지 확실히 알려줍니다.
- 쓰던 컴퓨터에 비밀번호를 걸어두거나 중요한 자료를 외부 저장 매체에 복사해둡니다.

직장에서 할 수 있는 몸 풀기 운동

장시간 앉아 근무하면 하지 부종, 정맥류 등 여러 임신 트러블이 생길 수 있습니다.

- 시간마다 자리에서 일어나 가벼운 운동을 하세요.
- 양팔을 위로 뻗어 기지개를 켜세요.
- 손목과 팔목을 가볍게 돌립니다.
- 천천히 심호흡을 하면서 양팔을 좌우로 들었다 내립니다.
- 등을 좌우로 구부립니다.
- 목을 좌우로 천천히 돌립니다.

회사에서 이런저런 일을 할 거야'라는 식으로 태아에게 말을 걸어보는 겁니다. 또는 출퇴근하면서 좋아하는 음악을 듣거나 책을 읽을 수도 있습니다. 방법이 어떻든 즐겁고 편안한 마음이기만 하면 됩니다. 회사에서 짜증 나고 힘든 일이 생기면 마인드 컨트롤을 하면서 긍정적으로 받아들이도록 노력해보세요. 그런 과정이 모두 태교입니다.

당당하게 회사 다니세요!

한 TV 드라마에서 임신한 여성이 직장에 임신 사실을 들키지 않으려고 이런저런 아이디어를 짜내는 장면을 본 적이 있습니다. 산부인과 전문의로서 참으로 안타깝더군요. 이런 내용의 드라마가 방송된다는 것은 아직도 우리 사회가 후진적이라는 방증이니까요.

임신부 직원을 배려하는 회사가 점차 늘고 있다지만 아직도 많은 회사에 여성 차별이 존재하는 것 같습니다. 이런 분위기에서 임신부는 과중한 업무에 시달리고 불필요한 스트레스까지 받아가며 힘겨운 직장 생활을 해야 합니다.

그렇다고 마냥 사회와 기업의 분위기가 달라지기만을 기다릴 수는 없습니다. 사회가 달라지려면 임신부들이 목소리를 높여야 합니다. 회사에 당당하게 임신 사실을 통보하고 상사와 동료들의 협조를 구하세요. 요즘 같은 저출산 시대에 임신부는 눈치를 봐야 할 사람이 아니라 기를 펴고 다녀야 할 사람입니다.

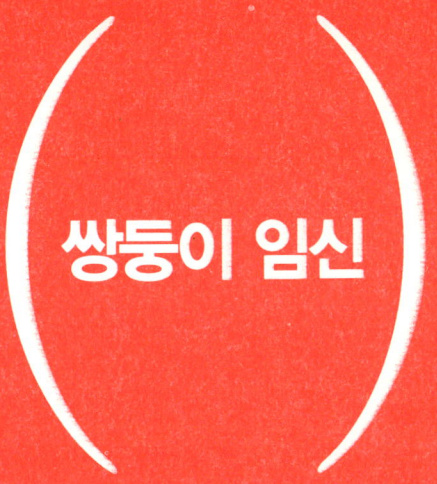

쌍둥이 임신

요즘 쌍둥이 임신이 부쩍 많아졌습니다. 결혼 연령이 높아지고 보조 생식술을 이용한 임신이 증가했기 때문입니다. 쌍둥이 임신은 두 배로 기쁜 일이지만 특정 합병증이 생길 수 있어 주의해야 합니다. 고혈압, 빈혈, 저체중아 출생, 조산 등의 위험이 커지고, 특히 쌍둥이 절반 이상이 미숙아로 태어나므로 철저한 대비가 필요합니다. 철과 엽산이 풍부한 균형 잡힌 식사를 하고 충분한 휴식을 취하세요. 정기적인 산전 검진도 잊어서는 안 됩니다.

기쁨 두 배 쌍둥이 임신

쌍둥이 출산이 늘고 있습니다

쌍태임신이 10년 전에 비해 두 배가량 늘었습니다. 결혼이 점점 늦어지면서 보조 생식술로 임신하는 경우가 많아졌기 때문입니다. 자연 임신에서 쌍둥이를 임신할 가능성은 1/80이지만 시험관 수정의 경우는 1/4~1/2입니다. 고령 임신 역시 쌍태임신의 한 원인입니다. 임신부의 나이가 많을수록 배란 자극 호르몬 수치가 높아지면서 난자를 2개 이상 배출할 가능성이 커집니다.

가족력도 쌍태임신에 영향을 미칩니다. 무작위로 발생하는 일란성쌍둥이 임신과 달리 이란성쌍둥이 임신은 모계의 영향을 크게 받기 때문에 모계에 이란성쌍둥이가 있으면 쌍태임신 가능성이 매우 높아집니다.

쌍둥이가 세대를 걸러 태어난다고 알고 있는 사람도 많습니다. 가령 할아버지가 쌍둥이면 손자가 쌍둥이로 태어난다는 것이지요. 하지만 이는 과학적 근거가 없는 말입니다.

이란성쌍둥이와 일란성쌍둥이

정자가 나팔관에서 난자를 만나 수정체를 만듭니다. 이때 수정체가 2개 만들어지면 이란성쌍둥이, 하나의 수정체가 나중에 2개로 분할되면 일란성쌍둥이입니다.

이란성쌍둥이는 전체 쌍둥이의 2/3를 차지하

쌍둥이를 잘 임신하는 경우

- 만 40세 이상이거나 분만 경험이 7회 이상인 경우
- 체격이 큰 경우
- 뇌하수체 생식샘자극호르몬이 증가한 경우
- 보조 생식술, 특히 과배란 치료를 한 경우
- 인종별로는 흑인의 쌍둥이 발생 확률이 1/80이며 백인은 1/100, 일본인은 1/155
- 모계 측 유전자에 따라 엄마가 이란성쌍둥이인 경우 쌍태임신일 확률은 1/58, 아빠가 이란성쌍둥이인 경우는 1/116

는데 엄밀히 말하면 한 번의 배란기에 2개의 난자가 성숙해 수정되는 것이라 '진정한 쌍둥이'라 보기에는 무리가 있습니다. 태반과 융모막, 양막이 각각 2개씩이고 각기 다른 난자와 정자에서 발달했기 때문에 생김새와 성별이 다를 수 있습니다. 반면 일란성쌍둥이는 양막이나 융모막이 2개씩인 경우도 있지만 대개는 하나입니다. 그래서 일란성쌍둥이끼리는 생김새, 성별, 혈액형이 똑같습니다.

임신 6주부터 쌍둥이 진단이 가능합니다

체중이 급격히 증가하거나 배가 빠른 속도로 불러오는 경우, 구토와 입덧 증세가 심한 경우 쌍둥이 임신일 수 있습니다. 그러나 정확한 진단은 초음파 검사로만 가능합니다. 초음파 검사로 쌍둥이 임신 여부는 물론 융모막, 양막의 개수로 일란성인지 이란성인지 파악할 수 있습니다. 쌍둥이 진단은 빠르면 임신 6주에 가능하지만 정확한 진단은 임신 7~8주는 되어야 가능합니다.

쌍둥이 임신부의 관리

단태임신보다 300kcal를 더 섭취합니다

쌍둥이를 임신했을 때는 쌍둥이 태아에게 필요한 열량을 섭취하기 위해 단태임신 때보다 더 많이 먹어야 합니다. 임신하면 임신 전보다 매일 300kcal를 더 섭취해야 하는데 쌍둥이를 임신한 경우는 여기에 300kcal를 더 추가한 2,700~2,800kcal가 필요합니다.

쌍태임신부는 단태임신부보다 체중도 4~5kg 정도 더 증가합니다. 임신 초기에는 매주 500g씩, 이후에는 이보다 더 많이 증가합니다. 특히 임신 전 저체중이었던 임신부는 체중이 더 많이 증가해야 합니다. 물론 과체중이었던 경우는 좀 덜 증가해도 됩니다.

철과 엽산이 두 배 더 필요합니다

쌍둥이 임신부에게는 빈혈이 생기기 쉽기 때문에 단태임신부 철분 섭취량의 두 배를 섭취해야 합니다. 물론 엽산도 두 배가 필요합니다. 식사만으로는 쌍둥이 임신부에게 필요한 만큼의 철분과 엽산을 섭취하기 어려우므로 엽산을 포함한 임신부용 비타민과 철분제를 반드시 복용해야 합니다.

에너지 보충을 위해 충분히 쉽니다

쌍둥이를 임신하면 자궁이 단태임신 때보다 훨씬 커지기 때문에 몸이 더 불편하게 마련입니다. 따라서 무엇보다도 충분한 휴식이 필요합니다. 때에 따라서는 의사가 활동의 제한을 권유할 수도 있습니다.

쌍태임신의 합병증

조산: 쌍둥이의 절반 이상이 미숙아로 태어납니다

쌍태임신에서는 임신 38주를 넘기는 경우가 드물뿐더러 이 시기를 넘기면 오히려 합병증이 증가하기 때문에 임신 38주를 만삭으로 봅니다. 그러나 쌍태임신에서도 단태임신과 마찬가지로 임신 37주 이전에 태어나는 것을 조산이라 합니다.

⭐ **Funny News**

쌍둥이 임신이 좋은 점

- 임신과 출산, 육아를 한 번에 끝낼 수 있습니다.
- 아이들 이름을 서로 잘 어울리게 지을 수 있습니다.
- 아기 둘을 양팔에 하나씩 안으면 애정과 만족감이 두 배입니다.
- 아기 둘이 나란히 누워 평온하게 잠든 모습을 볼 수 있습니다.
- 아이들이 자라면서 각자의 정체성을 형성해가는 것을 지켜볼 수 있습니다.
- 쌍둥이끼리 서로 의지하며 살아갈 수 있습니다.
- 주변에서 더 큰 주목을 받습니다.
- 쌍둥이 간의 차이점을 발견하는 재미가 있습니다.
- 쌍둥이들끼리 비밀 언어를 사용하거나 자기들만의 게임을 만들어 노는 모습을 볼 수 있습니다.
- 쌍둥이 엄마 모임에 가입하는 소소한 특권을 누릴 수 있습니다.

쌍태임신의 절반이 임신 36~37주에 분만합니다. 이런 조산은 쌍태임신의 가장 큰 합병증이라 할 수 있습니다. 쌍둥이의 절반, 세쌍둥이의 75%, 네쌍둥이의 90%가 조산으로 인해 미숙아로 태어납니다. 미숙아는 호흡과 영양 공급 면에서 매우 불안정하기 때문에 얼마간 인큐베이터에서 지내야 합니다. 심한 경우는 성장 발달에 문제가 생기거나 사망에 이르기도 합니다.

만일 쌍둥이가 미숙아로 태어날 염려가 있다면 분만 전에 스테로이드 약을 주사해 태아의 폐 기능을 도울 수 있습니다. 따라서 스테로이드 치료 기회를 놓치지 않도록 조산통이 느껴지면 즉시 병원에 가야 합니다.

조산 예방법으로는 입원 후 침상 안정, 조산 억제 약물 투여, 예방적 자궁경부 원형결찰술 등이 있습니다. 본인에게 어떤 방법이 좋을지는 주치의와 상의하세요.

임신중독증 위험이 높습니다

쌍태임신에서는 전자간증이 생길 위험이 매우 높습니다. 전자간증이란 고혈압과 단백뇨가 동시에 나타나는 임신중독증입니다. 증세는 가벼울 수도, 심각할 수도 있습니다. 전자간증이 생기면 자궁으로 가는 혈류가 감소해 태아에게 산소와 영양분을 충분히 공급하지 못하기 때문에 태아 성장 지연을 유발할 수 있고 심하면 태아 경련 또는 사망의 가능성도 있습니다. 따라서 쌍태임신에서 전자간증이 심한 경우는 조기 분만을 유도하기도 합니다.

쌍둥이 수혈 증후군:
자궁 내 발육 제한이 나타날 수 있습니다

쌍둥이의 체중은 대개 평균보다 적습니다. 초음파로 진단했을 때 한 아이가 다른 아이보다 20% 이상 더 작은 경우를 '불일치'라고 합니다. 이때는 태반 기능 약화, 쌍둥이 수혈 증후군(TTS)이 나타날 가능성이 매우 높습니다. 쌍둥이 수혈 증후군은 한 태아의 피가 다른 태아에게 넘어가는 현상으로 일란성쌍둥이가 태반을 공유할 때 잘 생깁니다. 혈액을 빼앗긴 태아는 작아지고 양수도 줄어듭니다. 반면 혈액을 받은 태아는 혈액과 양수가 증가하지요. 쌍둥이 수혈 증후군이 심각한 경우는 인위적으로 조기 분만을 해야 할 수도 있습니다.

쌍둥이 소실:
쌍둥이 중 하나를 잃을 수도 있습니다

임신 초기에 쌍둥이 중 하나가 자연적으로 사라지는 것을 '자연 유산'과 구분해 '쌍둥이 소실'이라고 합니다. 임신 초기에 쌍둥이 소실이 생기면 대개 질 출혈이 나타납니다. 임신 후기의 쌍둥이 소실은 초기 소실에 비해 심각하지만 남은 태아는 건강하게 자라는 경우가 많습니다.

다태아 감소술이란?

세쌍둥이 이상을 임신한 경우 태아 하나를 인공유산시키기 위해 임신 11~14주 정도에 임신부 복부를 통해 태아 가슴에 염화칼륨을 주입하는 것입니다. 유산, 임신 합병증, 36주 이전의 조산, 제왕절개수술, 신생아 사망 등의 위험을 상대적으로 낮추기 위해서지요. 하지만 최근 들어 신생아 관리 기술이 발달하고 세쌍둥이 출산 경과가 향상됨에 따라 건강한 태아를 희생시키는 일이 과연 정당한가에 대해 논란이 일고 있습니다. 따라서 세쌍둥이 이상을 임신한 경우는 예상되는 임신의 예후와 잠재적 문제점에 대해 의사와 충분히 상의한 후 꼭 필요한 경우에만 다태아 감소술을 선택하는 것이 좋습니다.

쌍둥이가 발육 속도 더 늦다

임신 초기와 중기에 쌍둥이의 성장 속도는 단태아와 크게 다르지 않습니다. 그러다 임신 30~32주부터는 단태아와 비교해 성장이 느려지기 시작합니다. 임신 32주를 기준으로 단태아의 평균 체중은 1,800g이지만 쌍둥이는 1,500g입니다. 이때의 쌍둥이 체중을 합하면 3,000g으로 이는 단태임신 37~38주에 해당하는 체중이므로 증가 속도가 더딘 것입니다.

쌍둥이 중 하나를 잃는 것은 임신부와 가족에게 매우 힘든 일입니다. 경우에 따라서는 전문가 상담이 필요할 수도 있습니다.

쌍태임신부 5명 중 1명이 임신 12주 이전에 쌍둥이 소실을 경험합니다. 쌍둥이가 태어날 확률은 1/80이지만 사실 이보다 훨씬 많은 여성이 쌍둥이를 임신합니다. 다만 쌍둥이 배아가 출산에 이를 때까지 건강하게 자라지 못할 뿐이지요. 이처럼 쌍둥이 소실은 생각보다 흔히 일어나는 일입니다. 그러니 쌍둥이 진단을 받았다면 만약의 경우를 대비해 마음의 준비를 해두는 것도 좋을 것 같습니다.

선천성 기형: 일란성쌍둥이에게 더 많이 나타납니다

쌍태임신은 단태임신에 비해 선천성 기형이 나타날 확률이 더 높습니다. 특히 일란성쌍둥이가 이란성쌍둥이에 비해 선천성 기형의 가능성이 더 큽니다.

쌍둥이 분만

쌍둥이도 자연분만할 수 있습니다

그간 많은 산부인과에서 쌍둥이 출산 때 의료사고 방지를 위해 제왕절개수술을 권유했습니다. 특히 쌍둥이의 태내 위치가 모두 정상이 아니면 자연분만을 거의 시도하지 않았지요. 건강보험심사평가원의 자료만 봐도 2007년도 국내 쌍둥이 제왕절개수술 분만율이 91.3%에 달한다는 사실을 확인할 수 있습니다.

그러나 쌍둥이도 안전하게 자연분만할 수 있다는 조사 결과가 나왔습니다.

제일병원 쌍태임신 클리닉 팀은 2007~2008년 쌍둥이를 임신한 여성 151명에게 자연분만을 시도한 결과 75%인 113명이 성공했다고 밝혔습니다. 태아 모두 정상 두위인 경우 자연분만 성공률은 73.8%, 첫 번째 태아가 정상 두위이고 두 번째 태아는 둔위인 경우 자연분만 성공률은 77.1%였다고 합니다. 단, 세쌍둥이 이상인 경우는 제왕절개수술이 안전할 것입니다.

분만 방법은 태아의 자세와 임신부의 건강을 고려해 결정합니다

쌍둥이 출산에는 많은 전문가의 도움이 필요합니다. 산부인과 전문의 한 명, 조산사나 간호사 한 명, 그리고 태아 수대로 소아과 의사가 있어야 합니다.

쌍둥이의 분만 방법을 결정할 때는 태아들의 자세와 체중, 임신부의 건강을 고려해야 합니다. 쌍둥이가 모두 정상 두위라면 자연분만이 가능합니다. 아래쪽에 있는 태아가 두위, 위쪽에 있는 태아는 둔위인 경우에도 자연분만할 수 있습니다. 첫째가 태어난 뒤 둘째가 자세를 바꿀 가능성이 있기 때문입니다. 만일 자세를 바꾸지 않는다면 제왕절개수술을 해야 할 수도 있습니다. 아래쪽에 있는 태아, 즉 먼저 태어날 태아가 두위가 아니라면 대개는 제왕절개수술로 분만합니다.

★ **Funny News**

쌍둥이 엄마가 더 건강하다?

쌍둥이 엄마는 단태아 엄마에 비해 오래 산다는 연구 결과가 있습니다. 미국 유타 대학교 샤넨 롭슨 교수 팀이 6만 명에 가까운 여성들의 건강 기록을 분석한 결과, 쌍둥이를 출산한 여성이 아이를 한 명씩 낳은 여성보다 더 오래 살았고 산후 회복도 빨랐으며 재임신까지의 기간이 짧고 전체 자녀 수도 많다는 사실을 밝혀냈습니다. 2001년 아프리카 감비아 여성을 대상으로 한 연구에서도 쌍둥이 엄마가 아이를 한 명씩 낳은 엄마보다 재임신과 출산 과정에서 더 건강하다는 결과가 나온 바 있습니다. 롭슨 교수는 이에 대해 출산 후 쉽게 재임신하는 것은 여성의 에너지와 영양이 그만큼 많다는 뜻이라며 쌍둥이가 진화론적으로 건강한 모체를 고르는 것이라고 설명했습니다. 또한 쌍둥이를 임신하고 출산하는 힘든 일을 하는 만큼 쌍둥이 임신부는 육체적으로 특출한 사람이라고 말했습니다.

롭슨 박사의 이론대로라면 당신이 건강하기 때문에 쌍둥이를 임신하게 된 것입니다. 불안하게 여기지 말고 자부심을 가지세요.

첫 번째 아기가 나오면 산부인과 전문의는 내진으로 두 번째 아기의 위치를 확인합니다. 두 번째 아기가 분만하기 좋은 위치에 있으면 양수를 터뜨리고 곧바로 분만을 진행시킵니다. 이미 자궁경부가 완전히 확장되어 있기 때문이지요. 만일 첫 번째 아기가 나온 뒤 자궁 수축이 멈추었다면 자궁 수축제를 투여해 분만하게 합니다.

Q&A 제왕절개를 하면 자연분만 때와 출생 순서가 바뀌나요?
쌍둥이 임신부들이 많이 하는 질문입니다. 그러나 제왕절개를 한다고 자연분만 때와 아기의 출생 순서가 바뀌진 않습니다. 제왕절개 시 대개 자궁 하절부를 절개해 분만하기 때문에 자궁 위쪽에 위치한 아기가 먼저 나오는 경우는 극히 드물며, 따라서 자연분만 때와 출생 순서가 동일합니다.

쌍둥이 신생아 돌보기

신생아와 산모 모두 특별한 도움이 필요합니다

조산한 쌍둥이는 호흡, 식이, 적정 체온 유지를 위해 특별 치료를 받아야 합니다. 특히 조산으로 인한 저체중아인 경우는 신생아 집중 치료와 전문 간호사의 도움이 필요합니다.

쌍둥이를 정상적으로 분만한 경우라도 신생아를 둘 이상 돌보기란 매우 힘든 일입니다. 따라서 주변에서 산모를 적극적으로 도와주어야 합니다. 산모도 쌍둥이 육아에만 너무 매달리지 말고 충분히 쉬어야 하고요. 그렇지 않으면 산후 우울증이 심각해질 수 있습니다.

쌍둥이도 모유 수유 가능합니다

쌍둥이를 출산하면 모유량이 부족하지는 않을까 걱정하는 산모가 많습니다. 그러나 조금도 걱정할 필요가 없습니다. 신비롭게도 모유는 아기가 원하는 양에 따라 생성량이 달라집니다. 쌍둥이를 낳아 젖을 많이 물리면 그만큼 더 많은 모유가 생성되기 때문에 젖이 모자라는 일은 없지요. 쌍둥이 대부분이 조산아, 저체중아로 태어난다는 점을 고려하면 오히려 모유 수유가 더욱 절실하다 하겠습니다.

쌍둥이에게 젖 먹이는 방법 두 아기를 동시에 먹이기, 한 아기씩 차례로 먹이기, 한 아기는 젖을 바로 먹이고 다른 아기는 짜서 냉동 보관해둔 젖을 먹이기, 두 아기 모두 냉동 보관해둔 젖 먹이기 등 여러 가지 방법 가운데 산모에게 가장 편한 방법을 선택하세요.

모유 수유를 처음 시작할 때는 각각 따로 먹이는 방법이 편할 것입니다. 동시에 젖을 먹이는 데 익숙해지려면 시간이 꽤 걸립니다. 세쌍둥이의 경우는 한 번에 두 아기에게 젖을 먹인 뒤 나머지 한 명에게 먹이거나, 한 명씩 돌아가며 먹이는 방법 가운데 편한 것을 선택합니다. 시간이 지나면서 육아에 익숙해지면 엄마와 아기들에게 가장 적합한 수유 방법을 스스로 찾게 됩니다.

젖 물리는 순서 바꾸기 젖을 먹일 때마다 아기가 다른 쪽 젖을 먹도록 하는 방법, 하루에 한쪽씩 젖을 바꾸어 먹이는 방법, 늘 한쪽 젖을 먹이는 방법 가운데 선택할 수 있습니다.

(임신 중 나타날 수 있는
정상 증세와
이상 증세)

임신으로 생긴 몸과 마음의 변화는 임신부를 불안에 빠뜨리기 쉽습니다. 하지만 모든 증세가 위험한 것은 아닙니다. 피로감이나 입덧, 소화불량, 유방통, 빈뇨와 방광염, 변비와 치질, 치아와 잇몸 질환, 허리 통증, 유백색의 질 분비물, 불면증 등은 심하지만 않다면 대개 별문제 아닙니다. 반면 질 출혈, 복부 통증, 부종 등 일부 증세는 임신중독증의 신호일 수 있으니 주의해서 살펴봐야 합니다. 산전 검진을 철저하게 받으면 임신 중 생길 수 있는 이상 증세를 예방하고 조기 치료할 수 있습니다.

임신 중 질 출혈

임신 중 정상적인 출혈

임신부의 15~25%가 임신 중 출혈을 경험합니다. 출혈을 정상이라고 말하기는 어렵지만 일반적으로 정상적인 출혈은 양이 적고 통증이 없습니다. 다음의 경우는 유산 등 비정상 임신과 관련이 없는 비교적 안전한 출혈입니다.

착상 출혈 배란 후 수정되기까지는 12~24시간이 걸리고 이 수정란이 자궁내막에 착상하는 데는 약 10~14일이 걸립니다. 이 과정에서 약간의 출혈이 있을 수도 있습니다. 임신 전이라면 생리 예정일 즈음에 나타나는 출혈이라 착상 출혈을 생리로 오인하는 임신부도 많습니다. 착상 출혈은 전체 임신부의 10~30%가 경험하며 양이 적고 색깔은 핑크색에 가까우며 통증이 없습니다.

자궁경부 출혈 임신 주 수가 늘면서 자궁경부의 혈류량이 증가해 소량의 출혈이 생길 수 있습니다. 대부분은 성관계나 자궁경부암 검사 등 자궁경부가 자극을 받은 탓에 발생하지만 아무런 자극이 없을 때도 종종 나타납니다. 자궁경부 출혈은 오래 지속되진 않습니다.

비생리기 자궁 출혈 임신이 아닌 시기에 정상적인 생리 주기를 조절하던 호르몬이 임신 기간에도 영향을 미쳐 원래 생리 예정일에 소량의 출혈을 유발할 수 있습니다. 어떤 임신부는 임신 중임에도 이전 생리 날짜에 맞춰 한 번 이상 출혈하기도 하지만 매우 드물게 일어나는 일입니다.

자궁경관 폴립 폴립이 있다는 것이 정상적이진 않지만 임신 중 폴립에 혈류가 증가해 자연적으로, 또는 어떤 자극으로 인해 약간의 출혈이 있을 수 있습니다.

Dr.'s Advice

복통이 없는 출혈이면 우선 안정을 취하세요

하루는 한 임신부가 북적거리는 습관성 유산 클리닉의 진료실 문을 박차고 들어왔습니다. 출혈이 너무 심해 진료 차례를 기다릴 수 없으니 당장 봐달라는 것이었지요. 그 임신부는 습관성 유산 치료 후 어렵게 임신한 것이었는데 출혈이 어찌나 심한지 바지가 피로 흥건히 젖어 있었습니다. 문진을 해보니 전날 밤부터 출혈이 계속되었는데 움직이면 안 될 것 같아 밤새 안정을 취하다가 아침에 병원으로 달려왔다고 했습니다. 다행히 복통은 없었습니다. 진찰해봤더니 출혈만 있을 뿐 자궁경부는 확장되지 않았고 초음파 검사 결과로도 태아 심장 박동이 양호했습니다. 일단 임신부를 안심시키고 입원시켰더니 일주일 후 출혈이 완전히 사라졌습니다. 그리고 임신부는 만삭에 건강한 아기를 출산했습니다. 이처럼 출혈이 심해도 임신이 안전하게 유지되는 경우가 많습니다. 출혈이 있더라도 복통이 없다면 당장 병원으로 달려오지 말고 우선 안정을 취하는 것도 좋습니다.

임신 중 비정상적인 출혈

임신 중 나타나는 출혈은 정상적인 경우도 있으나 대부분은 유산, 조산 등의 징후입니다. 비정상적인 출혈은 양도 많고 오래가며 통증이 있는 경우가 많습니다. 이에 대한 더 자세한 내용은 170쪽 '고위험 임신' 편의 '임신 중 출혈'을 참고하세요.

Q&A 임신 4주 진단을 받았는데 피가 비쳐 걱정이에요

임신 4주 정도라면 착상 출혈로 보입니다. 임신부 10~30%에서 나타나는 정상적인 출혈이고 보통 2~3일 후에는 나아지니 안심해도 됩니다. 단, 출혈이 지속적으로 있거나 복통 등이 동반되면 병원에 가야 합니다.

피로감

임신 중 피로감은 정상 증세입니다

임신부의 피로감은 임신 초기에 시작되어 임신 막바지로 갈수록 심해집니다. 따라서 직장 동료와 가족의 도움을 적극적으로 받아들여 임신 기간 내내 충분한 휴식을 취하도록 노력해야 합니다. 휴식을 취할 때는 다리를 높게 한 자세가 편합니다. 매일 30분 정도 낮잠을 자는 것도 좋습니다.

입덧

'이 또한 지나가리라' 하고 편안히 받아들이세요

많은 임신부가 메슥거리고 구역질과 구토가 나는 증세, 즉 입덧을 호소합니다. 입덧의 원인은 명확히 밝혀지지 않았지만 임신 중 융모성 생식샘자극호르몬이 증가하기 때문인 것으로 알려져 있습니다. 지금까지 알려진 바에 따르면 입덧은 초산모, 다태임신부, 태아 체중이 크거나 이전 임신에서 입덧을 경험한 임신부에게 잘 생긴다고 합니다.

입덧은 임신 중기에 들어서면서 사라지고 대부분 임신부와 태아의 건강을 해치지 않습니다. 지금 당장은 괴롭고 힘들겠지만 임신부의 80% 이상이 경험하는 흔한 증세인 만큼 편안하게 받아들이도록 노력해보세요.

편히 쉬고 수분을 잘 섭취하면 증세가 완화됩니다

입덧 증세를 완화시키는 몇 가지 방법을 소개합니다. 속 쓰림을 예방하는 방법과 매우 비슷합니다.

- 아침에 메스꺼움이 심하다면 늦게 일어나세요. 침대에서 나오기 전에 토스트나 크래커를 조금 먹어도 도움이 됩니다.
- 충분히 쉬고 푹 자세요. 피곤할 때 입덧이 더 심해집니다.
- 끼니 사이에 물을 충분히 마시세요.
- 음식을 조금씩 자주 먹어 공복 상태가 되지 않도록 하세요. 식후에는 눕지 말고 앉아 있는 것이 좋습니다.
- 향이 너무 강하거나 기름기가 많은 음식을 피하고 저지방의 소화가 잘되는 음식을 먹으세요. 바나나, 쌀, 사과 잼, 토스트 등이 적당합니다.

- 신선한 공기를 마시세요. 짧은 산책을 하는 것도 좋습니다.
- 생강차나 페퍼민트 차를 마시면 입덧 증세가 완화됩니다. 거품이 많거나 달착지근하고 차가운 음료도 좋습니다.
- 맡기 싫은 냄새는 피하세요.
- 비타민 B_6를 복용하거나 침을 삼키거나 생강 냄새를 맡거나 멀미 방지 밴드를 쓰는 것도 도움이 됩니다.
- 가능하면 신경을 다른 곳으로 돌리세요. 신경이 예민할수록 메스꺼움이 심해집니다.
- 편안한 옷을 입으세요. 몸을 옥죄는 옷이나 벨트는 메스꺼움을 심하게 합니다.

입덧이 너무 심하면 입원 치료를 받아야 합니다

구토나 구역질이 너무 심해 체중이 줄고 탈수까지 일어나는 경우를 '과다입덧(과다구토)'이라고 합니다. 보통 입덧을 하더라도 엄마가 저장하고 있는 영양분이 있기 때문에 태아의 영양 상태에는 이상이 없지만 과다입덧이면 엄마의 저장 영양분이 고갈되어 태아에게 해로울 수 있지요. 입덧이 심해 체중까지 줄 정도라면 반드시 병원을 찾아가 치료받아야 합니다.

이럴 땐 병원으로 입덧이 너무 심해 음식을 잘 먹지 못하고 체중이 줄었을 때, 소변의 양이 감소하고 색이 어두울 때, 일어날 때마다 어지럽거나 기절했을 때, 심장이 빠르게 혹은 세차게 뛸 때, 구토로 식도가 손상되어 피를 토했을 때, 발작이나 혼수상태가 왔을 때는 즉시

★ Funny News
아내따라 덩달아 입덧하는 남편

아내를 따라 입덧을 하는 남편들도 있습니다. 이런 증상을 '쿠바드 증후군'이라고 합니다. 아내가 임신하면서 남편에게도 심리적 변화가 생겨 임신 증세를 함께 느끼는 것이지요. 대부분은 아내의 입덧보다 덜하지만 어떤 남편은 더 심한 경우도 있고 심지어 체중이 줄기도 합니다. 하지만 아내의 입덧이 사라지는 시기에 맞춰 남편의 입덧도 사라지니 걱정하지 않아도 됩니다.

병원에 가세요.

과다입덧의 진단 혈액 검사와 소변 검사로 탈수 정도를 알아보고 탈수로 인한 전해질 불균형이 생겼는지 검사합니다. 검사 결과 소변에서 케톤이 검출되면 과다입덧으로 진행될 가능성이 있습니다. 케톤은 몸에서 에너지를 생산하기 위해 탄수화물이 아닌 지방을 분해할 때 생기는 것이므로 케톤이 검출되었다는 것은 그만큼 임신부의 영양 상태가 좋지 않다는 뜻입니다.

과다입덧의 치료 과다입덧이 확진되면 입원 치료를 받습니다. 구토가 지속되면 수액과 당, 전해질, 때로는 비타민을 정맥 내로 투여합니다. 24시간 이상 아무것도 먹지 못한 경우는 안정제, 구토 방지제 등을 사용해야 합니다. 수액을 보충하고 구토가 멈춘 후에는 일단 자극이 적은 음식과 물을 소량 섭취해보고 점차 양을 늘려갑니다. 증상이 재발하면 위와 같은 치료를 반복합니다. 흔한 경우는 아니지만 치료 후에도 체중이 감소하고 같은 증상이 지속되면 코에 튜브를 넣어 음식물을 공급할 수도 있습니다.

임신 중 이식증

어떤 임신부는 음식이 아닌 찰흙이나 얼음, 녹말가루를 먹고 싶어 하기도 합니다. 이렇게 음식이 아닌 영양가 없는 것을 지속적으로 섭취하는 증세를 이식증이라고 하는데 당연히 임신에 악영향을 미칩니다. 임신 중 필요한 영양소 섭취를 방해할 뿐 아니라 변비와 빈혈을 초래할 수 있으니까요. 만약 음식이 아닌 다른 것을 먹고 싶은 충동이 생긴다면 의사와 상의하세요.

Q&A 임신 중 당기는 음식이 없어도 정상인가요?
특별히 당기는 음식이 없어도 정상입니다. 자극적인 음식이 당기지 않으니 오히려 건강한 식생활에 도움이 될 수도 있고요.
임신부가 왜 특정한 음식을 먹고 싶어 하는지 그 이유는 아직 밝혀지지 않았습니다. 임신 중 호르몬 변화가 임신부의 후각과 미각에 영향을 미쳐 특정 음식이 싫어지거나 좋아지는 것이라는 주장이 설득력을 얻고 있습

🌐 News & Research

입덧도 유전이다?

최근 노르웨이의 비카니스 박사 팀은 연구 결과 엄마가 입덧으로 고생하면 딸도 입덧이 심할 가능성이 3배 높다고 밝혔습니다. 입덧이 심한 이유가 심리적·환경적 영향만이 아니고, 입덧 유전자가 전해지기 때문이라는 것입니다. 그러나 저는 이 논문에서 '유전'으로 표현한 것이 실은 가정에서 형성된 식습관과 자라온 환경일 거라는 생각이 듭니다.

입덧이 유전이라고 하면 임신부는 입덧을 피할 수 없다는 좌절감에 빠집니다. 그러니 행여 입덧이 심했더라도 딸에게 "나도 입덧이 심했으니 너도 심할 거다"라는 식의 말은 하지 마세요. 그보다는 "나도 입덧이 있긴 했는데 금방 나아진단다"라는 긍정적인 말로 위로를 해주세요. 엄마는 딸에게 말 한마디라도 임신과 출산에 대한 긍정적인 메시지를 전해야 합니다.

니다. 특정 비타민이나 무기질 부족 때문에 특정 음식을 원하게 된다는 주장도 있지만 아직 이를 뒷받침할 만한 과학적 근거는 없습니다.

Q&A 임신 중 침이 많이 분비되는데 이게 정상인가요?

임신 중에는 일반적으로 침이 더 많이 분비됩니다. 이런 현상은 대개 입덧과 메스꺼움 등을 동반하지요. 특히 임신 초기에 많이 나타나는 현상인데 아직까지 정확한 원인은 밝혀지지 않았습니다.

침 과다 분비는 임신 초기가 지나 입덧이 사라지면서 점차 나아집니다. 하지만 입덧이 심한 경우는 임신 20주까지, 심지어 출산 때까지 침이 많이 나올 수도 있습니다. 침이 과하게 분비되어 불편함을 느낀다면 이런 방법을 권합니다.

- 레몬이나 라임을 살짝 맛보거나 이런 성분이 들어 있는 오일을 화장지에 묻혀 냄새를 맡아보세요.
- 임신 중 사용해도 되는 구강 청결제로 입을 헹구세요.
- 박하사탕이나 민트 껌도 도움이 됩니다.
- 민트 향 치약을 써보세요.
- 얼음을 입에 넣고 살살 녹여서 먹어보세요.

이런 방법으로도 침 과다 분비 현상이 개선되지 않아 일상생활이나 취침에 방해될 정도라면 침샘 질환이 있는지 의사와 상의해보는 것이 좋습니다.

현기증

몸을 천천히 움직이고 혈액순환이 잘되게 하세요

임신부의 현기증은 임신으로 호르몬이 변화하거나 뇌가 충분한 혈액과 산소를 공급받지 못해 생길 수 있습니다. 산소 농도가 너무 낮을 때, 임신 초기 혈당치가 낮을 때, 갑작스럽게 몸을 움직일 때도 생깁니다.
다음은 현기증을 예방하는 방법입니다.

- 오래 서 있는 일을 피합니다. 오래 서 있어야 한다면 발을 자주 움직여 혈액순환을 도와줍니다.
- 앉거나 누운 자세에서 갑작스레 몸을 일으키지 말고 천천히 일어납니다.
- 뜨거운 물로 장시간 목욕이나 샤워를 하지 않습니다.
- 식사 간격이 너무 길면 혈당치가 낮아져 현기증이 생기기 쉬우니 조금씩 자주 먹습니다.
- 혈액순환이 잘되게 느슨하고 편한 옷을 입습니다.

심호흡을 하고 머리를 낮게 둔 채 누우면 현기증이 완화돼요

현기증이 생기면 이렇게 대처하세요.

- 천천히 깊게 호흡합니다.
- 현기증이 느껴지면 재빨리 안전한 자리를 찾아 앉습니다. 그래도 현기증이 없어지지 않으면 눕습니다. 앉거나 누울 때는 머리를 낮게 두는 것이 좋습니다.
- 누워 있어도 현기증이 느껴지면 옆으로 눕습니다.
- 창문을 열고 시원한 공기를 마십니다. 방은 통풍이 잘되게 합니다.
- 현기증의 원인이 빈혈일 수도 있으니 검사를 받아봅니다.

소화불량과 속 쓰림

소화불량, 조금씩 자주 먹어 예방하세요

소화불량은 임신의 전형적인 증상이므로 따로 검사받을 필요는 없습니다. 소화불량의 증상은 매우 다양합니다. 메스꺼움, 구토, 더부룩함, 윗배의 통증이나 불편함, 가슴뼈 뒤쪽의 통증 등이 나타났다 사라지는 양상을 보입니다. 주로 임신 중기에 흔한데 자궁이 커지면서 위를 압박해 위와 십이지장운동을 방해하는 것이 원인입니다. 임신 빈혈을 막기 위해 먹는 철분제의 부작용, 에스트로겐과 황체호르몬 등 호르몬의 영향도 있습니다.

소화불량을 예방하려면 다음과 같은 식습관을 들이세요.

- 조금씩 자주 먹습니다.
- 바른 자세로 식사합니다. 그래야 위의 압력을 줄일 수 있습니다.
- 음식을 고루 먹되 기름에 튀기거나 매운 음식은 피합니다.

속 쓰림이 심하면 의사와 상의해 제산제를 복용하세요

임신 후기에 들어서면 소화불량보다 목과 가슴에 타는 듯한 강한 통증이 더 자주 나타납니다. 임신부에게 속 쓰림이 흔한 것은 위와 식도 사이의 밸브가 임신 중에 이완되어 역류가 일어나기 때문입니다. 자궁이 커질수록 위에 압력이 더 가해져 증상이 악화될 수 있습니다. 그러나 이런 증세는 출산과 동시에 곧바로 사라집니다.

다음은 속 쓰림이나 가슴 쓰림을 예방하는 방법입니다.

- 조금씩 자주 먹습니다. 하루 6끼 정도로 나누어 먹으면 좋습니다.
- 탄산음료, 신 주스, 매운 음식, 조미료가 많이 들어간 음식, 기름진 음식을 피합니다.
- 천천히 꼭꼭 씹어 먹습니다.
- 물은 식사 중에는 마시지 말고 식사 사이에 마십니다.
- 허리 부분이 조이는 옷은 피합니다.
- 가슴 쓰림이나 신물 나는 증세는 누워 있을 때 심해집니다. 베개 여러 개로 상체를 받치고 자면 도움이 됩니다.
- 밤에도 속 쓰림이 생긴다면 공복으로 잠듭니다. 공복을 견디기 힘들면 우유 한 잔 정도는 괜찮습니다.
- 먹자마자 눕지 말고 적어도 1시간 후에 눕습니다.
- 누워 있거나 앞으로 숙이는 자세를 하면 위산이 역류할 수 있습니다. 쪼그려 앉아도 위에 압력이 더해져 역류가 심해집니다.
- 증상이 지속되면 제산제가 필요합니다. 제산제는 산을 중화시키는 알칼리성 물약 또는 알약인데 복용하면 증상이 빠르게 완화됩니다. 적절한 제산제 선택에 대해서는 의사와 상담하세요.

Q&A 임신하고서 방귀가 부쩍 늘었어요. 어쩌면 좋죠?

장내 가스가 많아지는 것은 임신 부작용 가운데 아주 흔한 증세인데 부끄러워서인지 이를 호소하는 임신부는 많지 않습니다. 장내 가스가 많아지는 것은 황체호르몬 때문입니다. 황체호르몬이 위의 운동성을 낮추고 가스를 만들도록 해 방귀와 트림이 증가하는 것이지요. 특히 임신 초기에 심합니다.

해결책은 식생활 변화입니다. 조금씩 자주 먹는 것이 좋으며 브로콜리나 콩, 주스 등은 피합니다. 가스를 줄이는 약제는 거의 소용이 없습니다. 또한 임신 중 방귀가 늘었다고 해서 약제를 복용하는 것은 좋은 선택이 아닙니다. 단, 트림 때문에 속 쓰림이 생기는 경우는 탄산칼슘 제제 등을 처방받을 수 있습니다.

유방통

임신 초기에 시작되어 중기 이후 사라집니다

임신부의 유방은 일찍부터 변화합니다. 임신 6주 이전에 이미 유방이 민감해지고 크기도 조금 커집니다. 임신 3~4개월이 되면 에스트로겐과 황체호르몬이 증가하면서 유방의 지방층이 두꺼워지고 유선과 혈액이 증가하는데 이 때문에 유방이 커지고 유방통을 느끼는 임신부가 늘어납니다. 이후 계속해서 혈액량이 증가하면서 유방이 더 커지고 젖꼭지가 튀어나오며 유륜이 착색됩니다.

임신 후기로 갈수록 유방이 더 커져 단단해지는데 이는 수유를 준비하는 과정입니다. 평균적으로 임신 중 유방 크기는 5cm, 무게는 1,400g 정도 증가합니다. 유방 통증은 임신 중기에 들어서면서 점차 사라집니다.

모유 수유에 문제가 있는지 산전 유방 검사를 합니다

모유 수유 시 발생할 수 있는 문제를 미리 발견해 치료하기 위해 산전 유방 검사를 합니다. 유방과 유두 검사는 시진과 촉진으로 합니다.

유방의 크기·대칭성·모양 유방의 크기와 대칭성, 모양이 수유에 큰 영향을 주진 않습니다. 그러나 확연한 비대칭은 문제가 있음을 의미하므로 수유 초기부터 유심히 관찰할 필요가 있습니다.

유방의 절개와 상흔 유방에 절개나 상흔이 있다면 보다 정밀한 검사가 필요합니다.

유방통이 심하면 마사지를 해보세요

유방을 씻을 때 비누를 사용하면 너무 건조해질 수 있으니 물만 사용합니다. 크기가 커지는 만큼 유방을 잘 지지해주는 브래지어를 착용하되 와이어가 없는 순면 브래지어를 고릅니다.

유방통이 심할 때는 브래지어를 조금 여유 있게 착용하거나 찬 수건으로 찜질하면 통증이 완화될 수 있습니다. 보디 크림으로 마사지하는 방법을 소개하니 통증이 심할 때 활용하세요.

유방 양옆 마사지

1. 팔을 어깨너비만큼 벌려 앞으로 나란히 자세를 한 다음, 양 손바닥을 그대로 가슴 옆에 붙입니다.
2. 손목은 움직이지 말고 팔꿈치만 위아래로 움직여 유방 전체를 안쪽으로 압박합니다. 천천히 5~6회 정도 반복합니다.

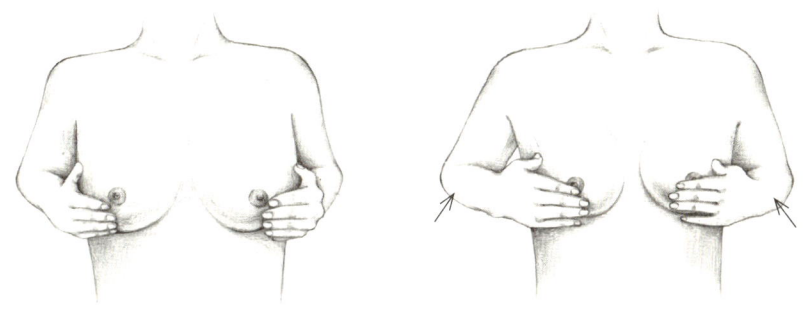

유방 기저부 마사지

1. 양 손바닥으로 유방 아래를 받칩니다.
2. 손으로 유방을 위로 들어 올렸다 내립니다. 리드미컬하게 5~6회 반복합니다. 양손을 깍지 껴서 한쪽씩 마사지해도 좋습니다.

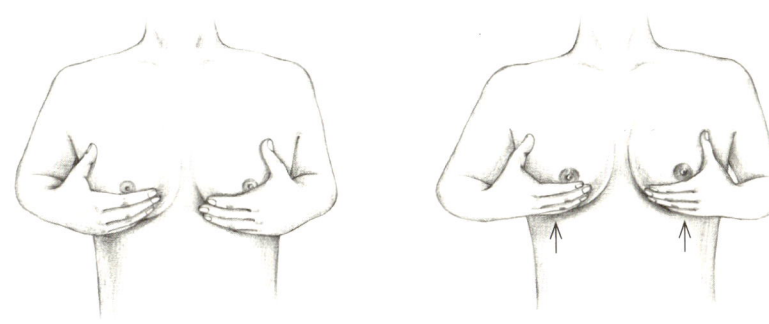

빈뇨와 방광염

자궁이 커지면서 방광에 압력을 가하는 것이 원인입니다

많은 임신부가 빈뇨 증세를 호소합니다. 이는 임신부의 신장이 노폐물을 내보내기 위해 더 열심히 일하는 데다 자궁이 커지면서 방광에 압력을 가하기 때문입니다. 그래서 방광이 거의 비어 있어도 가득 찬 느낌이 들어 화장실에 자주 가게 됩니다. 어떤 임신부는 기침이나 재채기를 할 때 소변이 새어 나오기도 하는데 이 역시 방광이 자궁의 압력을 받기 때문입니다.

임신 중에는 방광염에 걸리기도 쉽습니다. 방광염에 걸리면 요의가 느껴지기 전 옆구리나 아랫배가 콕콕 찌르듯 아프거나, 소변을 볼 때 가렵거나 아프고 소변을 봐도 다 본 것 같지 않은 느낌이 듭니다. 또 생리할 때처럼 배가 묵직하게 아프기도 하고 증상이 심한 경우는 소변에 피가 섞여 나오기도 합니다.

여성은 신체 구조상 요도가 짧고 질이나 항문과 가까운 위치에 있기 때문에 분비물이나 대변의 세균에 오염되기 쉬워 남성보다 방광염에 걸릴 위험이 더 높습니다. 특히 임신부는 질 분비물이 증가하기 때문에 방광염에 더 쉽게 걸립니다. 임신부의 방광염 위험도 증가를 분석한 결과 임신 12주보다 임신 말기로 갈수록 세균뇨의 빈도가 더 높아 방광염에 걸릴 위험도 높아지는 것으로 나타났습니다.

임신 중 방광염을 방치하면 세균 감염으로 인해 조기 양막 파수, 조기 진통 등이 올 수 있으므로 반드시 치료해야 합니다. 암피실린이나 세파드록실처럼 임신 중에도 안전한 항생제를 사용해 치료할 수 있습니다.

빈뇨, 이런 방법으로 완화할 수 있습니다

화장실 들락거리기가 번거롭더라도 수분 섭취를 줄여서는 안 됩니다. 수분은 충분히 섭취하되 빈뇨 증세를 완화시키려면 다음과 같은 방법을 참고하세요.

- 평소 소변을 참지 말고 곧바로 화장실에 갑니다. 외출하기 전에는 미리 화장실에 다녀옵니다.
- 물을 많이 마셔 소변량을 늘립니다. 소변 볼 때 충분히 시간을 갖고 방광을 완전히 비우는 것이 좋습니다.
- 샤워와 목욕으로 몸을 청결하게 유지합니다. 너무 꽉 끼는 바지는 피하고 통풍이 잘되는 순면 제품을 입습니다.
- 밤에 소변을 보려고 자주 일어나게 된다면 늦은 저녁부터는 물을 적게 마십니다. 특히 잠자기 1~2시간 전에는 되도록 물을 마시지 않습니다. 그러나 하루에 섭취하는 수분량을 줄이면 안 되니 낮 동안 물을 충분히 마십니다. 수분 섭취가 줄어들면 태아에게 필요한 체액을 공급하지 못한다는 사실을 명심하세요.
- 임신 말기에 소변보는 것이 힘들다면 변기에 앉아 앞뒤로 몸을 흔들어보세요. 자궁이 방광에 가하는 압력을 약화시켜 소변을 잘 보게 됩니다.
- 빈뇨가 심하면 물을 줄이지 말고 카페인 음료를 줄이세요. 카페인 음료는 빈뇨를 유발합니다.
- 소변볼 때 통증이 있거나 소변에 피가 섞여 나오면 비뇨기계 감염을 의심해봐야 합니다. 우선 물을 많이 마셔서 소변을 희석하면 통증이 완화됩니다.
- 방광염 증세가 나타나면 참지 말고 병원을 찾습니다.

치아와 잇몸 질환

임신 중 호르몬 변화가 잇몸병을 일으킵니다

임신 중 호르몬 변화가 치아의 세균을 더욱 번식시켜 잇몸에 염증을 일으킵니다. 이 때문에 잇몸이 부어오르고 출혈이 있다고 호소하는 임신부가 많습니다. 출산 후에는 잇몸이 정상적으로 돌아오니 조금만 견디세요. 다음에 소개하는 방법으로 임신 중에도 치아와 잇몸을 건강하게 유지하기 바랍니다.

1. 올바른 칫솔질로 치태를 제거해 치아와 잇몸을 깨끗하게 유지하세요. 치아를 너무 세게 문지르면 출혈이 있을 수 있습니다. 임신 중에는 특히 부드러운 칫솔을 사용하는 것이 좋습니다. 수압을 이용한 구강 세정기로 잇몸을 마사지해주는 것도 좋습니다.
2. 입덧이나 속 쓰림이 있다면 음식을 조금씩 자주 먹는 것이 좋지만 이런 증세가 없고 잇몸에 염증이 있다면 식사 시간에만 먹는 것이 좋습니다.
3. 정기적으로 치과 진료를 받습니다. 단, 치과 전문의에게 임신 중임을 꼭 밝혀야 합니다.

국소마취가 필요 없는 치료는 임신 중에도 가능합니다

많은 임신부들이 임신 중에 치과 치료를 받아도 되느냐고 질문합니다. 임신 중에는 치과 치료를 받으면 안 된다는 오해 때문에 치과 질환을 악화시키는 임신부도 많이 보았습니다. 딱히 정해진 원칙은 없지만 웬만한 치과 치료는 임신 중에 받아도 괜찮습니다. 오히려 임신 중에 잇몸 염증을 방치하면 조산 위험이 높아진다는 연구 결과가 있습니다. 또 임신부에게 치주 질환이 있으면 저체중아를 출생할 확률이 7배 늘어난다는 보고도 있고요. 따라서 임신 중 잇몸 질환이나 충치는 적극적으로 치료해야 합니다. 물론 스케일링도 괜찮습니다. 가장 안전한 치료 시기는 임신 중기입니다.

단, 국소마취를 해야 한다면 산부인과 전문의와 상의해야 합니다. 심하게 악화될 가능성만 없다면 국소마취가 필요한 치료는 출산 뒤로 미루는 것이 바람직할 수 있습니다. 간혹 임신 중 미백 치료를 해도 되는지 묻는 임신부가 있는데, 응급 상황도 아닌데 굳이 임신 중에 치료해야 할 필요가 있을까요. 이 역시 출산 뒤로 미루는 것이 좋습니다.

변비

변비는 임신부에게 매우 흔한 증세예요

변비로 고생하는 임신부가 참 많지요. 때로는 배에 가스까지 차서 복통을 유발하기도 합니다. 임신 중 변비가 늘어나는 것은 임신 호르몬이 소화를 늦추고 대장 내벽의 근육을 이완시키기 때문입니다. 평소보다 많은 수분이 변에서 대장 내벽으로 빠져나가면서 대변이 단단해지는 것이지요. 임신 중기 이후에는 자궁이 커지면서 대장을 눌러 정상적인 장운동을 방해하고 철분제가 대변을 딱딱하게 만들기 때문에 변비가 더 심해질 수 있습니다. 임신 말기에도 직장에 직접 자궁의 압력이 가해져 변비가 계속됩니다.

운동과 수분 및 식이 섬유 섭취를 충분히 하세요

임신부 변비에 특효약은 없습니다. 일반 변비 치료와 마찬가지로 운동을 열심히 하고 식이 섬유를 충분히 섭취하는 것이 제일입니다. 구체적인 방법은 다음과 같습니다.

- 걷기, 수영, 요가 등의 운동을 꾸준히 합니다.
- 물을 하루에 8잔 이상 마십니다. 자두 주스를 비롯한 여러 과일 주스도 도움이 됩니다.
- 시리얼이나 곡물로 만든 빵, 통곡물, 말린 과일, 신선한 과일과 채소 등 식이 섬유가 풍부한 음식을 매일 먹습니다.
- 변비약 복용이나 관장은 장운동 촉진과 함께 자궁 수축도 일으킬 수 있으므로 반드시 의사와 상의합니다.

Q&A 임신 막달에 설사를 하는데 괜찮을까요?

임신 막달, 진통이 오기 전에 설사를 하는 경우가 종종 있습니다. 때로는 메스꺼움이나 구토 증세가 동반되기도 합니다. 막달이 아니더라도 배탈이 나서 설사를 하는 경우도 있고요.

설사할 때는 탈수 증세가 나타나지 않도록 물을 많이 마셔야 합니다. 경구용 수액이나 미네랄이 함유된 스포츠 음료도 도움이 됩니다. 설사한다고 굶을 필요는 없습니다. 배가 고플 때 자극이 없는 음식을 가볍게 먹습니다. 지사제는 함부로 복용하면 안 됩니다. 임신 중 복용 가능한 약인지 의사나 약사에게 반드시 문의하세요.

임신부의 설사나 구토가 태아에게 해롭진 않습니다. 하지만 48시간 이상 설사가 지속되거나 심한 탈수 증세가 나타날 때, 고열이 동반될 때는 곧바로 병원에 가야 합니다.

치질

증상이 심하면 의사의 도움을 받으세요

임신 중에 치질이 생기는 것은 자궁이 점점 커지면서 골반부를 압박해 혈액순환이 잘 안 되는 바람에 항문 주위의 정맥이 부풀어 오르기 때문입니다. 처음에는 배변할 때 피가 살짝 묻어 나오는 정도로 시작해 점점 악화되면 치질이 항문 밖으로 나오거나 손으로 밀어 넣어도 다시 나오는 상태까지 이르기도 합니다. 분만 중 힘을 주다가 치질이 악화되는 경우도 있습니다. 가벼운 치질은 출산 후 몇 주 내로 자연 치유됩니다. 그러나 증상이 심하다면 혼자서 앓지 말고 의사와 상의해야 합니다.

재발 가능성이 높은 만큼 예방이 중요합니다

치질은 한번 생기면 치료해도 재발할 가능성이 많기 때문에 예방이 무엇보다도 중요합니다. 임신 중 치질을 예방하는 방법은 다음과 같습니다.

- 통밀 빵, 과일, 채소 등 섬유소가 풍부한 음식을 먹고 수분을 충분히 섭취합니다.
- 변을 볼 때 힘을 주지 말고 단시간에 배변하는 습관을 들입니다.
- 항문 부위를 청결하게 유지합니다. 하루에 3~4회 따뜻한 물에 좌욕하거나 비데를 사용합니다.
- 오랜 시간 서 있지 않습니다.
- 규칙적으로 운동해 혈액순환을 도와줍니다.
- 간혹 변비가 치질로 발전하기도 합니다. 또한 변비로 인해 치질 부위가 붓고 통증이 심해지는 등 증세가 악화되기도 합니다. 따라서 변비를 예방하기 위해

노력해야 합니다.
- 통증이 심하면 얼음물에 적신 수건이나 윤활 젤리를 이용해 돌출된 치질을 부드럽게 밀어 넣습니다.
- 증상이 심할 때는 의사와 상담해 통증을 조절합니다.

복통

대부분 위험하지 않지만 동반되는 증세를 잘 살펴보세요

임신 중에는 자궁이 커지면서 자궁을 지지하던 근육이 당겨지기 때문에 배꼽 주위 근육이 땅기는 듯한 둔한 통증이 느껴집니다. 어떤 임신부는 하복부나 사타구니, 치골 부위에도 통증이 생깁니다.

통증은 임신 18~24주에 가장 흔합니다. 대부분은 휴식을 취하거나 자세를 바꾸면 통증이 완화됩니다. 그러나 때로는 이상임신이나 충수염 등 위험한 원인으로 복통이 생기는 경우도 있습니다. 다음과 같은 증상이 나타나면 즉시 병원을 찾아야 합니다.

- 복통에 자궁 수축이나 출혈이 동반되는 경우
- 복통이 있으면서 회음부 아래로 무언가 내려가는 느낌이 드는 경우(복강 내 출혈의 전조 증상일 수 있습니다.)
- 열, 구토, 설사와 함께 배와 등에 통증이 있는 경우
- 자궁근종이 있어 근종이 2차 변성을 일으키면서 심한 복통을 동반하는 경우 (흔한 경우는 아닙니다.)
- 복통과 함께 가슴에 통증이 있거나 통증이 1시간 이상 지속되는 경우

불안증

임신부의 불안증은 지극히 정상입니다

임신을 하면 몸뿐 아니라 감정에도 크나큰 변화가 생깁니다. 기형아를 출산하지는 않을까, 유산이 되진 않을까, 출산할 때 진통이 심하지는 않을까 등의 생각으로 마음이 불안해집니다. 더불어 아기가 앞으로의 삶에 어떤 영향을 미칠지, 나는 과연 좋은 부모가 될 수 있을지에 대해서도 두려워집니다. 하지만 너무 걱정하지 마세요. 임신부의 이런 감정은 모두 정상입니다. 불안하고 두렵고 초조한 감정도 임신의 한 과정입니다. 그러니 마음을 편안히 가져보세요. 나만 그런 것이 절대 아닙니다.

임신 관련 지식이 많을수록 불안감이 줄어듭니다

임신에 대한 불안감에는 휴식과 이완이 특효약입니다. 남편과 가족, 친한 친구들에게 정서적 지지를 구해보는 것도 좋습니다. 이 외에 불안감을 해소하는 방법은 다음과 같습니다.

- 임신에 대해 불안한 점을 의사에게 상담합니다. 고령 임신부라면 되도록 일찍 기형아 검사를 받는 것이 불안감을 줄이는 방법입니다.
- 태교에 힘씁니다. 태교를 하면서 임신을 긍정적이고 기쁘게 받아들일 수 있습니다.
- 진통과 분만에 대한 불안감이 있다면 출산에 관한 여러 정보를 얻어 도움을 받습니다. 임신부 교실에 등록해 임신과 분만, 진통 조절, 신생아 관리에 관한 수업을 들으면 불필요한 공포심이 사라집니다.

우울증

가벼운 우울증은 주변 사람들의 관심으로 극복할 수 있습니다

임신이 마냥 기쁜 일만은 아닙니다. 때로는 우울감이 찾아오기도 하는데 주로 임신으로 인한 몸매 변화, 여성호르몬 증가, 입덧과 피로감, 분만에 대한 부담감 등이 원인입니다. 우울증은 임신의 자연스러운 과정 중 하나지만 심한 경우는 태아에 좋지 않은 영향을 미칠 수 있으니 주의해야 합니다.

임신 중 우울증을 극복하려면 무엇보다도 남편을 비롯한 가족과 주변 사람들의 관심과 애정이 필요합니다. 가벼운 운동, 규칙적인 생활, 취미 생활, 햇볕을 쬐는 가벼운 산책도 도움이 됩니다.

치료가 필요한 우울증도 있습니다

과거에 우울증을 앓은 병력이 있다면 임신 중, 출산 후에 치료와 관리가 필요할 수 있습니다. 다음과 같은 증상이 있다면 반드시 전문의와 상담하세요.

- ☐ 거의 매일 우울한 기분이 든다.
- ☐ 일이나 활동에 흥미가 없다.
- ☐ 공연히 죄스러운 기분이 든다.
- ☐ 죽음에 대한 생각을 한 번이라도 한 적이 있다.
- ☐ 잠을 잘 못 잔다.
- ☐ 식욕이 없고 살이 빠진다.

- 부쩍 살이 찐다.
- 너무 피곤하다.
- 주의 집중이 안 되고 쉽게 산만해진다.

Q&A 임신 중 우울증 약을 복용해도 될까요?

임신 중 항우울제를 복용해도 기형을 비롯한 태아 문제가 발생하거나 모체에 이상이 생길 가능성은 낮습니다.

단, 약물별로 안전도에 차이가 있으니 반드시 의사와 상담 후 복용해야 합니다. 서트랄린(약품명은 졸로프트), 플루옥세틴(약품명은 프로작, 사라펨), 시탈로프람(약품명은 셀렉사) 등은 임신 중에도 비교적 안전하지만 파록세틴(약품명은 팍실)은 피하는 것이 좋습니다.

질 분비물 대하증

분비물이 유백색이라면 정상입니다

임신 중에는 자궁이 임신 전보다 더 많은 점액을 생성하기 때문에 질 분비물이 많아집니다. 이것은 아주 자연스러운 현상으로, 특히 질 분비물이 유백색이라면 걱정할 필요가 없습니다.

그러나 분비물 색깔이 정상과 다르거나 이상한 냄새가 나거나 가려움증이나 통증이 있다면 질 감염일 수 있습니다. 가장 흔한 질염은 칸디다증, 트리코모나스증, 세균성 질증입니다. 이런 질환에 대한 자세한 내용은 211쪽 '고위험 임신' 편의 '질염'을 참고하세요.

골반 관절통

4명 중 1명꼴로 나타나는 흔한 증상입니다

임신 중 또는 출산 후에 걷거나 계단을 오르거나 잠자리에서 뒤척일 때 골반 관절에서 통증이 느껴진다면 천장관절 증후군이나 치골 결합 기능 부전일 수 있습니다. 골반 관절의 앞쪽 또는 뒤쪽이 약간 어긋나거나 뻣뻣해서 생기는 증세인데 전체 임신부의 25% 정도에서 매우 다양한 강도로 나타납니다. 어떤 임신부는 약간의 불편함만 느끼지만 어떤 임신부는 움직이지 못할 만큼 아플 수도 있습니다.

증세가 심할 때는 가능한 한 빨리 병원을 찾아가 진단받고 치료하는 것이 통증을 최소화하고 장기적인 불편을 피하는 길입니다. 골반 관절통은 완벽하게 낫기 힘들므로 경험이 풍부한 전문가의 도움이 필요합니다. 대개 이완된 관절에 완만한 압력을 가하거나 관절을 부드럽게 움직이는 동작을 하는 치료를 합니다.

불면증

임신부 75%가 불면증에 시달립니다

임신 중 불면증은 전체 임신부의 75%에서 나타나는 흔하고도 정상적인 증세입니다. 황체호르몬 증가로 인한 호르몬 불균형이 원인입니다. 임신 주 수가 늘고 배가 불어오면서 잠자리에서 편안한 자세를 취하기 어려워졌기 때문일 수도 있습니다. 임신부에게 흔히 나타나는 빈뇨나 태동, 출산에 대한 공포심과 불안감 등도 원인이 됩니다.
다음은 불면증을 예방하거나 해결하기 위한 방법입니다.

- 낮잠을 줄이고 늦은 오후에는 심한 운동을 하지 않습니다.
- 잠들기 전 따뜻한 물로 샤워를 합니다.
- 잠들기 전 가벼운 읽을 거리를 읽습니다. 미스터리나 공포물, 지나치게 어려운 책 등은 긴장을 유발해 오히려 수면을 방해합니다.
- 요가와 같은 이완 요법을 써봅니다.
- 옆으로 누운 채 배 밑과 다리 사이에 베개를 하나씩 끼우면 잠들기 편안한 자세가 됩니다.
- 이런저런 방법을 동원해도 잠이 오지 않을 때는 억지로 잠들려 하지 말고 잠자리에서 일어나 책을 읽거나 음악을 들으면서 잠이 오길 기다리는 편이 낫습니다.

피부 관련 증상

임신 마스크·임신선: 출산 후에는 저절로 희미해집니다

임신과 함께 에스트로겐이 증가하면 멜라노사이트 세포가 자극을 받는데 이 때문에 멜라닌 과립이 생성되어 가슴, 젖꼭지, 허벅다리 안쪽 등에 검은 얼룩이 생깁니다. 임신부의 약 90%에서 이런 현상이 나타나는데 피부 톤이 어두운 임신부에게 특히 더 심한 경향이 있습니다.

기미 역시 같은 원인으로 생깁니다. 임신부의 70%에서 나타날 정도로 흔한 증세이고요. 오죽하면 '임신 마스크'라는 별칭까지 있겠습니까. 잘 알려진 것처럼 기미는 햇볕에 많이 노출될수록 더 짙어집니다. 따라서 기미를 줄이려면 외출 시 자외선 차단제를 꼼꼼하게 바르고 챙 넓은 모자를 쓰는 것이 좋습니다. 임신 중 생긴 기미가 건강상 문제를 초래하는 일은 없습니다. 출산 몇 달 후면 점차 희미해지지만 완전히 사라지긴 어렵습니다. 만일 기미와 비슷한 검은 얼룩이나 점이 빠르게 늘어나면 의사와 상담해야 합니다.

임신부들이 고민하는 또 다른 피부 문제가 바로 임신선입니다. 임신선은 흑선이라고도 하는데 배꼽부터 치골에 이르는 희미하고 거무스름한 선을 말합니다. 원래 임신 전부터 존재하던 선이 임신하면서 멜라닌 색소가 증가해 짙어지는 것입니다. 임신부에 따라 임신선이 보라색을 띠거나 배꼽 아래로 가늘게 생기거나 외음부, 유방, 장딴지 등에 생기기도 합니다. 그러나 출산 뒤에는 거의 보이지 않을 만큼 다시 희미해지니 걱정하지 않아도 됩니다.

Q&A 임신 중 기미, 피부 레이저 시술로 없애도 되나요?
임신 중 기미는 호르몬의 영향으로 생기는 것이라 피부 레이저 시술이 별 소용이 없습니다. 또한 임신 중 피부는 붓고 탱탱해지는 등 일시적으로 변화하는 상태이기 때문에 레이저 시술의 부작용이 생길 가능성도 있습니다. 기미는 대부분 출산 후에 호전되니 조금 기다려보세요.
출산 2~3개월 후까지 기미가 크고 진하게 남아 있다면 그때 가서 시술받는 것이 좋습니다. 간혹 임신 중 보톡스 시술을 받아도 되는지 묻는 임신부도 있습니다. 변화 많은 임신부의 피부 상태를 고려하면 보톡스 시술 역시 출산 뒤로 미루는 편이 낫습니다.

체모 변화: 산후 3개월 이내에 정상으로 돌아옵니다
임신 중에는 호르몬의 변화로 체모가 증가합니다. 전과 달리 체모가 두꺼워지고 심지어 체모가 자라지 않던 얼굴, 가슴, 팔 등에도 자라는 경우가 많습니다. 만약 얼굴, 가슴, 복부에 급격히 체모가 늘면 다른 문제가 있을 수도 있으니 의사와 상담하기 바랍니다.

임신 중 급격하게 늘어난 체모가 성가시다면 제모를 해도 됩니다. 뽑기, 왁싱, 깎기, 레이저 제거 등 모든 방법이 임신부나 수유 여성에게 안전합니다.

임신 중 생긴 체모의 변화는 대부분 산후 3개월 이내, 늦어도 6개월 이내에는 정상으로 돌아옵니다. 호르몬이 정상으로 돌아가기 때문에 체모도 정상 사이클을 되찾는 것이지요. 그러면서 이번에는 체모가 지나치게 빠지는 듯한 기분이 들기도 합니다. 출산 후 탈모 등이 여기에 해당되지요. 그러나 이 역시 영구적인 현상은 아니며 보통 3~6개월이 지나면 다시 평상시만큼 증가하므로 안심해도 됩니다.

손톱 변화: 빨리 자라거나 쉽게 부러지기도 합니다

임신 중에는 갑자기 손톱이 빨리 자랄 수도 있습니다. 또는 손톱이 빠지거나 쉽게 부러지기도 하고요. 이것은 일시적인 현상으로 출산 후에는 정상으로 돌아오니 걱정하지 않아도 됩니다.

거미 혈관: 임신 5개월 이전에 많이 나타납니다

임신 중 증가한 혈액이 혈관에 변화를 일으켜 피부에 일명 '거미 혈관'이라고 하는 작고 빨간 혈관이 나타나기도 합니다. 거미 혈관은 임신 5개월 이내에 가장 흔하며 임신부의 1/3~2/3에서 발생합니다. 주로 얼굴, 목, 팔에 나타나는데 출산 후에는 희미해지거나 없어집니다.

소양증: 원인이 다양하니 꼭 의사와 상의하세요

임신 후기에 소양증을 일으키는 작고 빨간 두드러기가 생기는 경우가 있습니다. 임신부의 0.5%에서 발생하는 소양증은 종종 복부에서 시작해 허벅다리, 엉덩이, 가슴까지 퍼집니다.

이와 달리 발진 없이 나타나는 소양증도 있습니다. 주로 임신 마지막 4개월째에 나타나는데, 매우 심한 소양증이 손바닥과 발바닥에서 시작해 전신으로 퍼져나갑니다. 이때는 담즙 정체로 인한 소양증이 아닌지 의심해 봐야 합니다. 담즙 정체는 가족력으로 인한 심각한 간 질환으로 때로는 가족력이 없어도 생깁니다. 조산이나 사산, 또는 태아의 심각한 건강 문제를 일으킬 수 있고 출산 후 출혈 가능성도 있어 매우 위험한 증상입니다. 담즙 정체로 인한 소양증은 산후 며칠 내로 사라지지만 다음 임신 때 재발할 수도 있습니다.

이런 질환 외에도 임신 중에는 피부로 가는 혈류량이 증가해 가벼운 소양증이 흔하게 발생합니다. 임신 말기에는 복부 피부가 늘어나면서 그 주변에 가려움증이 생기기도 합니다.

임신 중 소양증을 피하려면 순면 소재의 헐거운 옷을 입고 순한 비누를 사용하며 보습제를 바르는 것이 좋습니다. 소양증이 심하면 의사와 상담해 가려움 방지 크림이나 스테로이드 크림을 처방받을 수 있습니다. 소양증으로 인해 불쾌감이 심할 때는 옥수수 녹말을 푼 물에 목욕을 하면 도움이 됩니다. 때에 따라서는 약

미국임신협회에서 제안하는 튼살 예방법

다음은 미국임신협회에서 제안하는 튼살 예방법과 해결법입니다. 얼마나 효과가 있을지는 모르겠으나 아무 노력을 안 하는 것보다는 낫겠지요.

- 매일 미지근한 물로 샤워합니다.
- 샤워 후 물기가 남아 있는 상태에서 보습 크림이나 오일을 부드럽게 발라 마사지합니다.
- 튼살이 생길 거라 예상되는 부위를 가볍게 꼬집습니다. 임신 주 수가 늘어 꼬집기가 힘들어지면 손가락 끝으로 마사지합니다.
- 본격적으로 배가 부르기 전인 임신 4~5개월부터 대비해야 합니다. 평소 임신부용 거들을 입는 것도 도움이 됩니다.
- 갑작스럽게 체중이 불면 튼살이 생기기 쉽습니다. 체중이 갑자기 불지 않도록 주의하고 임신부에게 적당한 운동을 합니다.

제 처방이 필요하기도 합니다.

Q&A 임신 중 여드름이 많이 생겼는데 피부 타입이 바뀐 건가요?
여드름은 주로 사춘기에 흔한데 유전적으로 남성호르몬인 테스토스테론이 과잉 분비되어 생기는 경우가 80%에 이릅니다. 임신 중에 생기는 여드름 역시 호르몬의 영향 때문입니다. 임신 초기에는 황체에서, 임신 10주 이후에는 태반에서 많은 양의 황체호르몬이 분비되며 뇌하수체에서는 유즙 분비를 위해 프로락틴이 다량 분비됩니다. 이런 호르몬이 피지의 양을 증가시켜 결국 여드름이 발생하게 되는 것입니다. 임신 중 스트레스도 여드름의 원인입니다. 즉 임신 자체가 여드름을 생성시키는 요인이 되는 셈이지요. 대표적인 여드름 치료제인 이소트레티노인은 비타민 A 성분으로, 기형을 유발할 수 있으므로 임신 중에는 사용해서는 안 됩니다. 여드름이 너무 심한 경우는 반드시 의사와 상담해 안전한 치료제를 처방받으세요.

튼살: 전용 크림의 효과는 미지수입니다

태아가 자라면서 임신부의 복부와 가슴이 급격하게 커지기 시작합니다. 피부의 피하조직이 아직 충분히 준비되지 않은 상태에서 급격하게 피부가 늘어나면서 피부 표면에 붉그스름한 선이나 갈색 자국이 생기는 것이 바로 튼살입니다. 임신 7개월 이후가 되면 거의 모든 임신부의 복부, 엉덩이, 가슴, 허벅다리에 튼살이 생깁니다.

튼살을 완벽하게 예방하거나 없애는 방법은 아직까지 없습니다. 튼살을 예방한다는 크림과 로션, 오일 등이 시중에 많이 나와 있지만 그 효과는 증명된 바 없습니다. 튼살 자국은 출산 후 서서히 희미해지면서 옅어지는데 일부는 은색으로 변해 영구히 남을 수도 있습니다.

정맥류

대부분 통증이 없고 위험하지도 않습니다

임신 중에는 자궁이 커지면서 자궁 뒤로 지나가는 하대정맥을 누릅니다. 이 때문에 하지의 혈류가 느려져 여러 정맥이 하지나 음순에서 부풀어 오르는데 이를 정맥류라고 합니다. 파란색의 정맥을 따라 구불구불하게 부풀어 오른 듯 보이는 이 자국은 간혹 무릎 뒤쪽이나 허벅지 안쪽에도 생기며 질 벽이나 항문에도 생길 수 있습니다. 가족 중 누군가에게 정맥류 혈관이 있다면 자신에게도 정맥류 혈관이 있을 가능성이 큽니다. 정맥류는 대부분 통증도 없고 임신부에게 큰 해를 끼치지도 않으며 출산 뒤에는 거의 없어집니다.

그러나 증세가 심해지면 하지에 통증이 생기고 때로는 걸음걸이도 불편해집니다. 정맥류 때문에 특별한 치료를 받을 필요는 없지만 악화되지 않도록 조심은 해야 합니다.

증세가 악화되지 않도록 주의하세요

임신 중 정맥류를 예방할 수는 없지만 붓거나 통증이 생겼을 때 완화할 수는 있습니다. 다음 방법을 참고하세요.

- 오랜 시간 서 있지 않습니다.
- 휴식을 취할 때는 책상, 의자 등에 다리를 올려 높은 위치에 둡니다.
- 오래 앉아 있어야 한다면 가끔씩 움직입니다.
- 다리를 꼬고 앉지 않습니다.
- 변비가 정맥류의 원인이 되기도 하니 변비를 예방합니다.

- 고탄력 스타킹을 신으면 하지를 조이기 때문에 혈액순환에 도움이 됩니다.
- 비만인 경우 하지정맥을 누르는 힘도 증가합니다. 체중 조절에 힘써야 합니다.
- 잠을 잘 때 다리를 올리고 자는 것이 좋습니다. 발목 아래 베개를 받치면 도움이 됩니다.
- 걷기, 체조, 마사지, 수영, 자전거처럼 혈액순환을 돕는 운동을 합니다.

부종

자고 난 뒤에도 부기가 가라앉지 않으면 병원을 찾으세요

임신부의 몸은 임신 전에 비해 수분이 많기 때문에 발목이나 발가락, 발등이 종종 붓기도 합니다. 부종은 임신 후기로 갈수록, 날씨가 더울수록, 오래 서 있는 시간이 많을수록, 오후로 갈수록 더 심해집니다. 때로는 발뿐 아니라 손이나 얼굴, 다리 전반에도 부종이 나타납니다.

이는 임신부에게 흔하고도 정상적인 증세이므로 크게 염려할 필요가 없습니다. 그러나 자고 난 뒤에도 부기가 가라앉지 않거나 발목 주변을 눌렀을 때 쑥 들어간다면 임신중독증의 신호일 수 있으므로 의사와 상담해야 합니다.

다리를 높이 둔 자세로 자주 휴식을 취하세요

임신 중 부종이 크게 위험하지는 않지만 외모나 일상생활의 불편함을 생각하면 결코 반갑지 않은 증세지요. 다음은 부종을 예방하거나 완화하는 방법입니다.

- 오랫동안 앉아 있거나 서서 일하는 임신부는 특히 휴식이 중요합니다.
- 낮에 1시간은 쉬는 것이 좋습니다. 쉴 때는 발을 심장보다 높은 위치에 두는 것이 좋습니다.
- 짜게 먹지 않습니다.
- 헐렁하고 편안한 옷과 신발을 착용합니다. 종아리를 너무 압박하는 스타킹이나 양말은 신지 않습니다.
- 평소 가볍게 발을 움직입니다.
- 수면 시 다리를 베개 위에 올린 자세가 좋습니다.
- 손발을 더운물과 찬물에 교대로 담급니다.

감각 이상과 저림

자궁이 커지고 부종이 심해지면서 신경이 눌리는 것이 원인입니다

많은 임신부들이 엉덩이나 허벅지의 통증, 다리와 발가락이 찌릿하고 저린 느낌을 호소합니다. 통증은 자궁이 커지면서 척추와 다리를 잇는 신경을 압박해서 생기고, 팔다리 저림은 부종으로 인해 신경이 눌리면서 생깁니다. 이런 증세는 출산 후 사라지니 크게 염려하지 않아도 됩니다.

어떤 임신부는 손에서 따끔하고 타는 듯한 느낌이 들고 손가락이 저리다고도 합니다. 이는 임신부뿐 아니라 주부에게도 간혹 생기는 증상으로 '수근관 증후군' 또는 '손목 터널 증후군'이라고 합니다. 양 손등을 서로 맞대고 손목을 90도로 꺾은 상태를 1분간 유지했을 때 손 저림 증상이 나타나면 손목 터널 증후군일 수 있습니다. 증상이 심한 경우 특수 제작한 손목 부목을 사용하기도 합니다.

호흡곤란

되도록 천천히 움직이고 곧게 선 자세를 취하세요

임신 후기로 접어들면 호흡곤란을 호소하는 임신부가 많아집니다. 임신 후기에는 자궁이 복부 공간의 상당 부분을 차지하게 됩니다. 특히 임신 32주 이후에는 자궁이 급속도로 커지면서 위를 누르고 횡격막을 폐 쪽으로 밀어 올려 호흡곤란이 발생하기 쉽습니다. 숨 쉬기가 불편할 때는 되도록 천천히 움직이고 곧게 선 자세를 취하는 것이 좋습니다.

임신부에게 천식이나 계절 알레르기가 있는 경우 임신 후기의 호흡곤란이 어떤 결과를 초래할지는 정확히 예측할 수 없습니다. 증상이 개선되는 임신부도 있지만 악화되는 임신부도 있습니다. 따라서 천식 환자였던 임신부라면 어딜 가든 약 챙기는 것을 잊지 말아야 합니다.

코막힘과 코피

호르몬의 분비와 혈액량이 늘어서 생기는 증상입니다

임신 중에는 호르몬 분비가 증가해 혈액량도 늘어납니다. 이로 인해 코 안의 점막이 붓고 마르기 때문에 임신 전보다 코가 더 잘 막히고 콧물이나 코피를 많이 흘리기도 합니다. 코막힘이 심할 때는 코에 식염수를 넣거나 가습기를 사용해 실내 습도를 높이면 도움이 됩니다. 코피는 대개 오래 지속되진 않습니다. 출혈이 많지만 않다면 걱정할 필요 없습니다.

코피가 날 때는 우선 자리에 앉아 머리를 똑바로 합니다. 이 상태에서 엄지와 검지로 코 양옆 뼈 부분 바로 아래를 10분간 눌러줍니다. 이때 목 뒤로 피가 고여도 삼키지 말아야 합니다. 이렇게 해도 피가 멈추지 않으면 10분간 더 시도합니다. 그래도 출혈이 계속되면 병원을 찾아가세요.

다리 통증

운동과 스트레칭으로 예방할 수 있습니다

다리에 쥐가 난다며 고통을 호소하는 임신부들도 있습니다. '쥐가 난다'는 것은 대개 종아리 근육이나 발에서 갑작스럽고 날카로운, 마치 힘줄을 잡아당기는 듯한 통증이 생기는 것을 말합니다. 주로 밤에 잘 일어나는데 그 원인은 정확히 밝혀지지 않았습니다.

크게 위험한 증세는 아니지만 쥐가 나는 당시에는 상당히 고통스럽지요. 적당한 운동, 특히 발목과 다리를 움직이는 운동을 규칙적으로 하면 혈액순환이 잘되어 쥐가 나는 것을 예방할 수 있습니다. 잠자리에 들기 전 가벼운 운동이나 스트레칭으로 근육을 이완시키는 것도 좋습니다. 단, 발가락 끝에 힘을 주는 운동은 피합니다. 쥐가 났을 때는 손으로 발가락 끝을 무릎 쪽을 향해 힘껏 당기거나 쥐가 난 근육을 세게 문지르면 도움이 됩니다.

News & Research

임신부의 하지 불안 증후군

임신에 따른 성호르몬 변화가 하지 불안 증후군에 걸릴 위험을 높인다는 연구 결과가 나왔습니다. 하지 불안 증후군은 수면 중 다리에 불편한 감각 증상이 심하게 나타나 다리를 움직이게 되면서 수면 장애를 일으키는 질환입니다. 주로 잠들기 전 따끔함, 저림, 뜨거움 등의 증세가 나타나며 다리를 움직이지 않으면 더 심해지고 움직이면 정상으로 돌아오는 것이 특징입니다. 국내에서는 100명에 5.4명꼴로 이 증후군을 겪는 것으로 보고되었습니다. 독일의 정신의학 전문의 토마스 폴마허 교수 팀은 임신 중 증가한 성호르몬, 에스트라디올 수치가 하지 불안 증후군에 영향을 미친다고 발표했습니다. 특히 에스트라디올 수치가 최고조로 증가하는 임신 마지막 3개월 동안 하지 불안 증후군 발생률이 높았습니다. 그러나 대부분 산후에는 호르몬 감소와 함께 증상이 사라집니다.

더운 느낌

홍조와 열감은 임신부에게 매우 흔한 증상입니다

임신 중 얼굴이 화끈 달아오르면서 더운 증세가 나타나는 것은 지극히 정상입니다. 호르몬 수치의 변화로 피부의 혈액순환이 활발해지는 것이 원인입니다. 피부 밑의 혈관에 혈액량이 많아지면 체온이 상승하면서 피부색이 붉게 변하고 얼굴에 홍조 현상이 나타나며 땀도 더 많이 흘리게 됩니다. 보통 얼굴, 목, 가슴 부위가 화끈거리면서 붉어지는데 다행히 이런 증상은 오래가지 않고 잠시 동안만 나타납니다. 열이 오른 후에는 금세 몸이 식으면서 땀을 흘립니다. 일반적으로 이런 증상은 임신 중기와 후기에 접어들면서 더 흔하게 나타나며 출산 후까지 지속되기도 합니다. 특히 모유 수유를 하는 경우는 더 오래 지속될 수 있지요.

통풍이 잘되는 옷을 여러 겹 입어 체온을 조절하세요

다음은 임신 중 더운 느낌을 피하기 위한 방법입니다.

- 헐렁한 옷을 여러 겹 겹쳐 입고, 덥다고 느낄 때는 옷을 한 겹 벗습니다.
- 몸에 달라붙는 옷은 피하고 통풍이 잘되는 천연섬유 소재의 옷을 입습니다.
- 화끈거리고 더운 증상이 숙면을 방해하지 않도록 침실을 시원하게 유지합니다. 낮에는 해가 비쳐 실내 온도가 너무 올라가지 않도록 커튼을 칩니다.
- 미스트나 워터 스프레이를 수시로 얼굴에 뿌려 수분을 공급합니다. 외출할 때는 휴대용 선풍기나 부채, 손수건 등을 챙깁니다. 하지만 선풍기를 오래 사용하면 체온이 내려갈 수 있으니 주의합니다.
- 자주 씻어서 상쾌한 기분을 유지합니다.

두통

휴식이 먼저, 그래도 안 되면 타이레놀을 복용하세요

임신 중 두통은 특히 초기에 더 흔합니다. 호르몬의 변화, 수면 부족, 혈액순환의 변화, 아기에 대한 불안감, 저혈당증 등이 임신부 두통의 원인입니다. 임신과 함께 카페인 음료를 끊었다면 카페인 중독 증세로 두통이 생기기도 합니다.

두통이 심하면 일단 휴식을 취하고 긴장을 이완시키세요. 그래도 두통이 완화되지 않으면 진통제를 쓰되 임신부에게 안전한 약에 대해 의사와 상의해야 합니다. 아세트아미노펜 단일 제제인 타이레놀이 임신부에게 안전한 진통제로 알려져 있습니다. 심한 두통이 계속되면 방치하지 말고 반드시 병원을 찾아가야 합니다. 간혹 두통의 원인이 고혈압인 경우도 있으니까요.

요실금

대부분 산후 3개월 이내에 저절로 낫습니다

임신 이후 갑자기 요실금 증세가 나타났다고 하소연하는 임신부가 많습니다. 요실금은 기침이나 재채기를 할 때, 웃을 때, 갑자기 움직이거나 일어설 때 소변이 조금 새는 증세입니다. 특히 임신부에게 나타나는 요실금은 임신부의 몸이 분만을 준비하기 위해 골반 저근(방광경부와 근위요도에 있는 근육)을 이완시켜 생기는 일시적 현상입니다. 대부분 산후 3개월 이내에 증상이 완화되지만 재발할 가능성도 있습니다.

소변을 참는 것처럼 질 주변 근육을 꽉 조였다가 이완시키는 케겔 운동을 규칙적으로 하면 요실금 악화와 재발을 예방할 수 있습니다. 만일 요실금이 너무 심해 일상생활에 큰 불편이 따를 정도라면 의사와 상의하세요.

건망증

임신부 건망증에 대해서는 의견이 분분합니다

임신하고 나서 건망증이 생기고 기억력이 나빠졌다고 하소연하는 임신부가 무척 많습니다. 미국에서는 이런 증세와 관련해 아예 '임신 뇌'라는 용어를 쓰기도 합니다. 하지만 임신부에게 실제로 건망증이 생기느냐에 대해서는 과학자들 사이에서 의견이 분분합니다.

1993년 영국에서는 임신부의 81%에서 기억력 저하가 나타난다는 사실을 실험으로 증명했습니다. 또한 2008년에 14개국의 1,000명이 넘는 여성을 대상으로 한 호주의 한 연구 결과에 따르면 임신부의 기억력 감퇴는 실제로 존재하며 이 현상이 산후 1년까지 이어진다고 합니다. 그러나 이와 반대로 2008년 호주국립대학교에서 실시한 연구에서는 임신한 여성들이 논리와 기억력 테스트에서 임신 전과 동일한 점수를 받았을 뿐만 아니라 임신하지 않은 여성과 어떤 차이도 보이지 않았다고 합니다.

이렇듯 임신 중 기억력 감퇴에 대해서는 아직 명확히 밝혀지지 않았습니다. 다만 임신 중에 기억력 감퇴가 있다 해도 일상생활에 지장을 줄 정도는 아니며 대개 산후 3~6개월이면 임신 전과 비슷한 상태로 되돌아온다고 하니 일단은 안심해도 됩니다.

임신부의 기억력 감퇴는 사실 모성의 발현입니다

임신이 실제로 기억력에 영향을 미치는지에 대한 흥미로운 연구 결과가 있습니다.

임신부 건망증은 뇌 자체가 달라진 탓 임신부 건망증은 실제로 존재하며 이는 임신부의 뇌가 앞으로 출산할 신생아의 욕구에 집중하느라 다른 일에는 소홀해지기 때문이라는 연구 결과가 나왔습니다.

미국 채프먼 대학교의 심리학자 로라 글린은 임신부의 뇌와 감정이 어떻게 변화하는지를 연구한 기존 논문들을 폭넓게 검토해 이 같은 결과를 얻었다고 합니다. 그러면서 이런 변화는 기억력 감퇴와 같은 손실을 가져오지만 덕분에 더욱 예민하고 능력 있는 엄마가 될 수 있으며 결국 혜택이 손실보다 크다고 주장했습니다.

다른 과학자들 역시 임신부 건망증이란 '임신부가 태어날 아기에게 더 집중하기 위해 뇌를 일시적으로 쉬게 하는 것'이라고 주장합니다. 결국 임신부의 기억력 감퇴는 아기에게 더욱 집중하려는 모성의 일환이라는 것이지요.

임신 중 공간 기억력 저하, 산후 3개월까지 간다 임신부에게 건망증이 생기는 것은 호르몬 수치의 변화 때문이며 이런 증상은 산후 3개월까지 이어진다는 연구 결과가 있습니다. 영국 브래드퍼드 대학교와 리즈 대학교 공동 연구진은 임신에 따른 기억력 변화를 알아보기 위해 임신부 23명과 일반 여성 24명을 대상으로 공간 기억력 테스트와 설문 조사를 실시했습니다.

연구진은 이들이 컴퓨터 프로그램을 통해 한 번 본 위치나 이동 경로를 얼마나 잘 기억하는지 측정했습니다. 그 결과 임신부의 기억력은 임신하지 않은 여성보다 15% 떨어지는 것으로 나타났습니다. 원인은 임신 중 호르몬 수치가 변하면서 공간 지각을 관장하는 해마에 영향을 미치기 때문입니다.

임신 중에는 에스트라디올, 생식 주기에 영향을 주는 황체호르몬, 스트레스에 반응하는 코르티솔, 젖 분비를 조절하는 프로락틴, 성호르몬 결합 글로불린의 수치가 증가하는 반면 기억력 증강이나 생체리듬에 관여하는 호르몬은 감소합니다. 연구진은 공간 기억력 저하 현상은 산후 3개월까지 이어진다며 임신부가 임신과 출산에 대한 우려로 불안 또는 우울해하는 것도 기억력 저하에 영향을 미친다고 밝혔습니다.

산후 3개월 후에는 뇌의 기억력이 회복된다는 참 다행스러운 결과입니다. 더불어 우울증이 기억력 회복을 더디게 한다니 남편은 산후의 아내를 적극 지지해줘야 할 듯합니다. 적어도 아내의 건망증을 빨리 회복시키고 싶다면 말이지요.

첫아이 낳으면 시공간 기억력이 좋아진다 아이를 낳으면 엄마의 시공간 기억력이 더 좋아진다는 연구 결과가 있습니다. 미국 카를로스 알비주 대학교 마이애미 연구 팀은 첫아이를 낳고 10~24개월이 지난 여성 35명과 임신 경험이 없는 여성 35명을 비교했습니다.

두 그룹에 6개의 기호가 그려진 종이를 10초간 보여주고 이를 기억해 그려보라는 과제를 몇 번 되풀이해 제시한 결과 출산한 여성 그룹의 성적이 더 좋았습니다. 나중에는 다양한 종류의 기호를 보여주고 어떤 기호가 첫 번째 실험 때 나왔던 것인지를 물었습니다.

출산 그룹은 이를 전부 정확히 맞힌 반면 비출산 그룹은 1~2개의 오답을 보였습니다. 연구 팀은 출산한 여성의 시공간 기억력, 즉 주변 사물에 대한 정보를 받아들이고 기억하는 능력이 분명히 비출산 여성보다 뛰어난 것으로 나타났다고 설명했습니다.

그렇다면 출산한 여성의 기억력이 향상되는 이유는 무엇일까요? 임신 중 수축되었던 뇌가 출산 6개월 후에 다시 정상으로 돌아오는 과정에서 이 같은 효과가 나타나는 것으로 생각됩니다. 즉 아이를 위험에 빠뜨릴 수도 있는 주변 환경을 재빨리 파악하고 기억하게 해주는, 일종의 방어기제를 갖추기 위해서라는 것입니다.

이 연구 결과는 평소 저의 생각과 정확하게 일치합니다. 모든 현상에는 이유가 있고 손실이 있으면 보상도 있는 법이지요. 임신부의 건망증과 산후 건망증을 회복하는 과정 모두가 사실은 태아에게 집중하고 신생아를 안전하게 보호하기 위한 것이었습니다.

허리 통증

가장 흔한 임신 트러블입니다

허리 통증은 임신부에게 가장 흔한 증세 중 하나입니다. 임신 전 자궁의 용적은 10cc 정도인데 임신 후 무려 1,000배 가까이 늘어납니다. 그러니 허리 통증이 생길 수밖에요.

임신부의 허리 통증의 원인은 또 있습니다. 임신하면 분만 시 태아가 골반을 쉽게 통과하도록 황체호르몬이 골반 내의 인대와 관절을 이완시킵니다.

관절이 이렇게 이완되어 있으니 조금만 무리

허리 통증이 조산의 증상일 수 있다

허리 통증이 너무 심하거나 2주 이상 지속되면 병원을 찾으세요. 이런 경우는 흔한 임신부 허리 통증이 아니라 다른 원인, 예를 들어 조산기로 인한 허리 통증일 가능성이 있기 때문입니다. 특히 열이 나거나 소변볼 때 따끔거리는 통증이 느껴지거나 질 출혈이 동반된다면 즉시 병원에 가야 합니다.

해 움직여도 쉽게 허리 통증이 생기고 이 때문에 허리 근육이 더욱 긴장하면서 통증이 심해집니다. 설상가상 자궁의 무게를 지지하기 위해 임신부의 몸이 뒤로 젖혀지면서 허리 근육과 등뼈, 골반에 더욱 무리가 가게 됩니다. 복근은 척추를 지지하는 역할을 하므로 허리 건강에 매우 중요한데 임신부는 복근마저 약해지니 허리 통증이 안 생길 수가 없습니다.

일상에서 허리 통증을 예방하는 방법이 있습니다

다음은 임신부의 허리 통증을 줄이기 위한 방법입니다. 일상에서 실천하면 허리 통증을 완화하는 데 도움이 됩니다.

- 굽 낮은 구두를 신습니다.
- 무거운 물건을 들지 않습니다.
- 물건을 주울 때는 무릎을 굽힙니다.
- 의자는 허리를 잘 지지하는 것으로 고르고, 앉을 때는 허리 뒤에 작은 쿠션을 받칩니다.
- 오랜 시간 서 있어야 할 때는 의자나 박스에 한 발을 지지합니다.
- 잘 때는 바닥에 등을 대고 똑바로 누운 자세보다 옆으로 누운 자세를 취합니다. 다리 사이에 베개를 끼우면 한결 편안해집니다.
- 통증 부위를 따뜻하게 해줍니다.
- 허리를 지지하는 복대가 도움이 되기도 합니다.
- 임신부에게 적당한 허리 강화 운동을 합니다. 수중 걷기도 매우 좋습니다.
- 통증이 심하면 의사와 상의해 진통제 처방, 침상 안정 등 적절한 치료를 받습니다.

임신부의 허리 통증을 방지하기 위한 운동

적절한 운동으로 허리 통증을 줄일 수 있습니다. 미국산부인과학회에서 추천하는 임신부의 허리 통증 방지 운동을 소개합니다. 이 운동은 허리·복부·엉덩이·팔다리 근육을 강하게 유지시켜 자세 교정에 도움을 주며 허리 통증을 완화합니다. 또 분만 준비에도 도움이 되지요. 단, 임신부마다 건강 상태가 모두 다르니 우선 운동을 해도 좋은지 의사와 상담하는 것이 좋습니다.

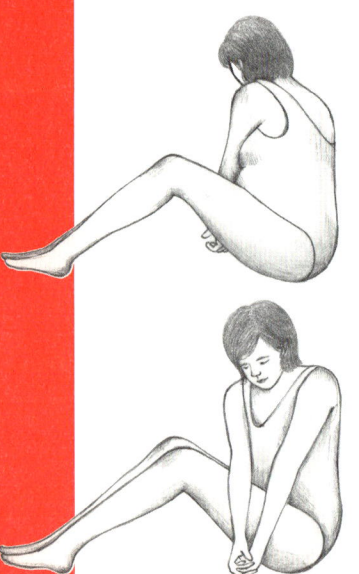

비스듬히 비틀기 허리와 엉덩이, 복부 근육을 강화합니다. 평소 운동을 규칙적으로 하지 않는 임신부라면 이 운동은 생략하세요.

1 무릎을 굽히고 발을 바닥에 댄 채 손은 깍지를 끼고 앞으로 내밀어 바닥에 앉습니다.
2 상체를 손이 바닥에 닿을 때까지 비틉니다. 같은 동작을 양쪽으로 5회씩 반복합니다.

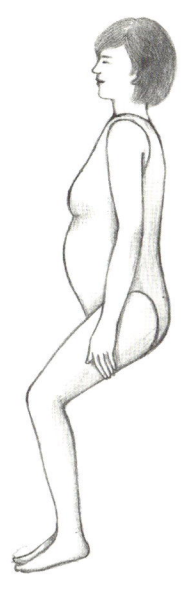

허리 누르기 허리와 몸통, 상체 근육에 효과적이고 자세 교정에 좋습니다.

1. 벽에서 25~30cm 정도 떨어져 서서 무릎을 살짝 굽힌 자세로 상체를 벽에 기댑니다.
2. 허리 하부로 벽을 밉니다.
3. 10초 동안 유지했다가 풀기를 10회 반복합니다.

앞으로 굽히기 허리 근육을 스트레칭하고 강화하는 운동입니다.

1. 편안한 자세로 의자에 앉습니다.
2. 두 팔을 앞으로 하고 상체를 천천히 앞으로 숙입니다. 만일 복부에 불편함이 생기면 굽히기를 중단합니다.
3. 5초 동안 유지한 뒤 허리를 펴면서 천천히 일어납니다. 이 동작을 5회 반복합니다.

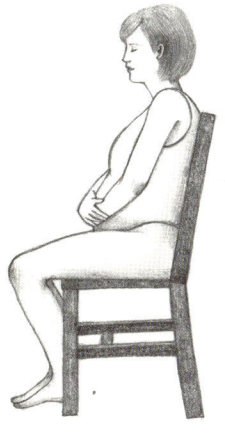
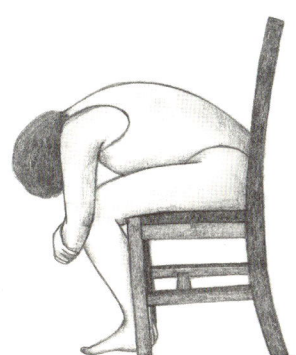

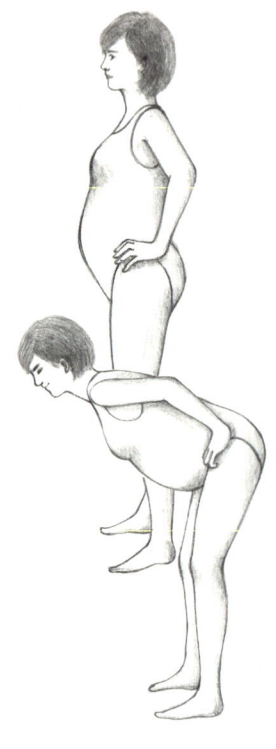

상체 굽히기 허리와 몸통 근육을 강화하는 운동입니다.
1. 다리를 벌린 채 무릎을 약간 구부리고 서서 손을 허리에 손을 올립니다.
2. 상체를 곧게 유지한 채 허벅지 상부를 따라 근육이 땅기는 것을 느낄 때까지 상체를 앞으로 천천히 굽힙니다. 이 동작을 10회 반복합니다.

뒤쪽 스트레칭 허리와 골반, 허벅지 근육을 스트레칭하고 강화하는 운동입니다.
1. 손바닥과 무릎을 바닥에 대고 엎드립니다.
2. 엉덩이를 천천히 뒤로 빼면서 머리는 무릎 쪽으로 향하고 팔은 쭉 편 상태를 유지합니다. 이 자세를 5초 동안 유지한 뒤 다시 ①의 자세로 돌아옵니다. 5회 반복합니다.

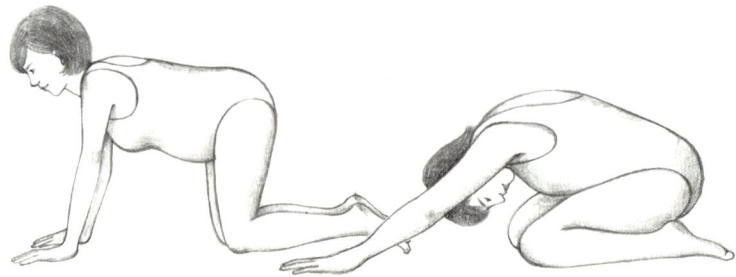

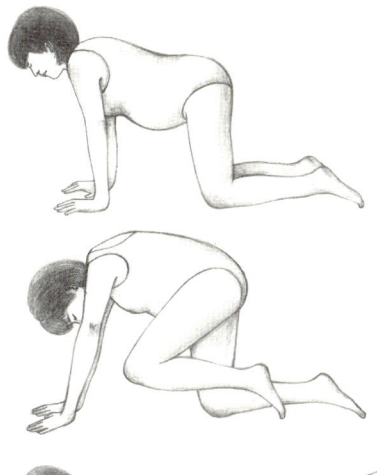

다리 들기 허리와 배 근육을 강화하는 운동입니다.

1 손바닥과 무릎을 바닥에 대고 엎드린 자세를 합니다. 체중을 균등하게 배분합니다.
2 왼쪽 무릎을 들어 팔꿈치 쪽으로 내밉니다.
3 왼쪽 다리를 뒤로 쭉 폅니다. 이때 다리가 흔들리거나 굽지 않도록 합니다. 양쪽을 5~10회 반복합니다.

몸 비틀기

허리, 척추, 상체를 스트레칭하는 운동입니다.

1 책상다리를 하고 바닥에 앉습니다.
2 왼손으로 왼발을 잡고 오른손으로 오른쪽 바닥을 짚으며 고개와 상체를 오른쪽으로 비틉니다.
3 방향을 바꿔 합니다. 양쪽을 5~10회 반복합니다.

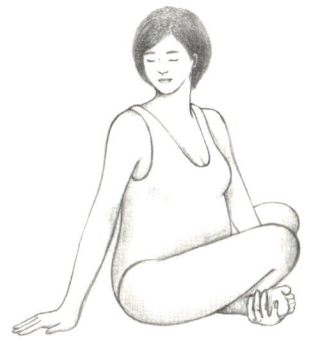 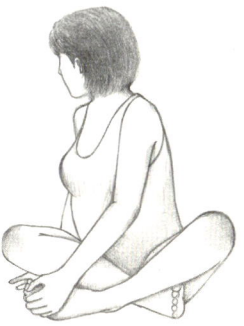

(임신부의
   영양 관리)

요즘은 임신부도 다이어트하는 세상이 되었습니다. 임신 중 체중 조절, 물론 필요합니다. 그러나 임신부가 지나치게 영양과 열량을 제한하면 영양실조, 빈혈, 조산, 임신중독증 등 여러 합병증이 생길 수 있습니다. 또한 태아에게도 저체중아, 자궁 내 태아 사망, 기형 등의 문제가 생길 수 있고요. 최근에는 모체에서 받은 영양 상태가 태아의 평생 건강을 좌우한다는 '태아 프로그래밍 이론'이 주목받고 있습니다. 그만큼 임신 중 영양 공급이 중요하다는 뜻입니다. 따라서 임신부와 태아 건강을 고려해 특히 단백질과 철분, 엽산, 비타민 B_6 등을 고르게 섭취하는 올바른 영양 공급에 힘써야 합니다.

임신 중 영양 관리가 중요한 이유

5대 영양소는 생명 유지와 대사 작용 조절에 꼭 필요합니다

임신 중 영양 관리에 대해 알아보기 전에 우선 영양소에 관한 상식을 살펴보겠습니다. 그래야 임신부의 영양 관리를 더 쉽게 이해할 수 있을 테니까요.

5대 영양소란 지방, 단백질, 탄수화물, 무기질(미네랄), 비타민을 뜻합니다. 물을 추가하면 6대 영양소라 하는데 물은 공기처럼 생명을 유지하는 데 필수 요소이므로 대개는 물을 뺀 5대 영양소를 주로 언급합니다. 이 5가지 영양소 가운데 대사 활동에 필요한 에너지를 만드는 것은 지방, 단백질, 탄수화물입니다. 이 세 영양소가 인간의 생명 유지, 즉 심장 박동, 호흡, 근육 수축, 체온 유지를 위해 쓰입니다. 그래서 이 세 영양소를 '에너지 영양소'라고도 합니다.

대사 작용을 위해서는 위와 같은 에너지 영양소뿐 아니라 대사 작용을 조절하는 물질도 필요합니다. 이런 역할을 하는 영양소를 '조절 영양소'라고 하며 무기질, 비타민, 물, 그리고 일부 단백질이 여기에 포함됩니다. 조절 영양소는 각종 대사 과정과 생리적 작용, 수분 및 혈액응고 조절 등 중요한 일을 합니다.

태아 발달을 위해 영양 섭취에 힘써야 합니다

임신 중에는 임신 유지, 조직 생성 증대, 태아의 성장 발달, 체내 저장분 확보, 진통·분만·

미네랄, 왜 중요할까

미네랄은 에너지 영양소보다 양은 적지만 인체 조직에 가장 널리 퍼져 신체 각 조직의 성장과 유지에 관여하고 특히 생식 환경에서 중요한 역할을 합니다. 미네랄은 체내에서 자체적으로 생성되지 않기 때문에 대부분 외부에서 공급받아야 합니다. 이런 이유로 임신 중 특히 미네랄 섭취가 중요합니다.

수유 준비를 위해 반드시 올바르고 정상적으로 영양 공급을 해야 합니다. 특히 임신부는 산소와 영양소의 공급을 위해 임신 전보다 혈액량이 50% 증가하기 때문에 혈액 형성에 필요한 영양소를 잘 섭취해야 합니다. 따라서 혈액을 만드는 데 필수적인 단백질, 철분, 엽산, 비타민 B_6의 공급을 위해 어육류와 채소를 많이 섭취하고 반드시 철분제를 복용해야 합니다. 임신 중 부족하기 쉬운 영양소는 칼슘, 비타민 D, 오메가-3 등입니다. 또 변비가 발생하기 쉽고 음식물의 이동 속도가 떨어져 소화 장애가 생길 수 있으므로 섬유질이 많은 식품을 함께 섭취해야 합니다.

임신부의 영양부족은 저체중아 출산과 심각한 합병증을 초래합니다

임신부가 영양 관리를 잘못하면 영양실조, 빈혈, 조산, 임신중독증 등의 합병증이 발생할 수 있습니다. 태아에게도 저체중아, 자궁 내 태아 사망, 태아 기형 등의 문제가 생길 수 있습니다.

특히 저체중아 출산은 임신부의 영양부족이 직접적인 원인이 됩니다. 저체중아로 태어나면 각종 신생아 합병증이 뒤따르기 때문에 태아의 체중은 태아 건강의 가장 중요한 지표입니다. 산부인과 전문의들이 초음파 검사를 할 때마다 태아의 체중을 측정해 해당 임신 주수에 적절한지 확인하는 것도 이 때문입니다.

만삭 출산에서 신생아의 정상 체중은 3.1~3.6kg이며 2.5kg 이하이면 저체중아로 분류합니다. 특히 임신 주 수별 태아의 체중이 10퍼센타일 이하인 경우, 즉 체중이 낮은 순서로 10% 이내에 드는 경우를 '자궁 내 발육 제한'이라고 합니다. 이때는 저체중아보다 더 심각한 합병증이 발생할 수 있습니다. 이런 합병증을 예방하기 위해서는 임신 중 적절한 영양 섭취가 필수입니다.

태아 프로그래밍:
임신 중 영양 상태가 아이의 평생 건강을 좌우합니다

태아 프로그래밍 이론은 401쪽 '태교' 편에서 자세히 설명하겠지만 임신 중 영양과도 매우 밀접한 관련이 있어 잠시 살펴보겠습니다. 태아 프로그래밍 이론을 한마디로 설명하면 '모체에서 받은 영양 상태가 태아의 평생 건강을 결정한다'는 것이죠. 얼마 전까지만 해도 가설이었지만 최근에는 산과학 교과서에도 실릴 만큼 정설로 인정받고 있습니다.

태아 프로그래밍 이론은 자궁 내에서 태아가 특정 시기에 특정 자극에 노출되면 태어나서 그 영향에 따라 특정 질환을 앓을 수 있다는 개념에서 출발했습니다. 임신부가 자궁 내 환경을 조절할 수만 있다면 출생 후 아이에게 생길 수 있는 질환을 예방할 수 있다는 것입니다.

처음에는 임신 중 영양과 스트레스가 태아에게 미치는 영향에 대한 개념이었지만 최근에는 임신을 준비하는 가임기 여성에게도 매우 중요한 이론으로 자리 잡고 있습니다. 임신 전 영양이 임신 중 영양과 태아의 예후는 물론이고 임신 성립 자체에 지대한 영향을 미친다는 사실이 규명되었기 때문입니다.

따라서 태아 프로그래밍은 임신 전부터 시작된다고 볼 수 있습니다. 임신 전에 영양을 적절하게 섭취하지 않으면 태아 조직과 장기에 나쁜 영향을 주고 출생 후 평생 건강에까지 악영향을 미친다는 사실을 명심해야 합니다.

Q&A 임신부가 먹는 음식이 아이 성격에도 영향을 미치나요?
임신부가 설탕이 다량 함유된 음료수나 과자 등을 습관적으로 섭취하면 태어난 아이가 집중력이 떨어지고 잘 흥분하는 성격이 되기 쉽습니다. 또 카페인이나 알코올을 과다하게 섭취한 경우는 태아 뇌 발달에 지장을 초래해 성격 형성에 악영향을 미칠 수 있습니다. 밀가루, 백설탕, 육류 등 산성식품만 즐겨 먹은 경우는 아이 역시 산성 체질이 되어 불안정하고 산만해질 가능성이 높습니다. 임신부가 끼니를 거르지 않는 것도 중요합니다. 임신부가 공복감을 느끼면 태아도 공복감을 느껴 불안해지기 때문입니다. 똑똑하고 원만한 성격의 아기를 출산하고 싶다면 임신 중 영양 상태와 식단부터 점검해야 할 것입니다.

임신 중 에너지 영양소 섭취

단백질: 우유 3컵이면 하루 권장량을 섭취할 수 있습니다

단백질은 태아의 신체와 뇌 조직의 재료로 쓰이며 태반, 자궁, 유방 조직의 성장에도 필요합니다.

1일 권장량 임신 전보다 10~20g이 증가한 60~70g 정도를 섭취합니다. 임신 중기 이후에는 체중 1kg당 평균 1.1g의 단백질이 필요합니다. 예를 들어 체중이 60kg인 여성이라면 하루에 60~70g의 단백질을 섭취해야 합니다.

식품별 함유량 우유 3컵이나 요구르트 3컵, 육류 200g 등에 하루 권장량인 60~70g의 단백질이 들어 있습니다.

섭취 방법 고기, 가금류, 해산물, 달걀, 유제품, 콩류, 견과류에 풍부합니다. 채소와 곡물에도 적은 양이나마 단백질이 들어 있습니다.

탄수화물: 임신 중이라도 섭취량을 늘리지 않습니다

임신 중에 탄수화물 섭취를 늘릴 필요는 없습니다. 그러나 변비 증상이 있다면 식이 섬유를 더 많이 섭취하는 것도 좋습니다.

1일 권장량 임신부와 태아의 두뇌 활동을 위한 연료로 하루에 45g의 포도당이 필요합니다. 이를 위해 탄수화물을 하루에 175~300g 정도 섭취합니다.

섭취 방법 정제된 탄수화물, 즉 가공 과정을 많이 거친 탄수화물은 혈당을 급격하게 높이고 대사 이상을 초래할 수 있으므로 되도록 정제되지 않은 탄수화물을 먹습니다. 정제된 탄수화물은 밀가루, 백미, 설탕, 떡, 과자 등이고, 혈당 지수가 낮은 탄수화물로는 현미, 호밀 빵, 보리, 혼합 잡곡, 메밀국수, 오트밀 등이 있습니다. 변비 증세가 있는 임신부는 무화과, 배, 녹색 채소, 견과류 등 식이 섬유가 풍부한 탄수화물 식품을 섭취합니다.

임신부의 수분 권장량

임신 중에는 혈액량이 증가하고 양수를 생산하며 태아에게 수분을 공급해야 하므로 당연히 수분 섭취량을 늘려야 합니다. 하루에 적어도 1,500ml 정도는 섭취해야 하는데 이는 물이나 주스 8잔 정도의 양입니다. 국내의 일부 '임신 중 영양 가이드'에서 임신 후기에 염분과 수분 섭취를 줄이라는 내용이 있지만 이는 틀린 말입니다. 염분 섭취는 줄이는 것이 맞지만 수분 섭취를 줄여서는 안 됩니다. 선진국의 모든 가이드는 임신 중에는 오히려 수분 섭취를 늘리라고 권합니다. 특히 유산이나 조산 경력이 있다면 수분을 하루 2리터 이상 섭취할 필요가 있습니다.

지방: 불포화지방산만 추가로 섭취합니다

임신 중이라도 지방 섭취를 늘릴 필요는 없습니다. 단, 불포화지방산은 조금 더 섭취할 것을 권합니다. 불포화지방산 중에서도 오메가-3 지방산은 세포막의 특성과 유전자 발현을 나타내는 데 큰 역할을 하는, 생물학적으로 매우 중요한 영양소입니다. 특히 오메가-3에 포함된 DHA 성분은 임신 중 태생기의 각종 세포막 형성과 태아의 뇌 발달에 중요한 역할을 합니다. 한 연구 논문에 따르면 임신 기간 동안 오메가-3 지방산이 결핍되면 저체중아, 임신중독증, 우울증, 신생아 시력 장애, 신생아 신경 발달 장애 등이 나타난다고 합니다.

1일 권장량 하루에 얼마나 섭취해야 하는지에 대한 자료는 아직 충분하지 않습니다.

섭취 방법 오메가-3 지방산은 참치, 고등어, 연어, 멸치, 정어리, 대구 간, 꽁치 등의 생선 기름에 풍부하게 들어 있으며 들깨와 참깨, 콩류에도 포함되어 있습니다.

임신 중 무기질과 비타민 섭취

칼슘: 임신 전과 비슷한 수준으로 섭취하면 됩니다

주로 임신 후기, 태아의 뼈대와 치아가 형성되는 시기에 많이 필요합니다. 물론 임신부의 신경과 근육의 기능, 골다공증 예방을 위해서도 칼슘을 섭취해야 합니다.

1일 권장량 1,200mg. 임신 중에는 에스트로겐과 혈액 내 활성비타민 D의 농도가 증가해 칼슘 흡수율이 증가하므로 임신 전에 비해 추가 섭취할 필요는 없습니다.

식품별 함유량 무지방 우유 1컵 300mg, 플레인 요구르트 1컵 415mg, 치즈 25g당 800~1,200mg, 홍합 120g당 200mg

섭취 방법 칼슘은 치즈 등 유제품에 가장 많이 들어 있습니다. 그 밖에 정어리, 연어, 두부, 양배추, 해조류, 시금치, 옥수수 빵, 참깨 등에 풍부합니다. 칼슘의 흡수율을 높이려면 비타민 D와 함께 섭취하는 것이 좋습니다. 만일 음식을 통해 하루 권장량을 섭취하지 못한다면 칼슘 보충제를 복용하세요.

철분: 임신 4개월부터 철분제를 복용하세요

임신 중에는 태아 성장에 필요한 혈액량이 증가하는 만큼 철분 필요량도 늘어나게 마련입니다. 임신 중기에는 하루 300mg의 철분이 태아에게 전해지고 500mg은 임신부의 헤모글로빈을 증가시키는 데 쓰입니다. 이렇게 많은 양의 철분을 체내에 저장하고 있는 경우는 많지 않으므로 임신 중에는 반드시 철분 보충제를 복용해야 합니다. 임신부에게 철분 부족이나 빈혈이 생기면 조산이나 저체중아 출산의 위험이 높아집니다.

1일 권장량 일반적으로 27~30mg, 쌍태임신이면 54~60mg

식품별 함유량(mg/100g) 쇠고기 4.4, 쇠간 7.6, 홍합 6.6, 굴 5, 시금치 6.6

섭취 방법 임신부의 철분 권장량을 음식만으로 섭취하기란 거의 불가능하므로 반드시 철분 보조제를 복용해야 합니다. 임신 3~4개월에는 철분의 필요량이 그다지 많지 않을 뿐 아니라 철분제 복용이 입덧을 더욱 심하게 할 수 있으므로 임신 4개월 이후부터 복용합니다.

철분은 체내 흡수량이 매우 낮아 섭취량의 30~40%만 흡수되고 나머지는 대변으로 배출됩니다. 따라서 흡수율을 떨어뜨리는 요소를 미리 제거하는 것이 좋습니다. 칼슘이나 마그네슘 등 미네랄이 철분 흡수를 방해할 수 있으므로 철분제는 공복에 복용합니다. 또 철분제 복용 전후 1시간 이내에는 차와 커피, 탄산음료 등 철분 흡수를 방해하는 음료를 섭취하지 않는 것이 좋습니다. 시금치, 건포도, 근대, 자두 주스 등에 함유된 식물성 철분보다는 육류, 홍합, 굴, 생선, 달걀 등에 함유된 동물성 철분이 몸에 잘 흡수됩니다. 비타민 C와 함께 섭취하면 동물성 철분의 흡수율이 증가합니다.

일반 임신부보다 철분을 2배 섭취해야 하는 경우

다음과 같은 경우는 정상 임신부의 2배 이상, 즉 60~100mg의 철분을 섭취해야 합니다.

- 철 결핍성 빈혈이 있을 때
- 쌍태임신
- 임신부의 체격이 클 때

철분제가 위장 장애를 일으킬 수 있습니다. 위장 장애가 심한 경우는 여러 번 나눠서 복용해보고 개선되지 않으면 다른 약으로 바꾸거나 잠들기 전에 복용합니다. 그래도 위장 장애가 완화되지 않으면 주사제로 나온 철분제도 있으니 의사와 상담해보세요.

Q&A 어떤 철분제가 좋은 건가요?

철분제에 대한 견해는 의사와 약사 간에 차이가 있습니다. 철분제에는 2가철(Fe^{2+})과 3가철(Fe^{3+})이 있는데 의사들은 흡수율이 더 좋은 2가철 철분제를 권합니다. 반면 약사들은 3가철도 괜찮다고 합니다. 현재 시중에 나와 있는 2가철 철분제로는 훼로바-유, 헤모콘틴, 헤모골드정, 3가철 철분제로는 헤모큐액, 훼럼포라, 볼그란액, 훼럼메이트 등이 있습니다. 부작용은 2가철이 약간 높다고 하지만 실제로는 큰 차이가 없으며, 2가철이 3가철보다 저렴해 외국에서는 보급용으로 주로 2가철을 쓴다고 합니다. 그러나 2가철이든 3가철이든 본인에게 부작용이 없는 철분제가 가장 좋은 철분제라 할 수 있습니다.

비타민 D: 임신 중에 더 필요한 영양소는 아닙니다

비타민 D는 장과 신장에서의 칼슘 흡수를 돕습니다. 언뜻 생각하면 태아 발달과 수유를 위해 칼슘이 필요한 만큼 비타민 D도 더 공급해야 할 것 같지만 임신했다고 해서 비타민 D가 더 필요한 것은 아닙니다. 임신부와 태아는 비타민 D의 공급 상태와는 독립적으로 칼슘을 공급받습니다. 태아가 비타민 D 결핍이라도 칼슘 공급은 원활하게 이루어진다는 뜻입니다. 임신 중 비타민 D 결핍이 근육의 힘을 감소시켜 제왕절개율을 높인다는 연구 결과가 있지만 이에 대해서는 과학적으로 명확히 규명된 바가 없습니다.

비타민 C: 식사만으로도 권장량을 섭취할 수 있습니다

비타민 C는 비타민 E와 더불어 대표적인 항산화제로 꼽힙니다. 체내에서 세포를 단단히 연결시키고 혈관 벽을 강하게 해주며 감염에 대한 저항력을 향상시켜 상처 치유를 돕습니다. 또한 피부, 인대, 잇몸, 치아, 그리고 단백질 구조를 만드는 콜라겐 합성에 관여하기 때문에 뼈와 결합조직을 형성하는 데 매우 중요합니다. 임신 중 비타민 C 결핍이 생기면 조산이나 임신중독증의 위험이 증가합니다.

1일 권장량 80mg. 태아에게 필요한 비타민 C는 전적으로 엄마의 식생활에 의존하는 만큼 임신 중에는 섭취량을 늘려야 합니다.

섭취 방법 오렌지 주스 1컵(200cc)에 약 124mg의 비타민 C가 함유되어 있으므로 하루 필요량을 채우는 것은 그리 어렵지 않습니다.

비타민 C는 토마토, 오렌지, 레몬, 라임, 망고, 파인애플, 체리, 파파야, 딸기, 브로콜리, 아보카도, 양배추, 양파, 무, 냉이 등에 많이 들어 있습니다. 동물성 식품 중에서는 송아지 간에 풍부합니다.

항산화제란?

호흡을 통해 우리 몸에 들어온 산소는 혈액 속의 헤모글로빈과 결합해 온몸으로 전달되면서 우리가 섭취한 각종 영양분을 분해해 에너지를 만드는 신진대사 과정에 쓰입니다. 정상적인 호흡 과정에서는 산소 25분자가 소비될 때마다 활성산소 1분자가 생깁니다. 그러니까 활성산소는 결국 정상적으로 에너지를 생성하는 과정에서 생기는 인체 내부의 쓰레기라고 할 수 있습니다. 이 활성산소가 잘 배출되지 않으면 인체 내부의 정상세포를 공격해 세포 손상을 일으킵니다. 결국 인체의 생리적 기능이 저하되어 각종 질병과 노화의 원인이 되기도 합니다. 인간 질병의 약 90%가 활성산소 때문에 발생한다고 주장하는 학자도 있습니다. 따라서 이런 쓰레기를 인체 밖으로 배출해야 하는데 이런 과정을 '항산화'라 하며 여기에 사용되는 물질이 항산화제입니다.

엽산: 임신 전 3개월~임신 3개월에 보충제를 복용합니다

엽산은 DNA 합성과 세포분열, 혈액과 단백질 형성, 각종 효소 기능에 도움이 됩니다. 임신 중에는 태반을 만들고 임신부의 혈액을 팽창시키며 태아의 성장을 돕습니다.

엽산, 이런 식품에 많다

엽산은 시금치, 브로콜리, 쑥, 토란, 양상추, 아스파라거스 등 녹색 채소에 많이 함유되어 있습니다. 단, 열에 약하고 물에 잘 녹는 엽산의 성질을 고려해 가급적 생으로 먹거나 살짝 데쳐 먹는 것이 좋습니다. 이 외에도 현미·강낭콩·완두콩·호밀 빵·해바라기씨 등의 곡류와 키위·파파야·오렌지·파인애플 등의 과일, 김·다시마·미역 등의 해조류에도 많이 들어 있습니다. 특히 마른 김에 엽산이 풍부해 100g당 1,530㎍이 들어 있습니다. 닭고기와 소·돼지의 간, 삶은 달걀과 메추리알, 굴비나 젓갈류에도 많이 들어 있습니다.

태아의 신경관 형성에도 큰 영향을 미치기 때문에 특히 신경관이 닫히는 임신 3~4주에 엽산이 부족하면 척수이분증 등 신경관 결손이 생기거나 뇌와 두개골의 발달에 이상이 생길 수 있습니다. 임신 3~4주면 여성이 임신 사실을 모를 수도 있는 시기입니다. 따라서 임신 진단 후에 엽산을 복용하면 이미 늦습니다. 엽산은 임신 중이 아니라 임신 전에 충분히 복용해둬야 합니다.

1일 권장량 400~600㎍. 이전 임신에서 신경관 결손이 있는 아기를 출산한 적이 있다면 다음 임신에서 같은 문제가 발생할 가능성이 높습니다. 따라서 이런 경우는 평상시 용량의 10배 수준인 1일 4mg 정도를 섭취해야 합니다.

섭취 방법 엽산은 최소한 임신 1개월 전부터 임신 3개월까지는 섭취해야 합니다. 일상적인 식사로는 권장 섭취량의 1/3~1/2도 섭취하기 어려우므로 반드시 보충제를 복용해야 합니다. 엽산제도 좋지만 엽산 외에도 각종 비타민과 미네랄이 표준 권장량만큼 함유된 종합비타민제 복용을 권합니다. 단, 1일 4mg의 엽산을 섭취해야 하는 경우는 종합비타민제보다 엽산 보충제를 복용하는 것이 좋습니다.

비타민 B_6: 동물 간과 생선에 풍부합니다

비타민 B_6는 주로 단백질을 활성화하는 역할을 하지만 임신 중에는 탄수화물과 지방의 활성화에도 기여하기 때문에 임신 기간 내내 임신부와 태아에게 꼭 필요한 영양소입니다.

1일 권장량 2.2mg

식품별 함유량(mg/100g) 쇠고기 간 0.81, 돼지고기 간 0.56, 쇠고기 등심 0.29, 돼지고기 등심 0.23, 고등어 0.49, 갈치 0.46, 참치 통조림 0.45, 꽁치 0.43, 조기 0.39, 마른 김 0.9, 고춧가루 0.6, 마늘 0.5, 땅콩 0.45

섭취 방법 비타민 B_6가 다량 함유된 동물 간과 신장, 쇠고기, 돼지고기, 생선, 달걀, 현미, 대두, 땅콩, 귀리, 당근, 해바라기씨 등을 많이 섭취합니다.

비타민 B_{12}: 일상적인 식사만으로도 충분합니다

엽산 섭취가 충분해도 비타민 B_{12}가 부족하면 태아의 신경관 결손 위험이 높아집니다. 따라서 기형아 예방을 위해 임신 전후로 비타민 B_{12}를 충분히 섭취해야 합니다.

1일 권장량 2.2μg

섭취 방법 비타민 B_{12}는 동물 간과 신장, 각종 유제품, 생선과 조개류, 쇠고기, 돼지고기, 닭고기 등에 많이 들어 있습니다. 보통 사람 몸에 충분한 양이 저장되어 있으므로 결핍을 초래할 가능성은 적습니다. 일상적인 식사만으로도 하루 필요량을 섭취할 수 있지만 비타민 B_{12}의 하루 필요량 2~3μg이 함유된 종합비타민제를 복용하는 것도 좋습니다.

아연: 굴에 가장 풍부합니다

아연은 DNA와 RNA의 합성과 기능, 단백질 합성에 관계되는 영양소로 태아의 성장과 발달에 매우 중요한 역할을 합니다. 임신부에게 아연 결핍이 생기면 태아의 기형, 조산, 저체중을 초래할 수 있습니다.

1일 권장량 15mg

식품별 함유량 굴 6개당 16mg, 쇠고기 안심 100g당 5mg, 닭고기 100g당

2.5mg

섭취 방법 아연이 가장 풍부한 음식은 굴입니다. 이 밖에 참깨, 해바라기씨, 호박씨 등으로도 아연을 섭취할 수 있습니다.

비타민 E: 임신 전과 비슷한 양을 섭취하면 됩니다

비타민 E는 그리스어로 '잉태'를 뜻하는 '토코페롤'이라는 이름으로 잘 알려져 있습니다. 그만큼 생식 능력과 매우 연관이 깊은 영양소입니다. 여성의 자궁 기능을 향상시키며 자연유산의 위험을 감소시키고 태아의 두뇌 혈관이나 세포를 만드는 데도 도움이 됩니다.

1일 권장량 10mg

식품별 함유량(mg/100g) 참기름 423.64, 콩기름 71.17, 옥수수기름 50.75, 마가린 26.55, 고춧가루 33.26, 대두 14.77, 두부 4.25, 참치 통조림 3.08, 땅콩 2.7, 오징어 1.26

섭취 방법 합성된 비타민 E는 천연 비타민 E에 비해 흡수율이 떨어지므로 되도록 보충제보다 음식으로 섭취하는 것이 좋습니다. 보충제로는 하루 필요량의 1.5배를 섭취합니다. 비타민 E는 참기름, 콩기름, 옥수수기름 등 식물성 지방에 풍부합니다.

타우린: 정상적인 식사만으로도 충분히 섭취할 수 있습니다

타우린은 신경전달물질의 하나로 뇌세포 형성에 필수적인 영양소입니다. 또한 태아의 두뇌와 망막 조직의 구성 성분이기도 합니다.

1일 권장량 1.5mg. 정상적인 식습관을 가지고 있다면 타우린 권장량을 섭취하는 데 어려움이 없습니다.

섭취 방법 체내에서는 타우린이 합성되지 않으므로 음식 섭취로만 공급할 수 있습니다. 문어나 오징어, 조개 등 어패류에 타우린이 풍부합니다.

Q&A 임신 전 채식주의자였는데 임신 중에 채식만 해도 되나요?

한때 급진적 채식주의자였던 사람의 채식 비판론 〈채식의 배신〉이라는 책이 주목받은 적이 있습니다.

이 책의 저자 리어 키스는 16세에 정의감과 생물에 대한 연민으로 극단적 채식주의(vegan)를 선택한 이래 20여 년 동안 우유와 달걀조차 먹지 않았습니다. 하지만 채식주의의 주요 주장들이 무지에 기초한 것이었음을 뒤늦게 깨닫고 도덕적·정치적·영양학적 면에서 그 주장들을 논박했습니다. 주목할 만한 부분은 특히 임신과 관련된 내용입니다.

이 책에 따르면 채식주의자로 유명했던 할리우드 스타 앤젤리나 졸리는 고기를 다시 먹기 시작했다고 합니다. 6명의 아이들을 잘 돌보기 위한 체력 보강 음식으로는 고기만 한 게 없다는 것입니다. 동물 보호를 주장하며 육식을 거부하고 모피조차 입지 않던 배우 나탈리 포트먼도 임신 8개월에 접어들자 아기를 위해 채식을 포기했습니다.

저 역시 임신 중에는 육류 섭취가 꼭 필요하다는 입장입니다. 채식만으로는 임신부와 태아에게 꼭 필요한 단백질과 철분, DHA 등을 권장량만큼 섭취하기 어렵습니다.

임신 전 채식주의자였더라도 임신 중에는 육류를 포함한 균형 잡힌 식사를 해야 합니다.

영양 결핍/과잉이 태아에게 미치는 영향

결핍	영향
열량	출생 시 체중 저하
단백질	태아 성장 지연
철분	사산, 미숙아, 저체중아
아연	저체중아, 기형, 태아 성장 지연
요오드	크레틴병(신체 및 정신 기능 장애)
엽산	유산, 신경관 손상
비타민 B_1	영아각기(선천성 심장 장애), 뇌 손상
비타민 A	선천성 기형
비타민 D	저체중아, 구루병, 저칼슘혈증

과잉	영향
비타민 A	소뇌, 뇌수종, 유산
비타민 D	고칼슘혈증
요오드	선천성 갑상선종

임신부가 꼭 알아야 할 영양 관리 수칙

임신했다고 칼로리 요구량이 급증하지는 않습니다

임신하지 않은 여성은 하루에 2,000~2,200kcal 정도를 섭취해야 하지만 임신하면 하루 300kcal를 더 섭취해야 합니다. 그런데 300kcal는 많은 양이 아닙니다. 사과 두 알 정도에 해당하는 열량이지요. 임신 초기는 임신 전과 에너지 소비량에 별 차이가 없기 때문에 이 정도만 더 섭취해도 충분합니다.

태아가 급격하게 성장 발달하는 임신 중기부터는 초기에 비해 에너지 요구량이 많아집니다. 임신 중기에는 임신 전보다 하루 340kcal, 임신 말기에는 450kcal 정도를 더 섭취해야 합니다.

그러나 중요한 것은 칼로리 섭취량이 아니라 영양소의 질입니다. 예를 들어 하루 350~450kcal를 더 섭취하기 위해 음료수 두 병과 초콜릿 한 조각을 먹었다면 칼로리 요구량은 채웠을지 몰라도 영양소 면에서는 바람직하다고 할 수 없습니다. 반면 저지방 우유 두 잔, 시금치 샐러드와 딸기를 약간 먹었다면 칼슘과 비타민 A, 엽산, 비타민 C 등을 풍부하게 섭취한 셈입니다.

임신하면 칼로리 요구량이 많아지는 것은 맞지만 칼로리 자체보다는 건강하고 균형 잡힌 식단이 훨씬 중요하다는 사실을 명심해야 합니다.

Dr.'s Advice

건강한 임신을 위한 7가지 식습관

1. 자기 입맛보다는 태아의 건강을 고려한 식단을 구성합니다.
2. 양보다는 질 위주의 식단을 구성합니다.
3. 영양소 섭취를 방해하는 나쁜 습관을 버립니다.
4. 임신 중 바른 영양 섭취에 대해 공부합니다.
5. 엽산, 칼슘, 철분 등 필수 비타민과 무기질 섭취량을 늘립니다.
6. 임신 주 수별 체중 증가를 고려해 칼로리를 섭취합니다.
7. 남편도 아내의 식단에 따라줍니다.

임신부를 위한 특급 웰빙 식단

임신 중에는 한 가지 음식에 집착하거나 어떤 음식을 심하게 기피하게 될 수 있습니다. 이렇게 입맛이 달라지는 것은 임신부에게는 흔한 일이지만 되도록 여러 가지 음식을 고루 섭취하기 위해 노력해야 합니다. 특히 아래에 소개하는 4가지 식품군은 매일 빠짐없이 섭취해야 합니다.

빵, 밥, 감자, 파스타 등 녹말을 함유한 음식 탄수화물은 비타민과 식이 섬유의 중요한 공급원입니다. 탄수화물은 빵과 감자, 시리얼, 파스타, 귀리, 밥, 면류, 수수, 옥수수, 감자, 고구마, 통곡물 등에 풍부합니다. 이런 음식을 주식으로 섭취하세요.

과일과 채소 과일과 채소에는 비타민과 무기질뿐 아니라 식이 섬유가 풍부해 소화를 돕고 변비를 예방해줍니다. 날것으로 먹을 때는 톡소플라스마 감염 예방을 위해 흐르는 물에 깨끗하게 씻어야 합니다.

고기, 생선, 달걀, 콩류 단백질은 간을 제외한 고기, 생선, 가금류, 알류, 콩류 등에 풍부합니다. 생선은 일주일에 2가지를 섭취하되 하나는 기름진 생선으로 선택하면 좋습니다.

우유와 유제품 우유와 치즈, 요구르트 등의 유제품은 단백질은 물론이고 태아에게 필요한

🌐 News & Research

임신부 식습관이 아기 입맛을 결정한다

임신부가 먹는 음식이 태아 뇌에 변화를 일으켜 출생 후 아이가 먹고 마시는 데 직접적으로 영향을 준다는 연구 결과가 나왔습니다. 미국 콜로라도 대학교 연구팀이 쥐를 대상으로 연구한 결과 맛과 향이 풍부한 음식을 먹은 쥐의 새끼가 미각을 발달시키는 뇌 부분이 더 크다는 사실을 발견했습니다. 연구진은 어미 쥐가 섭취한 음식에 따라 양수의 냄새가 달라지고 이것이 태아 뇌 발달에 영향을 주어 후각을 처리하는 부분이 두드러지게 변했다고 밝혔습니다.

쥐가 아닌 인간을 대상으로 한 연구에서도 같은 결과가 보고되었습니다. 프랑스의 연구진이 출산 열흘 전부터 임신부에게 아니스 열매 향이 섞인 비스킷을 먹게 하고 출산 몇 시간 뒤와 4일 뒤에 신생아들에게 아니스 열매 향을 맡게 했습니다. 그랬더니 신생아들이 이 향을 분간하고 매우 좋아했다고 합니다. 반면 아니스 향 비스킷을 먹지 않은 임신부들이 낳은 아기들은 아무런 반응을 보이지 않았습니다.

임신부가 먹은 음식 정보는 고스란히 태아에게 전달되어 성인이 되어서까지 식습관으로 유지됩니다. 엄마가 임신 중 과일과 채소를 많이 먹었다면 태어난 아이도 덩달아 이런 음식을 선호하게 된다는 것이지요.

칼슘과 그 밖의 영양소가 풍부하게 들어 있어 임신부에게 매우 좋은 식품입니다. 하루에 우유 3잔을 3회에 나눠 섭취하세요. 저지방 우유나 저지방 요구르트는 먹을 수 있는 만큼 양껏 섭취해도 좋습니다.

임신부에게 좋은 간식

입덧이나 소화 장애로 고생하는 임신부라면 한 끼에 많은 양을 먹기보다 적은 양을 조금씩 나눠 먹는 편이 나을 수도 있습니다. 이럴 때 필요한 것이 바로 간식이지요. 지방이 많거나 당분이 높은 간식은 피하고 저칼로리의 신선한 음식을 먹는 것이 좋습니다. 다음은 임신부에게 좋은 간식입니다.

- 신선한 과일
- 샌드위치
- 샐러드
- 저지방 요구르트
- 무화과나 건자두
- 채소나 콩으로 만든 수프
- 무가당 시리얼과 우유
- 우유 함유 음료
- 구운 콩이나 구운 감자

News & Research

임신 중 생선 많이 먹으면 우울증 줄어든다

임신 중 오메가-3가 풍부한 생선을 먹으면 우울증 완화에 도움이 된다는 연구 결과가 있습니다. 영국 브리스틀 대학교 연구 팀이 임신 32주째인 여성들을 대상으로 기분 상태와 일주일에 생선을 얼마나 먹는지를 조사한 결과 주당 3회 미만으로 생선을 먹는 임신부는 3회 이상 먹는 임신부보다 우울증이 1.5배 더 많았습니다. 생선을 주 3회 이상 섭취하는 것은 오메가-3 지방산을 1.5g 이상 먹는 셈입니다.

저 역시 임신 중 생선 섭취는 꼭 필요하다고 봅니다. 익히지 않은 생선은 피하고 수은 함량이 높은 대형 생선을 자주 먹지만 않는다면 임신부에게 생선은 매우 좋은 음식입니다. 게다가 생선이 임신부 우울증까지 줄여준다니 금상첨화이지 않습니까.

임신 중 피해야 할 음식

세균 감염의 위험이 있는 음식은 피합니다

날고기 해산물, 쇠고기, 가금류 등을 날것으로 먹으면 세균이나 살모넬라, 톡소플라스마에 감염될 수 있습니다. 따라서 모든 육류와 가금류를 핑크색 부분이나 핏기가 없도록 충분히 익혀 먹어야 합니다.

가공육 살라미 소시지, 육포 등 익히지 않고 조제한 고기 중 일부는 유산을 일으키는 리스테리아에 오염되었을 가능성이 있습니다. 리스테리아는 태반을 통해 태아에게 심한 감염이나 혈액 중독을 일으키고 생명까지 위협할 수 있습니다. 따라서 조제된 고기도 반드시 익혀 먹어야 합니다.

수은이 함유된 생선 임신부가 섭취한 수은은 태아 발달 지연, 뇌 손상과 연관됩니다. 따라서 상어, 황새치, 왕고등어, 옥돔 등 고농도의 수은이 함유된 생선은 피해야 합니다.
참치 통조림은 다른 종류의 참치보다 수은이 적지만 많이 먹어 좋을 것은 없습니다. 초밥 역시 재료로 쓴 생선의 수은 함량이 높을 수 있으므로 임신 중에는 가급적 먹지 않는 편이 좋습니다. 수은에 대해서는 이후에 다시 상세하게 설명하겠습니다.

훈제 해산물 냉장 보관한 훈제 해산물 중 일부는 리스테리아에 오염되었을 수 있으므로 피해야 합니다. 통조림으로 된 해산물은 언제든

★ Funny News
초콜릿이 임신중독증 줄인다?

임신 중 일주일에 적어도 3차례 초콜릿을 먹는 여성은 고혈압을 겪을 위험이 절반으로 줄어 조산아를 낳을 위험도 줄어든다는 연구 결과가 나왔습니다. 미국 예일 대학교 연구진이 임신부의 간식 습관에 대해 조사한 결과 초콜릿을 주기적으로 먹은 여성은 임신성 고혈압이 거의 나타나지 않았다고 합니다. 반면 임신성 고혈압이 생긴 여성 가운데 초콜릿을 즐겨 먹은 사람은 36%에 불과했습니다.
초콜릿은 혈당 지수가 높고 카페인까지 함유해 임신부에게 해로운 식품으로 꼽힙니다. 그런데 임신중독증을 줄이는 효과가 있다니 임신중독증이 예상되는 임신부에게만 초콜릿을 권하고 싶습니다.

⭐ **Funny News**

임신 중 스테이크 자주 먹으면 순둥이 낳는다?

순둥이를 낳고 싶으면 임신 중 비타민 B_{12}가 많이 함유된 스테이크, 달걀, 닭고기를 많이 먹으라는 연구 결과가 나왔습니다. 네덜란드 연구진이 4,000명 이상의 임신부를 대상으로 조사한 결과, 임신 12주째 혈중 비타민 B_{12} 수치가 낮았던 여성들의 5%가 아기가 밤에 깨서 심하게 운다고 답한 반면, 수치가 높았던 여성들 가운데는 1%만 그렇다고 답했습니다. 연구진은 비타민 B_{12}가 부족한 아기는 뇌에 피가 잘 돌지 않아 수면 호르몬인 멜라토닌이 잘 분비되지 않기 때문에 밤새 깨서 울어대는 것이라고 설명했습니다.

비타민 B_{12}는 임신 중 빈혈을 예방하고 태아의 뇌신경 발달에도 매우 중요한 역할을 합니다. 그런 면에서 보면 이 실험 결과는 매우 타당해 보입니다. 태아의 뇌신경 발달을 위해서는 비타민 B_{12}뿐 아니라 철분 섭취에도 주의를 기울여야 합니다.

지 먹어도 좋습니다.

간으로 만든 음식 간은 비타민 A가 많이 함유되어 있으므로 피하는 것이 좋습니다. 간을 주재료로 만든 간 파테나 간 소시지 등도 먹지 않는 편이 낫습니다.

생달걀 또는 반숙 달걀 익히지 않은 달걀은 살모넬라 식중독을 일으킬 수 있으므로 반드시 완숙으로 조리해 먹어야 합니다. 날달걀 또는 반숙 달걀이 들어간 음식도 피하세요.

저온살균 치즈 단단하지 않고 무른 치즈의 일부는 곰팡이나 리스테리아가 포함되어 있을 수 있습니다. 브리, 셰브르, 카망베르 등 숙성시킨 부드러운 치즈와 다나블루, 스틸턴 같은 파란 결이 있는 연한 치즈는 피해야 합니다. 반면 상대적으로 단단한 치즈는 리스테리아가 극소량이라 안전하다고 알려져 있습니다.

살균 처리하지 않은 우유 리스테리아 오염의 위험이 있으므로 피해야 합니다.

씻지 않은 채소 채소가 톡소플라스마에 오염되었을 가능성이 있으므로 반드시 흐르는 물에 깨끗이 씻어서 먹어야 합니다.

살균 처리하지 않은 주스 농장에서 갓 만들었다는 주스는 대장균 등 여러 세균이 발견될 가능성이 있으므로 피해야 합니다. 살균 처리 과정을 거친 주스만 마시세요.

한약과 한방 차 한약재 중 일부는 임신부와 태아에게 미치는 영향이 아직 충분히 연구되지 않았습니다.

날조개류 조개류를 익혀 먹지 않으면 식중독을 일으킬 수 있는 세균이나 바이러스에 감염될 수 있습니다.

땅콩 종종 알레르기를 유발합니다.

Q&A **임신 중에 생굴을 먹어도 되나요?**
굴은 철분이 풍부한 식품이지만 생굴로 섭취하면 비브리오균 감염 위험이 있으므로 피해야 합니다. 익힌 굴은 괜찮습니다.

Q&A **임신부가 회를 먹어도 될까요?**
회는 촌충 등 기생충 감염의 위험이 있어 임신부에게 안전하지 않은 음식입니다. 정 회를 먹고 싶다면 싱싱한 회를 구입해 최소 하루 이상 영하 20℃ 이하에서 냉동시켰다가 해동해 먹습니다. 기생충은 낮은 온도에 취약하기 때문에 상대적으로 안전한 방법입니다. 그러나 되도록 임신 중에 회는 먹지 않는 것이 좋습니다. 모유 수유를 할 때는 회를 먹어도 됩니다.

생선:
수은 함량에 따라 적정 섭취량이 다릅니다

News & Research
혈당 지수 높은 음식이 신생아 비만 부른다

임신부가 초콜릿, 흰 빵과 같은 혈당 지수가 높은 음식을 많이 먹으면 태아가 뚱뚱해질 확률이 높다는 연구 결과가 있습니다. 아일랜드의 알렉스 에반 박사 팀이 암컷 양에게 임신 3개월 동안 혈당 지수가 높은 음식을 하루에 2회 추가로 제공했더니 태어난 새끼 양의 체중이 많이 나갔고 출생 후 체중이 불어나는 속도도 빨랐습니다. 임신 때 혈당 지수가 높은 음식을 수시로 먹으면 고혈당증이 생기고, 인슐린 생산이 자극되어 태아 성장에 영향을 주는 것입니다.

혈당 지수란 음식 섭취 후 혈당이 얼마나 빠르게 올라가는지를 나타내는 수치입니다. 혈당 지수가 높은 식품으로는 사탕, 설탕, 감자, 흰 빵 등이 있고 바나나, 생선, 파스타, 우유, 고기, 감자, 채소 등은 혈당 지수가 낮습니다. 과일은 수박처럼 혈당 지수가 높은 것도 있으나 대부분은 혈당 지수가 낮습니다. 혈당 지수가 높은 음식은 태아뿐 아니라 임신부에게도 해로운 만큼 임신 중은 물론이고 출산 후에도 되도록 삼가는 것이 좋습니다.

생선은 비타민 B나 오메가-3 같은 몸에 좋은 영양소가 풍부한 식품이죠. 하지만 수은을 다량 함유한 일부 생선은 주의해야 합니다. 태아와 임신부, 임신을 계획 중인 여성을 위해 미국 FDA에서 제시한 '생선 섭취 가이

⭐ **Funny News**

**딸 낳으려면 소금과 베이컨
먹지 마라?**

딸을 낳고 싶으면 소금과 칼륨 섭취를 줄이고 칼슘과 마그네슘이 풍부한 음식을 먹어야 한다는 연구 결과가 나왔습니다. 네덜란드 연구 팀이 딸을 원하는 여성들에게 소금과 칼륨을 줄인 식단을 유지하게 한 뒤 5년 동안 관찰했습니다. 이전 다른 연구에서 소금기가 높고 칼륨이 많은 식단을 유지하면 아들을 낳을 확률이 크게 높아진다고 발표했기 때문입니다. 실험 결과 연구진의 지침을 따른 여성의 80%가 딸을 낳는 데 성공했습니다. 딸을 갖기 위해 삼가야 하는 나트륨과 칼륨이 풍부한 음식은 올리브, 베이컨, 훈제 연어, 빵 등입니다. 대신 요구르트, 두부, 시금치, 아몬드, 브로콜리, 오렌지 등 칼슘이 풍부한 음식과 통곡물 시리얼, 콩 등 마그네슘이 풍부한 식품을 많이 먹어야 한다고 합니다.
태아 성별은 수정의 순간 이미 결정됩니다. 따라서 임신 전 식이 습관이 매우 중요하게 작용합니다.

드라인'을 소개합니다.

수은 함량이 가장 높은 생선 농어, 청새치, 옥돔, 황새치, 상어, 왕고등어 등으로 이런 생선은 먹지 않는 것이 좋습니다.

수은 함량이 높은 생선 바다 배스, 동갈민어, 넙치, 참치, 송어, 게르치, 바닷가재 등으로 한 번에 180g씩 한 달에 두 번까지 먹어도 됩니다.

수은 함량이 낮은 생선 잉어, 게, 도미, 청어, 아귀, 가오리, 대구, 참치 등으로 한 번에 180g씩 한 달에 여섯 번까지 먹어도 됩니다.

수은 함량이 가장 낮은 생선 멸치, 오징어, 철갑상어알, 메기, 바다 농어, 서대기, 연어, 새우, 대합, 굴 등으로 한 번에 180g씩 일주일에 두 번까지 먹어도 됩니다.

카페인:
하루에 커피 3잔 이하는 괜찮습니다

많은 임신부들이 임신 전에 카페인 음료를 즐겼을 것입니다. 하지만 임신 중에는 섭취량을 조금 줄일 필요가 있습니다. 잘 알다시피 카페인은 흥분제 역할을 해 혈압과 심박 수를 증가시키는데 이는 임신 중에는 바람직하지 않은 현상입니다. 카페인의 이뇨 작용 역시 임신부에게 좋을 게 없지요. 임신부들의 빈뇨 증세를 악화시키고 간혹 탈수를 일으킬 수도 있기 때문입니다.

카페인은 임신부뿐 아니라 태반을 통해 태아에게까지 영향을 미칩니다.

임신부와 달리 태아는 아직 대사 능력이 완전하지 않아 카페인을 완벽하게 대사시키지 못합니다. 그래서 태아의 수면 패턴이나 움직임에 변화를 일으킬 수 있지요. 임신부가 카페인 복용으로 잠을 못 이룰 때 태아도 그렇다는 사실을 명심해야 합니다.

동물을 대상으로 한 연구 결과 카페인은 기형, 조산, 불임, 저체중아 출산을 유발한다고 합니다. 하루에 카페인을 300mg 이상, 즉 일반 커피 3잔 이상 마시면 유산 가능성이 높아진다는 보고도 있습니다. 조산, 저체중아 출생과 관련이 있다는 연구 결과도 있고요.

그렇다고 임신 중에 카페인을 입에도 대지 말아야 한다는 이야기가 아닙니다. 전문가들은 적당량의 카페인은 임신부에게 해롭지 않다고 말합니다. 여기서 적당량이란 하루 150~300mg 정도입니다. 그러니까 커피를 하루에 3잔 이상 마시지만 않으면 크게 해롭지 않다는 뜻입니다. 허브티나 과일 차는 상대적으로 카페인 함유량이 적으니 커피보다는 조금 더 마셔도 됩니다.

식품별 카페인 함유량

카페인은 커피뿐 아니라 차, 탄산음료, 초콜릿, 심지어 두통약에도 들어 있습니다. 아래의 식품별 카페인 함유량을 참고해 지나친 양을 섭취하지 않도록 주의하세요.

커피 1잔(150cc)	100mg
커피 1캔(180cc)	74mg
스타벅스 커피 1잔(150cc)	400mg
커피 믹스 1개(12g)	69mg
콜라 1병(250cc)	23mg
초콜릿 1개(30g)	16mg
녹차 1잔(티백 1개)	15mg
커피 우유 1개(200cc)	47mg

알코올: 안전한 섭취량이란 없습니다. 금주하세요

알코올은 태반을 자유롭게 통과합니다. 임신부가 알코올을 섭취하면 임신부의 혈액 내 알코올과 동일한 양이 태아의 혈액에도 존재하는 셈입니다. 문제는 임신부의 간은 알코올을 분해할 수 있지만 태아의 미성숙한 간은 그렇지 못하다는 것입니다. 따라서 술은 임신부에게도 해롭지만 태아에게는 상상조차 할 수 없을 만큼 해롭습니다. 얼마만큼의 알코올이 태

🌐 News & Research

임신 중 고지방 음식 섭취하면 공격적인 아기 낳는다

미국 오리건 주 국립영장류조사센터 케빈 그로브 박사는 일본 짧은꼬리원숭이를 두 그룹으로 나눠 한 그룹은 임신 중에 고지방식을, 다른 그룹은 저지방식, 즉 건강식을 먹였습니다. 그 결과 고지방식 그룹 새끼들의 78%가 공격적이거나 긴장하는 모습을 보인 반면 저지방식 그룹 새끼들은 11%만 공격적이었습니다. 이는 임신 중 어미가 먹은 고지방식이 새끼에게 '사이토카인'이라는 염증성 단백질을 생산시켜 세로토닌의 분비를 방해했기 때문입니다. 세로토닌은 감정이나 기분 상태를 통제하는 중요한 신경전달물질로 체내에 세로토닌 함량이 모자라면 우울증을 비롯해 불안, 자살충동, 공격적인 성향이 증가합니다. 그로브 박사는 "임신부가 먹는 음식이 태아의 건강에 영향을 준다는 것은 오랫동안 알려진 사실이며 아기 성격에도 영향을 준다는 것을 밝혀냈다"라고 말했습니다. 공동 연구자 엘리노 설리반 박사도 "원숭이는 사람과 비슷한 영장류이기 때문에 사람에게도 먼 얘기가 아니다"라며 "임신 중 먹는 음식이 아기의 평생 건강과 직결된다는 것을 기억해야 한다"라고 말했습니다.

임신 중 환경이 아기의 평생 건강뿐 아니라 성격에까지 영향을 미친다는 이 실험 결과는 태아 프로그래밍 이론의 과학적 배경이 될 것입니다.

아에게 해로운지 정확하게 밝혀진 바는 없습니다. 이렇게만 알아두세요. 맥주 한 잔이든 와인 한 잔이든 모든 알코올음료는 태아에게 위험합니다. 임신 중 적정한 알코올 섭취량이란 없으며 알코올을 아예 섭취하지 않는 것이 최선입니다.

임신부가 폭음하거나 적은 양이라도 만성적으로 음주를 할 경우 태아 알코올 증후군을 일으킬 수 있습니다. 태아 알코올 증후군이란 임신부의 음주로 태아의 안면 기형이나 신경계 기형, 신생아의 성장·지적 장애 등이 유발되는 현상을 말합니다. 임신부가 즐긴 몇 잔의 알코올음료가 아이의 전 생애에 걸쳐 회복 불가능한 정신적·신체적 문제를 일으킬 수 있다는 것입니다.

임신인 줄 모르고 술을 마신 경우는 어떻게 하느냐고요? 이런 고민을 하는 임신부가 당신 하나만은 아니며 이는 아주 흔한 일입니다. 낙태를 고민하거나 자책하는 것보다 더 현명한 방법을 알려드리겠습니다. 지금 당장 금주하세요. 빠를수록 태아의 위험도는 감소합니다.

인공감미료: 안전한 것과 그렇지 않은 것을 구별해서 섭취합니다

인공감미료에 칼로리가 전혀 없다는 것은 오

해입니다. 일부 인공감미료에는 미량의 비타민과 미네랄이 함유되어 있으며 칼로리도 있습니다. 체중 증가가 정상적인 임신부라면 칼로리가 있는 인공감미료를 섭취해도 크게 문제 되지 않습니다. 단, 탄수화물에 내성이 있는 임신부, 예를 들어 임신성 당뇨병이나 인슐린 저항성 등이 있는 임신부는 칼로리가 있는 인공감미료의 섭취를 제한해야 합니다. 칼로리가 있는 인공감미료로는 백당, 포도당, 과당, 엿당 등이 있습니다. 소비톨, 자일리톨, 만니톨 등의 당알코올도 포함됩니다.

칼로리가 없는 인공감미료는 적은 양으로도 단맛을 내기 때문에 저칼로리 식품에 많이 사용합니다. 하지만 임신 중 섭취에 관한 연구가 아직 부족한 실정입니다.

다음에 비교적 안전하다고 알려진 인공감미료와 안전하지 않다고 알려진 인공감미료를 소개하니 참고해 사용하세요.

Dr.'s Advice

임신부는 오리고기 먹으면 안 된다고?

지인 중에 임신부는 오리고기를 먹으면 안 된다고 극구 말리는데 정말이냐고 묻는 임신부들이 있습니다. 옛날부터 전해오는 속설에 따르면 임신부가 오리고기를 먹으면 손이 물갈퀴같이 생긴 아기를 낳는다고 하지요. 어디 오리고기뿐입니까. 자라 고기를 먹으면 아기 목이 짧아진다 하고, 토끼 고기를 먹으면 입술 갈림증이 된다 하고, 메기를 먹으면 부스럼이 잘 생기고, 개고기를 먹으면 아기 목소리가 나빠진다고 하지요. 이 외에 닭고기, 낙지, 게 등도 임신부에게 금기 음식이었습니다. 음식 재료의 형상이 아기에게 영향을 주니 먹지 말라고 권했던 것입니다. 하지만 이는 100% 미신입니다. 좋아하는 음식이라면 안심하고 드셔도 됩니다.

비교적 안전한 인공감미료

- **아세설팜칼륨**(약품명은 슈네트) FDA로부터 안전성을 승인받았습니다. 얼린 디저트, 푸딩, 음료 등에 주로 씁니다.
- **아스파탐** FDA에 따르면 아스파탐은 임신 또는 수유 중에 섭취해도 안전하지만 너무 많은 양을 섭취하는 것은 권하지 않습니다. 탄산음료, 젤리 디저트, 푸딩, 시리얼, 껌, 유제품 등에 주로 씁니다. 페닐케톤뇨증 환자, 간 질환 환자, 또는 페닐알라닌 혈중 농도가 높은 임신부는 체내에서 대사가 이루어지지

않으므로 아스파탐을 섭취해선 안 됩니다.
- **수크랄로스**(약품명은 스플렌더) 설탕으로 만든 칼로리 없는 감미료입니다. 무알코올음료, 껌, 커피, 차, 과일 주스, 소스, 시럽 등에 주로 쓰며 혈당에 영향을 미치지 않습니다. FDA로부터 안전성을 승인받았습니다.

안전하지 않은 인공감미료
- **사카린** 예전만큼은 아니어도 여전히 많은 음식과 음료에 사카린을 쓰고 있습니다. FDA에 따르면 보통 사람들이 사카린을 섭취하는 것은 안전합니다. 방광암 발병 가능성을 높인다는 보고가 있었지만 최근 연구에 따르면 관련이 없다고 합니다. 하지만 사카린은 태반을 통해 태아의 조직에 잔존하기 때문에 임신부가 섭취해도 안전한 식품인지에 대해서는 여전히 논란이 있습니다.
- **스테비아** FDA의 승인을 받지 못했고 임신부나 수유부의 섭취가 안전한지에 대해서는 알려진 바가 없습니다. 요즘 인터넷상에서 스테비아로 만든 칼로리 제로 음료를 판매하는데 칼로리가 없다는 이유로 선택하는 일이 없어야겠습니다.
- **시클라메이트** 암 발생과 관련이 있기 때문에 임신부뿐 아니라 모든 사람에게 안전하지 않습니다. 국내에서 사용이 금지되어 있지만 요즘은 인터넷상에서 수입 식품을 많이 판매하므로 주의가 필요합니다.

Q&A 매운 음식, 태아에게 해로울까요?
임신 중 매운 음식을 먹으면 아기의 아토피를 유발한다는 말이 있지만 이는 사실이 아닙니다. 임신부가 매운 음식을 먹는다고 태아에게 해롭진 않습니다. 단, 자극성이 강한 만큼 임신 초기 증상인 속 쓰림을 악화시킬 수 있으니 임신 중기부터 먹는 것이 좋습니다.

Q&A 분만 직전에는 삼겹살을 먹어야 한다던데요?

전혀 근거 없는 말입니다. 쇠고기가 너무 비싸 자주 먹지 못하던 시절, 분만 시 힘을 내라는 뜻으로 권하던 음식이 삼겹살이었지요. 하지만 분만 시 기운을 돋우려는 목적이라면 고기보다는 쌀밥, 감자 같은 탄수화물 음식이 더 낫습니다. 탄수화물은 우리 몸에서 에너지원으로 쓰이고 지구력을 향상시키는 데 도움을 주기 때문입니다.

임신 중 영양제 선택

영양제 구입 시 용량과 성분을 꼼꼼히 따져보세요

시중에 판매하는 임신부용 종합비타민제에는 비타민뿐 아니라 미네랄 성분이 포함되어 있습니다. 사실 균형 잡힌 식사를 하면, 특히 유제품과 과일을 충분히 섭취하면 굳이 종합비타민제를 복용할 필요가 없습니다. 종합비타민제보다는 우선 균형 잡히고 건강한 식단에 신경 써야 한다는 점을 잊지 말아야 합니다.

식품의약품안전처에서는 식사만 잘해도 비타민이 결핍되는 경우는 없으

임신부와 수유부를 위한 영양 권장량

다음은 임신부에게 필요한 1일 영양 권장량입니다. 이 표를 참고해 임신부용 비타민제의 영양소별 함량이 충분한지 잘 살펴보세요.

영양소	가임기	임신기	수유기
에너지(kcal)	2,200	2,500	2,600
비타민 A(μg)	800	800	1300
비타민 D(μg)	5	10	12
비타민 E(mg)	8	10	12
비타민 B_6(mg)	1.6	2.2	2.1
비타민 B_{12}(μg)	2.0	2.2	2.6
티아민(mg)	1.1	1.5	1.6
리보플라빈(mg)	1.3	1.6	1.8
니아신(mg)	15	17	20
엽산(μg)	180	400	280
칼슘(mg)	1,200	1,200	1,200
인(mg)	800	1,200	1,200
마그네슘(mg)	280	320	355
철분(mg)	15	30	15
아연(mg)	12	15	19
요오드(μg)	150	175	200
셀레늄(μg)	55	65	75

출처: National Academy of Sciences,
'산과학 4판', 대한산부인과학회

나 임신 중에는 비타민의 필요량이 증가하고 비타민제를 복용한 임신부에게서 조산이나 저체중아가 감소한다는 보고(2010년 식품의약품안전처 연구 보고서)가 있는 만큼 임신부가 비타민제를 복용할 필요가 있다고 안내합니다. 단, 일반용과 임신부용은 용량에 차이가 있으므로 가급적 임신부용 비타민제를 복용하라고 권합니다.

임신부용 비타민제에는 엽산이 임신 중 권장량(600㎍) 이상 함유된 경우가 많아 따로 엽산제를 복용하지 않아도 되며 아연·철분 등의 미네랄도 포함된 경우가 많습니다. 약 냄새가 나거나 철분이 포함된 비타민제는 소화 장애를 일으켜 입덧하는 임신부들이 복용하기 어려울 수 있으므로 임신 초기에는 엽산만 들어 있는 단일 제제를 복용하거나 철분 용량이 적은 임신 초기용 종합비타민제를 복용하는 것이 좋습니다.

이런 영양제는 의사 처방 없이 약국이나 건강식품 판매처에서 구입 가능합니다. 그러나 영양소를 무분별하게 중복 섭취하거나 반대로 하루 필요량을 충족시키지 못할 가능성이 있으므로 되도록 담당 의사와 상담한 후에 구입해 복용하는 것이 좋습니다.

임신 중
약초 사용 가이드

미국식물위원회에서 밝힌 임신 중 피해야 할 약초와 사용해도 좋은 약초를 소개합니다.

임신 중 피해야 할 약초

소팔메토 남성호르몬 활성과 관계있습니다.
히드라스티스 뿌리 태반을 통과합니다.
두릅 자궁 수축 및 이완 작용을 합니다.
마황 경구복용해서는 안 됩니다.
요힘빈 경구복용해서는 안 됩니다.
빠우 내부 나무 껍질 다량 복용해서는 안 됩니다.
시계풀 경구복용해서는 안 됩니다.
블랙 코호시 임신 초기와 중기에 복용해서는 안 됩니다.
블루 코호시 자궁을 자극해 조기 진통을 유발할 수 있습니다.
박하유 복용은 물론이고 바르는 것도 삼가는 것이 좋습니다.

임신 중 안전하게 사용할 수 있는 약초

나무딸기 잎 철이 풍부하며 자궁의 수축력을 유지하는 데 도움이 됩니다. 모유량 증가, 오심 방지, 산통 억제 등에도 효과적이라 임신부용 차로 판매하기도 합니다. 임신 중기와 후기에는 안전하지만 초기에는 섭취를 삼가는 것이 안전합니다.

박하 잎 오심 해소에 좋습니다. 오전에 힘이 없거나 속이 부글거리는 느낌이 들 때 효과적입니다.

생강 뿌리 오심과 구토를 막아줍니다.

느릅나무 껍질 적정량을 복용하면 오심과 질 자극, 흉통 등을 막아줍니다.

오트밀 칼슘과 마그네슘이 풍부합니다. 불안과 피부 자극 해소에 효능이 있습니다.

금불초 적정량을 경구복용하면 안전합니다.

검은금불초 적정량을 경구복용하면 안전합니다.

마늘 경구복용하면 안전합니다.

고추 적정량을 복용하면 안전합니다.

민들레 비타민 A, 칼슘, 철분이 풍부합니다. 뿌리와 잎은 부종을 해소해주며 간에 영양을 공급해줍니다.

캐머마일 칼슘과 마그네슘이 풍부하고 불면과 관절통에 효과가 있습니다. 캐머마일의 종류에는 로만, 저먼, 모로칸 등이 있는데 이 가운데 로만 캐머마일은 임신 중 복용하면 안 됩니다.

쐐기풀 비타민 A·C·K, 칼슘, 칼륨, 철분이 풍부합니다. 임신부용 차에 주로 쓰는 재료이기도 합니다. 미국의 독립 연구 기관인 치료 리서치 센터(Therapeutic Research Center)가 운영하는 '천연 성분 종합 데이터베이스'에서는 상대적으로 안전하지 않다고 명시했지만 산파와 약초학자 대부분은 임신에 도움이 되는 약초라고 밝히고 있습니다.

(임신 중 성생활)

임신 중에는 되도록 성관계를 하지 말아야 한다고 생각하는 임신부가 꽤 많습니다. 그러나 건강한 임신부라면 임신 어느 시기든 성생활을 즐길 수 있습니다. 성관계를 해서는 안 되는 고위험 임신부에게는 담당 의사가 미리 주의를 시킬 것입니다. 의사가 특별히 언급하지 않았다면 안심하고 성생활을 즐겨도 좋다는 뜻입니다. 임신부와 태아에게 무리가 가지 않는 안전한 체위를 선택하면 임신 중에도 얼마든지 부부간의 애정과 친밀감을 확인할 수 있습니다.

안전한 성생활

임신 중 성관계, 태아와 임신부 모두에게 안전합니다

임신 이후 배우자와의 성관계를 불안하게 여기는 임신부가 많습니다. 임신 중 성관계에 대한 대표적인 고민은 이렇습니다.
"임신 중 성관계가 임신부에게 해롭거나 고통스럽진 않나요? 태아를 다치게 할 수도 있나요?" "태아가 어떤 식으로든 엄마가 성관계하고 있다는 사실을 알아채지 않을까요?"
의료진이 임신부의 성생활에 대해 특별한 언급을 하지 않는 한 임신 중의 성관계는 임신부와 태아 모두에게 안전합니다. 임신 초기 성관계가 유산을 초래한다고 생각하는 사람들도 있지만 이 시기의 유산은 대부분 유전적인 문제와 관련이 있고 성관계와는 아무런 상관이 없습니다. 두 번째, 태아는 자궁 내 양수와 엄마의 복부에 둘러싸여 있습니다. 당연히 엄마와 아빠가 무얼 하고 있는지 전혀 알지 못하죠.
임신 중에도 부부는 성관계를 통해 서로의 애정과 친밀감을 나눌 수 있습니다. 임신부가 성관계에 불편함을 느끼지 않는다면 임신 중이라고 성관계를 하지 않을 이유는 없습니다.

성관계를 피해야 할 때

의사가 임신 고위험군에 속한다고 말하지 않았다면 임신 중 성관계는 안전합니다. 하지만 다음과 같은 경우는 성관계를 줄이거나 피해야 합니다. 이런 경우 특히 임신 초기와 말기에는 완전히 금하는 것이 좋습니다.

- 조산아 분만 경력이 있을 때

- 습관성 유산 경력이 있을 때
- 조기 양막 파수 경력이 있을 때
- 원인 불명의 질 출혈이나 분비물이 있을 때
- 전치태반이거나 태반이 아주 낮은 위치에 있을 때
- 자궁경부무력증이거나 자궁경부가 벌어졌을 때
- 본인 또는 남편이 성병에 감염되었을 때
- 쌍둥이 임신일 때

임신부의 성 욕구는 시기별로 달라집니다

임신 전보다 오히려 임신 중에 더 성관계를 원하는 임신부가 많습니다. 주요 원인은 역시 호르몬 변화에 있습니다. 대다수 임신부의 성 욕구는 레스모어레스 신드롬(less-more-less syndrome)으로 설명됩니다. 즉 임신 초기에는 성욕이 감소했다가 중기에 증가하고 후기에 다시 감소한다는 것입니다.

Dr.'s Advice

즐거운 성관계를 위한 제안
- 자신의 요구를 개방적이고 사랑스러운 방식으로 배우자에게 전달하세요. 자신뿐 아니라 배우자의 관심에 대해서도 귀 기울이세요.
- 아내도 남편도 기쁨과 편안함을 느껴야 합니다. 둘 중 하나라도 그렇지 않다면 우선 스스로를 변화시켜보세요.
- 유머 감각을 유지하세요.
- 고위험 임신이거나 궁금한 사항이 있으면 의료진에게 도움을 요청하세요.

임신 초기 임신으로 인한 신체적 증상이 성 욕구를 감소시킬 수 있는 시기입니다. 피로, 입덧, 가슴 통증, 빈뇨 증세 때문에 성관계가 귀찮아질 수 있습니다.

임신 중기 임신 초기에 임신부를 괴롭히던 입덧, 피로감, 유방 통증 등이 사라지거나 훨씬 완화됩니다. 자궁이 점점 커지긴 해도 성관계를 방해할 정도는 아닙니다. 임신 중에는 체내 혈액량이 증가하는데 대부분이 허리 아래로 이동합니다. 따라서 중기에 접어든 이후 오히려 성 욕구가 강해지고 오르가슴도 잘 느끼게 되었다는 임신부도 많습니다.

임신 후기 출산과 양육에 대한 기대, 부쩍 커진 복부 때문에 성관계에 대한 흥미가 감소합니다. 또한 자신이 성적으로 덜 매력적이라는 생각이 성욕을 더욱 떨어뜨립니다. 하지만 걱정하지 마세요. 배우자와 친밀감을 유지할 수 있는 방법은 얼마든지 있습니다.

남편들의 속마음이 궁금하다고요?

임신부는 배가 불러올수록 자신이 성적으로 덜 매력적이라는 생각을 하게 됩니다. 그렇다면 남편들의 생각은 어떨까요? 개인차는 있겠지만 대부분의 남편은 임신한 아내를 더욱 매력적으로 여깁니다. 아내와 함께 '임신'이라는 것을 이루어냈다는 자신감이 성욕을 부추기기 때문입니다.

임신한 아내에 대한 남편의 성욕은 대개 임신부의 성욕과 비슷한 패턴을 보입니다. 즉 임신 중기에 남편의 성욕도 가장 활발하고, 초기와 후기에는 약간 감소하지요. 이는 임신 초기와 말기의 성관계가 태아에게 해로울 거라고 느끼기 때문이지 아내가 성적으로 매력적이지 않아서가 아닙니다. 아내와 태아를 보호하려는 본능이 더 강하게 작용하는 것이지요. 그러니 배가 불러올수록 남편에게 성관계를 어필

🌐 News & Research

임신 중 성관계, 조산과 무관하다

임신 중 성관계가 조산이나 다른 복잡한 문제를 발생시킨다는 증거가 없으므로 성관계가 태아에게 위험하지 않다는 연구 결과가 나왔습니다. 연구진은 임신 중 성관계는 지극히 평범한 일이며 출산을 앞둔 마지막 몇 주간 예민할 때도 마찬가지라고 했습니다. 또 임신 중 성관계가 오히려 진통 시간을 줄이는 데 도움을 준다고 했습니다. 다만 쌍둥이 임신의 경우는 조금 자제하는 것이 좋다고 밝혔습니다.

정상 임신에서 임신 중 성관계가 안전하다는 데는 저도 동의합니다. 그러나 조산을 경험한 여성에게도 임신 중 성관계가 안전하다는 결과에는 찬성하지 않습니다. 성생활이 자궁 수축 빈도를 늘리는 것은 사실이며 이 논문에서 '임신 중 성관계가 진통 시간을 줄이는 데 도움을 준다'고 밝힌 것도 결국 자궁 수축 빈도가 이미 증가되어 있었기 때문이라고 봐야 합니다. 따라서 저는 쌍태임신부뿐 아니라 습관성 유산 임신부와 자궁경부무력증 진단을 받은 임신부도 임신 첫 3개월과 마지막 1개월에는 성생활을 자제하도록 당부합니다. 조심해서 나쁠 것은 없습니다. 아기의 평생 건강이 달린 문제인 만큼 조산의 합병증이 얼마나 위험한지를 고려해야 합니다.

하지 못할 거라 지레 걱정하지 마세요. 남편 눈에는 임신한 아내가 더욱 사랑스럽고 섹시하게 보입니다.

Q&A 출산 후에는 언제부터 성관계가 가능한가요?
출산 후 검진이 끝날 때까지 기다리는 것이 좋습니다. 산모가 심리적·신체적으로 성관계를 편안하게 느끼게 되려면 최소한 산후 1개월은 되어야 합니다.

바람직한 체위

임신 중 안전한 체위입니다

전좌위 임신 초기에 적당합니다. 임신부가 원하는 대로 빠르거나 느리게, 또는 편안하게 이끌어갈 수 있습니다. 그러나 임신 중기 이후에는 이 체위를 피하는 것이 좋습니다. 결합이 깊어서 자궁을 자극할 위험이 있기 때문입니다.

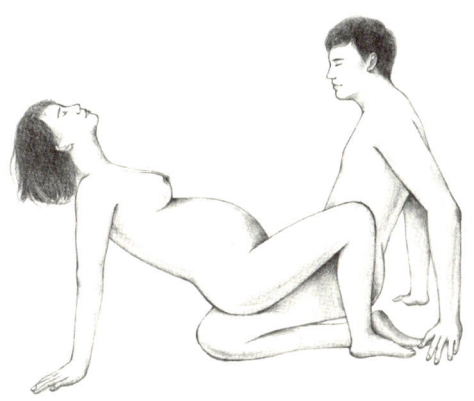

후측위 남편이 뒤에서 아내를 껴안은 자세로, 임신부의 복부에 압력을 가하지 않아 임신 전 기간에 걸쳐 안전합니다.

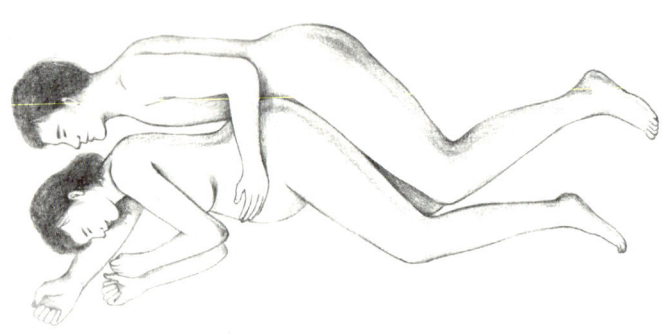

정상 체위에서 남성이 팔을 뻗어 몸을 지탱하면서 삽입 복부에 압력을 가하지 않아 임신 1~6개월에 가장 좋은 체위입니다. 그러나 임신 말기 배가 점점 불러오면 이 체위가 불편할 수 있습니다.

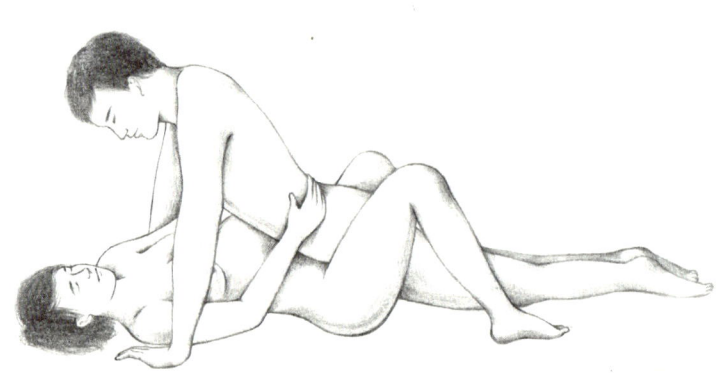

임신 중 피해야 할 체위도 있어요

정상위 임신 4개월 이후에는 자궁의 무게가 늘어나 주요 혈관에 압박을 가하기 때문에 아내가 등을 대고 눕는 정상위는 피하는 것이 좋습니다.

후배위 임신부가 두 팔로 몸을 지탱해야 하므로 배가 밑으로 처지고, 결합이 깊어서 자궁에 자극이 갈 수 있습니다.

여성 상위 성기 삽입이 깊은 체위라 자궁을 자극합니다.

굴곡위 아내가 바닥에 등을 대고 누워 남편의 어깨에 종아리를 걸치는 체위입니다. 결합이 깊고 임신부에게 통증이 있을 수 있으므로 피하는 것이 좋습니다.

평소에 해보지 않은 자세 체력 소모가 많고 안전성도 미지수이므로 하지 않는 편이 낫습니다.

임신 중 성생활에 관해
더 알고 싶은 몇 가지

Q&A 성관계 후 배 뭉침이나 출혈이 있는데 괜찮을까요?

배 뭉침은 일시적 증상입니다. 그러나 출혈이 있다면 원인을 알아보기 위해 병원에 가보는 것이 좋습니다. 단순히 자궁경부를 자극해 생긴 출혈이라면 큰 문제가 없으나 유산이나 조산의 신호일 수도 있기 때문입니다.

Q&A 오르가슴이 조산을 일으키나요?

오르가슴이 자궁 수축을 일으키기 때문에 조산과 연관이 있다고 생각하는 임신부들이 있습니다. 그러나 오르가슴으로 인한 자궁 수축은 출산 시 수축과는 다릅니다. 정상 임신이라면 성관계나 자위로 인한 오르가슴이 조산을 일으킬 위험은 전혀 없습니다.

Q&A 임신 중 성관계가 하고 싶지 않으면 어쩌죠?

그렇더라도 괜찮습니다. 부부가 서로 친밀감과 애정을 나눌 방법이 성관계 하나만은 아닙니다. 성관계를 하기 어렵거나 하고 싶지 않은 상황이라면 따뜻한 포옹과 키스만으로도 부부간의 친밀도를 높일 수 있습니다. 관능적인 마사지도 새로운 자극이 될 수 있고요. 만일 임신 중 성관계에 대한 불안감이 있다면 남편에게 솔직하게 털어놓고 의논하세요.

Q&A 임신 중 오럴 성관계나 항문 성관계를 해도 될까요?

오럴 성관계는 임신 중에도 안전합니다. 단, 남편이 임신부의 질 안으로 공기를 불어넣어서는 안 됩니다. 임신부와 태아에게 심각한 문제를 일으킬 수 있는 색전증(기포에 의한 혈관 막힘)을 일으킬 수도 있습니다.

항문 성관계는 삼가는 것이 좋습니다. 임신성 치질이 있을 경우 불편함을 초래할 수 있고 여러 가지 합병증을 불러올 가능성도 있습니다. 또 세균이 항문에서 질로 전파되어 감염을 일으킬 수도 있습니다.

Q&A 임신 중인데도 콘돔을 써야 하나요?

콘돔은 피임뿐 아니라 각종 성 전파성 질환을 예방하는 데에도 효과적입니다. 따라서 임신 중에도 필요하다면 콘돔을 써야 합니다. 특히 남편에게 성 전파성 질환이 있다면 반드시 써야 합니다. 또한 임신 말기에도 콘돔을 사용하는 것이 좋습니다. 남성의 정액에는 '프로스타글란딘'이라는 자궁 수축 물질이 포함되어 있는데 빈번한 성관계 시 이 물질이 조기 진통을 유발할 수도 있기 때문입니다.

임신 중 운동과 체중 관리

임신부의 체중은 임신 초기에 0.9~1.8kg 정도 증가하다가 중기부터는 일주일에 약 0.4kg씩 증가해 총 11~13kg 정도 증가하는 것이 가장 바람직합니다. 체중이 이보다 적게 늘면 조산, 저체중아 출산, 사산을 초래할 수 있고 이보다 많이 늘면 선천성 기형, 임신중독증, 임신성 당뇨, 자연유산, 사산 등의 위험이 커집니다. 임신부와 태아의 건강, 산후 체중 유지와 만성 질환 예방을 위해서는 체중 관리가 반드시 필요합니다. 임신 중 적정 체중을 유지하려면 식사 조절뿐 아니라 운동을 병행해야 합니다. 운동은 하지 않고 열량만 제한하면 태아 발달에 악영향을 미칠 수 있습니다.

임신 중 체중 관리 원칙

정상 임신이라면 체중 증가는 11~13kg이 적당합니다

임신부의 체중은 임신 중 서서히 증가해 출산 즈음에는 눈에 띄게 늘어납니다. 증가한 체중에는 임신부의 늘어난 체중뿐 아니라 태아의 체중도 포함됩니다. 한국 임신부들의 평균 체중 증가량은 약 12.5~16.5kg이며 적정 체중 증가량은 11~13kg입니다. 쌍둥이 임신인 경우는 16~20kg 정도가 적절합니다. 임신부의 체중이 적정량 이하로 느는 경우 조산이나 저체중아 출산, 출산 시 태아 사망 등을 초래할 수 있습니다. 체중이 지나치게 많이 느는 경우에도 선천성 기형, 임신중독증, 임신성 당뇨병, 자연유산, 사산 등 여러 위험이 증가합니다. 반면 임신부의 체중이 적절하게 증가하면 태아도 건강하게 성장하고 분만 시 합병증의 위험도 줄어듭니다.

태아 증가분: 총 4.9~5.2kg

- 태아 3.5kg
- 태반 600~700g
- 양수 800g~1kg

임신부 증가분: 총 7.8~9kg

- 자궁 1kg
- 유방 500g~1kg
- 혈액 1.5~2kg
- 부종 1.8~2kg
- 모체 지방과 단백질 3kg

체질량 지수(BMI)에 근거한 임신부의 권장 체중

임신 전 체중으로 체질량 지수를 계산해보면 임신 중의 체중 증가 정도가 정상 범위인지 아닌지 확인할 수 있습니다. 체질량 지수에 따른 임신부의 적절한 체중 증가량은 다음과 같습니다.

$$BMI = \frac{체중(kg)}{키(m) \times 키(m)}$$

- **BMI 20~25** 정상 체중입니다. 임신 중 11~16kg 정도 체중이 증가하는 것이 적당합니다.
- **BMI 20 미만** 저체중입니다. 13~18kg 정도의 체중 증가를 목표로 합니다.
- **BMI 26~29** 과체중입니다. 7~11kg 정도의 체중 증가를 목표로 합니다.
- **BMI 30 이상** 비만입니다. 체중이 7kg 이상 증가하지 않도록 주의합니다.

임신 시기별로 적절한 체중 증가 패턴이 따로 있습니다

정상 체중의 임신부라면 임신 초기에는 0.9~1.8kg 정도 체중이 증가합니다. 이는 유방과 자궁이 커지기 때문입니다. 임신 중기 이후로는 일주일에 약 0.4kg씩 증가합니다. 저체중 임신부는 이보다 많은 0.5kg 정도 증가해야 하고 과체중 임신부는 0.3kg 정도 증가하는 것이 좋습니다. 임신 중기에는 임신부와 태아의 체중이 같이 증가하지만 임신 후기에는 거의 태아의 조직 때문에 체중이 증가합니다.

임신 중기 이후에 체중이 적절하게 늘지 않으면 태아 성장 지연, 조산 등의 위험이 커집니다. 하지만 체중이 충분히 늘지 않았다고 해서 갑작스레 체중 증가를 시도해선 안 됩니다. 조금씩 서서히 늘리도록 노력하세요. 만약 체중이 갑작스레 많이 늘었다면 임신중독증과 같은 문제가 발생했다는 신호일 수 있으니 의사와 상담해야 합니다.

Q&A 임신 후 오히려 체중이 줄었는데 괜찮을까요?

임신 초기에는 오히려 체중이 감소하는 경우가 더러 있습니다. 입덧으로 식욕을 잃거나 구역질, 구토 증세로 잘 먹지 못한 것이 원인입니다. 그래도 임신부 몸에 여분의 열량이 저장되어 있기 때문에 태아에게 해롭진 않습니다. 규칙적으로 운동하고 영양 섭취에 힘쓰는 등 생활 습관에 변화를 주면 체중이 정상적으로 늘 테니 걱정하지 마세요.

임신 중 비만

영양 과다 섭취와 운동 부족이 임신 중 비만을 초래합니다

체질량 지수가 30 이상, 즉 비만인 상태에서 임신하거나 임신 중 비만이 되면 선천성 기형, 임신중독증, 임신성 당뇨병, 자연유산, 사산이 증가합니다. 또 분만 시 거대아 및 견갑난산, 제왕절개수술의 가능성이 높아지고 상대적으로 브이백(제왕절개수술 후 다음 임신에서의 자연분만) 성공률은 낮아집니다.
임신 중 비만이 되는 원인은 다음과 같습니다.

News & Research

비만 임신부에게 임신 트러블 많다

비만 임신부는 속 쓰림과 흉부 감염 등 가벼운 후유증으로 고생할 가능성이 높다는 연구 결과가 나왔습니다. 영국 에든버러 대학교 연구 팀이 650명 이상의 임신부를 대상으로 한 연구에 따르면 비만 임신부는 흉부 감염을 앓을 위험이 10배 높고, 정상 체중인 임신부에 비해 속 쓰림과 두통이 생길 위험도 2배 높은 것으로 나타났습니다. 손목 터널 증후군이 발병할 위험도 3배 높아 이로 인해 손 운동 장애와 감각 소실, 통증 등이 생길 위험이 큰 것으로 드러났습니다. 연구 팀은 속 쓰림 증상이 흔하고 일반적일지라도 임산부의 삶의 질에 악영향을 미쳐 중증 장애를 유발할 수도 있다고 밝혔습니다. 또한 임신 중 비만은 임신성 당뇨병이나 임신중독증 등 중증 후유증을 유발할 수 있으며 제왕절개수술 비율 역시 증가한다고 했습니다.
그간 우리는 비만을 그저 살이 조금 찐 정도로 인식했습니다. 그러나 비만은 병이라는 확고한 인식을 가져야 합니다. 우리나라도 차츰 비만이 증가하는 추세이며 임신 중 비만도 예외는 아닙니다. 임신부의 비만은 임신의 예후와 신생아에게 악영향을 미치는 만큼 임신 전부터 체중 관리에 힘써 임신 중 일어날 수 있는 각종 트러블을 예방해야 합니다.

지나친 영양 섭취 임신 전 여성의 하루 필요 열량은 2,200kcal, 임신하면 이보다 300kcal 높은 2,500kcal가 필요합니다. 이보다 더 많은 열량을 섭취하면 당연히 비만이 될 수밖에 없습니다.

운동 부족 임신 중에도 적정 체중을 유지하려면 영양과 운동 모두 신경 써야 합니다. 임신으로 인한 피로감 등으로 운동을 소홀히 하고 열량만 과다 섭취하면 비만이 되기 쉽습니다.

너무 빠른 재임신 첫 임신 때 증가한 체중이 채 빠지지 않은 상태에서 다시 임신하면 체중이 훨씬 더 증가할 가능성이 큽니다. 임신부의 체중과 건강 상태를 고려했을 때 가장 이상적인 터울은 2년~2년 반입니다.

임신 중 비만을 방지하기 위해 지켜야 할 식습관

임신 초기 몸이 가벼운 만큼 적절하게 운동합니다. 시판 음식은 칼로리가 높으니 직접 조리해 먹습니다.

임신 중기 입덧이 끝나 식욕이 왕성해질 수 있으므로 주의합니다. 염분을 지나치게 많이 섭취하면 비만이나 부종을 초래하니 되도록 싱겁게 먹습니다. 하루 단 10분, 가벼운 체조라도 꾸준히 하면 도움이 됩니다.

임신 후기 급격하게 살이 찌기 쉬운 시기입니다. 간식을 군것질이 아닌 한 끼 식사로 생각해야 합니다. 유제품을 지나치게 많이 섭취하지 않습니다.

임신 중 운동

식사 조절만큼 운동도 중요합니다

최근 많은 임신부들이 체중 관리에 관심을 기울이고 있습니다. 그러나 아직도 체중 관리에서 운동의 중요성을 간과하고 단지 식사 조절에만 신경 쓰는 경우가 많아 안타깝습니다. 운동하지 않고 칼로리만 제한하면 결국 태아 발달에 악영향을 줄 수도 있습니다. 적정 체중을 유지하면서 건강을 지키려면 식사 조절뿐 아니라 반드시 운동을 병행해야 합니다.

임신 중 운동은 체중 관리뿐 아니라 수많은 이로운 점이 있습니다. 임신부가 매일 30분 이상 운동하면 어떤 점이 좋은지 자세하게 알아보겠습니다.

- 운동한 임신부의 아기는 운동하지 않은 임신부의 아기보다 신경학적으로 더 성숙되고 안정적입니다.
- 근력을 강화시켜 진통과 분만에 도움이 됩니다.
- 혈액순환을 증진시키고 정신 상태를 안정시킵니다.
- 허리 통증, 변비, 부종 등의 임신 트러블을 완화시킵니다.
- 임신성 당뇨병을 예방하거나 치료하는 데 도움이 됩니다.
- 임신 중 불면증을 예방하거나 완화시킵니다.
- 산후 회복에 도움이 됩니다.

News & Research

임신부가 운동하면 태아 머리가 좋아지고, 영아 돌연사 위험 낮춘다

캐나다 몬트리올 대학교 연구 팀이 임신 중기에 들어선 임신부들을 대상으로 연구한 결과 임신 중 운동을 하면 태아의 두뇌 개발을 촉진하는 것으로 나타났습니다. 운동한 임신부가 낳은 아기들은 다른 아기들보다 생후 8~12일에 처음 들어보는 소리에 민감하게 반응했습니다. 임신부가 운동하면 태아 두뇌에서 불필요한 신경세포를 없애며 이것이 두뇌 개발을 돕는다고 합니다.

또한 임신부가 운동하면 영아 돌연사 위험도 낮아진다는 연구 결과도 있습니다. 영아 돌연사 증후군은 생후 1년이 안 된 아기가 특별한 이유 없이 갑자기 숨지는 것으로 영아 사망의 주요 원인 중 하나입니다. 미국 미주리 대학교 캔자스시티 연구 팀은 주 3회 매회 30분 이상 과격하지 않은 유산소 운동을 한 임신부들을 운동을 전혀 하지 않은 임신부들과 비교했습니다. 그 결과 운동한 임신부가 낳은 신생아는 신경계가 더 발달하고 호흡이 순조로웠습니다. 임신부의 운동이 태아의 심박 수를 낮추고 호흡을 고르게 한 것입니다. 영아 돌연사의 주요 원인은 신경계의 문제입니다. 영아가 깨어나지 못해 숨을 쉬지 못해서 사망한다는 해석입니다. 연구진은 임신부의 운동으로 태아의 신경계가 잘 발달해 영아 돌연사가 줄어드는 것으로 본다고 밝혔습니다.

임신 기간, 이렇게 운동하세요

임신 초·중기에 집중적으로 운동하기 임신 6개월까지의 운동이 중요합니다. 임신 후기에 들어서면 몸이 무거워 운동하기가 힘들어지므로 가벼운 운동으로 전환합니다.

하루 30분씩 꾸준히 하기 임신 전 전혀 운동을 하지 않던 임신부라면 처음부터 무리하지 말고 천천히 시작합니다. 하루 5분 정도로 시작해 매주 5분씩 늘려가면서 하루 30분 동안 운동할 수 있도록 합니다. 일주일에 3회 이상의 규칙적인 운동이 간헐적인 운동보다 훨씬 효과적입니다.

준비 운동과 마무리 운동하기 운동 전 5~10분 동안 준비 운동을 합니다. 천천히 걷거나 가벼운 스트레칭을 하면서 근육을 준비시켜야 운동 중 부상을 예방하고 근육통이나 근육이 뻣뻣해지는 것도 막을 수 있습니다. 운동 후에도 5분 정도 마무리 운동으로 몸을 풀면서 심장 박동을 정상으로 되돌립니다.

운동 중 충분히 수분 섭취하기 운동 시작 전에 물 1컵을 마십니다. 운동 중에도 20분마다 1컵, 운동이 끝난 후에도 1컵을 마시는 것이 좋습니다.

체온 유지에 힘쓰기 덥고 습한 날씨에 야외 운동을 하거나 15분 이상 격렬하게 운동하면 체온이 높아집니다. 임신부의 체온 상승은 태아 발달을 조절하는 효소를 손상시킬 수 있으므로 주의합니다.

운동 중 불편한 점 체크하기 운동 중 통증이나 불편한 증상이 나타나면 즉시 운동을 중지하고 휴식을 취합니다.

격렬한 운동 피하기 운동하면서 대화가 가능한 정도의 강도가 적당합니다. 너무 격렬한 운동은 태아의 저체중을 유발할 수 있습니다.

임신부를 위한 맞춤 운동

걷기 걷기는 임신 전 전혀 운동을 하지 않은 임신부가 가장 쉽게 시작할 수 있는 운동입니다. 지방을 연소시키고 심장을 튼튼하게 하는 효과가 있습니다. 처음 시작할 때는 몇 주에 걸쳐 운동량을 차츰 늘려나가세요. 일주일에 3회 이상, 매회 30분 이상 걷는 것이 좋습니다. 태교에 좋은 음악을 듣거나 남편과 함께 이야기를 나누면서 산책하는 등 즐겁게 걸을 수 있는 방법을 찾아보세요. 조용하고 공기 좋은 곳에서 태아와 대화를 나누며 걷는다면 태교에도 더없이 좋을 것입니다.

수영 부상 위험이 적고 대근육을 이용한 유산소 운동이라 임신 중 체중 조절에 많은 도움이 됩니다. 임신 전부터 수영을 했다면 임신 중에도 계속할 수 있지만 임신 후 처음으로 수영을 시작하는 것이라면 담당 의사와 먼저 상의한 후 무리가 되지 않는 선에서 천천히 배우세요. 임신부 대상 아쿠아로빅 등도 좋습니다.

요가 신체 건강뿐 아니라 정신 건강에도 도움을 주는 운동입니다. 적절한 요가 자세는 자궁으로 흘러가는 혈액의 흐름을 증가시켜 태아에게도 긍정적인 영향을 줍니다. 요가에서 자세 못지않게 중요하게 여기는 것이 호흡입니다. 심호흡을 연습하면 태아에게 전달되는 산소량이 증가합니다. 요가를 하면서 명상을 통해 마음을 편안하게 다스리면 스트레스 해소에도 많은 도움이 됩니다.

운동을 중단해야 할 때
- 질 출혈
- 어지러움
- 호흡곤란
- 가슴이나 복부 통증
- 두통
- 종아리 통증이나 부종
- 자궁 수축
- 태동 감소
- 양수 누출
- 지나친 피로

운동을 삼가야 하는 경우
- 심한 심장병이나 폐 질환, 만성 기관지염이 있을 때
- 자궁경부무력증
- 다태임신
- 태아의 성장이 지체되고 있을 때
- 하루 20개비 이상 담배를 피울 때
- 임신 4개월 이후 지속적인 자궁 출혈이 있을 때
- 임신 26주 이후 전치태반
- 조기 진통
- 임신중독증

임신 기간, 이런 운동은 하지 마세요

대부분의 운동은 임신부와 태아에게 이롭지만 임신 중 생기는 몇몇 몸의 변화로 인해 안전사고의 위험이 커지는 것도 사실입니다. 임신 중에는 체중이 늘고 배가 불러 몸의 균형을 잡기가 쉽지 않습니다. 또한 호르몬의 영향으로 관절을 지탱하는 인대가 느슨해져 운동 중 부상을 당할 위험도 커집니다. 따라서 운동을 시작하기 전에 임신 상태와 건강 상태를 확인하고 어떤 운동을 해야 할지 의사와 상담하세요. 다음은 일반적으로 임신부가 피해야 할 운동 종목입니다.

승마·농구·하키 복부에 쇼크를 줄 수 있고 분만에 도움을 주는 결합조직을 손상시킬 위험이 있습니다.

눕는 동작이 있는 요가 임신 4개월 이후에는 자궁이 커져 혈관을 압박하기 때문에 누워서 하는 운동을 하면 태아에게 혈액을 제대로 공급하지 못할 수도 있습니다.

러닝·조깅 임신 중 러닝이나 조깅을 계속하면 저체중 아이를 낳는 경향이 있습니다.

임신 후기의 자전거 타기 자전거 또는 실내 자전거 타기는 매우 좋은 운동이지만 임신부의 복부가 자전거 핸들에 닿을 정도가 되는 임신 후기에는 계속하기 어려울 것입니다.

들어 올리기 임신 중에는 '릴랙신'이라는 호르몬이 분비되어 인대를 포함한 모든 조직이 부드러워지기 때문에 조금만 무거운 물건을 들어도 등이나 허리가 부상당할 수 있습니다. 특히 유산이나 임신 합병증 경험이 있는 임신부라면 운동은 물론이고 일상에서도 무거운 물건은 절대 들어서는 안 됩니다.

스키 설마 임신 중에 스키를 즐기는 여성은 없겠지요. 수상스키와 스키는 추락과 부상 위험이 매우 큽니다. 아무리 베테랑이라 해도 임신 중에는 자제해야 합니다.

스쿠버다이빙 임신 중 잠수하면 선천적 기형아와 조산 위험이 크다는 연구 결과가 있습니다.

격렬한 에어로빅 적절한 에어로빅은 임신부와 태아 건강에 좋습니다. 그러나 격렬한 움직임과 점핑 동작은 피하는 것이 좋습니다. 특히 유산이나 임신 합병증 경험이 있다면 에어로빅은 절대 피해야 합니다.

신체 접촉 스포츠 권투나 유도 같은 신체 접촉 스포츠는 임신부의 복부에 직접적인 충격을 가할 수도 있으므로 피해야 합니다.

추락 위험이 있는 활동 아이스 스케이팅, 롤러블레이드, 암벽 등반 등 추락 위험이 큰 활동은 피해야 합니다.

높은 고도에서 하는 운동 고도가 2,250m 이상 되는 곳에서 하는 운동은 임신부에게 안전하지 않습니다.

임신부가 운동선수라면?

임신 중에도 계속해서 훈련해야 하는 운동선수라면 반드시 의사와 상담해야 합니다. 운동 전과 운동 중의 수분 공급, 임신부에게 필요한 부가적인 영양 공급, 운동으로 인한 스트레스의 위험성 등을 평가해야 하며 정기적으로 임신부 자신의 건강과 태아 성장에 관한 산과적 검진을 받아야 합니다. 이런 평가 후에 훈련을 계속할지 그만두어야 할지를 결정해야 합니다.

임신 중 운동에 관한 진실 혹은 오해

운동 중 심박 수는 분당 140을 넘어서는 안 된다?
아닙니다. 임신부가 자발적으로 운동하는 경우 분당 140이 넘는 경우는 거의 없기 때문에 이 제한은 사실 있으나 마나 한 것입니다. 미국산부인과학회에서도 운동 중 심장 박동 수에 관해서는 더 이상 거론하지 않습니다. 요즘은 심박 수보다 운동 강도를 평가하는 운동 감지 지수(RPE)에 더 주목하고 있습니다.

복부 운동은 임신부에게 좋지 않다?
아닙니다. 이로운 점이 더 많습니다. 복부 운동은 복부와 골반 근력을 유지시켜 분만과 산후 회복, 올바른 자세 유지 등에 도움이 됩니다. 임신 중기부터는 허리를 사용하는 운동이 부담스러우므로 골반 천천히 돌리기, 앉아서 복식호흡하기 등 가벼운 복부 운동을 하는 것이 좋습니다.

임신 전 운동을 했다면 임신 중에도 계속한다?
그렇습니다. 임신 상태가 정상적이고 임신부 자신이 느끼는 컨디션이 좋다면 진통이 시작되기 전까지 운동을 해도 좋습니다. 그러나 조금이라도 이상 증세가 나타날 것 같으면 당장 운동을 중지해야 합니다. 자신의 몸 상태를 늘 민감하게 살피고 몸이 하는 말에 귀 기울이세요.

임신 중에 운동하면 다칠 가능성이 크다?
그렇습니다. 임신 중에는 릴랙신이라는 호르몬이 분비되는데 이 호르몬은 관

임신 중 운동과 체중 관리

절을 완화시켜 쉽게 분만하도록 도와줍니다. 반면 운동 중에 다칠 가능성도 증가시킵니다. 관절이 완화되는 만큼 몸을 움직일 수 있는 범위는 늘지만 이것이 꼭 좋은 것만은 아닙니다. 자칫 안전사고로 이어질 수 있습니다. 몸이 유연해졌더라도 임신 전의 활동 범위를 유지하는 것이 좋습니다.

임신 중 모든 운동이 안전하지 않다?

그렇습니다. 자전거, 스키, 축구 등 균형 감각이 필요한 운동은 임신 중 위험할 수 있습니다. 임신 4개월 이후에는 균형을 잡아야 하는 이런 운동은 하고 싶어도 더 이상 하지 못하게 됩니다.

임신부가 운동을 너무 많이 하면 태아가 잘 자라지 못한다?

아닙니다. 임신부 체내에 저장된 영양분을 먼저 가져가는 쪽은 임신부가 아니라 태아입니다. 따라서 임신부가 운동을 많이 한다고 해서 필요한 열량을 태아에게서 가져오는 일은 없습니다.

임신 전에 운동하지 않았으면 임신 중에도 운동하면 안 된다?

아닙니다. 임신 전 운동을 했든 안 했든 임신 중 적절한 방법으로 하는 운동은 안전하고 이롭습니다.

구토나 어지럼증이 생긴다면 운동을 그만하라는 신호이다?

아닙니다. 구토나 어지럼증이 그 순간 하던 운동을 중지해야 하는 이유는 됩니다. 그러나 출산 때까지 운동을 하지 말라는 뜻은 아닙니다. 단, 의사에게 증상을 설명하고 조언을 들을 필요는 있습니다. 구토나 어지럼증 정도가 아니라 질 내 출혈이 있거나 양수가 새거나 태동이 심하게 줄었다면 분만할 때까지 운동을 하지 않는 편이 좋습니다.

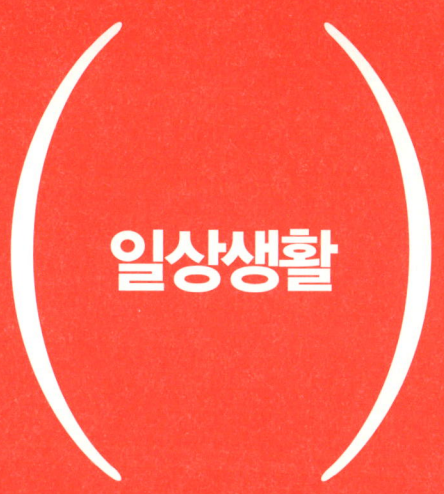

일상생활

임신하면 일상의 작은 일 하나에도 신경이 쓰이게 마련입니다. 가사나 여행, 반려동물 키우기, 파마나 매니큐어 등을 해도 되는지 걱정하는 임신부가 많습니다. 유산 또는 조산 경험이 있거나 고위험 임신인 경우만 아니라면 일상에서 특별히 주의해야 할 점은 없습니다. 임신했다고 너무 조심하는 것보다는 임신 전과 비슷한 일상을 유지해야 체중 관리나 기분 전환에 도움이 됩니다. 단, 임신 초기와 후기에는 더 주의를 기울이고, 힘든 일은 남편이나 주변 사람의 도움을 받는 것이 좋습니다.

임신 중 가사

가사 노동은 임신부에게 해롭지 않습니다

유산이나 조산의 경험이 있거나 고위험 임신에 속하는 경우가 아니라면 임신 전부터 해오던 가사를 계속해도 됩니다. 적절한 가사 노동은 신진대사를 활발하게 하고 체중 관리나 기분 전환에도 도움이 됩니다.

단, 임신 초기와 후기에는 남편의 도움을 많이 받고 맞벌이라면 가사 도우미의 손을 빌리는 것도 좋습니다.

이런 일은 남편의 도움을 받으세요

장보기 오랫동안 돌아다니거나 무거운 장바구니를 드는 것은 임신부에게 부담스러울 수 있습니다. 임신 기간에는 남편에게 장보기를 맡기거나 인터넷을 이용하는 편이 좋습니다.

무거운 물건 들기 무거운 화분을 옮기거나 가구 위치를 바꾸는 일은 피해야 합니다.

사다리 타기 낙상과 부상의 위험이 있습니다.

쓰레기 버리기 입덧이 심한 임신 초기에는 쓰레기 버리기 같은 일이 구역이나 구토를 심하게 할 수 있습니다.

세제를 이용한 청소 대부분의 세제는 임신부와 태아에게 안전합니다. 그러나 청소하는 장소가 환기가 잘되는 곳인지는 반드시 확인해야 합니다. 맨손으로 세제를 다루지 말고 장갑과 마스크를 착용하세요.

세제 사용 전에 경고 문구를 잘 읽고 여러 화학약품을 섞어 사용하지 않도록 합니다. 예를 들어 표백제에 암모니아 성분을 섞으면 유해가스가 발생하기 때문입니다. 화학 세제 대신 수산화나트륨과 식초를 섞은 천연 세제를 쓰는 것도 좋은 방법입니다. 하지만 가장 좋은 것은 남편이 청소를 도와주는 것이겠지요.

Q&A 임신 중 세 살배기 큰애를 업고 안는 정도는 괜찮겠지요?
3세 아이를 종일 혼자서 돌본다는 것은 임신부에게 매우 부담스러운 일입니다. 임신 중기에는 비교적 안전하지만 임신 초기와 후기에는 가족의 도움을 받는 것이 좋습니다. 큰애를 돌보고자 하는 마음은 이해하지만 현재 임신의 유산이나 조산을 초래할 가능성이 있는 일이라면 그게 무엇이든 피하는 것이 상책입니다.

여행

여행 일정은 산전 검사와 겹치지 않게 잡으세요

여행하기 가장 좋은 기간은 아무래도 임신 중기입니다. 초기에는 입덧 때문에 고생할 가능성이 있고 후기에는 몸이 무거워지는 만큼 쉽게 피로감을 느낄 수 있습니다. 그러나 정상 임신이고 임신부의 컨디션만 좋다면 임신 초기든 후기든 언제라도 여행을 해도 괜찮습니다. 오히려 기분 전환에도 좋아 임신부와 태아에게 긍정적인 영향을 줍니다.

단, 여행 일정은 산전 검사와 겹치지 않게 잡아야 합니다. 산전 검사 중 일부는 반드시 해당 주 수에 해야 합니다. 다음에 명시한 산전 검사 스케줄을 미리 확인하고 이 기간을 피해 여행 일정을 잡으세요.

- **융모막 융모 검사** 임신 10~12주
- **양수 검사** 임신 15~18주
- **기형아 검사** 임신 15~20주
- **초음파 검사** 임신 16~20주 그리고 의사가 지정한 시기
- **임신성 당뇨 선별 검사** 임신 24~28주
- **B군 연쇄상 구균(GBS) 배양 검사** 임신 35~37주
- **Rh− 혈액형인 경우 Rh 면역글로불린 투여** 임신 28주

자동차와 기차 여행: 5시간 이내의 여행지가 적당합니다

자동차나 기차를 이용한 육로 여행은 임신부에게 대부분 안전합니다. 단, 고도가 2,000m 이상인 고지대 여행은 호흡곤란의 위험이 있으므로 피하는 것이 좋습니다. 운전은 5시간 이상 하지 않도록 합니다. 임신 중이 아니어도 하루 5시간 운전하기란 여간 피곤한 일이 아닙니다.

자동차 여행 중에는 혈액순환을 위해 휴게소에 자주 들러 가벼운 산책과 스트레칭을 합니다. 3시간 이상 자동차나 기차를 타야 한다면 휴대용 목받침이나 담요를 챙기고 채소나 과일 등 간단한 간식거리를 준비해 가면 좋습니다. 무거운 짐을 들고 기차를 탈 때는 승무원에게 임신부임을 밝히고 도움을 요청하세요.

선박 여행: 멀미에 미리 대비하세요

임신 중 선박 여행은 대개 안전합니다. 다만 멀미 때문에 입덧이 더욱 심해질 수 있으므로 배를 타본 경험이 없다면 굳이 임신 중에 배를 탈 이유는 없습니다. 배를 타본 경험이 있고 평소 멀미를 하지 않으며 현재 입덧이나 구토 증세가 없다면 별 무리 없을 것입니다. 하지만 혹시 모르니 멀

미약이나 멀미 방지 밴드를 준비해 가는 것이 좋습니다.

멀미약은 패치보다 항히스타민 알약이 좋지만 되도록 복용량을 줄이세요. 안전을 위해 선박 회사에 의료진이 동행하는지 문의해보고, 여행 도중 또는 도착해서 의료 시설을 이용할 수 있는지도 점검해두면 좋습니다.

항공 여행: 임신 후기에는 피하는 것이 좋습니다

항공사 정책에 따라 비행기 탑승이 불가능할 수도 있으니 미리 확인하세요. 항공사 대부분이 임신 8개월 미만의 임신부만 탑승을 허용합니다. 만일 임신 후기에 피치 못할 사정으로 비행기를 타야 한다면 주치의의 허가 소견을 받아두세요.

공항 안전대의 금속 탐지기는 임신부와 태아에게 전혀 해롭지 않습니다. 가정에서 흔히 쓰는 전자 제품처럼 미량의 저주파가 방출되는 수준이므로 걱정하지 않아도 됩니다. 요즘은 옷 안의 물건을 검사하기 위한 투시 스캐너도 사용하는데 이 역시 임신부에게 해롭지 않으니 안심하세요.

좌석은 가능하면 비행기 앞쪽이나 통로 쪽으로 예약하세요. 앞쪽이 비교적 흔들림이 적고 안정적이며 통로 쪽 좌석은 화장실에 가기 쉽고 다리도 쭉 펼 수 있습니다.

갑작스러운 난기류로 비행기가 흔들릴 수 있으니 통로를 지날 때는 좌석을 꼭 잡아야 합니다. 또 이왕이면 대형 비행기를 이용하세요. 비행기는 기내 공기가 바깥 공기보다 더

> **Dr.'s Advice**
>
> **임신부를 위한 여행 수칙**
> - 옷과 신발은 편안하고 땀 흡수가 잘 되는 것으로 착용합니다.
> - 잠자리가 바뀌어 숙면하지 못할 것 같으면 평소 쓰던 베개를 가져갑니다.
> - 여행지에서 틈틈이 충분한 휴식을 취합니다.
> - 울렁거림이 느껴지면 과자, 주스, 스낵 등 가벼운 간식거리를 섭취합니다.
> - 수분을 많이 섭취합니다.
> - 안전벨트나 에어백 등 안전 조치를 철저히 합니다.
> - 여행지에서 무리하지 않습니다. 하루에 1시간 30분 이상 걷지 않습니다.
> - 태아에 대한 걱정은 내려놓고 여행을 즐깁니다.
> - 장거리 여행이라면 산부인과 진료 기록 사본을 가져가는 것이 좋습니다.

많은 산소를 포함하도록 내부 기압을 조절하는데 대형 비행기가 소형 비행기에 비해 더 안정적으로 기압을 유지합니다. 만일 소형 비행기를 이용해야 한다면 고도 7,000피트 이상은 비행하지 않는 것이 좋습니다.
그리고 1시간마다 좌석에서 일어나 통로를 걸으세요. 그래야 혈전 발생 위험을 줄이고 발목과 발이 붓는 증세도 완화시킬 수 있습니다. 편안한 신발과 옷을 착용하고 다리가 부을 수 있으니 압박 스타킹도 준비해 가는 게 좋습니다.

임신 중 해외여행: 먼저 담당 의사와 상담하세요

해외여행을 결정하기 전 임신부와 태아의 안전에 대해 의료진과 상의해야 합니다. 일부 국가의 경우 말라리아 등 특수 질환에 노출될 위험이 있기 때문입니다. 해당 국가가 임신부와 태아에게 안전한지, 예방접종은 가능한지 의료진이 판단해 알려줄 것입니다. 임신 중 예방접종에 대해서는 220쪽 '고위험 임신' 편의 별도 페이지 '임신 중 예방접종'을 참고하세요. 또한 응급 상황에 대비해 여행지의 의료 기관에 대해 담당 의사에게 문의하세요. 여행지에서도 균형 잡힌 건강한 식단을 유지하고 여행 시에는 변비가 생기기 쉬우니 섬유질이 풍부한 음식을 더욱 잘 챙겨 먹습니다.
해외여행지에서 물을 잘못 마셔 배탈이 나는 경우가 많습니다. 설사로 인해 탈수 증세가 나타나거나 심한 경우는 식중독을 일으키기도 하지요. 위생 상태가 좋지 않은 지역으로 여행을 가면 되도록 생수를 사 마시고 음료에는 얼음을 넣지 않는 것이 안전합니다. 주스나 유제품은 반드시 살균 처리된 제품을 먹고 유리컵 대신 일회용 종이컵을 사용하세요. 조리되지 않았거나 껍질째 먹는 과일과 채소는 피하고 고기와 생선은 완전히 익힌 것인지 확인하고 먹습니다.

임신부의 운전

가슴과 핸들 사이의 간격은 최소 25cm가 되어야 합니다

핸들과 운전자 가슴 사이의 간격이 최소한 25~30cm는 되어야 합니다. 임신 후기에 배가 많이 부른 상태라 이 간격을 유지하기가 어렵다면 핸들 각도를 조절해 핸들이 배가 아닌 가슴 쪽을 향하도록 합니다.

안전벨트를 배 아래로 끌어내려 착용합니다

안전벨트는 충돌과 급정거 등 위험 상황에서 탑승자들끼리 또는 차량 내부의 각종 장치와 부딪치는 것을 막아주고 창문 밖으로 튕겨져 나가지 않도록 해줍니다. 안전벨트를 매는 데 걸리는 1~2초에 불과한 짧은 시간이 자신과 가족의 소중한 생명을 구하는 셈이지요.

이런 사실을 잘 알면서도 불편하다는 이유로, 또는 안전벨트가 복부를 자극해 태아에게 해로울 거라는 막연한 오해로 안전벨트를 기피하는 경우가 많습니다. 그러나 임신부야말로 반드시 안전벨트를 착용해야 합니다. 임신부가 자동차 사고에서 심각한 부상을 입을수록 태아의 손실도 그만큼 커질 수밖에 없는데 안전벨트를 착용하면 이런 위험이 감소합니다.

태아와 임신부를 좀 더 안전하게 보호하려면

임신부는 양쪽 가슴 사이와
배 아래로 안전벨트가 지나가도록 착용해야 한다.

일반인과는 다른 방법으로 안전벨트를 착용해야 합니다. 위쪽 벨트는 가슴 한가운데를 지나도록 하고 아래쪽 벨트는 복부 위가 아닌 배 아래로 최대한 끌어내려 착용해야 합니다. 만일 아래쪽 벨트를 복부 위로 착용하면 사고 시 자궁에 강한 압박이 가해져 유산이나 조산을 초래할 수 있습니다.

수면

임신 시기에 따라 수면 상태가 달라집니다

거의 모든 임신부가 수면에 어려움을 겪습니다. 임신 중 호르몬과 여러 생리적 변화가 수면의 질에 영향을 미치기 때문입니다.

임신 초기 혈중 황체호르몬 수치가 높아져 피로를 많이 느끼는 동시에 수면을 방해받기 쉽습니다. 임신 초기인 만큼 작은 변화에도 심리적 동요가 심해져 잠을 설치기도 합니다. 소변이 자주 마려운 증세도 임신 초기 숙면을 방해하는 요인입니다.

임신 중기 초기에 비해 낮 동안의 피로도가 증가해 낮잠을 자고 싶은 욕구가 강해집니다. 황체호르몬 수치는 여전히 높지만 임신 초기보다는 덜 빠르게 상승하기 때문에 밤에 숙면을 취하는 임신부가 많아집니다. 또한 방광 바로 뒤에 있던 자궁이 점차 커지면서 방광 위로 올라가기 때문에 화장실에 들락거리느라 잠을 깨는 일도 줄어듭니다. 그러나 아무래도 임신 전보다는 상태가 좋지 않습니다.

임신 후기 임신부들이 가장 잠들기 어려운 시기입니다. 태아가 성장함에 따라 가슴이 답답해지고 하지가 불편해지며 태아의 체위 변화로 방광이 다시 자극받아 소변을 자주 보게 됩니다. 또한 출산이 임박했다는 불안과 스트레스도 불면증의 한 이유가 되기도 합니다. 이 외에 허리 통증, 울혈, 위장 내 가스, 속 쓰림, 치질, 다리 경련 등의 임신 트러블도 불면증을 초래합니다.

임신 기간, 숙면을 위해 이렇게 하세요

잠들기 전 따뜻한 물로 샤워하기 따뜻한 물로 목욕이나 샤워를 하면 몸과 마음이 이완되어 숙면을 취하는 데 도움이 됩니다. 단, 임신부는 균형 감각이 많이 떨어져 있으므로 욕실에서 넘어지지 않도록 조심해야 하고, 양수가 터진 느낌이 들면 절대 욕조에 들어가서는 안 됩니다.

스트레스 줄이기 되도록 스트레스 받을 만한 상황을 피합니다. 심호흡을 하거나 평화로운 장면을 상상하면서 명상을 하는 것도 좋습니다.

낮잠 자기 밤에 잘 못 잔다고 낮잠을 줄이지는 마세요. 30분 이내의 낮잠은 지나친 피로를 막아주고 밤에 숙면을 취하는 데도 도움이 됩니다.

잠잘 때 옆으로 누운 자세 취하기 임신 후기에는 바닥에 등을 대고 똑바로 눕는 자세가 편하지 않습니다. 이런 자세는 무게가 등 쪽으로 몰리면서 하체와 심장 사이의 주요 정맥을 압박하고 허리 통증이 생길 가능성을 높이며 소화 장애나 속 쓰림, 치질 등을 악화시킬 수도 있습니다. 배가 부쩍 부른 시기부터는 옆으로 누워 자는 자세가 편합니다. 특히 왼쪽으로 누우면 혈액순환을 향상시키고 다리 부종도 완화됩니다.

다리 사이에 베개 끼우기 옆으로 누운 자세에서 다리 사이와 복부 아래에 베개를 하나씩 끼우고 자면 한결 편안합니다. 호흡이 힘들거나 속 쓰림이 심할 때는 베개를 여러 개 겹쳐 상체를 높게 하고 누우세요.

잠들기 직전, 방을 쾌적하게 만들기 방 안 온도와 습도를 쾌적하게 유지하세요. 잠들기 전 TV를 시청하거나 스마트폰을 만지작거리면 숙면을 취하기 어렵습니다. 가벼운 읽을 거리를 읽거나 간단한 스트레칭을 하거나 마음을 진정시키는 자연의 소리를 들으면 숙면에 도움이 됩니다.

취침 2~3시간 전 수분 섭취 줄이기 임신 중에는 수분을 충분히 섭취해야 하지만 수면 중 화장실 가는 횟수를 줄이려면 취침 2~3시간 전에는 물을 마시지 않는 것이 좋습니다.
다리 마사지하기 밤에 다리 경련이 심하다면 잠들기 직전 다리 근육을 부드럽게 스트레칭하세요.
불면증이 심하면 의사와 상담하기 불면증이 오래 지속되거나 점점 악화된다면 의사와 상의하세요. 특히 불안과 스트레스가 불면증의 원인이라면 반드시 의료진의 도움을 받아야 합니다.
적당히 운동하기 하루 30분의 가벼운 운동으로 숙면을 취할 수 있습니다. 의사가 운동을 제한하지 않는 이상 규칙적으로 운동하세요.
따뜻한 우유 한 잔 마시기 잠들기 전 따뜻하게 데운 우유 한 잔을 마시면 숙면을 취하는 데 도움이 됩니다. 때로는 고당분식인 크래커나 빵이 수면을 촉진하기도 합니다. 단, 속 쓰림이 심하다면 잠들기 3시간 전부터 아무것도 먹지 않는 것이 좋습니다.

Q&A 임신부가 자면 태아도 함께 잔다는 게 사실인가요?
임신부의 수면-각성 주기와 태아의 수면-각성 주기는 다릅니다. 그러나 임신부와 태아는 탯줄로 연결되어 있어 임신부의 생활 패턴이 태아에게 영향을 줄 수밖에 없습니다. 임신부가 규칙적으로 생활하지 않으면 태아의 생활리듬도 엉망이 됩니다. 태아 건강을 생각해 항상 정해진 시간에 잠을 자도록 노력하세요.

반려동물

임신 중 개나 고양이를 계속 키워도 되느냐고 묻는 임신부가 아주 많습니다. 우리나라에는 아직 임신 중 반려동물을 키우는 문제에 대해 확실한 가이드라인이 없습니다. 제 생각에는 임신 전에 안 키우던 반려동물을 굳이 임신 중에 키울 필요는 없을 것 같습니다. 가뜩이나 챙길 게 많은 임신 기간에 반려동물을 들여 새로운 스트레스를 받을 이유가 없기 때문이지요. 그러나 임신 전부터 반려동물을 키우고 있었다면 안전한 임신 기간을 보낼 수 있도록 몇 가지 주의 사항을 알려드리겠습니다.

개: 예방접종을 철저히 시키세요

임신부가 개를 멀리해야 할 이유는 없습니다. 오히려 임신부의 심리적 안정에 도움이 되므로 임신 전부터 개를 키웠다면 계속 키워도 좋습니다. 단, 몇 가지 유의해야 할 점이 있습니다.

- 임신부가 앉아 있거나 누워 있을 때 개가 배 위로 점프하지 못하도록 하세요.
- 개에게 물어뜯기 같은 나쁜 습관이 있다면 출산 전에 반드시 교정하도록 훈련시키세요.
- 개의 예방접종에 신경 쓰세요.
- 가족 가운데 개와 가장 가까운 사람이 임신부였다면 개가 다른 가족과도 친밀한 관계를 형성하도록 도와주세요. 그래야 아기가 태어나도 개가 잘 적응할 수 있습니다.

고양이: 톡소플라스마 항체 검사를 합니다

고양이를 키울 때 가장 주의해야 할 것은 톡소플라스마증입니다. 톡소플라스마는 주로 고양이 배설물에 의해 감염되는데 임신부가 감염되면 기형아 출산이나 유산 같은 심각한 합병증을 초래할 수 있습니다. 만일 임신부가 임신 직전, 또는 임신 중에 처음으로 톡소플라스마증에 걸렸다면 자궁 내 태아에게 문제가 생길 확률이 50%나 됩니다.

따라서 임신 중 고양이를 키우려면 반드시 톡소플라스마 감염에 대비해야 합니다. 고양이를 키우던 임신부라면 톡소플라스마 항체 검사를 합니다. 결과가 양성이면 항체가 있다는 뜻이니 안심해도 좋습니다. 결과가 음성으로 나오면 키우던 고양이를 동물 병원에 데려가 톡소플라스마 항체 검사를 해야 합니다.

고양이가 톡소플라스마에 감염되어 대변으로 톡소플라스마 충란을 배출하는 시기는 평균 수명 20년 가운데 겨우 2~3주에 불과합니다. 따라서 오래 키운 고양이는 이미 항체를 갖고 있을 가능성이 큽니다. 그러나 고양이의 항체 검사 결과가 음성이라면 문제가 될 수 있습니다. 이때는 다음의 예방법을 확실히 따라야 합니다.

- 덜 익힌 고기나 씻지 않은 생채소를 먹어서는 안 됩니다. 생고기를 다룬 후에는 조리 도구와 손을 깨끗하게 닦습니다.
- 임신부는 고양이 집을 청소해서는 안 됩니다. 고양이가 접촉한 물건을 만질 때는 반드시 장갑을 껴야 하고 작업이 끝나면 손을 깨끗하게 씻습니다.
- 고양이가 실내에서만 지내게 합니다.
- 길 잃은 고양이를 데려오지 않습니다.

**LCMV에 감염되면
나타나는 증상**

발열, 두통, 목의 경직, 피로,
식욕 감소, 근육통, 멀미, 구토

**살모넬라균에 감염되면
나타나는 증상**

멀미, 구토, 복통, 설사, 발열,
오한, 근육통

햄스터·모르모트·쥐
: LCMV 감염 위험이 있습니다

요즘 햄스터, 모르모트 같은 설치류 동물을 키우는 가정이 꽤 많아졌습니다. 그러나 설치류는 LCMV(lymphocytic choriomeningitis virus)라는 바이러스를 옮길 위험이 있으므로 임신 계획이 있는 여성이나 임신부라면 매우 조심해야 합니다.

집에서 키우는 설치류가 사육 시설이나 애완동물용품점 등에서 근처를 돌아다니는 쥐나 야생 설치류와 접촉하면 LCMV에 감염될 수 있고, 사람 역시 감염된 설치류의 소변, 대변, 혈액, 타액 등에 접촉하면 감염됩니다. 특히 직접 접촉이 아닌, 바이러스를 함유한 먼지나 비말을 통해서도 감염될 수 있어 더욱 주의해야 합니다. 임신부가 LCMV에 감염되면 태아도 감염되어 선천성 기형이나 유산을 초래할 수 있습니다. 따라서 다음 주의 사항을 꼭 지켜야 합니다.

- 임신부가 있는 가정에서는 설치류를 별도의 장소에 격리합니다.
- 임신부는 설치류를 돌보지 않는 것이 좋습니다.
- 설치류를 다룬 뒤에는 비누로 손을 깨끗하게 씻습니다.
- 설치류 집을 청소하는 일은 임신부가 아닌 다른 가족이 해야 하며, 통풍이 잘 되는 외부에서 하는 것이 좋습니다.
- 임신부는 설치류에 얼굴을 가까이 해서는 안 됩니다.
- 야생 설치류와 접촉하지 않습니다.
- 만약 집에 쥐가 있다면 쥐덫을 설치하거나 해충 관리 전문 회사에 전화해 신속히 해결합니다.
- 만 5세 미만의 큰아이가 있다면 설치류와 얼굴을 가까이 하지 못하게 합니다.

파충류: 되도록 키우지 않는 편이 좋아요

도마뱀, 뱀, 거북 등의 파충류를 키우는 가정도 부쩍 늘고 있습니다. 그러나 일부 파충류는 세균성 질병에 감염될 위험이 있으므로 주의해야 합니다. 파충류가 옮길 수 있는 대표적인 세균성 질병은 살모넬라입니다. 살모넬라는 가금류나 달걀 같은 식품뿐 아니라 일부 파충류를 통해서도 전염됩니다. 따라서 임신부나 만 5세 이하의 아이가 있는 가정에서는 파충류를 키우지 않는 것이 안전합니다.

살모넬라균 감염을 예방하기 위한 수칙은 다음과 같습니다.

- 임신부가 있는 가정에서 키우던 파충류가 있다면 격리합니다.
- 임신부에게 파충류 관리를 맡기지 않습니다. 다른 가족이 파충류와 접촉한 뒤에는 반드시 비누로 손을 깨끗하게 씻어야 합니다.
- 부엌 등 음식을 준비하는 모든 구역에 파충류가 돌아다니지 않도록 해야 합니다.
- 파충류와 접촉한 모든 표면을 비누로 세척합니다.
- 덜 익힌 음식을 먹지 않습니다.

의생활

임부복: 통기성 좋은 옷을 여러 벌 겹쳐 입습니다

임신 초기에는 임신 전에 입던 옷을 그대로 입을 수 있지만 배가 불러오기 시작하는 중기 이후에는 임부복을 입는 것이 좋습니다. 임신했다고 해서 자신의 취향까지 바꿔야 하는 것은 아닙니다. 자신이 좋아하는 색과 디자인을 고려한 임부복을 고르면 심리적 안정과 만족감을 얻을 수 있습니다.

임부복은 기본적으로 편안해야 합니다. 배를 조이지 않으면서 신축성 있고 부드러우며 땀 흡수가 잘되는 소재를 고르세요. 몸에 꽉 끼는 옷이나 합성섬유로 만든 옷은 피하는 것이 좋습니다.

임신 중에는 체내 대사율이 20%가량 상승하면서 임신 전에 비해 더위를 잘 타게 됩니다. 그러나 냉방 시설이나 일교차로 인해 추위를 느낄 수도 있으므로 얇고 통기성 좋은 옷을 여러 벌 겹쳐 입는 것이 좋습니다.

속옷: 연한 색깔의 팬티와 와이어 없는 브래지어를 착용합니다

임신 중에는 질로 가는 혈류와 호르몬 공급이 증가하면서 질 분비물이 많아집니다. 대부분은 유백색이거나 투명하며 냄새가 고약하지 않은 정상적인 질 분비물이지만 간혹 세균 감염으로 인한 경우도 있으므로 분비물의 색깔을 잘 확인할 수 있는, 색깔이 진하지 않은 팬티를 입는 것이 좋습니다. 또한 통기성과 흡수성이 좋은 면 소재에 배를 자연스레 감싸주는 편안한 디자인을 선택합니다.

브래지어는 되도록 와이어가 없는 것이 좋습니다. 단단한 와이어가 가슴의 크기와 모양이 자연스레 변화하는 데 방해가 될 수도 있기 때문입니다. 만일 와이어가 있는 브래지어를 원한다면 최소한 잠잘 때만이라도 착용하지 않는 것이 좋습니다. 임신 중에는 가슴이 급격히 커지므로 이에 따라 브래지어도 2~3차례 적당한 사이즈로 새로 구입해 착용하도록 합니다.

Q&A 임신부의 속옷을 세탁할 때 섬유 유연제를 사용해도 될까요?
섬유 유연제에는 대부분 계면활성제가 포함되어 있습니다. 피부가 약한 임신부는 이런 세제로 세탁한 옷을 입으면 피부가 가렵거나 알레르기 증상이 나타날 수 있고, 만성 피부 자극으로 피부염이 생길 수도 있습니다. 더 큰 문제는 계면활성제의 독성이 임신부 피부를 통해 태아에게 전달될 수 있다는 것입니다. 이것을 의학 용어로 '경피독'이라고 합니다.

자연 성분 살충제도 위험하다

살충제에 쓰는 거의 모든 독소는 식물에서 추출해 합성한 것입니다. '자연 성분'이라는 말이 건강에 무해한 것처럼 들리지만 실제로 안전하다는 뜻은 아닙니다.

특히 배아 또는 태아의 각종 기관이 형성되는 임신 초기에 이런 물질에 노출되면 태아에게 영향을 미칠 가능성이 더 커집니다. 따라서 임신 초기에는 속옷 세탁 시 화학 세제를 사용하지 않는 것이 좋습니다.

요즘에는 계면활성제 등 화학 첨가물 대신 순수 식물성 오일 등을 사용한 천연 세탁제가 많이 출시되고 있습니다. 임신 기간에는 되도록 이런 친환경 천연 세탁제를 사용할 것을 권합니다.

신발: 임신 전보다 더 큰 신발이 필요합니다

임신 중에는 부종이 약간 생길 수 있고 인대가 부드러워지면서 늘어나기 때문에 임신 전에 신던 신발을 계속 신으면 혈액순환에 방해되어 하지정맥류가 생길 수도 있습니다. 따라서 늘어난 발 크기에 맞게 편안한 신발을 구입해 신어야 합니다.

굽이 너무 높은 신발도 해롭지만 너무 낮아도 문제입니다. 배가 부른 임신부는 체중이 앞으로 쏠리는데 이때 무릎과 발목을 제대로 지지하려면 굽 높이가 2~3cm 정도는 되어야 합니다. 굽 높이가 적당하고 쿠션감이 좋은 워킹화가 임신부 신발로 가장 바람직합니다.

Q&A 임신 중 선탠해도 되나요?

임신 중에도 햇볕에 그을린 듯한 건강한 피부색을 원한다면 일광욕을 하기보다 선탠 크림이나 로션을 사용하는 편이 낫습니다.

햇볕을 20분 정도 쬐는 것은 건강에 좋지만 선탠을 하기 위해 피부를 장시간 햇볕에 노출시키면 기미가 악화되고 현기증이나 구역질, 피로감 등이 생길 수 있습니다. 반면 선탠 크림 등을 사용하면 피부를 햇볕에 노출시키지 않고도 마치 그을린 듯한 피부색을 연출할 수 있습니다. 단, 선탠 크림의 DHA 성분이 피부로 침투해 태아에게 해를 미칠 수 있는지에 대해서는 아직까지 확실히 밝혀진 바가 없습니다. 의사들은 임신 중기부터 사용한다면 큰 이상은 없을 것이라 보고 있습니다.

Q&A 임신 중 사우나를 해도 되나요?

임신부의 체온이 상승하면 태아의 선천적 결손증 위험도 상승합니다. 미국 산부인과학회에서도 임신부의 체온이 39℃ 이상 올라가지 않게 해야 한다고 충고합니다.

따라서 체온을 상승시킬 우려가 있는 사우나, 찜질방 등은 임신부에게는 금기 장소입니다. 물 온도를 일정하게 유지시키는 온수 욕조의 사용도 피하는 것이 좋습니다. 정 온수 욕조를 사용하려면 온도를 낮게 세팅하고 사용 시간은 10분 이하로 제한합니다.

Q&A 임신 중에 라식 수술을 해도 되나요?

임신 예정이거나 임신 중인 경우는 하지 않는 것이 좋습니다. 임신 중에는 호르몬의 영향으로 각막이 약간 부어 있는 경우가 종종 있습니다. 응급 상항도 아닌데 굳이 각막이 붓기 쉬운 임신 중에 수술할 이유가 없습니다. 라식 수술은 임신하기 6개월 전이나 산후 2개월 이후에 하는 것이 바람직합니다.

환경

페인트칠: 임신부는 되도록 하지 마세요

요즘 인테리어에 대한 관심이 높아지면서 벽이나 물건 등에 직접 페인트칠을 하는 주부가 늘고 있습니다. 페인트가 임신과 태아에게 미치는 영향에 대해서는 아직 명확히 밝혀지지 않았습니다. 현재로서는 페인트에 노출되어도 위험도가 매우 낮은 수준이라는 의견이 많습니다. 그러나 조심해서 나쁠 것은 없으니 페인트칠은 임신부가 직접 하지 않는 것이 좋습니다. 꼭 해야 한다면 기름·납·수은 성분이 들어 있는 페인트는 피하고 마스크와 긴 팔 옷을 착용합니다. 또 환기를 잘 시키고 자주 휴식 시간을 갖도록 합니다.

향수 사용: 향이 너무 강하지만 않다면 괜찮습니다

임신 중 향수 사용은 비교적 안전합니다. 그러나 향이 너무 진하거나 취향에 맞지 않으면 구역질이나 두통을 유발할 수도 있으니 주의하세요. 농축된 에센셜 오일은 임신부에게 해로울 수도 있습니다. 재스민, 바질, 라벤더 슈퍼, 시나몬, 타임 티몰, 아니스, 오레가노 캠퍼, 캐럿 시드 등의 에센셜 오일은 임신 중에는 사용하지 않는 것이 좋습니다.

살충제: 임신 초기에는 피합니다

살충제는 곤충의 신경 계통을 공격하는 화학 성분입니다. 따라서 태아의 신경계가 빠르게 발달하는 임신 초기에는 모든 종류의 살충제에 노출되지 않는 것이 좋습니다. 여기서 말하는 '살충제 노출'이란 오랜 시간 집중적으로 노출되는 것을 말합니다. 잠깐 살충제 냄새를 맡는 정도는 염려하지 않아도 됩니다.

News & Research

임신 중 공해에 노출되면 자폐증 위험 증가한다

하버드 대학교 의대 연구 팀은 임신부가 공해 물질에 노출되면 아이가 나중에 자폐증에 걸릴 위험이 높다는 연구 결과를 발표했습니다. 가장 공해가 심한 지역의 임신부들이 낳은 아이들은 가장 공해가 덜한 지역의 임신부들이 낳은 아이들에 비해 자폐 증상이 2배 더 많았습니다. 이 연구에서 말하는 '공해 물질'이란 디젤 연기, 납, 수은, 망간 등입니다. 왜 이런 상관관계가 있는지 그 원인은 분명히 밝혀지지 않았으나 인체에 해로운 중금속 물질이 동물의 두뇌 속에서 염증을 일으킨다는 기존 연구 결과와 관련이 있는 것으로 추정됩니다.

그간 자폐는 정서적 원인, 유전적 발달 장애로 인해 생긴다고 알려져 있었습니다. 그런데 임신 중 공해 물질이 원인이 될 수도 있다는 결과가 나온 것입니다. 우리 선조들은 '풍입송(風入松)'이라 해 태아에게 깨끗한 환경이 중요하다는 점을 강조했습니다. 우리의 옛 태교가 얼마나 과학적인지 알 수 있는 연구 결과라 하겠습니다.

장기적인 살충제 노출은 임신부와 태아에게 해로우므로 집 안에 해충이 번식해 있다 해도 살충제를 사용해서는 안 됩니다. 꼭 사용해야 하는 상황이라면 임신부가 직접 살충제를 뿌리지 말고, 뿌리기 전 식기와 음식물을 반드시 치워야 합니다. 살충제를 사용한 다음에는 식탁과 싱크대 등을 깨끗이 닦고 창문을 활짝 열어 완벽하게 환기시킵니다. 만일 농약을 많이 사용하는 농촌에서 산다면 임신 초기만이라도 주거지를 잠시 옮기는 것이 좋습니다.

휴대전화: 크게 위험하지는 않습니다

몇 년 전 덴마크에서 임신 중 휴대전화 사용이 아이의 행동 장애 발생을 증가시킨다는 연구 결과가 발표된 이후 많은 사람들이 임신 중 휴대전화 사용에 대해 염려하고 있습니다. 그러나 학자들은 휴대전화가 원인인지 명확하지 않다며 오히려 흡연이나 알코올이 더 위험하다고 지적합니다. 우리나라와 미국에서도 쥐 실험으로 덴마크에서와 비슷한 연구 결과를 제시한 적이 있지만 이는 어디까지나 동물실험일 뿐 사람을 대상으로 한 것은 아니었습니다. 현재 의학계에서는 임신 초기에는 휴대전화를 가까이하지 말라고 권고 정도만 합니다. 정 걱정된다면 이어폰을 사용하면 됩니다.

전자 제품: 전자기파 방출, 걱정할 수준은 아닙니다

임신 중 전자기파에 많이 노출된 태아는 성장기에 ADHD(주의력 결핍 과잉행동 장애)와 유사한 행동을 보일 수 있다는 연구 결과가 있습니다. 그러나 일상에서 사용하는 전자 기기는 모두 전자기파 안전 진단을 받은 제품이므로 크게 염려하지 않아도 됩니다. 그래도 불안한 임신부들을 위해 안전한 사용법을 소개합니다.

전기담요 전자기파 때문에 전기담요 사용을 꺼린다는 임신부가 많습니다. 그러나 요즘 출시되는 전기담요는 대개 전자기파 안전 인증을 받은 제품이라 염려하지 않아도 될 듯합니다. 오히려 문제는 전자기파가 아닌 지속적인 발열에 있습니다. 임신 중 체온이 높아지면 태아의 저산소증이나 기형을 유발할 수 있는 만큼 전기담요를 고열로 장시간 사용하지 않도록 합니다. 요즘 전기담요의 대용품으로 많이 쓰는 온수 매트 역시 마찬가지입니다.

전자레인지 강력한 전자기파가 발생하는 제품입니다. 작동 중에 가까이 가지 말고, 특히 속을 들여다보지 말아야 합니다.

프린터·복사기·복합기 제품 뒷면에서 전자기파가 많이 발생하므로 가능하면 제품 앞쪽에서 일하는 것이 좋습니다. 작동 중일 때는 가급적 멀리 떨어져 있으세요.

컴퓨터 전자기파 방출이 염려할 만큼 많지 않습니다. 데스크톱 PC보다 노트북 PC가 전자기파를 덜 방출합니다.

TV 화면이 클수록 전자기파를 더 많이 방출하므로 가능하면 TV와 멀리 떨어져서 시청합니다.

네일 아트·염색·파마: 비교적 안심해도 됩니다

임신부가 매니큐어를 사용해도 태아에게 전혀 해가 되지 않습니다. 물론

● News & Research

소음 공해에 시달린 임신부, 조산 위험 더 높다

혼잡한 도로 주변에 사는 임신부는 아기를 예정일보다 일찍 낳을 확률이 높다는 연구 결과가 있습니다. 일본 오카야마 대학교 의대 연구 팀이 주거 환경과 출산의 상관관계에 대해 조사한 결과 복잡한 도로 주변에 사는 임신부의 15%가 조산했음이 밝혀졌습니다. 반면 도로에서 멀리 떨어진 한적한 지역에 사는 여성들 가운데 예정일보다 일찍 출산한 비율은 10%였습니다. 연구진은 나이와 직업, 흡연 여부를 감안해도 혼잡한 도로 주변에 사는 여성의 조산율이 높았다면서 교통량과 대기오염 정도가 태아에게 영향을 준 것으로 보인다고 밝혔습니다. 또한 조용하고 공기 맑은 곳으로 이사하기 힘들다면 임신 기간 중 되도록 바깥출입을 자제하고 대기오염에 노출되지 않도록 하는 것이 좋다고 했습니다. '맹모삼천지교(孟母三遷之敎)'라는 말이 괜히 생긴 것이 아니지요. 주변 환경이 태아 때부터 아이에게 영향을 미친다는 사실을 과학적으로 입증한 연구 결과라 하겠습니다.

네일 리무버의 아세톤이나 매니큐어의 톨루엔 같은 화학 물질에 장시간 노출되는 것은 좋지 않지요. 하지만 일주일에 1~2회 사용하는 정도로는 위험하지 않습니다. 다만 임신 초기에는 매니큐어 냄새가 속 쓰림이나 입덧, 구역질 등을 악화시킬 수 있으므로 사용할 때는 환기를 잘 시킵니다. 네일 아트 숍을 이용할 때도 환기가 잘되는 곳인지 반드시 확인하세요.

제왕절개수술을 하는 경우 의사들이 손발톱으로 혈액순환 정도를 관찰하기 때문에 출산 예정일에 임박해서는 매니큐어나 페디큐어를 하지 말아야 합니다. 최근에는 말초 혈액 산소 분압 측정 장치를 이용해 간단하게 혈액순환 정도를 측정하기도 하지만 수술을 앞두고는 몸을 자연 상태로 유지하는 것이 바람직합니다.

임신 기간 동안 파마나 염색을 1~2회 정도 하는 것은 크게 문제 되지 않습니다. 단, 임신 12주까지는 가급적 삼가고 임신 13주 이후에 하는 것이 좋습니다.

엑스선 촬영: 방사선량은 안전한 범위입니다

엑스선은 신체에 흡수되는 방사선의 양에 따라 래드(rad)라는 단위로 측정합니다. 10래드 이상의 방사선에 노출된 태아는 학습 장애와 시력 문제가 생길 위험이 증가한다고 밝혀졌습니다. 하지만 진단용 엑스선이 방출하는 방사선의 양은 대개 이보다 훨씬 적습니다. 치과 엑스선은 0.01밀리래드(millirad), 흉부 엑스선은 60밀리래드, 복부 엑스선은 290밀리래드, 그리고 컴퓨터 단층 촬영(CT)은 800밀리래드에 불과합니다.

병원에서 엑스선 검사를 출산 후로 연기하라고 권하는 것은 방사선 노출량에 비해 임신부의 불안감이 상대적으로 크기 때문이지 결코 엑스선 촬영이 태아에게 해롭기 때문이 아닙니다. 골절 등 엑스선 촬영이 꼭 필요한 응급 상황이라면 임신 중이라도 복부 쪽에 엑스선 차단 장치를 두르고 안전하게 촬영할 수 있습니다.

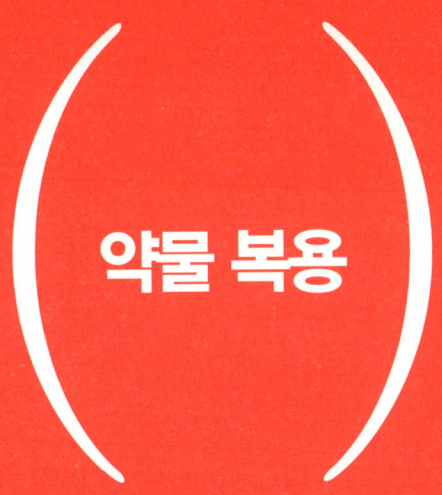

(약물 복용)

임신인 줄 모르고 약물을 복용했다가 불안과 공포에 시달리는 임신부가 많습니다. 하지만 약물로 인해 기형이 발생할 가능성은 매우 사소한 이상까지 포함해 0.15%에 불과합니다. 따라서 임신 중 약물을 복용했다고 해서 낙태를 고려할 이유는 없습니다. 또한 태아 기형을 유발할까 두려워 치료에 꼭 필요한 약물까지 거부할 이유도 없습니다. 같은 약물이라도 임신 기간 중 어느 시기에 얼마나 어떻게 투여했느냐에 따라 위험 정도가 달라집니다. 그러니 혼자서 끙끙 앓거나 지레 성급하게 판단하지 말고 우선 의사와 상담하세요.

임신부의 약물 복용 기준

임신 중 복용한 약물, 생각만큼 끔찍한 결과를 초래하지 않습니다

"선생님, 임신한 줄 모르고 해열제를 먹었어요. 어떻게 하지요?"
"임신했는데 감기약 먹어도 되나요?"
외래 진료에서 제가 흔히 받는 질문입니다. 어떤 임신부는 약물 복용 후유증이 두려워 아예 임신중절을 결정하고 상담을 하기도 합니다.
임신 중 약물 복용은 임신부와 가족 그리고 의사에게도 상당히 민감한 문제입니다. 질병으로 불가피하게 약물을 복용하는 경우도 있지만 대부분은 임신한 줄 모르고 임신 초기에 복용한 경우에 해당합니다. 그런데 이런 고민을 한 수많은 임신부 가운데 실제로 기형아를 낳았다는 사례를 접한 적이 있나요? 저는 30년 이상 산부인과 진료를 해왔지만 그런 사례는 보지도 듣지도 못했습니다. 이것이 뭘 의미하는 걸까요? 임신인 줄 모르고 복용한 약물, 또는 임신 중 질병으로 어쩔 수 없이 복용한 약물이 태아 기형을 초래할 가능성은 거의 없다는 것입니다.
임신 중 복용한 약물로 인한 문제, 특히 태아 기형에 대한 염려는 비단 우리나라뿐 아니라 세계적으로 수많은 임신부들을 공포에 빠뜨리고 있습니다. 이런 현상은 사회적으로 임신 중 약물 복용이 초래하는 위험, 특히 기형 발생과 관련된 위험은 과하게 강조된 반면, 약물 복용이 각 질환이나 증상을 치료하는 데 얼마나 유용한지에 대해서는 잘 언급하지 않았기 때문입니다.
크고 작은 태아 기형이 발생할 가능성은 전체 신생아의 약 3%이며 이 가운데 약물로 인한 것은 4~5%입니다. 즉 전체 신생아 1,000명 중 1.5명에게만 약물로 인해 기형이 발생한다는 것입니다. 물론 이 수치는 심각한 기형뿐 아니라 일상생활에 아무런 지장이 없는 사소한 이상도 모두 포함시킨 것입니다. 즉 약물 복용으로 인한 기형은 임신부들이 일반적으로 알고 있는 것보다는 그 발생 빈도가 훨씬 낮다는 것입니다.

따라서 임신 중 약물을 복용했다고 해서 무조건 낙태를 생각할 이유는 없습니다. 또한 임신부의 질환 치료에 꼭 필요한 약물을 태아 기형에 대한 염려로 복용하지 않을 이유도 없습니다. 태아에게 손상을 준다고 지레짐작해 약물이 꼭 필요한 경우에도 복용을 중단하면 오히려 임신부와 태아에게 위험한 상황이 올 수 있습니다.

모든 임신부는 약물에 대한 정확한 정보, 임신 중의 위험도, 태아에게 끼치는 영향 등에 대해 반드시 의사와 상담해야 합니다. 세계적으로도 이런 분야의 상담을 위해 '마더 세이프 프로그램(Mother Safe Program)'을 운영하는데 우리나라에도 홈페이지(www.mothersafe.or.kr)가 개설되어 있으니 걱정된다면 한번 방문해보세요.

* 임신 중 약물 복용에 대한 보다 의학적이고 전문적인 내용을 담고자 〈대한의사협회지〉에 실린 내용을 일부 발췌했습니다.

* 임신 중 약물 복용에 대한 자세한 정보는 식품의약품안전평가원(www.nifds.go.kr)이나 식품의약품안전처 온라인 복약 정보방(medication.kfda.go.kr), 한국마더리스크프로그램(www.motherrisk.or.kr)에서도 검색할 수 있습니다.

태아 기형을 유발하는 약물

지금까지 알려진 임신 중 사용 금지 약물 목록입니다.

기능	약물	약품명
고혈압제	ACE 억제제	카프릴정(보령제약)
		라메이스정(한국아스트라제네카)
	안지오텐신 II 길항제	코자르(한국엠에스디)
항암제	아미노프테린	엽산길항제
	부스판	부설펙스(제일기린)
	메토트렉사트	엠티엑스정(중외제약)
	사이클로포스파마이드	알키록산정(중외제약)
	타목시펜	타목시펜정(대우제약, 광동제약)
항경련제	카바마제핀	테크레톨시럽(한국노바티스)
		아트레놀씨알정(한국파마)
		엘필렙톤씨알정(환인제약)
	발프로산	데파콘주(한국 애보트)
	페니토인	페니토인정(부광약품, 명인약품)
	트리메타디온	
항생제	카나마이신	카나마이신(유한양행)
	스트렙토마이신	스트렙토마이신 (종근당, 동광제약, 동신약품)
	테트라사이클린	테트라사이클린 캡슐(종근당)
항우울제	리튬	리단정(부광약품)
호르몬제	안드로젠	
	다나졸	다나졸 캡슐(영풍제약, 한서제약)
	디에틸스틸베스테롤	비스트롤(유나이티드)
항응혈제	쿠마린	메리프린주(비씨월드제약)
여드름 치료제	에트레티네이트	타가손(한국로슈)
	이소트레티노인	로아큐탄10mg(한국로슈)
	트레티노인	레다크닐 크림(갈더마)
		베사노이드 연질 캡슐(메디팁)
갑상선 치료제	메티마졸	메티마졸정(부광약품)
	래디오액티브 아이오다인	

기타	클로르바이페닐스	
	코카인	
	에탄올	
	페니실라민	알타민 캡슐(일동제약)
	탈리도마이드	
	미소프로스톨	미소프로스톨정(한국넬스, 근화제약)

같은 약물이라도 언제 복용했느냐가 중요합니다

임신 중 약물에 의한 기형 발생은 약물의 용량, 노출 시간, 투여 방법, 투여한 임신 주 수 등에 영향을 받습니다. 또한 약물의 화학적 성질, 약물의 태반 통과 속도, 태아에 도달한 양 등도 서로 복잡하게 연관되어 임신부의 체내에서 작용합니다.

이 가운데서도 가장 중요한 요소가 바로 약물을 투여한 시기입니다. 태아 기형을 유발하는 약물은 분명 따로 있지만 임신 중 복용했다고 해서 무조건 기형을 유발하는 것은 아닙니다. 같은 약물이라도 어느 시기에 복용했느냐에 따라 위험할 수도, 그렇지 않을 수도 있습니다.

임신 3~4주 대부분 안전합니다. 배아의 포배 형성기에 해당합니다. 만일 이 시기에 약물을 복용했다면, 그리고 그 약물에 독성이 있었다면 포배 세포에 방해 작용을 해 결국 자연유산 형태로 종결됩니다. 만약 자연유산되지 않았다면 완전한 정상으로 자랍니다. 이런 현상을 'All or None 법칙'이라고 하지요. 독성의 영향으로 자연유산되거나 완전한 정상으로 자라게 된다는 것은 한마디로 약물 복용으로 기형이 발생할 확률은 거의 없다는 뜻입니다.

임신 5~10주 약물 복용으로 인한 기형 가능성이 높습니다. 배아의 기관이 형성되는 때인 만큼 기형이 유발되는 결정적 시기입니다. 각 장기의 분화 속도가 다르므로 시기에 따라 기형 발생 빈도와 종류가 달라질 수 있습니다.

임신 11주 이후 기형 발생이 거의 없습니다. 이미 태아의 각 기관이 형성되어 성숙하는 시기입니다. 이론적으로 기형 유발 가능성이 있는 시기이지만 실제적으로는 기형 발생 위험이 거의 없습니다. 위험이 있다면 주로 성장 지연, 기능 부전 형태로 나타납니다.

미국 FDA의 임신 중 복용 약물 분류

임신부의 약물 복용 상담이 어려운 이유는 대부분의 약제가 미국 FDA 분류상 B 또는 C군에 속하기 때문입니다. 실제 미국에서 시판하는 약제의 2/3가 C군에 해당되고 임신 중 안전하다는 A군에 속하는 약제는 1%도 채 안 됩니다.

이 분류는 시대의 빠른 변화를 따라가지 못해 현실성이 떨어지는 경우도 많습니다. 예를 들면 이미 기형을 유발하지 않는다고 밝혀진 경구피임약이 인체와 동물실험에서 기형을 유발한다는 X군으로 분류되어 있어 혼선을 가져옵니다. 따라서 다음에 소개하는 FDA 등급은 그저 참고만 하시기 바랍니다.

▫ A군 인체를 대상으로 한 연구에서 임신 초기에 태아에 대한 위험을 증명할 수 없고 임신 말기에도 위험의 증거가 없는 경우. 즉 태아에게 해를 줄 가능성이 거의 없는 경우. 전체 약물의 1% 미만이 이 범주에 해당. 예를 들면 갑상선기능저하증 치료제인 레보티록신, 칼륨 보충제, 권장 용량

의 비타민 등.

- □ B군   동물실험에서 태아에 대한 위험이 나타나지 않았거나 인체 대상으로는 확실하게 증명되지 않은 경우. 동물실험에서 유해한 영향을 나타냈으나 임신 초기의 여성에게는 증명이 안 되었고, 임신 말기 위험의 증거가 없는 경우. 예를 들면 페니실린, 매크로라이드를 비롯한 대부분의 항생제.
- □ C군   동물실험에서 태아에게 유해한 영향, 즉 기형이나 태아 사망 등을 나타냈으나 인체 실험 결과가 없는 약물. 또는 인체나 동물에 대한 연구가 아직 이루어지지 않는 약물. 임신부가 약물을 복용해 얻는 이점이 태아에게 미치는 위험보다 클 때만 사용 권장. 전체 약물 가운데 2/3가 해당. 예를 들면 천식·에이즈·고혈압 치료제 등.
- □ D군   태아에 대한 위험은 증명되었지만 임신부가 약물을 복용해 얻는 이점이 태아에게 미치는 위험보다 큰 경우. 임신부의 생명이 위급하거나 다른 약물로는 효과를 볼 수 없을 때만 부득이하게 사용 권장. 예를 들면 스테로이드, 일부 항경련제와 항우울제.
- □ X군   인체와 동물실험 모두에서 태아 기형이 증명된 약물. 임신부와 가임 여성에게 금기 약물. 예를 들면 풍진 백신 등.

진통제

FDA 분류상 B군에 속하는 비교적 안전한 소염진통제

디클로페낙 계열 뉴페낙, 디디엘플라스타, 디베타-C주, 디크놀주, 디페아민주, 디페인주, 레티론주, 로티락베타주, 류마스탑플라스타, 메파렌서 캡슐, 바렌탁주, 베타페낙주, 소페낙주, 스팅겔, 디클로페낙나트륨주,

아스로낙주, 아스로텍정, 디클로페낙정, 카타스정, 콤프랄캡슐, 크렌탁주, 킨포인주
페노프로펜 계열 페노프로정
인도메타신 계열 인테반스팬슐 캡슐
피록시캄 계열 피록시캄확산정, 도시펜, 록시캄주, 료마주, 트라스트겔, 패취, 휄덴, 필딘
나프록센 계열 나프롱, 낙센에프씨알, 라코락스, 아나프록스, 아낙스, 폭센, 프리나
케토프로펜 계열 케토프로펜주, 루마겔, 케토펜겔

이부프로펜 계열의 소염진통제는 임신 후기에 복용하면 안 돼요

이부프로펜 계열의 소염진통제는 FDA 분류상 B군에 속하지만 임신 후기에 복용했을 경우 태아의 동맥관을 폐색시킬 우려가 있어 D군으로 분류하기도 합니다. 따라서 임신 초기에는 사용이 가능하지만 후기에는 사용해서는 안 됩니다.

이부프로펜 계열의 약품으로는 디퓨텝서방정, 로제펜정, 마이프로 캡슐, 부루펜, 스피드펜, 아프로펜, 알리펜, 알사펜, 이부날 시럽, 이브론정, 이프렌정, 키펜 시럽, 타타날 시럽 등이 있습니다.

해열진통제로는 타이레놀이 가장 안전합니다

가장 안전한 해열진통제는 FDA 분류상 B군에 속하는 아세트아미노펜 계열의 타이레놀입니다. 아스피린은 용량과 사용 시기에 따라 안전도가 달라집니다. 적은 양의 아스피린은 습관성 유산인 경우에 복용해도 안전하지만 일반적인 용량으로는 복벽갈림증, 소장 폐색, 동맥관 조기 폐색을

일으킬 수 있어 FDA 분류상 D군에 속합니다. 따라서 아스피린은 임신 후기에는 복용해서는 안 됩니다.

감기약

임신 초기에는 복용하지 마세요

감기 증세는 참 다양하지요. 그래서 감기약에는 여러 증상에 효과가 있는 갖가지 약물이 섞여 있을 수밖에 없습니다. 알레르기 증상을 줄이고 잠이 오게 하는 항히스타민, 기침을 억제하는 진해제, 기도에서 점액 분비를 억제해 가래를 완화시키는 거담제, 코가 뚫리게 하는 울혈 완화제, 통증을 감소시키는 진통제 등이 감기약의 대표 성분입니다. 그러나 이 모든 성분이 임신부에게 100% 안전하지는 않습니다. 특히나 임신 초기에는 감기약을 복용하지 않는 것이 좋습니다.

감기는 바이러스에 의한 질환이기 때문에 반드시 약물을 복용해야 하는 것은 아닙니다. 충분한 수분 섭취와 휴식을 취해보고 그래도 안 되면 안전한 약물에 대해 전문가에게 문의하세요. 심한 고열이나 두통이 동반되는 경우는 임신 중 고열로 인한 태아 기형이나 신경계 손상을 예방하기 위해서라도 약물 복용이 필요할 수 있습니다.

임신 중 비교적 안전한 감기약

증세	약물	약품	비고
기침	암모니움 클로라이드	브로콜 시럽, 코데나에스 시럽, 코푸시럽에스	FDA 분류상 B군
	아세틸시스테인	뮤코리드정, 뮤테란정	FDA 분류상 B군
	브롬헥신	복합 아루펜트정, 아스본정, 비졸본정	호주공중보건성 분류상 A등급
두통	아세트아미노펜	타이레놀	FDA 분류상 B군
항생제	페니실린	페니실린 G 칼륨 주사	FDA 분류상 B군
	세팔로틴	케푸린주	FDA 분류상 B군
	마크로라이드	마크로맥스 건조 시럽	FDA 분류상 B군
	메트로니다졸	로섹스 겔, 메트로졸 겔, 메트리날주, 후라시닐정	FDA 분류상 B군
항히스타민	클로르페니라민	페니라민정	FDA 분류상 B군
	로라타딘	구주로라타딘정 10mg, 국제로라타딘정, 로다인정	FDA 분류상 B군
	독실아민	독시론정, 사라인정, 슐라폰정, 스메르정, 아론정	FDA 분류상 A군
	브롬페니라민	베아코에프정, 삐삐콜플러스정, 영풍파이콜정, 콤비코정	
	페닌다민	본트릴정	
	페니라민	페니라민정, 코데날정, 코푸 시럽, 코푸정, 판텍 캡슐	FDA 분류상 B군
	디펜히드라민	녹십자 제놀, 단자민정, 디펙타민연질 캡슐, 디부손 크림	FDA 분류상 B군

임신 중 피해야 하는 감기약

증세	약물	약품	비고
충혈 제거제	슈도에페드린	슈다페드정, 코수정	임신 13주까지는 피하고 이후는 가능
	페닐에프린	코벤 시럽, 콜민-에니 시럽, 판텍 코 캡슐	임신 13주까지는 피하고 이후는 가능

진통제	아스피린	유한 아스피린, 경동 아스피린 등	임신 후기 과다 출혈 위험
	이부프로펜	조아 이부프로펜, 신일 이부프로펜 등	임신 후기 태아 동맥관 폐쇄 우려
	나프록센	비모보정, 아나프록스정, 태극 나렉신	임신 첫 달 복용 시 유산 보고 있음
	비스테로이드성 소염제	카타플라스마, 인도메타신	임신 첫 달 복용 시 유산 보고 있음
	코데인	데코인정, 아미폴 캡슐, 씨아이에이 캡슐	FDA 분류상 C군
거담제	암브록솔	암브록솔정, 아모코솔정	FDA 분류상 C군
	지페프롤	레스피렌	FDA 분류상 C군
종합감기약		쌍화탕, 지미코, 콜민, 판콜에이, 화이투벤 시럽, 하벤 시럽 등	여러 성분이 복합되어 있어 약제의 반응을 평가하기 어려우므로 임신 중 사용에 주의

연고

여드름·건선 치료제를 조심하세요

연고는 혈관을 통과할 수 없기 때문에 상처 난 부위에만 바르지 않으면 임신 중에도 비교적 안심하고 사용할 수 있습니다. 예를 들어 임신 중 흔히 발생하는 가려움증은 항히스타민 제제를 복용하고 국소적으로 코르티코스테로이드 연고를 발라도 됩니다.

단, 여드름이나 건선을 치료하는 일부 연고는 태아 기형을 유발할 가능성이 있으니 신중하게 써야 합니다. 특히 임신 전부터 쓰던 연고라면 반드시 의사에게 문의해 안전성을 확인한 뒤 사용 여부를 결정하세요.

여드름 연고: 비타민 A 연고는 사용해선 안 됩니다

임신 전 사용하던 여드름 치료제를 임신 중에 무심코 사용해서는 안 됩니다. 비타민 A 성분이 포함된 약품이라면 태아 기형을 유발할 수 있습니다. 여드름 치료는 가급적 출산 후로 미루는 것이 좋습니다. 증세가 너무 심해 치료를 받아야 한다면 다음에 소개하는 약물이 그나마 안전하다고 알려져 있으니 참고하세요.

- **클린다마이신** FDA 분류상 B군에 속합니다. 이 성분이 포함된 약품으로는 듀오크린액, 다크린, 크레오신 등이 있습니다.
- **에리스로마이신** FDA 분류상 B군에 속합니다. 이 성분이 포함된 약품으로는 스티마이신액, 아모네 겔, 에리젤 겔 등이 있습니다.
- **벤조일 퍼옥사이드** FDA 분류상 C군에 속합니다. 이 성분이 포함된 약품으로는 벤작 에이씨 겔, 벤지드 로숀, 브레복실 겔, 옥시커버 크림 등이 있습니다.
- **트레티노인** 기형을 유발할 위험이 있어 임신 중에는 사용을 금하지만 국소적으로 도포하는 정도는 비교적 안전하다고 알려져 있습니다.

건선 연고:
임신 전 쓰던 약물은 사용을 중단하세요

임신 전부터 건선으로 치료받고 있었다면 임신 후에는 다른 연고를 처방받아야 합니다. 건선

News & Research
임신부도 타미플루 복용할 수 있다

임신부가 신종 인플루엔자에 감염되었다면 항바이러스제인 타미플루를 복용해도 괜찮습니다. 미국 질병통제예방국과 미국기형학정보센터에 따르면 임신 중이라도 신종 플루에 노출되었다면 48시간 내에 항바이러스제인 타미플루를 복용해야 합니다. 임신부는 일반인보다 면역력이 떨어져 여러 바이러스 감염에 취약하기 때문에 보다 적극적인 주의와 치료가 필요한 상황이지만 그동안 약물이 태아에게 미치는 영향을 우려해 적극적인 치료와 관리가 어려웠습니다. 그러나 타미플루는 기형아 출산율 증가와 관련이 없고 신종 플루에 의해 임신부와 태아가 매우 위험해질 수 있으므로 반드시 복용해야 합니다.

부위가 넓지 않은 경우는 국소적으로 스테로이드 연고를 바를 수 있고 전신에 UV-B 광선 치료를 합니다. 이런 연고가 별 효과가 없을 때는 사이클로스포린을 복용합니다. 이 약물은 FDA 분류상 C군에 속하며 사이폴엔, 산디문뉴오랄, 젠그라프 등의 약품으로 판매합니다.

수면제

임신부에게는 주로 베나드릴을 처방합니다

FDA에 따르면 임신부에게 완벽하게 안전한 수면제는 없습니다. 의사들이 그나마 임신부가 사용하기에 안전하다고 판단하는 수면제는 FDA 분류상 B군에 속하는 베나드릴입니다. 이 약품은 항히스타민 계열의 알레르기 약인데 수면제로도 처방합니다. B군에 속하지만 안전성이 보장된 약물은 아니므로 꼭 필요한 경우에만 복용해야 합니다. 소나타, 루네스타, 로제렘 등은 C군으로 분류되며 안전성이 명확하지 않으므로 임신 중에는 복용하지 않는 것이 좋습니다.

수면제의 대안을 찾으세요

임신 중에는 가능하면 수면제를 복용하지 않는 것이 좋습니다. 걱정과 스트레스가 불면증의 원인이라면 수면제가 아니라 고민을 들어주고 마음을 터놓을 상대를 찾으세요. 균형 잡힌 식단과 적절한 운동, 규칙적인 생활, 요가나 명상 등이 숙면에 도움이 됩니다. 잠자리는 최대한 쾌적하게 유지하고 TV나 스마트폰 등 수면을 방해할 만한 요소는 제거하도록 합니다.

위장관계 약물

소화제: 임신 중에는 복용하지 마세요
임신인 줄 모르고 복용하는 가장 흔한 약물이 바로 소화제입니다. 대부분의 소화제는 FDA 분류상 C군에 속합니다. 즉 동물실험에서는 태아의 위험성이 관찰되었으나 인간에 대한 실험은 하지 않은 약제입니다. 위험 요소는 있지만 실제로 태아 기형을 유발했다는 보고가 없기 때문에 의사로서도 상담에 어려움이 많습니다. 그러나 태아 기형에 관한 보고가 없는 만큼 임신인 줄 모르고 소화제를 복용했다고 해서 임신중절을 선택할 이유는 없습니다. 물론 임신 진단을 받은 후에는 복용하지 않길 권합니다.

제산제: 임신 중에도 비교적 안전합니다
대부분의 제산제는 FDA 분류상 A군에 속하는 비교적 안전한 약물입니다. 또한 호주 ADEC 분류상으로도 많은 임신부와 가임 여성에게 투여했을 때 태아에 대한 직간접적인 유해 작용이 관찰되지 않았음을 뜻하는 A등급에 속합니다. 이에 속하는 제산제 성분은 알루미늄염, 마그네슘염 또는 복합제, 칼슘 카보네이트 등이며 시판 약품으로는 겔시드정, 듀오탈에프정, 산노겔정, 알타마정, 넥스판탄산칼슘정, 마이팜탄산칼슘정 등이 있습니다.

그러나 수산화나트륨, 알루미늄염·마그네슘염·시메시콘의 복합 제제 성분은 피하는 것이 좋습니다. 이에 해당하는 약품은 미란, 미란투액, 겔포스엠, 베아겔 등입니다.

제산제는 철분 제제의 흡수를 방해할 수 있으므로 철분 제제 복용 전후 2시간 이내에는 복용하지 않도록 합니다. 고혈압이나 임신중독증이 있으면 나트륨 함량이 낮은 약을 복용해야 하니 담당 의사와 상담하세요.

항궤양제: 알긴산 계열이 가장 안전합니다

가장 안전한 약은 호주 ADEC 분류상 A등급에 속하는 알긴산 계열의 알 겐정·해피론츄어볼정입니다. FDA 분류상 B군에 속하는 수크랄페이트 계열의 슈크레이트 겔·아루사루민정·아루사루민 현탁액, 시메티딘 계열의 시메티딘정·타가메트정·드리메딘정, 파모티딘 계열의 가스테정·파모티딘정·라스틴정·모틴정 등도 비교적 안전하게 사용할 수 있습니다.

그러나 나자티딘 계열, 라니티딘 계열의 나자티드 캡슐·원틴정·자스티딘 캡슐·잔탁정·큐란정 등은 FDA 분류상 C군에 해당하므로 복용에 주의해야 합니다.

미소프로스톨 제제인 싸이토텍정, 알소벤정, 가스텍정, 미셀정은 FDA와 호주 ADEC 양쪽에서 X군과 X등급에 속하는 약제로 임신부의 복용을 금합니다.

소화 장애·구토·입덧: 안전한 약품을 선택해 복용하세요

임신 초기 입덧이 매우 심하면 약물을 투여해야 할 수도 있습니다. 사용 가능한 약물은 메토클로프라마이드 계열의 가스로비서방정, 멕페란, 멕소롱, 에미타솔 네잘 스프레이 등입니다. 이런 약품은 FDA 분류상 B군에 속하며 수유 시에도 비교적 안전합니다.

위장관 개선제로는 돔페리돈 성분의 모나돈정, 가스코정, 멕시롱정, 모티리움 등을 복용할 수 있습니다. 이런 약품은 ADEC 분류상 B2군에 속합니다.

소화효소제인 아밀라아제 성분의 아멕산·파파제삼중정, 리파아제 성분의 베스타제정·베아제정·훼스탈정·게스틴정 등은 FDA 분류상 C군에 속하는 약품으로 임신 중에는 복용을 권하지 않습니다.

구토 억제제는 임신 12주 이후에 복용하는 것이 안전합니다. 임신 중 안전한 구토 억제제로는 FDA 분류상 B군에 속하는 온단세트론 성분의 온다론, 조프란, 온단트 속용정, 자프론, 키미테 등이 있습니다.

변비 완하제: 대부분 안전합니다

대부분의 변비 완하제는 임신 중 금기 약품에 포함되지 않으며 간헐적으로 복용하면 비교적 안전합니다. 임신부에게 권하는 변비 완하제로는 둘코락스에스, 듀파락, 메이킨에스정, 얄액 등이 있습니다.

지사제: 복합제는 피하세요

지사제로 로페린, 로페라미드, 로페리드 등이 사용 가능하며 복합제는 피하는 것이 좋습니다. 베르베린 탄네이트 성분이 들어 있는 복합제인 후라베린큐 시럽, 비스베린 캡슐, 비오베린정은 사용을 피합니다.

알레르기 약

복합제 사용은 피하는 것이 좋습니다

알레르기성 비염이나 두드러기에 사용하는 항히스타민 계통의 약물은 주로 FDA 분류상 B군에 속하며 임신 중에 사용해도 비교적 안전합니다. 대표적 약품은 베나드릴입니다. 이 외에도 세트리진 성분의 세리텍·셀택·세로테·아루텍·지르텍·아베닌·알러텍·알티린·지세트·카이진·티리진, 로라타딘 성분의 로라타딘정·노라핀정·뉴로딘정 등이 임신 중 안전한 약물로 분류됩니다. 그러나 복합제인 스노콜정·엑티피드정 등은 사용하지 않는 것이 좋습니다.

안약

소염제와 항녹내장 약물은 되도록 피하는 게 좋습니다

항균제 클로람페니콜은 널리 이용하는 항생제입니다. 클로안 점안액, 클리어 에프 점안액 등이 있습니다. 재생불량성빈혈 등의 부작용이 있다는 보고가 있었으나 최근 논문에 따르면 이런 가능성은 낮으며 임신 중에 사용해도 안전하다고 합니다.

항알레르기 약물 주로 알레르기 결막염 치료에 쓰는 약물입니다. 스퍼사니콜 안연고 및 점안액이 있습니다. 역학적인 연구 결과가 없어 안전 여부를 결정하는 데 한계가 있으나 항히스타민제가 기형아 발생에 영향을 미친다는 보고는 없으므로 안전할 것이라 생각됩니다.

소염제 사이클로스포린 A 성분은 안구건조증과 다양한 면역 관련 각막 질환에 효과적입니다. 사이폴-엔 캡슐, 임프란타 캡슐, 레스타시스 점안액, 사이폴 주사 등이 있습니다. 그러나 태아 발육 장애, 조산아, 기형 등의 부작용을 일으킬 가능성이 있으므로 임신 중에는 피하는 것이 좋습니다.

스테로이드 각종 기형 및 신경관 결손과 관련이 있다는 연구 결과가 있지만 안과적 스테로이드와 기형 사이의 관련성에 대해서는 아직 보고된 바가 없습니다. 아마도 안과 치료에 사용하는 스테로이드는 용량이 워낙 적기 때문이 아닐까 생각됩니다. 임신 중 사용할 수 있는 안과용 스테로이드로는 가라손 점안액, 덱사메타손 점안액 등이 있습니다.

항녹내장 약물 항녹내장 약물 중에서 프로프라놀올 점안액 등 베타 차단제는 눈에서 코로 약물이 침투하면서 전신적인 효과를 불러올 수 있으므로 피하는 것이 좋습니다. 특히 임신 초기에는 절대 사용하지 마세요.

임신 전후 약물 복용에 관해 더 알고 싶은 몇 가지

Q&A 장기 복용하던 약을 끊고 한 달 만에 임신했는데 태아에게 영향은 없을까요?

괜찮습니다. 약제에는 반감기(화학물질의 농도가 반으로 줄어드는 기간)라는 것이 있습니다. 예를 들어 반감기가 12~24시간 이내인 약물의 경우 복용 후 12~24시간이 지나면 그 농도가 반으로 떨어지고, 다시 12~24시간이 지나면 또 반으로 떨어집니다. 그런데 대부분의 약제는 반감기가 이보다 훨씬 짧습니다. 해열제로 사용하는 타이레놀만 해도 반감기가 4시간에 불과합니다. 대부분의 항생제도 반감기가 12시간 이내고요. 그래서 항생제를 하루에 두 번 이상 복용하라고 하는 것입니다. 장기 복용한 약이라도 한 달 전에 끊었다면 이미 한참 전에 반감기를 거쳐 약효가 사라졌을 것이니 태아에게 미치는 영향은 전혀 없다고 할 수 있습니다.

Q&A 남편이 지병으로 약을 장기 복용 중일 때 임신을 했어요. 괜찮을까요?

별문제 없습니다. 임신부의 약물 복용에 비해 남성의 약물 복용은 태아에게 미치는 영향이 덜합니다. 물론 수정이란 현상은 정자와 난자가 만나는 것이므로 이론적으로 전혀 영향이 없다고는 할 수 없습니다. 하지만 1회 사정 시 배출되는 1억~2억 마리의 정자 중에서 가장 우수한 정자가 수정에 성공한다는 점을 고려하면 약물 복용으로 문제가 생긴 정자는 자궁 내부와 난관도 통과하지 못할 것입니다. 또한 이런 정자는 수정력도 떨어지기 때문에 난자 벽을 뚫고 들어갈 가능성도 희박합니다. 행여 수정이 되었더라도 이렇게 만들어진 수정란은 자연적으로 도태되기 쉽고 자궁내막에 착상도 잘 안 됩니다.

약물 복용

결국 조물주가 자연유산으로 종결시키는 것이 보통이지요. 따라서 임신이 되었다는 것은 약물 복용의 영향이 없는 건강한 정자가 수정되었다고 봐야 할 것입니다.

Q&A 임신인 줄 모르고 한약을 먹었는데 계속 먹어도 될까요?

외래 진료에서 가장 많이 받는 질문 중 하나입니다. 안타깝게도 임신 중 한약 복용이 태아에게 미치는 영향에 대해서는 양약처럼 상세한 근거 자료가 없어 정확히 말씀 드리기가 어렵습니다. 그나마 임신인 줄 모르고 복용한 것이라면 앞에서 설명 드린 대로 'All or None 법칙'에 따라 태아에게 미치는 영향이 매우 적다고 생각하면 될 것입니다. 그러나 임신 진단 이후로는 한약을 포함해 모든 약물을 신중하게 복용해야 합니다.

복용하고자 하는 한약이 치료용인지, 아니면 임신부의 기운을 돋우려는 보약인지 따져봐야 합니다. 치료 목적이라면 임신부에게 이로운 점이 태아에게 미치는 악영향을 상회하는 경우에 한해 복용할 수도 있습니다. 그러나 단순한 보약이라면 복용하지 않길 권합니다. 건강한 임신부가 굳이 보약까지 복용하면서 기운을 돋워야 할 이유는 거의 없기 때문입니다. 건강에 큰 이상이 없다면 평소 식단에 몇 가지 필수영양소와 비타민, 미네랄을 추가해 섭취하는 것만으로도 임신 유지에 충분합니다. 꼭 보약을 먹어야겠다면 산후에 복용하세요.

Q&A 임신 초기에 쌍화탕을 먹었는데 괜찮을까요?

쌍화탕을 제조하는 제약 회사의 자료에는 "임신·수유부는 의약품 복용에 신중해야 하므로 반드시 의사 또는 약사와 상담하신 후 복용하시기 바랍니다"라고 적혀 있습니다. 참 애매한 표현이지요. 쌍화탕 1병(100ml)에는 쌍화탕 연조 엑스가 3.13:1로 배합되어 있는데 그 성분은 작약 3.13g, 천궁

1.25g, 당귀 1.25g, 숙지황 1.25g, 황기 1.25g, 육계 0.94g, 감초 0.94g, 대추 0.67g, 건강 0.5g 등입니다.

이런 성분을 임신 중에 복용한 사례에 대한 연구가 국내외를 통틀어 거의 없기 때문에 저 역시 자신 있게 답변할 순 없습니다. 다만 경희대학교 한방병원의 자료 중 "임신 중에 쓰는 한약, 특히 식물성 약제는 안전한 경우가 많습니다. 또한 쌍화탕과 쌍금탕 등은 서로 다른 약이므로 구분할 필요가 있습니다. 주로 감기에 사용하는 것은 쌍금탕으로, 쌍화탕에 불환금정기산을 합한 약인데 임신 중 한두 번의 복용은 크게 해가 없습니다"라는 내용이 있습니다. 이 자료에 따르면 임신 중 쌍화탕을 한두 번 복용하는 정도는 악영향이 없다고 하니 안심해도 좋을 듯합니다.

Q&A 임신인 줄 모르고 계속 피임약을 먹었는데 괜찮을까요?

피임약은 이미 많은 연구를 통해 태아에게 악영향을 미치지 않는다는 사실이 밝혀졌습니다. 그런데 미국 FDA에서는 피임약을 X군, 즉 임신 중 복용해서는 안 되는 약물로 분류해 임신부는 물론이고 임상 현장의 의사들까지 혼란스럽게 만들고 있습니다. 사실 FDA 분류는 최신 보고가 반영되지 않은 경우가 많고 기준이 다소 엄격합니다.

실제로 FDA와 미국 태아기형학회의 분류를 비교해보면 FDA에서는 전체 약물의 15%가량을 임신부가 복용했을 때 문제가 있다고 보는 D군 이상으로 분류했으나 태아기형학회에서는 단지 3~4% 정도의 약물만 문제가 있다고 봅니다. 그래서 일부 학자들은 FDA 분류 체계를 임신부의 약물 복용 상담에 적용하지 말아야 한다고 주장하기도 합니다.

다시 질문으로 돌아가면, 피임약 복용이 태아 기형이나 임신 합병증을 증가시켰다는 보고가 없는 만큼 임신 사실을 모르고 피임약을 복용한 것은 크게 염려할 일이 아니라고 봅니다.

Q&A 루프를 끼운 채 임신이 되었는데 어떻게 해야 할까요?
루프를 삽입한 채 임신이 될 확률은 이론적으로 100명당 0.5~5명입니다. 이런 상태에서 임신이 되면 큰 합병증이 생기지 않을까 걱정하는 분이 많지만 대부분은 정상 임신으로 진행됩니다. 물론 태아 위치와 태낭과의 관계, 출혈이나 복통 여부 등을 고려해야겠지만 일반적으로 유산율이나 합병증 가능성이 정상 임신에 비해 더 높진 않습니다. 기형아 출생 가능성도 마찬가지고요. 따라서 루프를 삽입한 채 임신이 되었다고 해서 크게 걱정할 필요는 없습니다.

Q&A 임신 중 파스를 붙여도 될까요?
과거에는 파스의 주요 성분이 아픈 부위를 시원하게 해주는 멘톨이었습니다. 멘톨은 FDA 분류상 B군 이하에 속하므로 임신 중 사용해도 큰 이상이 없습니다. 그러나 최근 출시되는 파스에는 진통 및 항소염 성분이 포함되어 있습니다. 예를 들어 케토톱 1장에는 케토프로펜 30mg이 포함되어 있지요. 제약회사의 설명서에는 "임신부 또는 수유부는 안전성이 확립되어 있지 않으므로 대량 또는 광범위에 걸친 장기간의 사용은 피한다"라고 명시되어 있고 아울러 임신 기간 6개월 이상인 임신부에게는 지속성 태아 순환, 태아 신부전 등의 위험 등이 있다고 경고합니다.
급성 통증에 파스 몇 장 붙이는 정도는 괜찮겠으나 장기간 광범위한 부위에 사용하는 것은 피하는 게 좋습니다.

Q&A 임신 중 가글액을 사용해도 될까요?
가글액은 사용 후 삼키지 않고 뱉어내기 때문에 임신부와 태아에게 아무런 악영향도 미치지 않습니다. 가끔 실수로 가글액을 삼켰다며 고민하는 임신부도 있는데 치과 전문의들 말로는 그 정도의 소량은 별문제 되지 않는다고 합니다.
단, 임신 중에는 가급적 화학 자극이 덜한 순한 제품을 사용하는 것이 좋겠지요. 가글액 대신 소금물이나 천연 성분의 기능성 치약을 사용하는 것도 좋은 방법입니다.

Q&A 임신 중 박카스를 먹어도 되나요?

박카스 성분은 타우린, 이노시톨, 티아민, 리보플라빈, 나이아신, 피리독신, 카페인 등입니다. 결국 박카스는 비타민 B 복합 드링크인 셈인데 문제는 바로 카페인입니다.

물론 카페인이 없는 박카스 디카페라는 제품도 있으나 박카스 D와 박카스 F에는 100ml당 30mg의 카페인이 들어 있습니다. 커피 한 잔에 들어 있는 카페인의 양이 100mg이고 임신 중 하루 150~300mg의 카페인이 허용된다는 점을 고려하면 박카스 한 병에 들어 있는 카페인은 결코 많은 양이라고 할 수 없습니다. 그러나 과량의 박카스를 습관적으로 복용하면 임신 중 카페인 섭취 부작용인 저체중아, 유산, 조산의 우려가 있다는 사실은 기억해야 합니다.

Q&A 임신 중에 링거를 맞아도 되나요?

맞아도 됩니다. 입덧이 심하거나 기타 여러 원인으로 영양분을 충분히 섭취하지 못할 때 정맥주사를 통해 링거액을 투여합니다. 링거액의 주요 목적은 체내 수분 보충이며 경우에 따라 여러 전해질이나 비타민 등을 함께 투여하므로 임신부와 태아에게 해롭지 않습니다.

그러나 포도당 수액을 장시간 맞으면 혈당이 올라가 오히려 식욕을 떨어뜨릴 수 있기 때문에 습관적으로 링거에 의존해서는 안 됩니다. 입맛이 없다고 링거부터 맞지 말고 일단은 하루빨리 식욕을 회복하도록 노력해야 합니다.

임신 중 흡연에 관해
더 알고 싶은 몇 가지

Q&A 임신부가 흡연하면 태아에게 어떤 영향을 주나요?

임신부가 흡연하면 미숙아 출산, 태아 성장 지체 등을 초래할 수 있습니다. 미국폐협회에 따르면 임신 중 흡연할 경우 저체중아가 태어날 확률은 20~30%, 조산 확률은 14%, 유아 사망 확률은 10%입니다.

흡연 임신부가 낳은 아이는 행동 장애를 일으킬 가능성이 높다는 연구 결과도 있습니다. 특히 고령 임신부가 흡연하는 경우는 이 같은 위험이 더욱 커집니다. 심지어 임신부가 간접흡연을 해도 저체중아를 출산할 위험이 있습니다. 따라서 임신 중에는 절대 금연해야 합니다. 임신 초기에라도 금연하면 미숙아나 중증 저체중아 출산 위험을 상당히 줄일 수 있습니다.

Q&A 임신부가 니코틴 패치를 붙여도 태아에게 해롭나요?

임신부는 니코틴 대체 약물을 이용하기 전에 반드시 의료진과 상의해야 합니다. 패치 같은 니코틴 대체 요법도 태아에게 영향을 미칠 수 있기 때문입니다.

Q&A 임신 직전까지 흡연했는데 괜찮을까요?

담배의 대표적 유해 성분은 니코틴과 타르입니다. 니코틴은 체내 농도가 반으로 떨어질 때까지 약 2시간밖에 안 걸립니다. 반면 발암물질로 알려진 타르는 체내에 계속 남아 있습니다. 타르가 태아에게까지 전해지는지는 학자마다 견해가 다르지만 전혀 가능성이 없다고 말하기는 어렵습니다. 따라서 임신 예정이라면 반드시 금연하고 간접흡연도 피해야 합니다.

Q&A 어려운 금연, 어떻게 하면 성공할 수 있을까요?

먼저 금연해야 하는 이유와 금연 시 이점에 대해 목록을 작성해봅니다. 지금 당장 금연하면 일단 저체중아 출산과 조산의 위험을 낮추고 태아가 공급받는 영양소와 산소의 양이 증가합니다. 따라서 태아 건강에 문제가 생길 확률이 감소합니다. 또 금연은 임신부에게도 이롭습니다. 심장 질환, 폐 질환, 암 등의 위험이 줄고 태아와 자신에게 더 많은 에너지를 쏟을 수 있습니다. 그리고 하루 습관을 바꿉니다. 식사 후 흡연 대신 산책이나 독서를 시작합니다. 주변에 강력한 지원 시스템을 만드는 것도 방법입니다. 흡연자와 어울리는 자리를 피하고 금연 결심을 주변에 널리 알립니다. 마지막으로 의료진의 도움을 받습니다. 의료진과 상의하면 본인에게 적당한 금연 방법을 쉽게 찾을 수 있습니다.

약물 복용

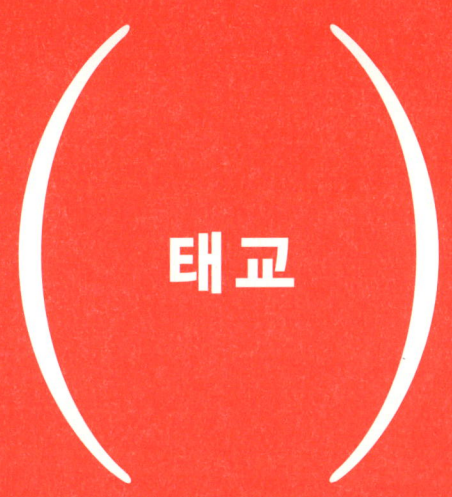

태교

임신 24~26주가 되면 태아는 시각·청각·미각·후각을 직접적으로, 촉각은 간접적으로 느낄 수 있습니다. 태아가 느끼고 기억한다는 사실, 이것이 바로 태교의 과학적 배경입니다. 전통 태교를 미신이라 치부하는 이들도 있지만 태아를 사랑하고 임신을 긍정적으로 받아들이며 남편의 역할을 중시한다는 점에서 현대의 임상의학, 심신의학, 환경의학과 내용이 같다고 볼 수 있습니다. 태교는 원하는 아기 이미지를 마음속으로 그리며 10개월을 사는 것입니다. 이 사실과 함께 태교의 과학적 배경을 마음에 잘 새긴다면 태교 효과를 크게 볼 수 있을 것입니다.

태교는 과학입니다

임신부에게 긍정적인 마음가짐만큼 좋은 약은 없습니다

1999년에 제가 〈태교는 과학이다〉라는 책을 처음 출간할 때만 해도 많은 분들이 태교의 과학성에 의문을 가졌습니다. 태교를 미신이라고 치부하는 분들도 있었지요.

이런 분위기에서 제가 왜 태교에 관심을 갖게 되었는지 우선 그 배경부터 설명하겠습니다. 사실 저 역시 의과대학에서 배운 현대 의학만을 신봉하던 사람이었습니다. 전공은 고위험 임신이었는데 특히 습관성 유산에 관심이 많았습니다. 제가 미국 유타 대학교 산부인과에 교환교수로 다녀온 후 한양대학교병원에 우리나라 최초의 습관성 유산 클리닉을 개설했습니다. 그런데 이상한 일이 벌어졌습니다. 습관성 유산이 원인 불명으로 분류되는 경우는 전체의 30~40% 정도인데 제가 운영하는 클리닉에서는 70~80%를 차지하는 것이었습니다. 그 이유를 알아보니 다른 대학 병원에서 원인 불명으로 분류된 소위 '골치 아픈' 환자들을 모두 제 클리닉으로 보낸 것이었습니다.

무척 당황스러웠지만 그렇다고 저를 찾아온 환자들을 희망도 없이 돌려보낼 수는 없었습니다. 습관성 유산과 관련된 수많은 외국 논문을 파고들며 열심히 공부한 끝에 제 눈을 번쩍 뜨이게 하는 논문을 발견했습니다. 'TLC(tender loving care), 즉 특정한 의학적 조치나 치료 없이 그저 따뜻한 사랑으로 돌보아줌으로써 원인 불명의 습관성 유산을 성공적으로 치유했다'는 내용의 논문이었지요. 환자에게는 습관성 유산을 극복할 수 있다는 긍정적 의지를 심어주고 남편이나 가족들에게는 환자에 대한 아낌없는 격려와 사랑, 지원을 요청했더니 치료율이 75%까지 상승했다는 것이었습니다.

이 논문에 자극받아 제 클리닉에서도 TLC를 시행해보았습니다. 습관성 유산의 원인이 끝까지 규명되지 않은 경우 환자에게 '원인을 모르겠다'는 말 대신 '원인이 없다'고 전달했습니다. 이 차이는 엄청난 것입니다. 습관성 유산의 원인이 없다는 것은 노력하면 임신과 출산이 가능하다는 의미이니까요. 이렇게 환자와 가족들에게 긍정적인 마음을 갖게 한 결과 제 클리닉의 치료율이 75%에 육박하게 되었습니다.

이런 결과는 대체 어디에서 비롯된 것일까요? 그 해답을 찾기 위해 수많은 의학 서적과 논문을 뒤지던 어느 날 우리의 전통 태교에 관한 책을 보았습니다. 놀랍게도 그 책에 모든 해답이 들어 있었습니다. 전통 태교에서 가르치는 태아와 임신부에 대한 사랑, 임신에 대한 긍정적인 생각, 남편 태교의 중요성 등은 사실 현대의 임상의학, 심신의학, 환경의학 그리고 인성 과학에서 주장하는 내용과 동일하다는 것을 알게 되었습니다. 수많은 사람들이 미신으로 치부하던 우리의 전통 태교가 사실은 훌륭한 과학적 배경을 갖춘 이론이라는 사실을 깨닫게 되었습니다. 더불어 긍정적인 마음가짐과 정서적 지지만으로 습관성 유산을 치료할 수 있었던 이유도 알게 되었습니다. '마음의 힘', '긍정적인 마음가짐'이 미신이 아니라 과학이라는 확신이 생긴 것입니다. 이후 저는 우리나라 과학자 50여 명과 함께 대한태교연구회를 창설했습니다.

긍정적인 마음가짐으로 어떤 변화를 이끌어낸 경험이 있는 분들은 공감과 이해가 더 쉬우리라 생각합니다.

태교, 더 이상 미신이 아닙니다

우리에게 익숙한 명상이나 기(氣) 같은 단어가 이제 외국 의학 학술지에도 자주 등장하며 외국 의과대학의 정규 교과과정에도 포함되고 있습니다.

애초에 '동양의 신비'로 출발한 것이 이제는 점차 '과학'으로 규명되고 있습니다.

최근 각광받고 있는 '인체 양자역학 이론'이란 신체의 세포를 세분하면 양자의 크기가 되는데 정신의 최소 단위가 바로 이 양자라는 것입니다. 다시 말해 정신과 육체는 각각 분리된 것이 아니라 하나의 에너지와 정보 흐름이라는 것이지요. 이런 관점에서 최근 세계적으로 심신의학이 관심사로 등장하고 있는 것입니다. 산과학 분야의 대표적인 심신의학 분야가 바로 '태교'입니다.

알다시피 태교는 동양, 특히 우리나라에서 발전했습니다. 1803년에 사주당 이씨(李氏)가 쓴 〈태교신기〉는 태교에 관한 세계 최초의 단행본으로 인정받고 있습니다. 우리나라 전통 태교가 다른 나라의 태교와 다른 점은 임신 전 태교와 부성 태교를 강조한 것인데 이런 점이 보다 과학적이라는 사실이 최근 증명되고 있습니다. 그런데도 오히려 우리나라에서 태교의 중요성과 과학성을 애써 외면했으니 참으로 안타까운 일입니다.

이렇게 장황하게 설명하는 이유는 '태교는 과학'이라는 개념을 이해하는 것이 중요하다고 생각하기 때문입니다. 태교에 관한 강연을 할 때마다 많은 임신부들이 제게 묻습니다. "무슨 태교가 가장 좋은가요?" "아이가 공부를 잘하게 하려면 어떤 태교를 해야 하나요?" "음악 태교와 미술 태교 중 어떤 것을 해야 하나요?"

하지만 이런 질문은 태교의 본질이 아니지요. 이보다 '어떻게 태교를 할 것인가'라는 질문이 훨씬 더 중요합니다.

"태교는 부부가 원하는 아기의 이미지를 마음속으로 그리며 10개월을 사는 것입니다."

이 문장만 잘 새긴다면 음악 태교든 영어 태교든, 그 방법이 무엇이든 효과는 모두 같습니다.

우리나라 전통 태교의 과학성

우리나라 전통 태교 중 '칠태도(七胎道)'와 '태교신기(胎敎新記)'가 있습니다. 먼저 칠태도는 태교의 7가지 법도입니다. 구체적인 내용은 다음과 같습니다.

제1도는 임신 중 금기 사항을 지적한 것입니다. 임신 중에는 머리를 감지 말 것, 높은 마루나 바위 또는 제기 위에 올라가지 말 것, 술을 마시지 말 것, 무거운 짐을 들지 말고 험한 산길이나 위태로운 냇물을 건너지 말 것, 밥을 먹을 때 색다른 맛을 금할 것 등 총 5가지입니다.

제2도는 말을 많이 하거나 웃거나 놀라거나 겁먹거나 울지 말라는 것입니다.

제3도는 태살의 장소를 피하라는 것입니다. 태살의 장소란 태아를 해치는 살기가 서려 있는 곳을 뜻합니다.

제4도는 임신부가 조용히 앉아서 아름다운 말만 들으며(美言) 선현의 명구를 외우며(講書) 시나 붓글씨를 쓰며(讀書) 품위 있는 음악을 들으라(禮樂)는 것입니다. 또 나쁜 말을 듣지 말고 나쁜 일을 보지 말며 나쁜 생각은 품지도 말라고 했습니다.

제5도는 가로눕지 말고 기대지 말고 한 발로만 기우뚱하게 서 있지 말라는 것입니다.

제6도는 임신 3개월이면 아이의 기품이 형성되므로 기품이 있는 서상(犀象), 난봉(鸞鳳), 주옥(珠玉), 종고(鐘鼓), 명향(名香) 같은 것을 가까이하고 몸에 지니라는 것입니다. 또한 소나무에 드는 바람 소리를 듣고자 노력하라는 것과 매화나 난초의 은근한 향을 맡으라는 운치 있는 사항도 있습니다. 이것은 기품과 조용한 환경을 강조한 것으로 해석됩니다.

제7도는 임신 중 금욕하라는 것입니다.

이와 같이 우리 전통 태교의 근본은 좋은 것을 보고 듣고 느끼며, 심성을 곱게 가지고, 주의해 몸을 움직이라는 것이 대원칙입니다. 이런 지침은 현대의 산부인과 의사들이 임신부들에게 권유하는 사항과 비슷합니다. 즉 칠태도의 제1·5·7도는 임상의학적 가르침이고, 제2·3·4도는 심신의학적 가르침이며, 제6도는 환경의학인 셈입니다.

한편 조선 시대의 〈태교신기〉는 세계 최초로 태교에 관한 사항을 집대성한 책으로 인정받고 있습니다. 영조 시대에 진주 유씨 가문에 출가해 1남 3녀를 낳은 사주당 이씨는 자신의 태교 경험과 풍부한 학식을 바탕으로 아들인 유희 정승과 함께 이 책을 완성했습니다.

〈태교신기〉는 첫 장부터 인상적인 대목이 등장합니다.

"스승이 10년을 잘 가르쳐도 어미가 열 달을 배 속에서 잘 가르침만 못하고, 어미가 열 달을 배 속에서 가르침이 아비가 하룻밤 부부 교합할 때 정심함만 못하니라."

부성 태교와 임신 전 태교를 강조한 대목인데 이것야말로 임신 전부터 건강한 난자와 건강한 정자를 준비해야 한다는 소위 '베이비 플랜'을 강조한 말이라 할 수 있습니다.

배 속에서부터 태아는 엄마와 아빠를 느끼고 기억합니다

사람에게는 시각, 청각, 미각, 후각, 촉각 등 5가지 감각이 있습니다. 이것을 통칭해 오감이라고 하는데 일부 학자들은 여기에 평형감각을 추가하기도 합니다. 그런데 자궁 내 태아도 이런 5가지 감각을 느낍니다. 뇌세포의 조직화가 시작되는 임신 24~26주 이후 태아는 이 5가지 감각을 모두 느낍니다. 시각, 청각, 미각, 후각은 태아가 직접 느끼며 촉각은 간접적으로 느낍니다.

자궁 내 태아가 느끼는 이런 감각에 대해서 이미 수많은 논문이 발표되었습니다. 태아가 느끼고 기억한다는 사실, 이것이 바로 태교의 과학적 배

태아는 바깥 소리중 여성보다 남성의 목소리를 더 잘 듣는다

자궁 밖 외부 음향 중에서 남성의 목소리는 자궁 내에 도달하면 2.1dB이 감소하지만 여성의 목소리는 3.2dB이나 감소합니다. 남성의 목소리 주파수가 여성에 비해 더 낮기 때문입니다. 따라서 태아는 여성의 목소리보다 남성의 목소리를 더 잘 듣게 됩니다.
우리 전통 태교에서 강조한 것이 바로 부성 태교입니다. 특히 아빠의 태담 태교를 중요하게 여겼지요.

경입니다. 한 예로 태아의 시각에 관한 논문 중 사람과 임신 환경이 가장 유사한 동물인 양의 자궁 내 새끼에 관한 실험이 있습니다. 자궁 내에 있는 양 새끼가 자궁 밖의 빛에 어떻게 반응하는지 살펴보았더니 만삭에 가까울수록 빛에 더 잘 반응하는 것으로 나타났습니다.

이는 분명히 태아가 빛을 감지한다는 증거입니다. 이런 현상은 사람에게도 초음파 검사로 관찰됩니다. 임신부의 복부에 강한 불빛을 비추면 태아가 꿈틀거리는 모습을 확인할 수 있습니다. 이는 물론 외부의 불빛이 태아 뇌의 시신경을 자극한 결과입니다.

태아의 청각과 관련된 연구도 있습니다. 자궁 밖 환경이 아무리 조용하더라도 태아는 기본적으로 일정한 수준의 소음 환경에서 살고 있습니다. 임신부의 장운동 소리와 심장 박동 소리 때문입니다. 또한 태아는 자신의 심장 박동 소리와 태동 소리도 듣습니다. 그러나 태아가 10개월 내내 듣는 소리 중에 가장 절대적인 것은 '엄마의 목소리'입니다.

신생아는 태내에서 마지막 약 12주 동안 들었던 엄마의 목소리를 구별할 수 있고, 다른 사람의 목소리보다 엄마의 목소리를 더 선호한다는 사실이 이미 밝혀졌습니다.

또 다른 연구에 따르면 외부 음향이 클수록 태아의 호흡에 나쁜 영향을 주고 양수의 양도 감소한다고 합니다. 이런 연구를 통해 태아도 소리를 듣고 기억할 수 있으며 바로 이런 이유로 우리 전통 태교에서 조용하고 온화한 환경을 강조한 것은 매우 과학적이라는 사실을 알 수 있습니다.

스트레스는 당연히 태아에게 해가 됩니다

스트레스는 만병의 근원이라는 말이 있습니다. 실제로 현대 의학에서는 질병 대부분이 스트레스와 관련이 있다고 보고 있습니다. 임신 역시 과도한 스트레스로 인해 위협받을 수 있습니다. 사실 스트레스가 무조건 나쁜 것만은 아닙니다. 스트레스를 받으면 '코르티솔'이라는 호르몬이 분비되는데 사람에게는 일정량의 코르티솔이 필요하지요. 태아도 발달 과정에서 필요한 코르티솔을 스스로 만들어냅니다. 하지만 며칠 또는 몇 주에 걸쳐 지속적으로 과도한 스트레스에 시달리는 경우는 부작용이 생길 수밖에 없습니다.

최근 발표한 연구 결과에 따르면 임신부의 스트레스가 태아의 뇌 크기를 줄일 수도 있다고 합니다. 이렇게 태아의 뇌 발달이 제대로 이루어지지 않으면 기억력이 떨어지고 세포의 노화와 파괴가 빨라지면서 면역력이 약해집니다. 임신부가 임신을 긍정적으로 받아들이고 스트레스를 줄일수록 아기의 머리가 좋아진다는 것이 과학적으로 증명되었습니다.

명상 태교와 자연 태교에도 과학적 근거가 있습니다

새소리, 시냇물 소리, 파도 소리, 바람 소리 등 자연에서 생성되는 음향을 자연 음향이라고 하지요. 2000년 저는 자연 음향이 태아에게 미치는 영향에 대한 논문을 발표했습니다. 당시 집중력 향상과 지능 개발 기기로 한창 인기를 끌던 '엠씨스퀘어'라는 제품을 이용해 뇌의 알파파와 자연 음향을 발생시킨 결과 태아의 심장 박동 변이도가 증가한다는 사실을 확인했습니다. 태아의 심장 박동 변이도란 태아 심장의 성숙도를 나타내는 지표인데, 이 지표가 증가했다는 것은 태아 심장뿐 아니라 태아 전체 조직의 성숙도가 향상되었다는 뜻이기도 합니다. 따라서 뇌의 알파파 생성 음과 지속적인 자연 음향이 태아의 성숙도를 촉진시킨다는 과학적 결론을 얻었습니다.

이 연구는 국내는 물론 세계태아의학회에도 발표해 태교의 효과를 간접적으로 증명하는 연구 결과로 많은 주목을 받았습니다. 또한 뇌 태교의 근본이 되는 명상 태교와 자연 태교의 과학적 배경이 되기도 했습니다.

태아 프로그래밍

태아 프로그래밍이 곧 태교입니다

20여 년 전 우리의 '태교'와 매우 비슷한 의미의 용어가 영국에 등장했습니다. 바로 '태아 프로그래밍'입니다. 1991년 영국의 루카스 박사는 한 사람의 평생 건강은 자궁 내에 있는 동안 결정된다는 가설을 제시했습니다. 이후 영국 사우스햄턴 대학교의 바커 교수 팀이 이 분야의 연구를 주도해 본격적으로 발전시킨 이론이 바로 태아 프로그래밍입니다.

2000년 8월 제가 대한태교연구회 심포지엄에서 이 이론을 국내 처음으로 소개할 때만 해도 학자들의 반응은 냉담했습니다. 그러나 몇 년 후 외국 교수들이 국내 특강에서 이 이론을 다시 거론하면서 점점 더 관심이 고조되기 시작해 현재는 산과학 교과서에서도 다루고 있습니다.

대부분의 논문에서는 태아 프로그래밍을 이렇게 설명합니다. "자궁 내에서 어떤 시기에 특정한 환경에 노출된 태아는 생후에도 그 영향에 따른 특정한 질환을 앓는다." 임신 중 어떤 시기에 있었던 어떤 자극이, 혹은 그 자극으로 인해 적응이나 변화를 거쳐 특수해진 자궁 내 환경이, 그 자궁 속에서 자란 태아가 생후 성인이 되었을 때의 만성 질환과 관련 있다는 것입니다. 이 말은 곧 임신부가 이런 자극과 환경을 조절할 수만 있다면 아이가 성인이 되었을 때 발생할 특정 질환을 예방할 수 있다는 뜻이기도 합니다.

우리의 전통 태교에서는 임신부의 몸과 마음을 다스리면 원하는 아기를 낳을 수 있다고 합니다. 태아 프로그래밍 이론에서 주장하는 내용도 이와 다르지 않습니다.

자궁 내 환경이 아이의 평생 건강을 좌우합니다

적어도 아직까지 유전과 환경은 건강을 좌우하는 매우 중요한 요소로 꼽히고 있습니다. 태아 프로그래밍 이론에서는 유전과 환경이라는 두 요소에 자궁 내 환경까지 고려해야 한다고 주장합니다.

임신부가 알코올에 노출되면 태어날 아이의 지능 저하와 각종 기형을 초래한다는 사실은 이미 잘 알려져 있습니다. 알코올뿐 아니라 흡연이나 독성 물질, 환경호르몬, 각종 유해 물질도 선천성 기형, 자궁 내 발육 부진, 저체중아 출산 등 각종 문제를 일으킵니다. 태아 프로그래밍 이론에 따르면 이런 유해 요소는 태아에게 직접적인 영향을 주는데 그것으로 끝나는 게 아니라 수년 또는 수십 년 후까지 영향을 줍니다. 예를 들어 태아 때 알코올에 노출되어 저체중아로 태어났다면 이로 인해 수십 년 후에 심근경색증이 발생할 수 있다는 것입니다. 그러니까 한 성인에게 발생한 심

News & Research

임신 중 스트레스가 대를 잇는 심장병 발생시킨다

영국의 아만다 드레이크 박사 팀은 생쥐를 대상으로 한 연구에서 임신부가 스트레스를 많이 받으면 배 속 태아는 물론 손자도 저체중아로 태어날 가능성이 크다는 결과를 얻었다고 발표했습니다. 스트레스 호르몬인 글루코코르티코이드는 어미 쥐의 배 속에 있던 태아의 간과 태반 유전자를 변화시켰고, 이 유전자가 손자에게 대물림되었습니다. 특히 아들을 임신했을 때 스트레스를 많이 받으면 손자가 건강 문제를 일으킬 가능성이 커서 임신부 스트레스의 영향은 외손자보다 친손자에게 더 큰 것으로 드러났습니다.

이는 태아 프로그래밍이 세대를 뛰어넘어서도 발생한다는 이론을 과학적으로 증명한 실험입니다. 유전학적 이상은 진단이라도 가능하지만 자궁 내 환경이 만드는 태아 질환, 특히 대를 이어 발생하는 질환은 예측할 수 없어 더욱 심각합니다. 따라서 자궁 내 환경을 건강하게 유지하는 것은 개인이 아닌 사회 문제라 할 수 있으며 국가적 차원에서 모자보건 정책으로 보호해야 합니다.

근경색증이라는 질환은 결국 임신 중 자궁 속에서부터 시작되었다는 의미입니다.

태아 프로그래밍 이론을 쉽게 설명하면, 자궁 내 환경을 좋게 만들면 태어날 아이가 성인이 되어서도 건강하다는 것입니다. 바커 교수의 연구에 따르면 출생 시 2.5kg 미만의 저체중으로 태어난 남성은 정상 체중(2.5kg 이상)으로 태어난 남성보다 심장병으로 사망할 확률이 50% 높다고 합니다. 이는 임신 시 영양 공급에 힘써 저체중 출산을 막으면 수십 년 뒤 발생할 심장병을 예방하고 사망률도 낮출 수 있다는 뜻입니다.

임신부의 스트레스가 태아에게 미치는 영향 또한 태아 프로그래밍 이론으로 설명할 수 있습니다. 스트레스가 생기면 신체 모든 혈관이 수축됩니다. 태반 혈관도 예외가 아닙니다. 태반에는 신생 혈관이 많아 스트레스에 가장 민감하다고 해도 과언이 아닙니다. 그래서 임신부가 스트레스를 많이 받으면 저체중아를 출산하게 됩니다. 아무리 영양 섭취를 잘해도 스트레스를 받으면 굶는 것과 같습니다. 우리의 전통 태교에서는 임신부의 정서적 안정을 가장 중요하게 생각하는데 그런 면에서 보면 태아 프로그래밍 이론이 곧 태교라 해도 될 것입니다.

태아 프로그래밍의 10가지 원칙

미국 코넬 대학교의 임신 및 신생아 연구 센터 소장인 피터 너새니얼즈 교수는 〈자궁 속의 삶 Life in the Womb〉이라는 책에서 태아 프로그래밍의 10가지 원칙을 소개했습니다.

1. 태아기에는 자궁 내 부적절한 환경에 특히 취약한 시기가 있다. 이런 시기는 각 조직과 장기마다 다르다. 특히 급성장하는 세포가 손상을 많이 받는다.
2. 태아 프로그래밍은 성인이 된 후까지 영구한 영향을 미치며 질환의 발생과 진

행에도 영향을 준다.
3   태아 조직의 발달은 철저히 의존적이다. 엄마가 섭취하는 영양에 따라 정상적으로 발달해야 각 조직이 정상 기능을 수행하는데, 발달의 각 단계는 향후 성장과도 밀접하게 연관된다.
4   태아 프로그래밍은 중요 장기의 구조적 변화를 일으킬 수도 있다.
5   태아 프로그래밍에서는 태반이 중요한 역할을 한다. 태반 혈관의 적절한 혈류 유지가 중요하다.
6   자궁 속에서 태아 발달 과정 중 결핍이 있으면 태아 스스로가 보상작용을 한다. 이런 보상작용의 영향이 아이가 성인이 되었을 때 나타난다.
7   태아 프로그래밍 이론을 무시해 이에 역행하면 원치 않는 결과를 초래할 수 있다.
8   태아의 세포 메커니즘은 성인과 다르다.
9   태아 프로그래밍이 당대 유전자에 변화를 일으키지 못하는 경우 세대를 뛰어넘어 발생할 수도 있다.
10 때로는 태아 프로그래밍이 자궁 내 태아의 성별에 따라 다른 영향을 미치기도 한다.

태아 프로그래밍과 관련된 성인 질환

암, 당뇨병, 심근경색 등이 현대 의학적인 여러 원인, 혹은 유전이나 환경에 의해서만 발생하는 것은 아닙니다. 태아 프로그래밍 이론은 질병의 더 중요한 원인이 자궁 내 환경이라는 사실을 말해줍니다. 태아 프로그래밍 이론과 연관성이 증명된 질환은 다음과 같습니다.

비만 태아가 임신 기간에, 특히 임신 초기에 영양을 충분히 공급받지 못하면 성인이 되었을 때 비만이 될 확률이 높아집니다. 자궁 안에서 영양 공급을 충분히 받지 못한 것을 보상할 목적으로 호르몬이나 식욕 조절 기능 등이 식욕을 부추기는 방향으로 프로그래밍되기 때문입니다.

당뇨병 임신부에게 임신성 당뇨병이 있으면 태아의 혈당도 높아집니다. 이것은 태아의 의지와는 관계가 없는, 순전히 모체가 제공한 환경이지만 이 때문에 태아의 췌장은 인슐린을 분비하는 부담을 져야 합니다. 그 여파로 췌장 세포가 제대로 역할을 하지 못한 채 태어나게 되고 결국 성인이 되었을 때 쉽게 당뇨병이 발생합니다.

유방암 임신 중에는 각종 임신성 호르몬, 성장 호르몬, 유즙 분비 호르몬 등이 왕성하게 분비됩니다. 그런데 호르몬 분비 계통에 이상이 생겨 이런 호르몬이 과다하게 분비되면 태아의 체중이 지나치게 불어납니다. 이런 요인은 여아의 유방 조직 비대에 영향을 미쳐 사춘기 이후의 성호르몬 과다 분비의 원인이 되고 결국 성인이 되었을 때 유방암 발생 위험이 높아집니다.

알레르기 분만예정일이 되었는데도 진통이 없어 자궁 안에 더 오래 있게 되면 태아가 비정상 항체를 많이 만들게 됩니다. 이런 현상은 출생 후 성인이 되었을 때 여러 가지 면역 이상을 초래합니다. 대표적인 현상이 아토피와 알레르기 질환 등입니다.

스트레스 코르티솔은 대표적인 스트레스 호르몬입니다. 임신 중에는 태반의 특정 효소가 코르티솔을 제어하는 역할을 하는데 영양 공급이 충분하지 않으면 이 효소가 잘 만들어지지 않거나 기능이 떨어져 코르티솔을 제어하지 못하게 됩니다. 이 때문에 임신부와 태아에게 여러 문제가 발생하며 임신부보다 태아가 훨씬 영향을 많이 받습니다. 태아의 뇌에 코르티솔이 작용하면 뇌가 자라지 못하고 출생 후 성인이 되어서도 스트레스에 취약한 사람이 됩니다. 또 증가한 코르티솔은 고혈압의 원인이 되고 감염에 대한 저항력을 무력화시키며 지능 지수도 떨어뜨립니다. 임신부가 스트레스를 많이 받으면 이런 현상이 더욱 심해집니다.

간 기능과 심장 기능 임신부의 영양부족은 태아의 영양실조로 이어져 각종 필수 장기가 잘 자라지 못하게 합니다. 특히 태아의 간이 문제입니다. 간이 제대로 성장하지 않으면 독성 물질을 해소하거나 지방을 분해하는 효소를 잘 만들어내지 못합니다. 이런 상태가 임신 중에 교정되지 않으면 출생한 아이가 성인이 되어서도 콜레스테롤 등을 잘 조절하지 못해 결국 평생토록 고혈압, 고콜레스테롤증을 안고 살아가게 됩니다. 또 이런 환경은 고스란히 심근경색증 등 심장 질환의 증가로 이어집니다.

이제 태아 프로그래밍 개념은 개인이 아닌 사회로 확장되어야 합니다

태아 프로그래밍 이론에 따르면 성인에게 발생하는 심장·간·췌장·신장 관련 만성질환은 자궁 내 이상 환경으로 인해 이런 기관이 부적절하게 형성된 결과입니다. 피터 너새니얼즈 교수는 자궁 내 태아를 위해 임신부와 사회, 국가에 다음의 3가지 사항을 요구했습니다.

1 임신부는 영양 섭취를 포함한 자신의 건강관리에 최선을 다해야 하며 특히 담배, 알코올, 기타 약물의 노출을 피해야 한다. 정부와 사회는 이런 환경으로부터 임신부를 적극적으로 보호할 책임이 있고 임신과 관련된 스트레스를 제거해주어야 하며, 특히 가임기 여성의 영양 관리에 힘을 쏟아야 한다.
2 임신부의 영양을 개선시키기 위한 측면에서 의료보험 관리자들은 가입 대상자들의 출생 시 체중을 중요하게 다루어야 하며 병원에서도 아기 출생 시 태반의 무게를 반드시 기록해야 한다.
3 모든 엄마는 임신 중 부적절한 환경을 방치해서는 안 된다.

피터 너새니얼즈 교수의 3가지 요구는 '좋은 자궁 환경을 유지하는 데 가장 중요한 역할을 하는 사람은 임신부이지만 가족과 사회의 책임 또한 중요하다'는 사실을 역설하고 있습니다. 일종의 '사회적 태교'입니다.

임신부에게 좋은 환경을 제공하는 것은 태어날 아이의 평생 건강을 결정짓는 일일 수 있습니다. 국가 모자보건 정책의 핵심이 무엇입니까. 임신부를 보호함으로써 태아를 보호하고 나아가 신생아를 보호함으로써 결국 국민의 평생 건강을 보장하자는 것입니다. 따라서 태아 프로그래밍 개념은 사회적·국가적 차원으로 확장되어야 합니다.

뇌 태교

사실 '뇌 태교'는 없습니다

요즘 인기라는 태교 관련 서적들을 보면 제목에 모두 '뇌 태교', '두뇌 태교'가 꼭 들어갑니다. 교육열 높은 나라답게 똑똑한 아이 만드는 태교가 인기입니다.

그런데 사실 뇌 태교, 두뇌 태교라는 것이 따로 있는 것이 아닙니다. 태아 두뇌 발달에 영향을 미치는 요소는 많지만 태교 측면에서 보면 부모의 마음과 목소리가 가장 중요하지요. 따라서 굳이 '뇌 태교'나 '두뇌 태교'라는 것을 하겠다면 그 방법으로 명상 태교와 태담 태교가 으뜸이라고 생각합니다.

이제부터 소개할 여러 태교 방법이 알고 보면 모두 명상 태교와 태담 태교에 속합니다. 임신부들이 가장 선호하는 음악 태교나 요가 태교도 명상 태교의 일종이지요. 음악을 듣거나 요가를 하면서 엄마의 마음과 정서를 태아와 공유하는 것입니다. 동화 태교는 어떨까요. 임신부가 동화를 읽으면서 태아에게 엄마의 음성을 들려주고 마음을 전달하는 것이니 이것은 태담 태교입니다. 이 외 다른 대부분의 태교법도 명상 태교나 태담 태교가 이론적 배경이 됩니다.

Q&A 임신 단계별로 태교 방법도 달라지나요?
임신 단계별로 적당한 태교 방법을 알려달라는 임신부가 참 많습니다. 사실 특정한 시기에 적합한 태교 방법이란 없습니다. 임신의 모든 기간이 다 중요하니까요.
임신부들이 이런 질문을 하는 것은 태교의 상업화가 그 원인이 아닐까 생각합니다. 영어 태교니 수학 태교니 하는 각종 학습 관련 태교를 상품으로 만들어 예비 엄마들의 판단을 흐리게 한 것이지요. 태교에 대한 관심이 높아진 것은 환영할 만한 일이지만 태교의 방향이 비뚤어지는 현상은 경계해야 합니다.

태아 지능을 높이는 방법, 정말로 있습니다

지능에는 유전적 요소보다 자궁 내 환경이 더 큰 영향을 미친다는 것이 이미 과학적으로 증명되었습니다. 바람직한 자궁 내 환경이란 영양과 산소가 충분히 공급되고 마음이 편안한 상태, 즉 스트레스가 없는 환경을 말합니다. 따라서 태아의 지능을 높이고 싶다면 꼭 태교가 아니더라도 일상에서 다음과 같은 사항을 따르면 좋을 것 같습니다.

마음 편히 갖기 스트레스의 위험성에 대해서는 더 말할 필요가 없습니다. 임신부가 극심한 스트레스에 시달리면 심지어 태아의 뇌 크기가 줄어들 수도 있습니다. 스트레스 호르몬이 태아의 세포 분화를 더디게 만들기 때문입니다.

태아에게 자주 말걸기 엄마 목소리는 태아의 뇌를 자극해 뇌 기능의 조직화에 기여합니다. 따라서 부부가 태아에게 정답게 말을 걸어주는 태담 태교야말로 태아 뇌를 자극하는 가장 좋은 방법입니다.

예술 가까이 하기 음악이나 미술 작품 감상을 명상 태교에 적극 활용하세요. 태아에게 작품에 대해 설명해주는 태담 태교를 같이 해도 좋아요. 특히 임신 중기 이후에는 태아의 뇌세포를 연결하는 신경망이 급속도로 형성되기 때문에 음악을 많이 들어 적절한 자극을 주는 것이 좋습니다.

자주 배 쓰다듬기 태어날 아기의 이미지를 머릿속으로 그리면서 배를 쓰다듬으면 태아에게 피부 자극을 줄 수 있습니다. 영·유아기의 피부 자극은 곧 뇌 자극으로 이어집니다. 신생아 피부를 '제2의 뇌'라고 하는 것도 이 때문입니다.

자연분만하기 이스라엘 학자들에 따르면 자연분만으로 태어난 아이의 지능 지수가 제왕절개수술로 태어난 아이보다 높았습니다.

자연분만을 하면 태아가 질을 통과하면서 피부 자극을 받게 되는데 바로 이 과정이 뇌 발달에 도움이 된다는 것입니다. 모유 수유를 한 아이가 더 똑똑한 것은 모유 성분 때문이기도 하지만 엄마와의 스킨십도 영향을 끼쳤을 것이라는 게 학계의 정설입니다.

모든 태교가 뇌 태교입니다

다시 한 번 강조합니다. '태교는 부부가 원하는 아기의 이미지를 마음속으로 그리며 10개월을 사는 것'입니다. 임신 기간에 꼭 이 말을 기억하세요. 중요한 것은 태교의 과학적 효용을 이해하고 믿는 것입니다. 임신부의 마음가짐과 자궁 내 환경이 태아의 현재와 미래에 얼마나 큰 영향을 미치는지를 이해하는 순간 저절로 태교가 시작될 것이고 그것이 곧 뇌 태교가 됩니다.

그렇게 되면 어떤 태교 방법을 선택하든 효과는 모두 같을 것입니다. 따라서 앞으로 설명할 여러 가지 태교 방법론은 크게 중요하지 않으며 하나하나에 너무 신경 쓸 필요도 없습니다. 자신에게 잘 맞아 즐겁게 실천할 수 있는 방법을 선택하면 됩니다.

명상 태교

바라는 태아의 이미지를 상상하는 것이 명상 태교입니다

현대 의학에서 마음이란 단지 뇌의 전기적 신호, 생화학적 부산물에 불과합니다. 그러나 최근 소개되는 양자 의학에서는 인간의 육체적인 에너지뿐 아니라 정신적인 에너지의 존재를 인정하며 몸이 정상으로 기능하려면 마음과 밀접하게 연결되어야 한다고 봅니다. 그래서 요즘 주목받는 것이 바로 '과학으로서의 명상'입니다.

명상이란 이미지로 형성된 에너지입니다. 등을 똑바로 세우고 편안한 자세로 앉아 눈을 감고 숨을 깊이 들이마셨다가 내쉬면서 온몸의 긴장을 풉니다. 산이나 바다 등 평화로운 대자연의 아름다운 이미지를 상상하며 자신이 그 속에 있다는 행복감을 느껴봅니다.

이런 충만한 기운을 태아에게 전달하면서 건강하고 행복한 아기의 모습을 상상하는 것이 바로 명상 태교입니다. 앞서도 말했듯 부모가 원하는 태아의 이미지를 그리면서 10개월을 사는 것, 이것이 바로 명상 태교의 기본 개념입니다.

쉽고 간단한 명상 태교 노하우

- 명상은 아침 일찍 또는 잠자기 전 조용한 장소에서 합니다. 꼭 앉은 자세로 할 필요는 없습니다. 공기 좋은 곳을 산책하면서 즐거운 상상을 하는 것도 훌륭한 명상 태교가 될 수 있습니다.
- 우선 엄마가 편안하고 행복해야 합니다. 명상 태교를 하기 전에 먼저 심신의 긴장을 풉니다.
- 엄마가 원하는 아이의 행복한 미래를 생각합니다.
- 아이의 모습을 떠올리되 2차원이 아닌 3차원으로, 흑백이 아닌 컬러로, 정지 영상이 아닌 동영상으로 생생하게 상상합니다.
- 그렇게 상상한 아이에게 말을 건넵니다.
- 명상의 근본은 맑은 정신과 건강한 몸을 유지하는 데 있다는 사실을 명심하세요.

'임신이 행복한 50가지 이유'로 명상 태교 하세요

배 속의 태아와 함께하는 280일이 늘 행복하고 기쁜 것만은 아닙니다. 임신 초기엔 입덧으로 힘이 들고, 후기에는 몸이 무거워 고생이고, 이 외에도 소화불량이나 부종 등 여러 증상으로 힘든 시간을 보내는 예비 엄마가 많습니다. 그럼에도 임신이 기쁜 이유는 너무나 많습니다. 태아를 몸 안에 품고 있는 지금 이 순간 기뻐해야 할 이유가 수십 가지에 이른다는 사실을 떠올리면 임신 기간을 보다 행복하게 보낼 수 있을 것입니다. 임신이 행복한 50가지 이유, 명상 태교에 응용해보세요.

1 임신 초기, 주위에 임신 사실을 알리기 전 부부만의 특별하고 즐거운 비밀이 생깁니다.
2 아기를 기다리며 설레는 9개월을 보낼 수 있습니다.

3　몸에 꼭 맞는 옷을 입을 필요가 없다는 사실에 해방감을 느낄 수 있습니다.
4　배 속의 태아로 인해 내 자신이 더욱 소중해집니다.
5　다양한 출산 장려 정책이 시행되면서 임신과 육아를 위한 정부 지원이 늘고 있습니다.
6　임신부를 위한 여러 가지 강좌에 참여하면서 새로운 친구들을 만날 수 있습니다.
7　다이어트에 대한 강박관념에서 벗어나 먹고 싶은 것을 마음껏 먹을 수 있습니다.
8　낮잠을 자거나 휴식을 취하는 것이 당연해집니다.
9　평소 가슴 사이즈가 불만이었다면 임신 기간 커진 가슴에 흡족해질 것입니다.
10　늘어난 가슴 사이즈에 맞춰 예쁜 새 브래지어를 구입할 수 있습니다.
11　배 속 태아로 인해 남편과의 대화가 늘어납니다.
12　세상에 나를 닮은 아이가 태어난다는 것은 생각만 해도 기분 좋은 일입니다.
13　남편은 물론 양가 부모님과 일가친척들에게 많은 관심과 사랑을 받게 됩니다.
14　아이가 생기면 가족 간의 관계가 더욱 돈독해집니다.
15　손주가 생길 거라는 소식에 부모님이 기뻐하시는 모습을 볼 수 있습니다.
16　바느질이나 뜨개질 등 한 번도 해보지 않은 취미에 도전해볼 좋은 기회입니다.
17　임신과 출산을 거치면서 부모님의 은혜에 새삼 감사하게 됩니다.
18　육아 계획을 세우면서 아이를 어떻게 키울지 생각해보는 것은 즐거운 일입니다.
19　첫 태동을 감지하는 경이로운 순간을 맞게 됩니다.
20　한밤중에도 남편에게 먹고 싶은 것을 사달라고 마음껏 조를 수 있습니다.
21　태동을 느끼며 태아와 교감을 나누는 것이 얼마나 행복한 일인지 알게 됩니다.
22　김장철이나 명절 등 일을 많이 해야 하는 때에 임신을 핑계로 살짝 쉴 수 있습니다.
23　아이와 함께할 미래에 대한 즐거운 상상을 해볼 수 있습니다.
24　대중교통을 이용할 때 배려해주는 고마운 사람들을 만나게 됩니다.
25　귀여운 아기 옷과 육아용품을 둘러보는 것은 기분 좋은 일입니다.

26 임신 중 아기에게 편지를 써서 나중에 선물할 수 있습니다.
27 평생 간직할 만삭 사진을 찍을 수 있습니다.
28 큰아이에게 인생의 동반자가 될 동생을 선물하게 됩니다.
29 남편의 팔을 베고 누워 태동을 함께 느끼면서 평화로운 시간을 만끽할 수 있습니다.
30 남편이 집안일을 많이 도와줍니다.
31 불임이 늘고 있는 요즘 임신이 되었다는 사실 자체가 큰 축복입니다.
32 아기를 낳은 뒤 이웃에 또래 아이를 키우는 친구가 생길 것입니다.
33 아기 이름을 어떻게 지을지 행복한 고민을 하게 됩니다.
34 아기 얼굴이 어떻게 생겼을지 상상해보는 것도 즐거운 일입니다.
35 아이가 크면 어떤 사람이 될지 상상해보는 것도 재미있습니다.
36 점점 불러오는 배를 보면서 태아가 쑥쑥 자라고 있음을 실감할 수 있니다.
37 초음파 검사로 태아의 모습을 볼 수 있습니다.
38 남편에게 세상에서 가장 큰 선물, 아이를 안겨줄 수 있습니다.
39 주변 사람들이 아기 장난감이나 옷 등 많은 선물을 해줄 것입니다.
40 쉬지 않고 직장 생활을 해왔다면 출산휴가로 잠시 쉴 수 있습니다.
41 요가나 걷기 등의 운동을 시작할 수 있는 좋은 기회입니다.
42 엄마가 되면 인내심을 기르게 되며 더 성숙한 인간으로 거듭나게 됩니다.
43 의학 기술이 발달해 원하기만 하면 산통을 줄일 수 있습니다.
44 갓 태어난 아기를 품에 안으면 생애 최고의 성취감이 밀려올 것입니다.
45 아기와 처음 눈을 마주치는 순간 사랑에 빠질 것입니다.
46 태어난 아기를 보고 기뻐서 흥분을 감추지 못하는 남편의 모습을 보게 될 것입니다.
47 주변 사람들에게 출산 소식을 알리며 기쁨을 나눌 수 있습니다.
48 아침에 눈을 떴을 때 잠든 아이의 얼굴을 보면서 진짜 엄마가 되었다는 사실

을 실감하게 됩니다.
49 산후 조리를 하는 동안 여왕처럼 지낼 수 있습니다.
50 임신 관련 앱을 통해 임신 정보를 얻는 동시에 소소한 즐거움을 맛볼 수 있습니다.

*베이비센터닷컴의 한국베이비센터(johnsonsbaby.co.kr/babycenter/) '오늘의 임신 정보' 앱을 스마트폰에 설치해보세요.

Q&A 외모가 멋진 사람의 사진을 붙여놓고 명상 태교를 하면 정말 예쁜 아기를 낳나요?

예쁜 아기를 낳고 싶어서 냉장고나 사무실 책상 등에 평소 좋아하는 연예인 사진을 붙여놓는 임신부들이 있습니다. 물론 이런 태교가 정말로 아기의 외모에 도움을 준다는 과학적 연구 결과는 없습니다. 그런데 아기의 외모에는 도움이 안 될지 몰라도 태교로는 아주 좋은 방법입니다. 좋아하는 연예인을 꼭 닮은 아기를 상상하는 것만으로도 임신부 얼굴에 미소가 지어질 테니까요. 금슬 좋은 부부는 서로 닮는다는 말이 있는데 이는 서로 표정이 비슷해지기 때문이지요. 아기도 부모의 표정을 닮아가지 않겠어요? 엄마가 임신 중에 예쁘고 잘생긴 배우의 얼굴을 보며 미소 짓는 것 자체가 아기에게 긍정적인 영향을 미친다고 할 수 있습니다.

태담 태교

태아는 엄마 목소리에 반응합니다

임신 5개월 이후에는 태아에게도 오감이 생깁니다. 태아의 오감 중에서 과학자들이 가장 중요하게 여기는 것은 바로 청각입니다. 엄마 음성이 태아의 뇌를 발달시킨다는 사실은 이미 여러 논문을 통해 증명되었습니다. 태담 태교를 하면서 초음파로 태아를 관찰했더니 태동과 태아 심장 박동이 안정되었다는 보고도 있습니다.

동물도 사람과 다를 게 없습니다. 한 실험 결과에 따르면 달걀이 부화할 때 달걀 안에서 미세한 소리가 들리는데 이는 어미 닭 소리에 병아리가 응답하는 것이라고 합니다. 이처럼 조류는 알 속에서 이미 어미의 소리를 익히는 경우가 많다고 알려져 있습니다. 이런 여러 연구 결과는 임신 중 부모가 태아에게 들려주는 음성, 즉 태담 태교가 얼마나 중요한지를 말해줍니다.

태담 태교란 말 그대로 엄마나 아빠가 태아와 이야기를 나누는 것입니다. 태아의 청각은 임신 5~6개월부터 확인되지만 태담은 임신 초기부터 시작하는 것이 좋습니다. 엄마와의 정서적 교류는 이미 임신 초기부터 시작되기 때문입니다.

엄마뿐 아니라 아빠의 태담 태교도 중요합니다. 수많은 연구 결과 태아는 자궁 내에서 들었던 거의 모든 것을 기억하며 태어난다는 사실이 밝혀졌습니다. 부모가 주기적으로 태담을 하면 태아도 태담을 기다립니다. 태담을 할 때마다 태아가 태동으로 응답한다는 경험담은 분명 엄마만의 착각은 아닐 것입니다.

임신 시기별 태담 태교 노하우

임신 초기 태담 태교는 일찍 시작할수록 좋습니다. 태아가 아무것도 듣지 못할지라도 말이지요. 태담 태교의 효과는 태아가 소리를 들어서가 아니라 태담을 하는 동안 엄마 몸에서 일어나는 정서적 변화가 태아에게 전달되는 데서 생기기 때문입니다. 이는 음악 태교도 마찬가지입니다. 태아가 음악을 직접 들어서 효과가 생기는 게 아니라 엄마가 음악을 들으면서 생기는 호르몬 변화를 태아와 공유하는 효과인 것입니다. 따라서 태담 태교는 태아의 청각 발달 여부와 관계없이 임신 초기부터 시작하는 것이 좋습니다. 임신 진단을 받은 후부터 일상의 소소한 일에 대해 태아에게 속삭여주세요.

태담을 일찍 시작할수록 습관 들이기가 쉽고, 자주 할수록 금세 익숙해집니다. 반드시 입 밖으로 소리 내지 않아도 상관없습니다. 마음속으로 말을 건네도 태아와 감정을 공유할 수만 있으면 됩니다.

임신 중기 임신 중기는 엄마가 태동을 느끼는 시기이자 태아가 무럭무럭 자라면서 오감이 발달하는 시기입니다. 아빠가 태동에 동참하게 되는 때도 바로 임신 중기입니다. 아내의 배에 손을 얹고 태동을 느낌으로써 태아의 존재를 본격적으로 실감하게 됩니다.

이 시기에 아빠가 할 수 있는 가장 좋은 태교가 바로 태담 태교입니다. 퇴근하고 돌아오면 하루 동안 있었던 일을 나직한 목소리로 태아에게 들려주세요. 아내의 배 위에 손을 얹고 태동을 느끼면서 말을 건네면 더욱 좋습니다. 부부 금슬도 좋아질 테고요. 태담이 어색하고 쑥스럽다면 동화책을 읽어주는 방법을 추천합니다.

임신 말기 임신 말기의 태담 태교는 곧 만나게 될 엄마와 아기의 대화라

태담 태교 노하우

부모의 음성만이 태담이 되는 건 아닙니다. 음악 소리, 자연의 소리도 태담이 될 수 있어요. 태담 태교의 효과를 높이기 위한 몇 가지 노하우를 소개합니다.

- 태명을 지어 다정하게 태아를 불러보세요. 태아에게 더욱 친밀감을 느끼고 태담의 어색함을 더는 데 도움이 됩니다.
- 아빠가 태담할 시간이 안 된다면 녹음한 음성을 들려주어도 좋습니다.
- 어떤 말을 건네야 할지 모르겠다면 동화책을 읽어주세요.
- 동화책의 삽화나 명화 등을 보면서 이야기를 들려주세요.
- 다양한 색깔, 모양, 숫자 등 임신부가 보는 모든 것이 태담의 소재입니다.
- 꼭 동화책이 아니어도 됩니다. 부담 없이 읽을 만한 책이라면 어떤 것이라도 좋습니다.
- 아름다운 시, 명언, 격언 등을 천천히 읽어주세요.
- 조용하고 깨끗한 자연 속에서 태담하면 더욱 효과적입니다.
- 사랑한다는 말을 많이 해주세요.

는 점에서 의미가 있습니다. 무통분만법의 하나인 소프롤로지 분만법은 임신 중기 이후의 태담이 근간을 이룹니다.

엄마는 태아와의 대화를 통해 일종의 정신 예방법으로 무통분만을 시도합니다. 예를 들면 "아가야, 엄마가 곧 너를 낳을 거란다. 그때가 되면 안전하게, 가능하면 엄마가 덜 아프게 나와주렴" 하고 태담을 건네는 것이지요. 이런 방법이 실제로 통증 완화에 큰 효과가 있다는 것이 과학적으로도 입증되고 있습니다.

태담 태교는 이렇게 하세요

나직한 목소리로 천천히 또박또박 아빠의 목소리는 음성 주파수가 낮아 자궁 안에까지 잘 전달됩니다. 그러니 엄마도 태담을 할 때는 되도록 저음으로 해보세요. 낮은 목소리로, 되도록 천천히, 또박또박 말을 건네면 태아에게 훨씬 잘 전달됩니다.

시끄러운 환경 피하기 정상적인 자궁 내 환경이라도 태아는 모체와 자신의 몸에서 들려오는 소음에 늘 노출되어 있습니다. 여기에 주변까지 시끄러우면 태담 태교가 효과적일 리 없습니다. 가급적 조용하고 평화로운 장소에서 태담을 들려주세요.

태아의 귀 위치에 신경 쓰지 않기 일부 태교 지침서에서는 태아의 귀가 있는 방향을 향해 이야기를 들려주라고 권합니다. 그러나 이는 올바른 방법이 아닙니다. 양수 속 태아는 소리를 귀로 듣는 게 아니라 자궁 내 진동으로 전달받기 때문입니다. 게다가 태아의 귀가 어느 쪽에 있는지는 초음파 검사를 하지 않는 한 알 도리가 없습니다. 따라서 태아 귀 위치에는 신경 쓸 필요 없이 마음 편히 태담을 나누면 됩니다.

스킨십을 하면서 말 건네기 태담을 하는 동안 태아의 모습을 상상하면서 배를 부드럽게 쓰다듬으면 아기가 태어나기 전부터 스킨십을 할 수 있습니다. 신생아에게 스킨십을 자주 할수록 지능이 월등하게 높아진다는 것은 잘 알려진 사실입니다.

그런데 임신부가 자궁 외부에서 배를 쓰다듬는데도 자궁 속 태아가 피부 자극을 받을 수 있을까요? 임신부가 배를 부드럽게 쓰다듬는 동안 초음파 검사를 해보았더니 태아가 자신의 손가락을 빠는 모습이 자주 발견되었습니다. 이것은 임신부의 정서가 그대로 태아에게 전달되어 태아가 스스로 손가락을 빨게 되는 현상입니다. 즉 엄마의 정서를 전달받은 자궁 속 태아가 스스로 손가락을 빠는 행위로 자신의 피부를 자극하는 것이지요.

음악 태교

음악 태교의 효과,
이미 과학적으로 입증되었습니다

태교 방법 가운데 가장 많이 알려진 것이 음악 태교입니다. 그리스 철학자 피타고라스가 일찍이 음악을 질병 치료에 이용하기 시작한 이래 지금까지 다양한 의학 영역에서 음악을 이용한 치료법을 시도해왔습니다. 그리고 현재는 '음악 치료'라는 영역이 확실히 자리를 잡을 만큼 몸과 마음의 여러 질환에 음악을 응용하고 있습니다.

최근에는 임신-분만 환경에서도 음악을 적극적으로 이용하기 시작했습니다. 태아에게 음악을 들려준다기보다 엄마가 음악을 들음으로써 긴장을 풀고 긍정적인 정서로 만들면 이것이 결국 태아에게 전달되어 그 변화가 공유된다는 개념이지요. 음악을 들을 때뿐 아니라 엄마가 직접 악기를 연주하거나 노래를 부를 때도 같은 효과가 발생합니다.

⭐ **Funny News** ----------------

태아와 함께 하는 킥 게임

임신 6개월부터 태아와 할 수 있는 즐거운 게임을 소개합니다. 태아가 반응을 보일 때마다 많이 칭찬해주면서 끈기를 가지고 시도해보세요. 킥(kick) 게임에 대한 반응은 태아마다 다르며 익숙해지는 데 시간이 걸릴 수도 있으니 적어도 2주 정도는 꾸준히 시도해보세요.

1단계 태아가 배 속에서 발차기를 하면 "킥!"이라고 말하면서 발로 찬 부위를 가볍게 두드려주세요. 두드린 부분을 태아가 다시 발로 차면 또 "킥!"이라고 말하면서 가볍게 두드려주세요. 엄마가 두드리는 부위를 태아가 반복해서 차면 1단계 성공입니다.

2단계 이번에는 엄마가 먼저 배의 한 부분을 두드리면서 "킥!"이라고 말합니다. 태아가 두드린 부분을 발로 차면서 반응을 보이면 "우리 아기 참 잘하는구나!" 하고 칭찬해주세요. 처음에 두드린 쪽과 반대쪽 부분을 두드리면서 "킥!"이라고 말해서 태아가 반대쪽 부분을 발로 차도록 유도해보세요. 점차 두드리는 부위를 바꿔보세요. 태아가 게임에 익숙해지면 배를 두 번, 세 번 두드리며 "하나 둘!" 또는 "하나 둘 셋!" 하고 말하면서 두드리는 횟수에 맞춰 태아가 발로 차도록 유도해보세요. (출처: babycenter.com)

임신부가 좋아하는 음악이면 태아에게도 좋습니다

아이에게 모차르트 음악을 들려주었더니 IQ가 높아졌다는 연구 결과가 발표되면서 한때 전 세계적으로 일명 '모차르트 이펙트' 열풍이 불었습니다. 덩달아 우리나라에서도 모차르트가 최고의 태교 음악으로 급부상했지요.

하지만 과학자들은 임신부가 좋아하는 음악이 태아에게도 좋다고 결론 내렸습니다. 임신부에게 음악을 들려주고 태아의 운동 횟수와 시간, 호흡 패턴을 측정해보았더니 태아는 음악의 종류와는 관계없이 임신부가 좋아하는 음악에 반응을 보인다는 사실이 밝혀졌습니다. 이 연구 결과에 따르면 클래식을 싫어하는 임신부가 태교 때문에 억지로 클래식을 듣는다는 건 어불성설이지요. 가요를 좋아하는 임신부에게는 가요가, 국악을 좋아하는 임신부에게는 국악이 최고의 태교 음악인 것입니다. 음악의 종류가 아니라 음악을 듣는 임신부의 심신이 얼마나 안정되고 얼마나 긍정적이냐가 더 중요하지요.

음악을 얼마나 들어야 하느냐는 질문에도 같은 맥락으로 답할 수 있습니다. 20분을 듣든 1시간을 듣든 임신부가 내키는 만큼 들으면 됩니다. 언제 얼마나 음악을 들을지는 임신부의 자유입니다. 다만 태아의 생체리듬을 고려하면 경쾌한 음악은 태아의 활동기에, 잔잔한 음악은 수면기에 듣는 것이 좋겠지요.

자연의 소리를 들으세요

우리 전통 태교에서 임신부에게 시끄러운 곳에 가지 말라고 이른 것은 알고 보면 매우 과학적입니다. 태아의 호흡은 외부 환경에 따라 민감하게 변화하기 때문에 시끄러운 소리가 들려오면 잠시 호흡을 멈추기도 합니다. 따라서 귀가 떨어져 나갈 듯 시끄럽고 불쾌한 소음이 나는 장소는 태아를 위해 피하는 것이 좋습니다.

칠태도에서는 임신 중 소나무에 드는 바람 소리를 들으라고 권합니다. 이처럼 자연의 소리를 듣는 것은 임신부의 마음을 안정시키고 스트레스를 해소시키는 동시에 태교에도 매우 이롭습니다. 전문가들은 시냇물 소리, 빗소리, 파도 소리 등 자연의 소리가 사람의 마음을 안정시키는 이유를 '생명의 리듬'이 있기 때문이라고 설명합니다. 자연의 소리에 담긴 이 생명의 리듬은 인간뿐 아니라 다른 동물, 심지어 식물에까지 긍정적인 효과를 미치는 것으로 밝혀졌습니다.

News & Research

엄마의 정신 상태가 태아에게 고스란히 전달된다

미국 캘리포니아 대학교 어바인의 커트 샌드맨 박사 팀이 엄마의 심리 상태가 태아에게 미치는 영향을 조사했습니다. 그 결과 엄마가 임신부터 출산까지 한결같이 정신적 건강을 유지했을 경우 아기의 발달 상태가 가장 좋다는 사실을 발견했습니다. 태아는 엄마의 심장 뛰는 소리나 엄마가 듣는 음악 소리를 태반을 통해 화학적 신호로 전달받는데 여기에는 정신적 상태에 대한 신호도 포함됩니다. 따라서 엄마가 우울하면 아기의 신경계에 문제가 생기고 심리적 장애가 생길 수 있습니다. 샌드맨 박사는 "태아는 출산 후 삶에 대한 정보를 자궁 속에서 수집하는 것으로 생각된다"면서 "태아는 엄마가 제공하는 메시지를 기반으로 출산 후의 삶을 준비한다"라고 주장합니다.

임신 시기별 음악 태교는 이렇게!

임신 초기 아직 태아의 청각이 발달하기 전이므로 전적으로 임신부의 만족도에 따라 음악을 고르는 것이 좋습니다. 임신부가 음악을 듣고 정서적

⭐ Funny News
아기는 배 속에서 듣던 음악을 기억한다
핀란드의 아이노 파르타넨 박사 팀의 연구 결과, 임신 중 모차르트의 '작은 별'을 들려준 아이들은 생후 4개월까지도 이 노래에 반응을 보이는 것으로 나타났습니다. 반면 임신 중에 이 노래를 들려주지 않은 아이들은 출생 후 이 노래를 들었을 때 두뇌 활동에 별다른 변화가 없었습니다. 아기의 학습 능력은 매우 이른 시기에 형성되며 배 속에서 배운 것이 상당히 오랫동안 유지된다는 것을 보여주는 실험 결과입니다.

안정과 만족감을 느끼면 태아도 간접적으로 그 정서를 공유합니다. 엄마가 행복해지는 음악을 많이 들으세요. 그래야 태아도 행복합니다.

임신 중기 본격적으로 태아의 청각이 발달하는 시기입니다. 이때도 역시 엄마가 들어서 기분 좋고 정서적으로 안정감이 느껴지는 음악을 들으면 됩니다. 음악을 들으며 태담을 들려주는 것도 좋은 방법입니다.

임신 후기 이 시기에는 태아의 청각이 매우 발달해 시끄러운 음악과 잔잔한 음악에 각기 다른 반응을 보입니다. 또한 빠른 음악과 느린 음악도 구별합니다. 한 연구에 따르면 임신 후기 초반에는 잔잔하고 조용한 음악이 좋고, 분만이 임박해서는 약간 빠르고 경쾌한 음악을 듣는 것이 좋다고 합니다. 태아의 청각이 부쩍 발달한 만큼 물소리, 새소리, 바람소리 등 자연의 소리를 많이 들려주세요. 엄마, 아빠가 직접 노래를 불러주어 태아와의 유대감을 키우는 것도 좋은 방법입니다.

Q&A 저는 록 음악을 좋아하는데 태아에게 해로울까요?
시끄러운 전자음이 가득한 록 음악을 큰 소리로 틀어놓는 것은 태아에게 과도한 소음이 될 수 있습니다. 이런 시끄러운 소리가 들리면 태아는 잠시 호흡을 멈춥니다. 그 이유는 확실히 규명되지 않았으나 일종의 경계 반응인 것으로 보입니다. 이와 관련한 연구에 따르면 큰 소리가 오래 지속될수록 호흡에 나쁜 영향을 준다고 합니다. 엄마는 평소 좋아하는 록 음악을 들으며 즐거울지 몰라도 태아는 소음으로 인해 엄청난 스트레스를 받는 것이지요.

임신부가 록 음악을 못 들어 스트레스 받는다면 기분 전환 삼아 가끔 듣는 것은 괜찮습니다. 엄마가 들었을 때 기분 좋은 음악이 태교에도 좋은 음악이니까요. 단, 태아를 배려해 볼륨을 너무 크게 하지는 마세요. 또 자연의 소리 등 태아가 좋아할 만한 소리를 접할 기회를 자주 만들어주는 것이 좋습니다.

Q&A 저는 클래식이 정말 지루해요. 그래도 태아를 위해 들어야 하나요?

클래식 음악을 들으면 스트레스가 풀린다는 주장은 동물실험으로도 증명되었습니다. 목장에서 젖을 짤 때 클래식 음악을 틀어주면 우유 생산량이 늘어난다거나 양계장에서도 같은 방법을 사용해 달걀 생산량을 늘렸다는 등의 실험은 이미 잘 알려져 있습니다. 따라서 클래식 음악과 자연의 소리를 태교에 응용하는 것은 자연스럽고 당연한 일입니다. 하지만 클래식 음악이 태아 발달에 긍정적인 영향을 준다는 이유로 좋아하지도 않는 음악을 억지로 듣는다면 오히려 임신부에게 스트레스일 것입니다.

클래식 음악과 자연스럽게 친해지려면 곡명이나 작곡자 이름 등에 신경 쓰지 말고 그저 편안하게 즐겨보세요. 연주하는 사람의 동작이나 표정, 지휘자의 몸짓 등을 상상해보는 것도 도움이 됩니다. 그리고 음악을 들으면서 '참 아름답구나. 기분이 좋아지면서 스트레스가 풀리는 것 같다'라고 자기최면을 거는 것도 좋은 방법입니다.

그래도 안 되면 굳이 클래식을 들을 필요 없습니다. 평소 즐겨 듣는 가요나 팝송을 들으면서 즐거워하는 것이 더 좋은 태교가 될 것입니다. 단, 지나치게 자극적이고 시끄러운 음악은 피하는 것이 좋습니다.

Q&A 임신 중 노래방에 가면 태교에 해로울까요?

일반적으로 노래방에서는 시끄러운 반주에 맞춰 마이크를 잡고 큰 소리로 노래하게 되는데 이는 태아에게 과도한 소음이 될 수 있습니다. 평소 노래방에서 스트레스를 해소했더라도 임신 중에는 다른 방법을 찾아볼 것을 권합니다.

미술 태교

태아에게 심리적 안정감을 전달합니다

최근 미술 활동을 심리 치료에 응용하는 사례가 부쩍 늘고 있습니다. 미술 활동은 스트레스와 우울증, 불안감 등을 표출하고 창작 활동에 전념함으로써 긴장감을 이완시키는 좋은 수단입니다. 미술 활동의 이런 효과는 태교에도 그대로 적용됩니다.

다양한 미술 활동은 임신부의 심리적 안정과 이완에 도움을 주며 이것이 자궁 내 태아에게도 전달되어 긍정적인 영향을 줍니다.

미술품의 색깔에 따라 파장이 다르고 보는 이의 정서도 달라집니다. 따라서 미술품을 감상할 때는 되도록 어두운 색감보다 밝은 색감, 우울한 느낌보다 행복한 느낌을 주는 작품을 가까이하는 것이 바람직합니다.

물론 단색으로 된 그림보다는 풍경화처럼 색감이 다양한 그림이 더 좋겠지요. 미술 태교와 태담 태교를 함께 하면 더 효과적입니다.

★ Funny News

방 색깔에 따라 아이의 지능 지수가 달라진다

독일 뮌헨의 논리심리학회 이사인 헤너 에르텔(Henner Ertel)은 색채가 학습 능력에 어떤 영향을 미치는지를 연구했습니다. 그 결과 파랑, 노랑, 연두, 주황 등으로 칠한 방에서 논 아이들이 하양, 검정, 갈색으로 칠한 방에서 논 아이들보다 지능이 12%나 높다는 사실을 발견했습니다. 또한 밝은 색상의 방이 아이의 민첩성과 창조성에도 자극을 준다는 결과를 얻었습니다. 미술 태교에 적절히 활용해볼 만한 자료입니다.

그림 감상 외에 다양한 미적 체험을 하세요

미술 태교라 하면 대개 그림 감상을 떠올리는데 단순히 감상에만 만족할 게 아니라 보다 적극적인 활동을 하는 것이 더욱 좋습니다.

미술관에 가거나 직접 그림을 그려보거나 미술사에 대한 공부를 해보는 등 미적 경험을 풍요롭게 하면 태아의 오감을 더욱 발달시킬 수 있습니다. 특히 부부가 함께 하는 미술 활동은 서로의 사랑을 확인하고 태아와의 유대감을 형성하는 데 도움이 됩니다.

다음은 원광대학교 정동훈 교수가 대한태교연구회 심포지엄에서 소개한 미술 태교 활동입니다. 미술 태교에 참고하세요.

활동	효과
자유화 그리기	각자의 심리 파악
부부가 함께 그림 그리기	서로에 대한 신뢰와 애정 확인
먹물로 그리기	스트레스 해소
여러 임신부가 공동 작품 만들기	사회성 향상
현재의 기분을 색감으로 표현하기	심리 파악, 대화를 통한 스트레스 해소
마음 가는 대로 자유롭게 그리기	스트레스 해소
콜라주	심리 파악
꿈이나 악몽 그리기	심리 파악
상자를 자신이라 생각하고 꾸미기	창의력 향상
도예 작업	재료에 대한 이해와 창의력 증강, 성취감 향상
양손으로 그리기	양쪽 두뇌 개발
물감 뿌리기나 불기, 데칼코마니, 핑거 페인팅	다양한 미술 기법에 대한 이해와 창의력 증진
음악 듣고 그리기	감정 표출

태교에 좋은 클래식

태교를 위해 반드시 클래식을 들어야 하는 것은 아닙니다. 하지만 태교를 겸해 클래식에 입문하고자 하는 임신부도 있을 것입니다. 이런 분들을 위해 클래식 몇 곡을 소개합니다. 그동안 제가 감수한 여러 태교 관련 책에서 골랐습니다.

임신 초기	모차르트 피아노 소나타 제14번
	하이든 교향곡 '사계'
	모차르트 피아노 협주곡 제21번 C장조 K467 WP
	제2악장 안단테 '터키 행진곡'
	헨델 하프 협주곡 제1악장 안단테 알레그로
	슈만 '어린이의 정경' 작품 15 제1곡 '미지의 나라' 교향곡 제2번 C장조 작품 61 제3악장 아다지오
	포레 '꿈을 따라서' 작품 7 제1번
	바흐 관현악 모음곡 제3번 D장조 'G선상의 아리아' BWV1068 제2곡
	마스카니 '카발레리아 루스티카나' 간주곡
	마이어스 '카바티나'
	비발디 바이올린 협주곡 '사계' 중 '겨울'
임신 중기	생상스 '동물의 사육제' 중 제7곡 '수족관' 아이렌베르크 '숲 속의 물레방아'
	드뷔시 교향시 '바다' 제2곡 '파도의 유희' 소모음곡 제1곡 '조각배에서'
	헨델 '수상 음악'에서 '알라 혼파이프'
	브람스 '비의 노래'(바이올린 소나타 제1번 G장조 작품 78) 제3악장
	라벨 '거울' 중 제3곡 '바다 위의 조각배', '물의 유희'
	요한 슈트라우스 왈츠
임신 후기	차이콥스키 '호두까기 인형' 작품 71a '꽃의 왈츠'
	드보르작 유모레스크 작품 101의 7, 교향곡 제9번 E단조 '신세계로부터' 작품 95 제2악장 라르고
	모차르트 '아이네 클라이네 나흐트무지크'(현악 세레나데 G장조 K525) WP 제2악장 '로망스'
	비발디 '조화의 영감' 바이올린 협주곡 제6번 A단조 작품 3 제1악장 알레그로
	요한 슈트라우스 2세 왈츠 '아름답고 푸른 도나우' 작품 314 크라이슬러 '사랑의 기쁨'
	생상스 '동물의 사육제' 제13곡 '백조'

때와 장소에 따라 골라 듣는 태교 클래식

잠들기 전후 잔잔하고 감미로운 음악	슈베르트 '자장가'
	모차르트 '자장가'
	슈만 '꿈'
	바흐 관현악 모음곡 제3번 'G선상의 아리아'
	바다르체프스카 '소녀의 기도'
	베토벤 '엘리제를 위하여'
	차이콥스키 '백조의 호수'
	슈베르트 '미완성 교향곡'
	요한 슈트라우스 '빈 숲 속의 이야기'
아침에 일어나서 경쾌하고 발랄한 음악	차이콥스키 '잠자는 숲 속의 미녀' 중 파노라마
	모차르트 바이올린 협주곡 제4번 '안단테 칸타빌레'
	비제 '아를르의 여인' 중 미뉴에트
	차이콥스키 '호두까기 인형' 중 행진곡
	이바노비치 '다뉴브 강의 잔물결'
	베토벤 교향곡 '합창'
	요한 슈트라우스 '빈 숲 속의 이야기'
휴식을 취할 때 조용하고 편안한 음악	크라이슬러 '아, 목동아'
	크라이슬러 '로망스'
	베토벤 '아다지오 칸타빌레'
	하이든 현악 4중주 '세레나데'
	슈베르트 '세레나데'
	바흐 '라르고'
산책할 때 엄마의 콧노래 다음으로 좋은 음악	비발디 바이올린 협주곡 '사계' 중 '봄'
	비발디 플루트 협주곡 '붉은 방울새'
	모차르트 성악곡 '봄의 동경'
	드보르작 교향곡 제5번 '신세계'
	베토벤 교향곡 제6번 '전원'
	멘델스존 서곡 '조용한 바다의 즐거운 항해'
	멘델스존 성악곡 '노래의 날개'
	헨델 '수상 음악'
	하이든 현악 4중주 '세레나데'
	슈만 교향곡 제3번 '라인'
	슈베르트 '악흥의 순간' 중 제3번
	프로코피에프 교향곡 제7번 '청춘'

태교에 좋은 그림

화 가	작 품 명
드가	'아침의 화장'
레오나르도 다빈치	'성 모자와 성 안나'
고갱	'타히티의 전원'
고흐	'해바라기'
보티첼리	'비너스의 탄생'
밀레	'만종'
르누아르	'바느질하는 여인'
모네	'양귀비가 핀 들판'
고흐	'오베르의 교회'
쇠라	'라 그랑드 자트 섬의 일요일의 오후'
김환기	'달 둘'
	'산'
	'영원한 것들'
박수근	'시장의 사람들'
	'노상'
	'모자'
장욱진	'닭과 아이'
	'나무'
	'나무와 새'
이중섭	'황소'
	'환희'
	'꽃 피는 산'
김기환	'십장생'
	'태양을 먹은 새'
	'노점'

동화 태교

동화를 읽으며 태아와 정서적 교감을 나눕니다

동화 태교는 태담 태교에 근간을 두고 있습니다. 아름답고 따뜻한 줄거리의 동화를 읽으면 엄마 마음에 정서적 변화가 생기고 이것이 태아에게도 전달되어 엄마와 태아 사이에 정서적 교감이 이루어집니다.

동화책을 배 속의 태아가 아닌 곁에 앉은 아이에게 읽어준다고 생각하면 더 효과적입니다. 아빠도 동화 태교에 동참하면 좋습니다. 엄마의 배 위에 손을 얹고 태동을 느끼면서 나직한 저음으로 가만가만 책을 읽어주세요. 동화 태교라 해서 반드시 동화책만 읽어줘야 하는 건 아닙니다. 엄마, 아빠가 이야기를 지어내 들려줘도 효과는 같습니다.

임신 시기별 동화 태교는 이렇게!

임신 초기 임신을 확인해 기쁘고 들떠 있는 시기입니다. 입덧이나 피로감 때문에 힘들 수도 있으므로 너무 길거나 복잡한 이야기보다 단순하고 짧은 이야기를 골라 읽는 것이 좋습니다. 글자 없는 그림책을 골라 그림을 설명해주는 것도 좋은 방법입니다.

임신 중기 태아의 오감이 발달하는 시기입니다. 임신부 자신에게 다양한 감정을 불러일으키는 동화책을 선택하세요. 임신부가 즐거운 마음으로 읽어야 태아에게도 긍정적인 효과를 줍니다.

임신 후기 이제 곧 아기를 만날 수 있습니다. 아기를 주인공으로 한 이야기를 꾸며 들려주세요. 아니면 엄마가 상상한 아기의 모습을 구체적이고 생생하게 들려주어도 좋습니다.

음식 태교

임신 중 영양 섭취에 힘쓰라는 뜻입니다

음식 태교는 임신부와 태아의 영양 섭취가 매우 중요하다는 사실을 임신 기간 내내 명심하라는 뜻이 아닐까 합니다. 따라서 음식 태교는 임신 중 영양 섭취에 관한 바른 지식을 갖추는 것이라고 생각하면 됩니다. 다음의 음식 태교 원칙을 가벼운 마음으로 읽어보고 임신 중 영양 섭취에 대한 더 자세한 내용은 301쪽 '임신부의 영양 관리' 편을 참고하세요.

- 영양이 풍부한 식품을 골고루 섭취합니다.
- 신선한 재료로 조리합니다.
- 고단백 음식을 섭취합니다. 단백질은 태아 뇌 발달에 매우 중요한 역할을 합니다.
- 임신 중에는 전보다 더 많은 에너지가 필요하지만 과식은 금물입니다.

임신 시기별 음식 태교는 이렇게!

임신 초기 이 시기는 태아의 모든 세포가 발생하고 성장하는 때입니다. 그런데 이렇게 중요한 세포 형성기에 입덧이라는 복병을 만나면 태아에게 필요한 영양소를 제대로 공급할 수가 없지요. 따라서 음식 선택보다는 입덧을 다스리는 데 주력해야 합니다. 입덧 관리에 대해서는 258쪽 '임신 중 나타날 수 있는 정상 증세와 이상 증세' 편의 '입덧'을 참고하세요.

이 시기에 특히 신경 써야 하는 영양소는 엽산입니다. 임신 중 엽산이 부족하면 태아의 신경관 결손과 유산을 초래할 수 있습니다.

임신 중기 태아가 쑥쑥 자라는 시기인 만큼 임신부의 식욕도 왕성해집니다. 과체중이 되지 않도록 고단백·저열량 식품을 섭취하고 규칙적으로 운동하는 것이 좋습니다.

임신 중기에는 태아에게 필요한 혈액량이 증가하므로 철분제를 복용해야 합니다. 또 DHA는 태아의 뇌와 신경세포 발육에 필수적인 영양소이니 등 푸른 생선과 견과류를 충분히 섭취하세요. 이 시기에는 칼슘 섭취도 중요합니다. 칼슘은 우유와 생선 등에 풍부합니다.

임신 말기 자궁이 부쩍 커져 위와 폐를 위로 밀어 올리기 때문에 장 부담이 커지고 소화가 힘들어집니다. 따라서 이 시기에는 소화가 잘되는 음식을 조금씩 자주 먹는 것이 좋습니다. 하루 세 끼 식사 패턴에서 벗어나 5~6회 나눠 먹으면 소화가 조금은 더 쉬워질 것입니다. 태아의 뇌가 급속히 발달하는 시기인 만큼 뇌 발달을 돕는 고단백 음식과 견과류를 많이 섭취하세요.

태아의 뇌 발달에 좋은 음식

인간의 뇌세포 가운데 70%가 태아기에 만들어집니다. 임신 6개월부터는 뇌세포들이 서로 연결되면서 시냅스라는 신경 회로가 생성되는데, 이렇게 뇌 발달이 왕성하게 이루어지는 시기에는 단백질이나 DHA 같은 필수 영양소를 충분히 공급해주어야 합니다. 태아의 뇌 발달을 돕는 음식은 다음과 같습니다.

단백질 함유 식품 단백질은 태아의 뇌 발달에 가장 직접적으로 영향을 미치는 영양소입니다. 특히 태아의 뇌가 급격히 발달하는 임신 중기 이후에는 양질의 단백질을 충분히 공급해야 합니다. 동물성 단백질뿐 아니라 식물성 단백질도 고루 섭취하는 것이 좋습니다.

- 쇠고기, 돼지고기, 닭고기 등의 육류
- 고등어, 병어, 삼치 등의 생선류
- 조개, 굴, 오징어, 문어 등의 어패류
- 메추리알, 달걀 등의 알류
- 강낭콩, 완두콩 등의 콩류와 두부, 두유 등의 콩 제품

DHA 함유 식품 DHA는 필수지방산 중 하나로 뇌를 구성하는 지방의 10%를 차지합니다. 체내에서 만들어지지 않기 때문에 반드시 음식으로 섭취해야 하는데 주로 등 푸른 생선과 조개류에 많습니다. 단, 기름진 생선에는 환경오염 물질이 포함되어 있을 수 있으므로 임신 중에는 생선 섭취를 일주일에 2회 정도로 제한하는 것이 좋습니다. 평소 생선을 즐기지 않는 임신부라면 오메가-3 피시 오일 보충제를 복용하는 것도 좋은 방법입니다.

- 고등어, 꽁치, 연어, 송어, 청어, 밴댕이류, 멸치류, 참치, 정어리, 조개류

칼슘 함유 식품 임신 중기 이후에는 태아의 뼈와 치아 조직이 만들어지기 때문에 칼슘을 충분히 공급해야 합니다. 임신 중 칼슘이 부족해지면 태아의 신체 발육은 물론 성격 형성에도 악영향을 미칩니다.
칼슘은 일상적인 식사로도 하루 권장량을 채울 수 있습니다. 단, 흡수율이 아주 낮기 때문에 칼슘 흡수를 방해하는 콜라, 커피 등의 음료는 삼가는 것이 좋습니다.

- 우유, 요구르트, 치즈 등의 유제품
- 멸치, 뱅어포 등의 뼈째 먹는 생선
- 미역, 다시마, 김 등의 해조류

비타민 영양소는 비타민의 보조적 기능과 어우러져야만 몸 안에서 제 기능을 할 수 있습니다. 한 예로 단백질이 뇌세포 발달에 기여하려면 이를 합성하고 분해하는 비타민의 역할이 반드시 필요합니다. 따라서 태아의 뇌 발달을 위해서는 단백질뿐 아니라 비타민 섭취에도 신경 써야 하는데, 특히 비타민 B군과 비타민 E를 충분히 공급해야 합니다. 임신부용 비타민 보충제를 매일 복용하는 것도 좋은 방법입니다.

- 호두, 땅콩, 해바라기씨, 호박씨 등의 씨앗류
- 참기름, 들기름, 마가린 등의 식물성 기름
- 현미, 콩, 조, 수수, 깨 등의 곡류
- 쇠고기, 돼지고기, 닭고기 등의 육류
- 김, 미역, 다시마, 톳, 파래 등의 해조류
- 고등어, 장어, 연어, 명란 등의 어류
- 송이버섯, 표고버섯 등의 버섯류와 시금치, 단호박, 브로콜리 등의 녹황색 채소

향기 태교

다른 태교 방법과 병행하면 좋습니다

향기 태교는 아로마를 이용해 몸의 긴장을 풀고 정신적 스트레스를 완화시키는 치료법의 일종입니다. 따라서 다른 태교 방법과 병행해 보조적으로 이용하면 좋을 듯합니다. 1시간에 1~2회 정도 향을 맡거나 목욕물에 에센셜 오일을 몇 방울 떨어뜨리는 방법, 향초를 천천히 태우는 방법 등이 있지요.

**임신 중
사용 가능한 향의
에센셜 오일**

라벤더
티트리
네롤리
그레이프프루트
팔마로사
클라리 세이지
제라늄
로즈
로만 캐머마일

**임신부가 사용하면
안 되는 향의
에센셜 오일**

재스민
바질
라벤더 슈퍼
시나몬
타임 티몰
아니스
오레가노 캠퍼
캐럿 시드

태아의 후각은 임신 5개월 정도부터 발달하기 시작합니다. 인간의 후각은 갓 태어나서는 개나 고양이 등의 후각 능력과 비슷하지만 생후 2~3일이면 그 예민함을 잃는다고 합니다. 다시 말하면 자궁 속 태아의 후각은 포유동물과 같이 뛰어납니다. 그렇다고 엄마가 맡는 냄새를 태아가 동일하게 느낀다는 뜻은 아닙니다. 엄마가 향을 맡고서 정서적인 편안함을 느끼면 그 변화를 태아가 공유한다고 이해하면 됩니다. 기분 좋은 향을 맡고 불쾌한 냄새는 피하는 것이 향기 태교의 기본 원칙입니다.

임신 시기별 향기 태교 방법

임신 초기 라벤더·레몬·페퍼민트 향은 임신 초기의 입덧 완화에 도움이 됩니다.

임신 중기 일랑일랑, 세이지, 로즈 등의 아로마 에센셜 오일을 이용해 마사지해보세요. 라벤더 향은 편안한 기분을 느끼게 해주며 임신으로 인한 소화불량에는 페퍼민트 향이 좋습니다.

임신 후기 진통이 임박한 경우는 페놀류나 페놀에테르류, 케톤류 등 자극적인 에센셜 오일이 도움이 되기도 합니다. 출산과 관련해 정서적 안정감이 필요할 때는 라벤더나 로만 캐머마일 등을 사용합니다.

Q&A 태교에 도움이 되는 향기가 따로 있나요?

임신부에게 무엇보다 도움이 되는 향기는 자연의 냄새입니다. 나무가 가득한 숲에서는 누구나 기분이 좋아지는데 이는 피톤치드와 테르펜 향 때문입니다. 테르펜은 피톤치드처럼 미생물에 대항하는 항균 역할을 하는 동시에 생리 작용을 촉진하고 정서적 안정감을 줍니다. 이 외에도 소화를 촉진하고 입덧을 가라앉히는 레몬 향, 두통을 가라앉히는 로즈메리 향, 숙면을 돕는 라벤더 향 등 다양한 에센셜 오일을 활용할 수 있습니다.

요가 태교

심신을 안정시키고 마음가짐을 변화시키는 훈련법입니다

요가는 수천 년 전부터 전해 내려오는 전통적인 심신의학이자 철학적인 훈련법입니다. 단순히 몸을 유연하고 강하게 만들기 위한 것이 아니라 자세와 호흡을 가다듬어 마음가짐을 변화시키고 몸과 마음을 평화롭게 유지해 진정한 자아와 만나게 하는 것입니다.

요가를 태교에 접목하면 임신 중 스트레스를 조절하는 데 큰 도움이 됩니다. 요가의 호흡 훈련을 반복하면 몸과 마음에 생기는 스트레스를 조절하고 건강하고 평화로운 심신 상태에 이르게 됩니다. 임신부와 태아에게 신선한 산소를 공급하고 분만 시 통증에도 잘 대처하게 만든다는 부수적 효과도 있습니다.

요가 자세 훈련은 일상에서의 잘못된 자세와 신체적 불균형을 스스로 깨닫게 하는 효과가 있습니다. 또한 평소에 잘 쓰지 않던 근육을 움직여 신체를 유연하게 만들기 때문에 임신이라는 몸의 변화에 잘 적응하게 합니다. 특히 골반 및 엉덩이 자세의 훈련을 잘 익혀두면 분만 시 큰 도움이 됩니다.

임신 시기별 요가 태교는 이렇게!

임신 초기 몸의 변화에 적응해야 하는 시기이므로 무리가 되지 않는 간단하고 쉬운 동작부터 시작합니다. 일단은 마음의 안정을 찾는 데 주안점을 두세요. 몸이 피곤하면 요가를 쉬어야 합니다. 요가 전후로 가벼운 준비 운동과 마무리 동작을 하는 것도 잊지 마세요.

임신 중기 임신 기간 중 가장 안전하고 안정적인 시기인 만큼 임신 초기보다는 활동량을 늘려봅니다. 그러나 혈액량이 늘고 체중도 증가하는 때이므로 절대로 무리해서는 안 됩니다. 숨이 너무 가빠오거나 지나치게 힘들게 느껴지는 동작은 피하는 것이 좋습니다. 또한 출혈, 두통, 복부 땅김 등의 위험 신호가 나타나면 즉시 동작을 멈추고 휴식을 취해야 합니다.

임신 후기 체중이 급격히 늘고 허리 통증도 생겨 웬만한 요가 동작은 다 부담스럽게 느껴지는 시기입니다. 특히 엎드리거나 누운 자세는 복부에 압박을 줄 수 있습니다. 따라서 요가 동작을 익히기보다 마음의 평정을 얻는 호흡 훈련을 주로 하는 것이 좋습니다. 이 시기의 호흡 훈련은 소프롤로지 분만법의 복식호흡과 비슷한데 출산에 대한 자신감을 키우고 진통을 극복하는 데 많은 도움이 됩니다.

마음을 안정시키는 임신부 호흡 훈련

사람의 심장 박동은 의식적으로는 조절이 불가능하며 자율신경계가 알아서 조절합니다. 그러나 폐에서의 호흡을 느리게 혹은 빠르게 조절하는 것은 가능합니다. 요가에서는 이런 호흡 조절, 특히 심호흡으로 스트레스와 긴장을 완화시키도록 도와줍니다. 다음에 소개하는 호흡법을 몸에 부담이 가지 않는 선에서 훈련해보세요.

News&Research

조깅, 체육관보다 야외에서 하는 게 낫다

영국 글래스고 대학교 연구 팀이 숲이나 공원 등 자연환경에서 운동하는 경우와 체육관 등에서 운동하는 경우 정신 건강에 미치는 영향에 어떤 차이가 있는지 조사했습니다. 그 결과 자연환경에서 운동하는 사람 중 정신 건강에 문제가 있는 경우는 8%인 데 비해 실내에서 운동하는 사람은 16%로 2배가 높았습니다. 연구 팀의 리처드 미첼 교수는 "사람의 뇌는 자연환경에 있는 것을 좋아하며, 나무와 풀이 있는 환경이 두뇌의 스트레스 수치를 낮춘다"라고 설명했습니다. 이 실험 결과로도 자연 태교가 얼마나 효과적인지 짐작할 수 있습니다.

하복부 호흡

1   등을 바닥에 대고 누운 채 무릎을 세우고 발은 엉덩이 너비로 벌립니다.
2   손은 편안히 배 위에 올려놓고 코로 숨 쉬기 시작합니다. 숨을 깊게 들이쉬며 아랫배가 위로 올라오도록 호흡하고 완전히 내쉽니다.

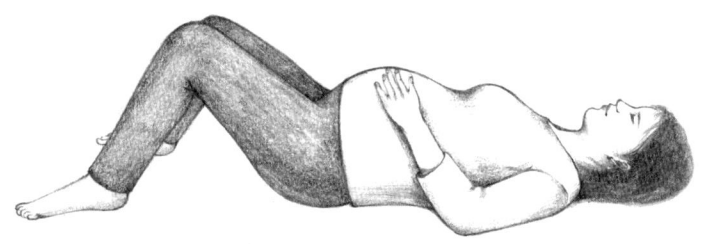

이 동작을 반복하면 배와 등, 골반 아래쪽 근육이 부드러워지고 숨으로 가득 차게 됩니다. 이렇게 호흡을 깊게 하면 스트레스와 긴장이 이완되고 체내 독소가 배출됩니다.

호흡법에 익숙해질수록 더 깊은 호흡을 할 수 있으며 심지어 발바닥까지 숨이 이어지는 것을 느낄 수 있습니다. 인내심을 갖고 숨이 골반과 허벅지, 종아리까지 닿을 수 있도록 연습하세요.

중간 가슴 호흡

1   이제 손을 가슴으로 옮깁니다. 가슴 부위로 호흡하면 흉곽이 좌우상하로 확장됩니다.
2   깊이 호흡하며 스트레스와 긴장을 모두 내보낸다는 기분으로 숨을 내쉽니다.

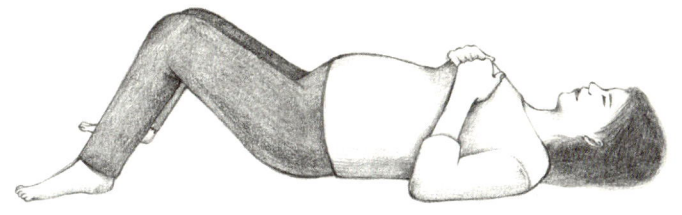

이런 호흡은 특히 스트레스를 가라앉히는 데 효과적입니다.
이제 손을 쇄골 위에 놓습니다. 그리고 가슴 윗부분으로 호흡합니다.

위쪽 가슴 호흡

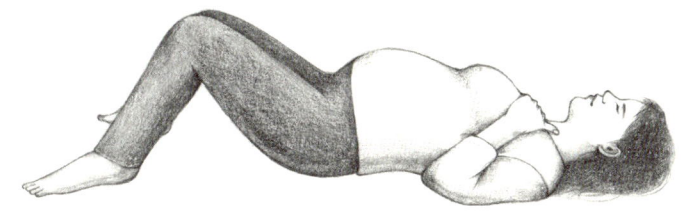

호흡이 심장으로 들어가고 가슴과 등, 견갑골 사이가 조이는 느낌이 들 것입니다. 익숙해지면 숨이 기관과 눈, 정수리까지 확장될 수 있습니다. 호흡이 위로 확장될수록 강박적인 생각이 사라지고 머리가 맑아질 것입니다. 분만에 대한 두려움도 사라집니다.

위와 같은 호흡법을 순서대로 돌아가며 시행하되 숨이 가득 찼을 때와 모든 숨을 내뱉었을 때 잠깐씩 멈추도록 합니다. 12회 정도 반복하는 것이 좋습니다. 복부가 조이는 느낌이 들면 골반을 살짝 들어 올립니다. 숨을 들이쉴 때는 허리에 손을 받치고, 내쉴 때는 손을 허리에서 떼고 등을 편안히 바닥에 대면 훨씬 쉽게 할 수 있습니다.

영어 태교

태교로 스트레스 받으면 이미 태교가 아닙니다

교육열이 강한 우리나라에서는 학습 태교의 일환으로 영어 태교를 선택하는 임신부가 많습니다.

이스라엘 과학자들이 연구한 결과에 따르면 태아는 영어의 음절을 구별하고 외국어의 억양을 구분할 줄 안다고 합니다. 태아의 이런 언어 잠재력을 고려하면 한시라도 빨리 영어 공부를 시작해야 한다고 생각하는 것이지요. 그러나 태아 때부터 영어 공부를 시작해서 영어 잘하는 아이로 키우리라는 생각은 임신부에게 스트레스로 작용할 것입니다.

따라서 영어 태교를 하고 싶다면 거창한 욕심은 버리고 가벼운 마음으로 시작하는 것이 좋습니다. 태아에게 영어 공부를 시킨다고 생각하지 말고 임신부 본인이 즐겁게 공부한다고 생각하세요. 반복해서 말하지만 태교에서 가장 중요한 것은 임신부의 행복감과 마음의 안정, 그리고 엄마와 태아 간의 정서적 교감입니다. 부디 스트레스 없이, 욕심 없이 하세요.

임신 시기별 영어 태교는 이렇게!

임신 초기 비교적 쉬운 단계의 영어 그림책부터 읽어보세요. 평소 영어에 자신 있는 임신부가 아니라면 간단하고 쉬운 문장의 책이 적당

News & Research

태교할 땐 2개 국어를 들려줘라

두 가지 언어를 쓰는 엄마가 낳은 아이가 한 가지 언어를 쓰는 엄마가 낳은 아이보다 두 가지 언어를 배우기가 더 쉽다는 연구 결과가 나왔습니다. 캐나다의 바이어스헤인레인 교수 팀에 따르면 임신 기간 중 필리핀어와 영어를 함께 사용한 임신부가 낳은 아기들은 영어만 듣고 태어난 아기들에 비해 영어와 필리핀어 양쪽에 더 적극적인 반응을 보였습니다. 연구진은 이런 결과를 배 속에서부터 시작된 언어 선호도의 차이 때문이라고 분석했습니다. 한 가지 언어만 듣고 태어난 신생아는 그 언어를 더 선호하는 반면 두 가지 언어를 듣고 태어난 신생아는 두 언어 모두에 관심을 갖기 때문에 더 많이 배울 수 있다는 것입니다.

News&Research

임신 중 햇볕을 쬐어야 태아의 눈 기능이 발달한다

미국 신시내티 어린이 병원과 캘리포니아 주립 대학교 공동 연구 팀은 태아가 엄마 배 속에 있을 때 빛에 노출되어야 눈이 정상적으로 발달한다는 연구 결과를 발표했습니다. 즉 임신부가 빛에 노출되어야 태아가 멜라놉신이라는 단백질을 생성해 눈과 관련된 기능이 정상적으로 발달한다는 것입니다. 멜라놉신은 혈관의 건강한 성장과 망막 신경 발달을 지원하는 역할을 하는데 빛을 충분히 쬐지 않으면 이 단백질의 생성에 문제가 생기는 것으로 나타났습니다.

간혹 밤낮이 바뀐 생활을 하는 임신부가 있는데 이런 경우 태아의 눈 기능에 문제가 생길 수도 있습니다. 햇빛은 태아의 눈 기능을 발달시킬 뿐 아니라 비타민 D를 생성시키고 우울증도 예방합니다. 따라서 몸이 무겁더라도 집 안에만 있지 말고 자주 집 밖으로 나와 햇볕을 쬐어야 합니다.

합니다. 원어민이 녹음한 그림책 CD를 듣는 것도 좋습니다.

임신 중기 어린이 수준의 영어 동화책을 읽어 주세요. 영어 동요 테이프를 따라 해도 좋습니다. 임신부가 평소 좋아하는 팝송이 있다면 정확한 발음으로 들려주세요.

임신 후기 명확하고 분명한 발음으로 영어 태담을 시도해봅니다. 단, 스트레스를 받지 않는 것이 중요합니다. 시험공부하듯 진도를 정해놓고 하는 것은 바람직하지 않습니다.

자연 태교

태교에 가장 좋은 환경은 숲입니다

임신에서 특히 중요한 세 가지는 충분한 산소 공급, 적절한 영양 섭취, 스트레스 없는 환경입니다. 그런데 신선한 공기를 쐬며 스트레스까지 조절할 수 있는 일거양득의 방법이 있습니다. 바로 숲에 가는 것이지요. 숲은 임신과 태교에 가장 적합한 환경입니다. 이런 생각에서 출발한 것이 바로 자연 태교 또는 숲 태교입니다.

양자물리학에 따르면 숲에서 나는 바람 소리, 풀벌레 소리, 새소리, 시냇물 소리 등 자연의 리듬은 세포를 세분화한 양자의 흔들림과 일치한다고 합니다. 숲이 내는 자연의 소리가 바로 최고의 태교 음악인 셈이지요. 부부가 손을 잡고 숲길을 걷기만 해도 마음이 편안해지고 스트레스가 사라집니다.

임신은 가족 모두에게 커다란 축복이자 기쁨이지만 동시에 불안감과 스트레스를 안겨주기도 합니다. 임신이 정상적으로 진행될까, 기형아를 낳진 않을까, 임신 트러블이 심하지는 않을까, 진통과 분만이 괴롭진 않을까 등등 임신부를 괴롭히는 스트레스는 끝도 없습니다. 이런 스트레스를 조절할 수 있는 가장 이상적인 장소가 숲입니다.

가벼운 옷차림으로 숲을 찾아가 산책하고 일광욕하고 자연의 향을 맡아보세요. 이런 자연태교로 잡념을 없애면 자신감 넘치고 긍정적인 마음의 에너지를 충전할 수 있습니다.

태교에 좋은 자연휴양림

우리나라 산림청에서 운영하는 자연휴양림은 최고의 태교 장소입니다. 그 가운데서도 '태교의 숲'으로 명명할 만한, 임신부에게 가장 좋은 자연휴양림을 몇 곳 소개합니다. 자연휴양림에 대한 더 자세한 내용은 산림청 홈페이지(www.forest.go.kr)를 참고하세요.

방태산자연휴양림 소나무, 박달나무, 참나무, 피나무 등의 천연림과 낙엽송 등의 인공림이 조화를 이룬 숲이 아름답습니다.(강원도 인제군 기린면 방동리 산 282-1 tel: 033-463-8590)

용현자연휴양림 맑고 깨끗한 용현계곡 한가운데 울창한 참나무 사이에 자리하고 있습니다.(충청남도 서산시 운산면 용현리 산2-37 tel: 041-664-1978)

용화산자연휴양림 파라호, 춘천호, 의암호, 소양호 등과 가까워 산과 호수를 동시에 볼 수 있는 자연휴양림입니다.(강원도 춘천시 사북면 고성리 산102 tel: 033-243-9261)

청태산자연휴양림 잣나무와 전나무 등 아름드리 침엽수가 우거진 거대한 삼림욕장이 볼만합니다.(강원도 횡성군 둔내면 삽교리 산1-4 tel: 033-343-0347)

태교에 관해 더 알고 싶은 몇 가지

Q&A 꽃꽂이도 태교에 도움이 될까요?

요즘 임신부를 대상으로 하는 태교 꽃꽂이 교실을 많이 운영하고 있습니다. 집 안에 꽃을 두면 기분이 좋아지고 마음이 편안해지지요. 꽃꽂이를 하면 아름다운 색깔의 꽃을 감상하면서 좋은 향기까지 맡을 수 있어 태아에게 시각적·후각적 자극을 줄 수 있습니다. 엄마가 꽃향기를 맡음으로써 기분이 좋아지는 호르몬이 분비되면 태아에게도 그것이 전달되어 같은 정서를 느끼게 됩니다. 또한 자연을 가까이하면서 즐거움을 찾는다는 점에서 동양 태교의 기본과도 맥이 닿는 태교라 할 수 있습니다. 물론 대자연 속에서 맑은 공기를 쐬는 것에 비해서는 효과가 적겠지만 엄마의 시각적·후각적 즐거움을 태아와 공유할 수 있는 훌륭한 태교 방법입니다.

장미는 신경 안정 효과가 있어 숙면에 도움을 주고, 유칼립투스는 면역 강화 기능이 감기 같은 바이러스 질환을 예방해줍니다. 국화는 눈을 맑게 해주고 어지럼증을 완화시키는 효능이 있다고 합니다.

그런데 태교를 위해 꽃꽂이를 할 때는 꽃에 농약이나 살충제 등이 묻어 있을 수 있으니 반드시 장갑을 착용해야 합니다. 꽃꽂이하기 전에 꽃을 흐르는 물에 가볍게 씻거나 무농약 재배 꽃을 쓰는 것도 좋은 방법입니다. 일주일에 한 번쯤 꽃꽂이하는 정도로는 태아에게 해로울 만큼의 유해 물질이 유입될 리 없지만 임신 중에는 무엇이든 조심해서 나쁠 것은 없으니까요.

Q&A 임신 후 꿈을 부쩍 많이 꾸는데 태아 정서에 괜찮을까요?

임신 후 꿈을 많이 꾼다는 임신부가 아주 많습니다. 사실 임신이란 게 보통

태교

큰일이 아니지요. 한 번도 경험해보지 않은 일이 지금 자신의 몸에서 일어나고 있는 것이니까요. 이런 신체적·정신적 변화로 인해 잠을 설치고 꿈을 많이 꾸게 되는 것입니다. 다시 말해 임신으로 인한 흥분, 두려움, 걱정 혹은 행복감이 꿈을 많이 꾸게 되는 원인입니다.

임신 중 호르몬 변화나 크고 작은 임신 트러블이 숙면을 방해하기 때문일 수도 있고요. 밝고 긍정적인 생각을 많이 하면 기분 좋은 꿈을 꿀 테고 불안하고 염려되는 생각을 하면 악몽을 꾸겠지요.

이왕이면 예쁘고 건강한 아기에 대한 상상을 하면서 좋은 꿈을 꾸도록 노력해보세요. 엄마가 기분 좋은 꿈을 꿔야 태아도 행복할 테니까요.

Q&A 임신 중 공포 영화를 보면 태교에 안 좋을까요?
무섭거나 잔인한 장면을 보면 심장 박동이 빨라지고 호흡이 가빠지는데 이것은 자율신경 중 교감신경이 자극되면서 나타나는 현상입니다.

신경계는 근육을 지배하는 중추신경계와 자기 의지대로 움직일 수 없는 기관을 관할하는 자율신경계로 나뉩니다. 위장, 방광, 심장 등이 자율신경계로 조절되는 기관이지요.

어떤 원인으로 자율신경 시스템에 이상이 생기면 이들 기관에 문제가 생겨 현기증이나 설사, 구토 등의 증상이 나타날 수 있고 드물게는 사망에 이르기도 합니다. 가끔 축구 경기를 보던 사람이 심장마비로 사망했다는 뉴스를 접하는데 이는 극도의 긴장 속에서 경기를 보다가 골이 터지는 순간 교감신경계와 부교감신경계의 균형이 깨져 자율신경이 기능을 잃으면서 호흡곤란이 일어났기 때문입니다.

공포 영화를 보다가도 이와 비슷한 증세가 나타날 수 있습니다. 극도의 공포감이나 긴장감이 신체 이상으로 이어져 실신하는 경우도 있지요. 일본의 한 연구 자료에 따르면 엄마가 영화를 보며 느끼는 갖가지 감정이 태아에게 그대로 전해진다고 합니다. 공포 영화를 상영하는 극장에 붙어 있는 "노약자나 임신부는 출입을 금함"이라는 경고문은 나름 과학적 근거가 있는 셈입니다.

우리의 전통 태교에서는 임신 기간 동안 좋은 것만 보고 들으라고 강조했습니다. 특정 장소는 태살이 있다고 해 임신부의 출입을 금하기도 했습니다. 물론 어느 정도 미신적 요소도 있긴 하지만 그만큼 태아를 배려한다는 점에서 조상의 지혜를 엿볼 수 있습니다.

극심한 긴장감은 성인에게도 그리 유쾌한 일이 아닙니다. 하물며 태아에게는 더욱 그렇겠지요. 평소 공포 영화를 즐기는 임신부라도 임신 기간만큼은 관람을 삼가는 것이 좋습니다.

Q&A 바느질이 태아 지능 발달에 도움이 되나요?

조선 시대 왕실에서는 태어날 아이에게 입힐 배냇저고리와 턱받이를 임신부가 손수 만드는 전통이 있었습니다. 태어날 왕손이 입을 옷을 직접 지으면서 마음과 정신을 정갈하게 하라는 뜻이었겠지요.

왕실의 바느질 태교 전통은 지금까지도 면면이 이어져오고 있습니다. 시중에 질 좋은 아기용품을 많이 판매하지만 많은 임신부들이 손수 아기용품을 만들고 싶어 합니다.

임신부가 바느질을 하면 태아의 지능이 높아진다거나 수학적 사고가 발달한다는 연구 결과는 없습니다. 그러나 섬세하고 정교한 손재주와 집중력을 요하는 작업인 만큼 마음가짐을 바르게 하는 데는 효과가 있을 듯합니다. 태교 목적이 태아의 지능 향상에만 있는 것은 아니지 않습니까.

태어날 아기에게 손수 만든 배냇저고리를 입히는 광경을 상상하는 것만으로도 이미 태교 효과는 충분합니다. 태어날 아기를 사랑하고 배려하는 모든 행동이 태교니까요.

Q&A 진통할 때 비명을 지르면 아기에게 안 좋다던데요?

진통하면서 임신부가 비명이나 소리를 지르면 열 달 태교가 물거품이 된다는 옛말이 있지요. 하지만 진통 시 지르는 비명처럼 단시간의 소음이 태아에게 영향을 준다는 과학적 근거는 없습니다. 분만할 때 지르는 소리가 태아에게 미치는 영향보다는 임신 기간 동안 임신부의 스트레스가 태아에게 미치는 영향이 더 강력합니다.

분만하면서 비명이나 소리를 지른다는 것은 임신부가 출산을 긍정적이고 자신감 있게 받아들일 준비가 덜 되었다는 뜻일 수도 있습니다. 출산 과정에서 비명을 심하게 지르면 체력 소모가 더욱 커지고 힘을 줘야 할 타이밍에 집중할 여력이 남지 않게 됩니다.

비명 소리가 없는 침착하고 온화한 분만을 원한다면 미리 라마즈나 소프롤로지 분만에 대한 연습을 하세요. 이런 분만법은 정신적·신체적 훈련으로 분만 시 스스로 진통을 조절하고 완화시키는 데 도움이 됩니다.

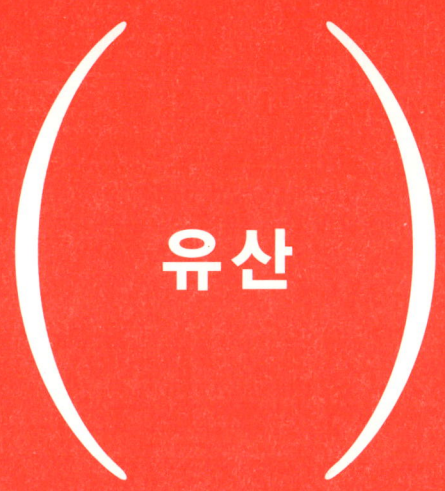

임신 진단을 받은 여성 15~20%가 유산을 경험합니다. 임신 사실을 채 알기도 전에 일어나는 유산까지 포함하면 전체 유산율은 무려 70~75%나 됩니다. 유산의 원인은 매우 다양하며 규명하기 어렵습니다. 다만 여성이 어쩔 수 없는 이유로 발생한다는 점은 확실합니다. 따라서 자기 탓으로 유산되었다는 근거 없는 죄책감을 가질 필요가 없습니다. 유산으로 여성이 정신적인 고통을 겪지 않도록 가족이 따뜻하게 보살펴주어야 합니다. 특히 습관성 유산 환자라면 가족과 전문가의 도움이 꼭 필요합니다.

자연유산

자연유산율이 무려 70~75%에 이릅니다

자연유산이란 임신 20주 이전에 어떤 이유로든 태아를 잃는 현상을 말합니다. 정자와 난자의 수정 과정은 참으로 복잡해서 수정 직전이나 도중 또는 이후의 착상 과정 중 하나만 잘못되어도 유산이 됩니다.

자연유산은 임신 진단을 받은 여성의 15~20%에서 나타나는데 그중 80~85%가 임신 3개월(12주) 이내에 발생합니다. 어떤 경우는 생리를 거르기 전, 다시 말해 임신 사실을 채 알기도 전에 유산되기 때문에 임신부나 의사도 유산되었다는 사실을 알지 못합니다. 이런 경우를 '화학적 임신'이라고 하는데 대부분은 선천적 결손증이나 유전적 이상처럼 태아 자체에 문제가 있어 발생합니다.

임신부의 나이가 많을수록 화학적 임신의 가능성도 높아집니다. 이렇게 임신부가 임신과 유산 사실 자체를 인지하지 못하는 경우까지 합하면 전체 자연유산율은 무려 70~75%에 이릅니다. 즉 수정란의 약 30%만이 건강한 임신으로 진행되는 것입니다.

자연유산의 원인은 대개 밝히기 어렵습니다

자연유산은 이전 임신에서 자연유산이나 조기 분만 경험이 있는 임신부에게 더 자주 일어납니다. 임신 초기의 자연유산을 3회 이상 경험한 습관성 유산 환자의 경우 다음 임신에서 또 유산할 확률은 40% 이상입니다.

자연유산의 15%는 임신 13~20주에 일어납니다. 이 시기에 발생하는 자연유산은 대부분 원인을 규명하기 어렵지만 알려진 원인으로는 다음과 같은 것이 있습니다.

- 쌍각 자궁이나 자궁경부무력증 등 생식기관의 구조적 이상
- 코카인, 알코올, 담배 등 독성 물질에 노출된 경우
- 심각한 상처나 손상이 있는 경우
- 거대세포 바이러스나 풍진 등에 감염된 경우
- 갑상선기능저하증이 심하거나 그 증세가 잘 조절되지 않는 경우
- 당뇨병이 심하거나 그 증세가 잘 조절되지 않는 경우
- 전신성 홍반성 낭창(루푸스) 등의 자가면역적 장애
- Rh 혈액형 부적합인 경우, 즉 엄마는 Rh-형, 태아는 Rh+형인 경우

자연유산의 대표적 증상은 질 출혈입니다

임신 초기에 발생하는 자연유산의 유일한 증상은 소량의 질 출혈입니다. 임신 20주 이내에 출혈을 경험하는 임신부는 20~30%이며 이 중 절반은 자연유산이 됩니다. 출혈은 또한 감염을 일으킬 수 있습니다. 혈액을 영양분으로 삼아 세균이 더욱 잘 번식할 수 있기 때문입니다. 사소한 질염이라도 심해지면 유산의 원인이 될 수 있습니다. 따라서 질염이 생기지 않도록 청결히 하는 것도 중요합니다.

임신 후기의 유산은 점액과 함께 다량의 핏덩어리가 나오는 것이 특징입니다. 이때 자궁이 수축해 이로 인해 자궁 경련과 복통도 발생합니다. 자궁 경련은 태아와 태반을 배출하기 위해 자연적으로 생기는 것인데 자궁이 충분히 수축할 때까지 점점 심해집니다.

때로는 태아가 자궁 안에서 심장 박동을 멈추어도 유산의 증세가 전혀 나타나지 않기도 합니다. 이런 경우를 '계류유산'이라고 하는데 자궁 내 죽은 조직이 유산 전이나 도중 또는 후에 감염되는 경우가 드물게 생기기도 합니다. 감염이 심각해지면 열과 오한이 생기고 심박 수가 빨라지고 기절

하거나 혈압이 떨어지는 위험한 증세가 나타날 수도 있습니다.

자궁경부 검사와 초음파 검사로 유산을 진단합니다

임신 20주 이내에 출혈과 자궁 경련이 생기면 의사는 자연유산 여부를 알아보기 위해 자궁경부 검사와 초음파 검사를 합니다. 자궁경부를 살펴보아 열려 있지 않으면 임신이 유지될 수 있지만 그렇지 않은 경우는 자연유산으로 진행될 가능성이 높습니다. 또한 초음파 검사 결과 자궁 내 태아와 태반이 보이지 않으면 당연히 유산으로 진단합니다.

이미 여러 번 자연유산을 경험한 여성이라면 유전적 요인이나 자궁에 구조적 이상이 있는지, 습관성 유산으로 발전할 가능성이 있는지 알아보기 위해 진단받아야 합니다. 또 유산 위험을 높일 만한 다른 질환이 있는지에 대해서도 검사받아야 합니다.

자연유산 후 태반이 남아 있으면 흡입소파술을 해야 합니다

질 출혈이나 자궁 수축이 나타나긴 했으나 아직 태아의 심장 박동이 정상이라면 일단 침상 안정을 취하게 합니다. 침상 안정이 유산 방지에 효과적이라는 명확한 근거는 없지만 질 출혈과 경련을 줄이는 데는 도움이 되기 때문입니다. 의사들은 또한 하루에 1.5L 이상 수분을 섭취하고 부부관계를 자제하라고 권합니다. 사실 성관계와 자연유산 사이에 명확한 연관성은 없지만 위험을 일으킬 만한 요소는 크든 작든 일단 제거하는 편이 안전할 테니까요.

만일 이미 유산이 발생해 태아와 태반이 배출된 상태라면 치료가 필요하지 않습니다. 다만 태아와 태반이 자궁 안에 그대로 남아 있을 때는 반드시 흡입소파술로 자궁 내 임신 관련 조직을 제거해야 합니다. 계류유산인 경우에도 태아와 태반을 제거하기 위해 흡입소파술을 합니다. 태아가 임신 20

🌐 News & Research
유산 후 이혼하는 부부 많다

남성과 여성은 유산이나 사산에 대처하는 방식이 매우 다르다는 연구 결과가 나왔습니다. 미국 미시간 대학교 앤아버의 캐서린 골드 교수 연구진에 따르면 임신 20주가 되기 전에 유산한 부부는 성공적으로 임신한 커플에 비해 헤어질 가능성이 22% 높았고, 사산한 부부는 40%나 더 높았습니다. 여성은 태아를 잃은 슬픔에 대해 남성과 대화를 하고자 하나 남성은 일이나 술로 잊어버리려 하는 것이 이혼의 주요 원인으로 나타났습니다. 태아를 잃고 난 후 1년 반에서 3년 사이에 가장 많이 헤어졌다고 합니다.

여성은 임신 중 태아와의 신체적·정신적 유대감이 크기 때문에 유산이나 사산 후의 상실감이 남성에 비해 훨씬 큽니다. 유산은 여성뿐 아니라 가족 모두의 슬픔이며 부부간의 이해와 격려로 극복됩니다. 유산이나 사산이 부부가 헤어지는 원인이 아닌, 부부간에 더욱 강한 유대감을 형성하는 계기가 되었으면 좋겠습니다.

주 이후 자궁 내에서 사망하면 옥시토신 같은 진통 유도 약물을 정맥 내 주사해서 자궁을 수축시켜 태아가 배출되도록 하기도 합니다.

자연유산 후 가장 중요한 것은 주변의 이해와 공감입니다

유산의 상처는 신체보다 마음에 더 강력한 영향을 줍니다. 자연유산을 경험한 여성은 자기 잘못으로 유산되었다는 근거 없는 자책감에 시달립니다. 임신한 동안 복용한 감기약 한 알, 임신인 줄 모르고 마신 와인 한 잔, 그 외 여러 사소한 행위가 유산의 원인인 것만 같아 스스로를 책망하고 괴롭힙니다. 그러나 유산은 이런 일 때문에 일어나지 않으며 대개는 임신부 스스로가 어쩔 수 없는 일이 원인입니다. 자연유산을 경험한 여성은 향후 임신에 대한 불안감을 느끼기도 하지요. 자연유산 경험이 있으면 다음 임신 때 또 자연유산할 가능성이 높은 것은 사실입니다. 그러나 자연유산을 경험한 여성 대부분이 다음 임신에서 특별한 문제 없이 건강한 아기를 출산합니다.

자연유산을 경험한 여성이 느끼는 슬픔, 분노, 죄책감, 향후 임신에 대한 불안감 등은 지극히 당연하고 자연스러운 정서 반응입니다. 유산으로 인한 충격과 상실감이 때로 집중력과 식욕 저하, 두통, 불면증 같은 신체 증상으로 나타나는 일도 있습니다. 이때 주변에서 이런 정서 반응을 억누르거나 부정하지 말고 공감과 이해로 감싸줄 필요가 있습니다. 남편이 느끼는 슬픔과 상실감도 크겠지만 짧은 기간이나마 태아와 깊은 유대감을 가졌던 아내에 비할 바는 못 될 것입니다. 남편이 유산한 아내의 정서 상태를 이해하지 못해 부부 갈등을 빚는 일도 종종 있습니다. 이런 경우 정신과 전문의를 찾아가 부부 상담을 받아보는 것이 좋습니다.

반복해 말하지만 자연유산은 임신부 탓이 아닙니다. 또한 자연유산이 되었다고 해서 앞으로 영영 아기를 못 갖게 되는 것도 아닙니다. 유산으로 인한 슬픔과 상실감은 아주 당연한 반응이지만 그로 인한 고통이 계속되지 않도록 스스로, 그리고 가족이 함께 노력해야 합니다.

유산의 종류

인공유산 약이나 소파수술 등 의학적인 방법으로 유산하는 것. 임신부의 생명이나 건강에 위험이 있거나 태아에게 주요한 이상이 있을 때 시행합니다.
절박유산 임신 20주 이내에 질 출혈이 생기는 것. 절반은 임신 유지가 가능하지만 나머지 절반은 자연유산으로 진행합니다.
불가피유산 자궁경부가 열림과 동시에 통증이나 출혈이 발생해 태아를 잃는 것.
완전유산 자궁에서 태아와 태반이 모두 배출된 것.
불완전유산 자궁 속 내용물의 일부만 배출된 것.
계류유산 자궁 안에 죽은 태아가 계속 남아 있는 것.
패혈유산 유산 이전이나 도중 혹은 이후에 자궁의 내용물이 감염된 것.

Q&A 유산이나 낙태 경험 때문에 임신이 안 될 수도 있나요?

유산이나 낙태 경험이 임신 여부에 영향을 미칠 가능성은 매우 낮습니다. 오히려 과거에 임신했다는 것 자체가 앞으로도 임신할 가능성이 충분하다는 것을 의미합니다. 다만 자궁소파술이 간혹 문제를 일으킬 수도 있습니다.

합병증으로 자궁 내 상처, 자궁내막유착증, 자궁경관무력증, 불안감, 우울증, 수면 장애 등이 생기는 것입니다. 그러나 적절히 치료만 받으면 낙태로 인해 다음 임신이 불가능해지는 일은 없습니다. 낙태 후 피임하지 않고 자주 부부 관계를 가졌는데도 1년(만 35세 이상은 6개월) 내에 임신이 되지 않는다면 전문의와 상담해 해결하도록 합니다.

사산은 다양한 원인으로 발생합니다

사산이란 임신 20주 이후에 죽은 태아가 나오는 것입니다. 주로 태반 조기 박리와 같이 태반이 너무 일찍 떨어졌을 때 발생합니다. 그러나 염색체나 유전적 이상, 선천성 결손증, 감염 등의 태아 문제로도 발생합니다. 임신부의 문제로는 다음과 같은 원인이 있습니다.

- 당뇨가 조절되지 않을 때
- 임신중독증이나 자간증이 있을 때
- 알코올, 담배, 코카인 등 마약류에 노출되었을 때
- 교통사고 등 물리적 충격으로 자궁이 손상되었을 때
- 혈액응고 장애가 있을 때

사산의 재발을 막으려면 원인 규명이 가장 중요합니다

태동이 느껴지지 않으면 사산을 의심해봐야 합니다. 사산 진단은 초음파 검사로 합니다. 다음 임신에서 사산이 재발하지 않도록 하려면 원인을 규명하는 일이 무엇보다도 중요합니다. 이를 위해 자궁 검사, 유전적 검사, 감염 여부와 혈액응고 질환을 알아보기 위한 혈액 검사 등을 합니다. 그러나 그렇게 해도 원인이 규명되지 않는 경우도 흔합니다.

죽은 태아가 자연적으로 배출되지 않으면 자궁경부가 열리게 하는 프로스타글란딘 같은 약물을 사용한 후 자궁 수축을 유발하는 옥시토신을 주사하기도 합니다. 태아나 태반 등의 일부 조직이 자궁 내에 남아 있으면 흡입소파술로 제거합니다.

사산 후 여성에게 일어나는 정서 변화는 유산을 겪은 것과 비슷합니다. 사산이나 유산으로 인한 여성의 슬픔을 극복하려면 가족의 감정적 지지와 전문가 상담이 필요합니다.

습관성 유산

3회 이상 유산하면 습관성 유산이라 합니다

2회 연속해 유산하면 반복 유산, 3회 이상 반복되면 습관성 유산이라고 합니다. 때로는 반복 유산과 습관성 유산을 같은 의미로 사용하기도 합니다. 이론적으로는 자연유산이 2회 연속되는 빈도는 2.3%, 3회 연속되는 빈도는 0.3%지만 실제로는 각각 5%와 1%입니다.

만일 2회 이상 자연유산했다면 일단은 습관성 유산에 대한 진단을 받아보는 것이 바람직합니다. 특히 다음과 같은 경우라면 더욱 진단을 서둘러야 합니다.

- 태아 심장 박동이 확인된 이후 유산된 경우
- 여성이 만 35세 이상인 경우
- 불임이 동반되는 경우

우리나라에는 자궁 이상에 의한 습관성 유산이 많습니다

습관성 유산 환자의 40~60%는 원인 규명이 가능하다고 알려져 있습니다. 우리나라에서 습관성 유산은 복합적 원인으로 발생하는 경우가 많으므로 일차적 원인이 밝혀져도 다른 원인에 대해 세심한 주의를 기울여야 합니다. 지금까지 밝혀진 습관성 유산의 주요 원인은 다음과 같습니다.

염색체에 이상이 있는 경우 임신 12주 이내에 일어나는 유산의 절반 이상은 태아의 염색체 이상이 원인입니다.

염색체에는 많은 유전자가 있는데 그 유전자들이 성별, 머리카락과 눈동자 색깔, 혈액형 같은 신체적 특징을 결정합니다. 그런데 염색체의 개수나 구조, 또는 염색체 내 유전자에 문제가 있으면 종종 유산이 됩니다. 이런 문제는 여성이나 남성의 건강과는 아무런 상관이 없습니다. 그러나 때로는 여성 또는 남성의 염색체, 특히 전좌(염색체가 자리를 바꿈) 등이 반복 유산을 일으키는 원인이 되기도 합니다.

자궁에 이상이 있는 경우 제가 1990년에 우리나라 최초로 습관성 유산 클리닉을 개설한 이후 연구한 바에 따르면 우리나라에서 발생하는 습관성 유산의 원인은 외국과 상당히 달랐습니다.

외국에서는 자궁 이상에 의한 습관성 유산이 약 10~15%밖에 되지 않지만 우리나라에서는 절반에 육박했습니다. 자궁 이상은 선천성 기형과 후

선천성 자궁 이상

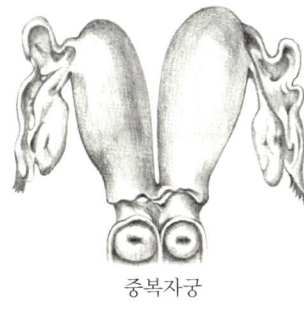
중복자궁

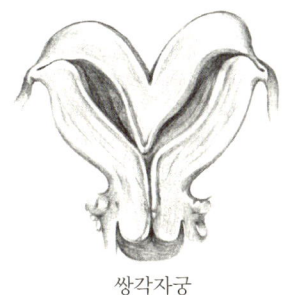
쌍각자궁

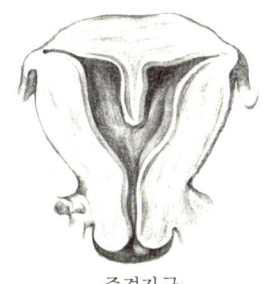
중격자궁

천성 질환으로 나눌 수 있는데 외국에는 선천성 기형이 많고 국내에는 자궁경부무력증, 자궁내막유착증 등 후천성 질환이 85%로 훨씬 많습니다.

- 선천성 자궁 이상: 선천성 자궁 이상은 자궁 모양에 따라 자궁과 자궁경부가 2개씩인 중복자궁(쌍자궁), 자궁 가운데 윗부분이 자궁 내로 약간 돌출되어 하트 모양을 이루는 쌍각자궁, 자궁 한가운데 벽이 형성된 중격자궁, 쌍각자궁에서 어느 한쪽만 존재하는 단각자궁 등이 있습니다.
- 후천성 자궁 이상: 후천성 자궁 이상 가운데서도 우리나라에서 발생하는 습관성 유산 원인의 가장 많은 부분을 차지하는 것은 자궁경부무력증입니다. 이에 대한 자세한 내용은 478쪽의 '조산·과숙 임신' 편 '자궁경부무력증'을 참고하세요. 이 외에 자궁내막유착증, 자궁근종, 자궁내막 폴립 등의 질환도 습관성 유산의 주요 원인입니다.

면역적 요인에 의한 경우
- 루푸스를 포함한 자가면역 질환
- 항인지질 증후군: 면역계 질환인 항인지질 증후군이 있는 여성에게 태반 혈관에 혈전이 생겨 유산되는 경우가 있습니다. 그래서 최근에는 면역적 요인을 '혈액응고 기전 장애'로 표현하기도 합니다.

호르몬에 이상이 있는 경우
- 황체기 결함: 배란 이후 황체호르몬 수치에 이상이 있는 것을 말합니다. 임신 초기에 황체호르몬 수치가 너무 낮으면 임신을 유지하기 힘들어 유산이 됩니다.
- 갑상선 질환: 유산한 여성에게서 항갑상선 항체가 발견되면 갑상선기능저하증과 관련이 있을 가능성이 있습니다. 특히 갑상선기능저하증을 동반하는 경우는 배란 장애나 황체 기능 장애가 습관성 유산의 원인이 될 수 있습니다.

- 다낭성 난소 증후군: 다낭성 난소 증후군의 56%가 습관성 유산으로 진행된다는 보고가 있습니다. 다낭성 난소 증후군일 때 황체화 호르몬이 증가하는 것이 주요 원인으로 추정됩니다.
- 희발 월경: 정상적인 빈도보다 생리를 적게 하는 것을 말합니다.
- 당뇨병: 당뇨병이 심한 경우 자궁 혈류 장애가 생겨 유산을 유발한다고 추정됩니다. 특히 임신 전부터 당뇨병이 있었던 경우는 자연유산 위험이 더 증가합니다. 그러나 당뇨병으로부터 유산이 일어나는 기전에 대해서는 아직 확실히 밝혀지지 않았습니다.

감염에 의한 경우
- 자궁 내 감염
- 기타 감염 질환

임신부 질환에 의한 경우
- 유산과 관련된 임신부 질환에는 심장 질환, 주로 고혈압과 관련된 심한 신장 질환, 당뇨병, 혈전성향증 등이 있습니다. '혈전성향증'이란 정상보다 더 많은 혈전을 만들어내는 혈액 질환입니다.

습관성 유산 진단을 위한 검사

염색체 이상일 때
- 임신 전 반드시 유전학적 상담을 해야 합니다. 부부가 함께 염색체 검사를 합니다.
- 임신 중에는 융모막 검사 또는 양수 검사로 태아 염색체 검사를 합니다. 유산되었다면 유산된 조직의 염색체 검사를 합니다.

자궁 이상일 때

- 자궁난관조영술: 자궁 내에 약물을 조금 주입한 뒤 자궁과 난관의 모양을 살펴보는 방사선 검사입니다.
- 자궁경: 질과 자궁경부를 통해 얇은 내시경을 삽입해 자궁 안쪽을 살펴보는 검사입니다. 자궁난관조영술과 함께 자궁 기형과 자궁내막유착증 진단에 유용한 검사입니다. 일반적으로 자궁난관조영술 다음에 시행합니다.
- 초음파 검사: 자궁난관조영술보다 덜 침습적이며 방사선에 노출될 염려도 없습니다. 주로 점막하 근종 또는 기형 진단에 응용합니다. 수술로 교정이 필요한 경우는 자궁난관조영술로 진단하더라도 고해상도 초음파 촬영으로 재확인합니다.
- 초음파자궁조영술: 자궁 내부의 병변을 더욱 잘 진단하기 위해 초음파 검사 전 생리식염수를 자궁 내에 주입해 검사하기도 합니다.
- 복강경: 자궁 기형 진단은 자궁 외부 모양을 살피는 것도 중요한데, 특히 쌍각자궁과 중격자궁의 감별 진단과 확진에 복강경을 사용합니다.
- 컴퓨터 단층 촬영(CT): 자궁 이상을 더욱 정확하게 진단하는 것은 물론 수술 여부를 결정할 때 도움이 됩니다. 때로는 자기 공명 촬영(MRI)을 하기도 합니다.

Dr.'s Advice

'자궁 기형'이란 말 쓰지 마세요

한번은 신혼부부와 양가 어머니가 함께 습관성 유산 클리닉을 방문했습니다. 다른 병원에서 자궁 기형 진단을 받아 저에게 확진하려고 온 것이었지요. 자궁 기형이라는데 임신이 가능하겠느냐는 시어머니의 물음에는 '저런 몸으로 어떻게 시집올 생각을 다 했느냐는 힐난이 담겨 있었습니다. 부부가 자궁 기형이라고 진단받은 병원에서 가져온 자궁조영술 사진 등 자료를 보니 쌍각자궁이되 심한 편은 아니었습니다. "자궁 모습이 정상 범주에 듭니다. 임신하는 데 별문제 없으니 안심하세요." 그러자 시어머니가 자궁 기형이라는데 교정 수술을 해야 하는 것 아니냐며 못 미덥다는 듯 따져 묻더군요. 그래서 다시 말씀 드렸습니다. "기형이라는 말은 쓰지 마세요. 여성의 얼굴이 다 다르게 생긴 것처럼 자궁도 모두 다르게 생겼습니다. 며느님의 자궁은 하트 모양으로 아주 예쁘게 생겼습니다. 정상 기능을 할 수 있으니 수술도 필요 없습니다." 이 말에 시어머니를 비롯한 모든 가족이 안심하고 돌아갔습니다. 그 신혼부부는 이후 정상 임신을 했고 자연분만으로 건강한 아기를 출산했습니다.

정상과 기형이라는 이분법으로 사람의 몸을 구분하는 바람에 많은 사람들이 고통받고 있습니다. 저는 며느리의 자궁을 기형이라고 구박한 시어머니의 마음이 기형이라고 보는데, 여러분 생각은 어떤가요?

호르몬 이상일 때 황체기 결함을 진단하기 위해서는 생리 직전에 자궁내막을 조직 검사합니다.
면역적 이상일 때 원인을 찾기 위한 면역 항체 등의 검사를 합니다.
감염이 의심될 때 자궁경부와 질 내 분비물의 배양 검사를 합니다.

원인이 밝혀진 습관성 유산 치료법

유전적 요인인 경우 착상 전 수정란의 유전자를 진단해 정상으로 판명된 배아만 자궁 내에 이식하는 일종의 시험관 임신 방법을 사용합니다. 공여 난자 또는 공여 정자를 사용해야 하는 경우도 있습니다.

내분비적 요인인 경우 황체에서 충분한 양의 황체호르몬이 분비되지 않는 것이 원인이라면 황체호르몬을 질 내 또는 경구 투여합니다. 그 외 내분비 원인은 원인별로 적절하게 관리합니다.

자궁 이상이 요인인 경우

- 자궁근종: 근종 제거술을 합니다. 특히 자궁근종이 있으면서 임신 중기에 1회 이상 유산을 경험했거나, 임신 초기에 2회 이상 유산을 경험하고 점막하 자궁근종이 있는 경우 복강경 수술 또는 자궁경 등으로 수술해 제거하는 방법을 권장합니다. 자궁근육 내 근종은 대부분 문제를 일으키지 않습니다.
- 자궁내막유착증: 자궁경을 이용해 미세 수술 가위 또는 레이저로 제거하거나 자궁내막 탈락 수술로 제거합니다. 수술 후에는 자궁내막 재생을 위해 경구 에스트로겐을 약 6주~2개월간 사용합니다.
- 자궁중격증: 중격이 길거나 두꺼운 경우에만 유산 또는 조산을 일으킵니다. 자궁경을 이용해 중격을 제거하면 비교적 잘 치료됩니다. 중격이 아주 두꺼운 경우는 개복 자궁 성형수술을 하는 경우도 있지만 대개는 자궁경 수술을 합니다.
- 쌍각자궁: 수술이 필요 없는 경우가 많습니다. 쌍각자궁의 약 1/3에서 자궁경부무력증이 동반되는 경우가 있어 임신 13주경에 자궁경부의 원형 결찰 수술

을 합니다. 물론 아주 심한 쌍각자궁인 경우는 일명 '스트라스만 수술'이라고 하는 자궁 성형수술을 해야 합니다.

이 수술은 자궁의 모양을 정상으로 만드는 정교한 성형수술이라 반드시 경험 많은 전문의를 찾아야 합니다. 제 습관성 유산 클리닉을 찾은 환자들에게 이 수술을 시행한 결과 약 80%의 임신 성공률을 나타냈습니다.

- 쌍자궁: 언뜻 듣기로는 매우 심각한 경우일 것 같지만 오히려 거의 수술이 필요하지 않습니다. 조산 가능성이 조금 높을 뿐 정상 임신을 하는 경우가 많습니다. 간혹 질중격증이 동반되는 경우 성관계 시 불편하거나 통증이 있으면 질중격증 제거 수술이 필요할 수 있습니다.

- 자궁경부무력증: 자궁경부 원형 결찰, 즉 맥도널드 및 쉬로드카술 등의 질식 봉합법을 권장합니다. 이런 질식 수술로도 해결되지 않는 경우는 더블 맥도널드 수술법 또는 복식 봉합술을 시행합니다. 복식 봉합술은 제가 국내 최초로 도입했으며 지금까지 500회 이상 시술한 결과 치료 효과가 우수하게 나타났습니다. 과거에 시행하던 복식 수술 대신 요즘은 더블 맥도널드 수술법으로 치료합니다. 이에 대한 더 자세한 내용은 478쪽 '조산·과숙 임신' 편의 '자궁경부 무력증'을 참고하세요.

면역적 요인인 경우 원인별 치료를 해야 합니

★ **Funny News**

자궁이 2개인 여성도 건강한 아기 출산할 수 있다

'프라우다' 인터넷판에 따르면 러시아에 사는 21세 임신부 올가 바살기나는 임신한 후에야 자신의 자궁이 2개라는 사실을 알았다고 합니다. 산부인과 의사는 한쪽 자궁에서 임신이 된 것을 발견했고 이런 경우는 처음 접했다고 밝혔습니다. 바살기나는 제왕절개수술로 3.4kg에 53cm의 건강한 아기를 출산했습니다. 출산 과정이 매우 복잡했지만 의사들은 다른 한쪽 자궁을 제거하지 않기로 결정했습니다. 기형적인 자궁이 나이가 더 들더라도 아기를 낳을 수 있게 한다는 이유 때문이었습니다.

사실 저는 쌍자궁 여성의 임신 사례를 많이 보아왔습니다. 그들은 모두 제왕절개 수술로 건강한 아이를 출산했습니다. 그 가운데 한 임신부는 끝까지 자연분만을 시도했지만 진통 말기에 자궁경부 열상이 생기는 바람에 부득이하게 제왕절개를 해야 했습니다. 쌍자궁인 여성이 건강한 아기를 출산하는 것은 이미 보편적인 일입니다. 이제는 쌍자궁인 여성의 자연출산을 위해 노력해야 할 때입니다.

⭐ Funny News

**습관성 유산은 임신 능력이
너무 뛰어난 탓!**

임신 초기의 습관성 유산은 배아를 착상시키는 자궁의 능력이 너무 뛰어나기 때문이라는 연구 결과가 나왔습니다. 불완전한 배아까지 착상시키는 바람에 결국 유산으로 이어진다는 것입니다. 영국 앤 공주 병원 산부인과 연구 팀은 습관성 유산 환자들의 자궁내막 세포를 임신주기가 정상인 여성들의 것과 비교했습니다. 그 결과 습관성 유산 환자의 자궁내막 세포는 배아에 흠이 있는 경우에도 배아를 향해 움직여서 착상을 유도하는 것으로 드러났습니다. 이에 비해 정상인 여성의 자궁내막 세포는 배아의 품질에 따라 선별적으로 움직이는 것으로 나타났습니다. 연구 팀은 문제가 있는 배아라도 일단 자궁에 착상하면 임신 테스트에서 양성 반응이 나올 때까지 살아남을 수 있다면서 이것이 습관성 유산으로 나타나는 것이라고 설명했습니다. 또한 습관성 유산 환자들은 자신이 임신을 거부하는 건 아닌가 하는 죄책감에 시달리는 경우가 많지만 사실은 자신의 자궁 능력이 매우 뛰어나다는 점을 알아야 한다고 말했습니다.

연구진의 말대로 습관성 유산 환자들은 자신의 능력을 과소평가할 필요가 없습니다. 이 결과에 조금이라도 힘을 내 TLC를 실천할 수 있길 바랍니다.

다. 항인지질 항체 증후군에서는 혈액응고 방지제인 헤파린과 저용량의 아스피린을 사용합니다.

원인이 밝혀지지 않은 습관성 유산의 치료는?

습관성 유산의 40%는 원인을 제대로 모릅니다. 그러나 원인 불명이 치료 불가를 의미하는 것은 아니지요. 할 수 있는 모든 검사에서 이상이 발견되지 않았다는 뜻이므로 유산될 이유가 없는 건강한 여성이라는 의미도 됩니다. 이때 중요한 것이 바로 TLC(tender loving care)입니다. 우리말로 옮기면 '사랑하는 마음으로 따뜻하게 돌봄' 정도가 되겠지요. 원인 불명의 습관성 유산 환자에게 긍정적인 마음을 갖도록 하고 가족들에게는 따뜻한 이해와 격려를 부탁했더니 별다른 치료 없이도 75%가 건강한 아기를 출산했다는 연구 결과는 이미 말했듯이 제가 임상 현장에서 경험하고 있는 바입니다.

이는 임신부의 정서가 임신 예후에 얼마나 중요한 영향을 미치는지를 잘 보여주는 예입니다. 원인을 알지 못하는 습관성 유산에는 정서적 안정감이 치료에 큰 영향을 미칩니다. 주변 사람들, 특히 남편과 시부모의 정서적 지지와 임신부 본인의 노력이 있다면 습관성 유산을 극복하고 좋은 결과를 얻을 수 있습니다.

다음 임신을 위해 미리 준비하세요

습관성 유산 환자는 향후 임신에 대한 철저한 계획을 세워야 합니다.

- 다음 임신 시도 전에 자세한 검진을 받으세요.
- 임신한 것 같으면 곧바로 의사를 찾아가세요.
- 의사의 지시를 잘 따르세요.
- 적절한 운동과 균형 잡힌 식단이 중요합니다. 술, 담배, 불법적인 약물 등을 피하고 건강한 생활을 유지하세요.
- 유산이 반복되더라도 아직 임신할 기회가 있습니다. 습관성 유산의 원인을 찾지 못했다는 것은 치료 불가를 의미하는 것이 아니라 원인이 없으니 건강하다는 뜻으로 받아들이고 긍정적으로 생각하세요.

유산 예방을 위한 6가지 생활 지침

임신 초기에 발생하는 유산은 수정란 자체의 염색체 이상에 의한 것이기 때문에 임신부나 남편이 할 수 있는 일은 거의 없습니다.

다음 6가지는 비유전적 원인의 유산을 예방하기 위한 방법입니다.

● News & Research

습관성 유산 환자도 결국은 건강한 아기를 출산하게 된다

유산을 수차례 경험한 습관성 유산 환자도 건강한 아기를 낳는다는 연구 결과가 나왔습니다. 네덜란드 불임 센터 연구 팀이 2회 연속해 유산을 경험한 여성 251명을 대상으로 조사한 결과 이들 가운데 213명이 유산 후 5년 안에 다시 임신했고, 이 중 139명이 건강한 아이를 낳은 것으로 나타났습니다. 전체 조사 대상자 가운데 56%는 유산 후 6개월이라는 빠른 기간 안에 다시 임신했고 86%가 유산 후 24개월 이내에 임신하는 데 성공했습니다. 이번 연구에서 주목할 점은 특별한 치료 없이도 임신부들이 건강한 아이를 낳았다는 것입니다. 연구 팀은 임신부를 두 그룹으로 나눠 한쪽에는 적절한 산부인과 치료를 하고 다른 한쪽에는 위약(僞藥) 치료를 했습니다. 위약 치료란 실제 치료 효과는 없지만 환자가 '치료받고 있다'고 느끼도록 만드는 일종의 속임수 치료를 말합니다. 그 결과 정상적인 치료를 받은 그룹과 위약 치료를 받은 그룹 간의 출산 확률은 큰 차이를 보이지 않았습니다. 연구 팀은 습관성 유산을 경험한 여성이 건강한 태아를 임신하기 위해 필요한 시간은 일반 여성과 별 차이가 없다면서 희망을 잃지 않고 지속적으로 임신 시도를 하는 것이 중요하다고 했습니다. 습관성 유산 치료에 TLC가 얼마나 큰 효과를 발휘하는지 다시 한 번 확인시키는 실험이라 할 수 있습니다.

1 안정을 취합니다

특히 한 번이라도 자연유산을 경험한 임신부라면 임신 초기에 휴식 시간을 많이 갖고 안정을 취해야 합니다. 가급적 성관계를 피하고 운동도 줄이세요. 임신에 대한 긍정적인 마음, 즉 TLC를 실천하면서 임신이 잘 유지될 것이라는 믿음으로 생활합니다.

2 산전 진찰을 성실하게 받습니다

습관성 유산 환자에게는 전문가의 도움이 꼭 필요합니다. 산전 진료일은 반드시 지키고 의사가 권하는 각종 검사와 조치에 성실하게 응하세요. 임신 중 유산과 관련된 출혈, 복통 등이 생기면 즉시 병원으로 가야 합니다.

3 습관성 유산의 원인을 파악하고 예방책을 세웁니다

습관성 유산의 원인이 규명되면 약 75~80%의 치료율을 기대할 수 있습니다. 따라서 습관성 유산의 원인 규명에 관심을 두고 사소한 증상이라도 의사와 상의하는 것이 좋습니다. 단, 원인이 밝혀지지 않은 경우라도 TLC가 큰 도움이 되니 너무 실망하지 마세요.

4 유산을 일으킬 만한 환경을 피합니다

약물, 방사선, 흡연, 음주 등 유산을 일으킬 만한 환경에 노출되지 않도록 합니다.

5 매사 남편의 도움을 받습니다

남편은 아내의 절대적인 지지자가 되어야 합니다. 자연유산의 원인은 여성에게만 있는 것이 아닙니다. 수정란은 정자와 난자가 만나 생성되는 것이기 때문에 수정란이 정상 임신으로 진행되지 못했다면 여성과 남성에게 각각 절반씩 원인이 있다고 봐야 합니다. 실제로 정자 환경이 좋지 못해 발생하는 자연유산도 상당히 많습니다. 며느리가 습관성 유산 환자라고 구박하는 시어머니는 자신의 아들에게도 책임이 절반 있다는 사실을 깨달아야 합니다. 남성도 임신 전부터 임신에 대한 준비, 즉 베이비 플랜을 철저하게 실천해야 한다는 것을 명심하세요.

6 물을 충분히 마십니다

적어도 하루에 1.5L 이상, 200ml 컵으로 8잔 이상의 물을 섭취해야 합니다. 수분은 자궁이 안정되는 데 중요한 역할을 합니다.

Q&A 넘어지면서 바닥에 배를 부딪쳤는데 유산하지 않을까 걱정이에요.

외상이 유산의 원인이 되기는 해도 양수가 태아를 보호하기 때문에 그리 쉽게 유산되지는 않습니다. 물론 임신부의 배에 직접적으로 심한 외상이 가해지는 경우는 조기 태반 박리 등이 발생해 위험할 수 있습니다. 크든 작든 외상을 당했을 때는 일단 병원을 찾아가 태아 심박동 검사와 초음파 검사를 받아보세요. 괜찮다는 결과가 나오더라도 며칠간은 안정을 취하며 태동을 체크해보는 것이 좋습니다.

(조산·
과숙 임신)

조산이란 정상적인 임신 기간을 다 채우지 못하고 임신 20~37주에 분만하는 경우를 가리킵니다. 조산으로 태어난 신생아는 체중이 적게 나가고 이 때문에 출생 후 생존율이 줄어들며 생존해도 평생 건강상 문제를 겪을 수 있습니다. 따라서 조산 위험이 큰 임신부는 산전 관리에 특히 힘써야 합니다. 또한 조산아의 생존을 위해 가능하면 모자의학 전문가가 있는 종합병원에서 출산하는 것이 좋습니다. 반면 임신 42주가 지나도록 임신 상태가 지속되는 경우도 있습니다. 이를 과숙 임신이라 하는데 임신 각 시기의 초음파 소견을 반영해 신중하게 진단해야 합니다.

조산의 원인과 징후

임신 20~37주에 분만하면 조산입니다

정상 임신 기간은 280일, 즉 40주입니다. 조산이란 정상적인 임신 기간을 다 채우지 못하고 임신 20~37주에 분만하는 것을 말하지요. 신생아가 빨리 태어날수록 체중이 적게 나가고 이로 인해 출생 후 생존 확률도 줄어듭니다. 생존했다 해도 평생 건강에 문제를 안고 살아가는 경우가 많고요. 따라서 산과 의사들의 산전 진료는 사실상 조산 예방이 목적이라 해도 과언이 아닙니다. 조산으로 태어난 신생아에게 단기간 또는 장기간으로 발생할 수 있는 문제는 다음과 같습니다.

- 신생아 호흡부전 증후군
- 뇌출혈
- 감염
- 소화기관 이상
- 체온 조절 이상
- 의사소통 및 언어 장애
- 시각 및 청각 장애
- 뇌성마비를 비롯한 신경학적 문제
- 발달 지연
- 학습 장애

이 가운데 일부 장애는 일정한 나이가 될 때까지 발견되지 않을 수도 있습니다.

원인은 아직까지 불분명해요

지금까지 알려진 조산 위험을 높이는 요인은 다음과 같습니다.

- 이전 임신에서의 조산 경력
- 자궁경부무력증
- 감염
- 스트레스
- 모체의 만성 질환
- 출혈
- 음주, 흡연, 약물 복용
- 자궁 이상

조기 진통의 징후

다음 증상이 나타나면 조기 진통일 수 있으니 즉시 병원에 가야 합니다.

- 조기 양막 파수는 조기 진통을 유발하는 가장 큰 원인입니다.
- 질 출혈이 있을 때, 혹은 질 분비물의 양과 색에 변화가 있거나 악취가 날 때
- 골반이나 하복부에 압통이 있을 때
- 지속적으로 허리에 통증이 느껴질 때
- 규칙적이고 빈번하게 자궁 수축이 일어나고 경련성 수축이 동반될 때

Q&A 양수가 터져도 분비물과 구별 못 할까 봐 걱정이에요.

임신부가 양수와 분비물을 구별할 수 있는 방법은 없습니다. 가장 좋은 방법은 양수인지 아닌지 의심스러울 때 곧바로 병원을 찾는 것입니다. 병원에서는 니트라진 검사로 양수인지 아닌지를 검사합니다. 질 내는 pH

4~4.5의 산성이고 양수는 알칼리성이므로 리트머스 용지로 검사해 붉은 색이 파란색으로 변하면 양막 파수로 진단합니다.

대형 병원에서는 더욱 정확한 진단 방법을 사용합니다. 양수에 극소량 포함된 특수한 성장 인자가 분비물 내에 존재하는지를 검사하는데, 자궁경부무력증 수술 전후 또는 조산통이나 양막 파수가 의심되는 경우 자주 이용하며 진단 확률이 98%에 이릅니다.

이런 임신부는 특히 조산을 조심해야 합니다

미국산부인과학회에서는 다음 중 하나라도 해당되면 조기 진통의 위험이 있다고 봅니다. 이때는 더욱 주의를 기울여야 합니다.

- ☐ 앞에서 열거한 조기 진통의 징후가 있다.
- ☐ 이번 임신에서 조기 진통이 있었다.
- ☐ 이전 임신에서 조기 진통이나 조기 분만이 있었다.
- ☐ 임신 중 흡연하거나 코카인을 복용했다.
- ☐ 돌봐야 할 아이가 하나 이상이다.
- ☐ 자궁경부가 비정상이다.
- ☐ 자궁이 비정상이다.
- ☐ 임신 기간에 복부 수술을 했다.
- ☐ 임신 기간에 감염된 적이 있다.
- ☐ 임신 중·후기에 출혈이 있었다.
- ☐ 저체중이다.
- ☐ 산전 관리를 받지 않았다.
- ☐ 염색체 이상 질환이 있는 아이를 출산한 적이 있다.

그러나 조기 진통을 경험하는 여성 중에 이런 항목에 해당되지 않는 경우가 절반이나 됩니다. 이는 조기 진통과 관련된 많은 요인 가운데 상당수가 아직도 밝혀지지 않았다는 것이지요.

조산 예방

조산 위험이 있다면 종합병원에서 산전 관리 받으세요

조산 위험이 있는 임신부는 개인 병원보다 모자 의학 전문가가 있는 여성 전문 병원 등의 종합병원급 이상에서 산전 관리를 받는 것이 바람직합니다. 모자 의학 전문가란 임신부와 태아에게 영향을 미치는 고위험 문제의 치료를 전문적으로 훈련한 산부인과 의사입니다.

종합병원은 조산아를 출산하게 되는 상황에서도 최선의 선택입니다. 조산아는 대개 체중이 적게 나가고 허약하기 때문에 숨 쉬고 먹고 체온을 유지하는 기본적인 사항부터 위급 상황에 이르기까지 전문 인력의 손길이 필요합니다. 신생아 중환자실과 전문 인력을 갖춘 병원에서 태어난 조산아는 그렇지 않은 조산아에 비해 생존율이 훨씬 높습니다.

정상 임신부보다 일상에 제약이 많습니다

조산 위험이 있는 임신부는 정상 임신부에 비해 일상생활에 제약이 많을 수밖에 없습니다. 직장을 그만둘 필요까지는 없지만 무거운 짐

조산 예방을 위한 생활 수칙
- 규칙적으로 산전 검진을 받습니다.
- 건강하고 균형 잡힌 식사를 하고 끼니를 거르지 않습니다.
- 해로운 약물, 유해 물질을 가까이하지 말고 건강한 생활 습관을 유지합니다.
- 조기 진통의 징후를 잘 알아두고 세심하게 살펴봅니다.
- 운동, 성생활, 직장 생활에 대한 주치의의 조언을 잘 따릅니다.
- 비타민 D가 부족해도 조산을 초래할 수 있으니 충분히 섭취합니다.

을 들거나 무리한 일은 하지 말아야 합니다. 절대 안정을 취해야 하니 집안일도 너무 열심히 하지 마세요. 여행이나 운동도 삼가는 것이 좋습니다. 부부 관계는 되도록 피하고, 하더라도 콘돔을 사용합니다. 남성의 정액에 '프로스타글란딘'이라는 자궁 수축 물질이 포함되어 있어 조기 진통을 유발할 수 있기 때문입니다. 배를 압박하는 체위나 깊은 삽입도 피해야 합니다. 경우에 따라서는 입원해서 침상 안정을 취해야 할 수도 있습니다.

자궁 수축 빈도를 임신부 스스로 감시해야 합니다

조기 진통 위험이 있는 임신부는 자궁 수축 정도를 스스로 감시하는 방법을 배워두어야 합니다. 임신 20주부터는 임신부 스스로가 자궁 활동의 증후를 알아낼 수 있습니다.

옆으로 누워 손가락 끝으로 하복부 표면을 부드럽게 만져봅니다. 자궁 수축이 느껴지면 지속 시간과 횟수를 체크합니다. 임신 37주 이전에 자궁의 불규칙한 수축 활동이 있는 것은 정상입니다. 그러나 자궁 수축이 20분 동안 4회 또는 60분 동안 8회(2-4-6-8, 2의 배수로 기억하세요) 일어나면 조기 진통의 위험이 있는 것이므로 즉시 병원에 가야 합니다.

News & Research

구강 위생에 힘쓰면 조산 위험 감소한다

임신부 입안의 특정 세균이 자궁으로 흘러 들어가 조산 위험을 80%까지 높인다는 연구 결과가 나왔습니다. 미국 케이스 웨스턴 리저브 대학교와 예일 대학교의 공동 연구 팀에 따르면 버지엘라 세균이 충치나 다른 입안 상처를 통해 피 속으로 유입되어 돌아다니다 자궁 안으로 들어가면 자궁 내 면역반응을 일으켜 염증을 유발하고 결국 조산을 초래하다고 합니다. 연구진은 치아 위생을 유지하고 항생제 처방으로 세균을 없애면 조산 위험을 줄일 수 있다고 설명했습니다.

제가 아는 한 내과 전문의도 중환자실에 입원한 환자 중에서 구강 위생이 좋지 않은 환자의 사망률이 훨씬 높다는 말을 했습니다. 중환자실의 장기 입원 환자들에게는 흡인성 폐렴이 많은데 구강 위생이 좋지 않으면 폐렴이 더욱 악화되어 회복이 잘 안 된다고 합니다. 임신에서도 구강 위생이 의외로 중요합니다. 입안의 사소한 감염이 조산까지 유발한다는 사실을 명심하고 구강 위생에 힘써야 합니다.

질 내 감염을 예방하고 적절히 치료해야 합니다

임신 중 세균성 질염에 걸리거나 연쇄상 구균 등에 감염되면 조산이나 조기 양막 파수 등의 위험이 증가합니다. 특히 연쇄상 구균 감염은 4%의 신생아에게 아주 심각한 감염증을 일으켜 사망에 이를 수도 있습니다. 따라서 질염이 의심되거나 이전 임신에서 연쇄상 구균 감염 또는 조산이나 조기 양막 파수 경험이 있는 임신부는 반드시 질 내 감염 여부에 대한 검사를 받아야 합니다.

조산 치료

임신 중 조산 치료

조산 위험이 있으면 자궁 내 태아의 폐를 성숙시키기 위해 코르티코스테로이드를 투여합니다. 코르티코스테로이드는 임신 24~34주째인 임신부가 일주일 이내에 아기를 낳을 위험이 있다고 판단되면 주사하는데, 1회 투여만으로 태아의 호흡부전 증후군과 뇌출혈 가능성을 줄여 신생아 생존율을 높일 수 있습니다. 경우에 따라서는 자궁 수축 억제제를 투여하기도 합니다. 이 약물은 자궁 수축을 느리게 하거나 멈추게 해 분만을 2~7일 정도 늦추는 기능을 합니다. 그럼으로써 코르티코스테로이드를 투여하거나 대형 병원으로 이동할 시간을 벌게 됩니다.

조산으로 태어난 신생아의 계면활성제 치료

임신 23주 이후가 되면 태아의 폐에서 폐포를 펴주는 계면활성제를 만들어내기 시작합니다. 계면활성제는 임신 34주에 가장 많이 생산되는데 조산아는 이 물질을 충분히 만들어내기 전에 태어나기 때문에 호흡곤란 증후군이 생길 가능성이 높습니다. 따라서 조산으로 태어난 신생아가 자발적으로 호흡하지 못하는 경우는 계면활성제를 투여해 치료합니다. 계면활성제 치료는 경험이 풍부한 전문 병원에서 하는 것이 좋습니다.

차라리 조산이 최선인 경우

의사는 대개 조산을 막으려 합니다. 그러나 자궁 내 환경이 너무 나쁜 경우 임신 유지보다 차라리 조산이 더 안전할 수도 있습니다. 임신부와 태아의 건강을 위해 불가피하게 조산을 선택하는 이런 경우를 '의도된 조산'이라고 합니다. 다음은 의도된 조산이 필요한 경우입니다.

- 임신중독증일 때: 산모의 신장, 간, 뇌, 심장, 눈 등 신체 기관에 손상을 줄 뿐 아니라 태반에도 영향을 주어 태아에게로 혈액이 잘 순환되지 못하기 때문에 의도된 조산을 하기도 합니다.
- 조기 양막 파수가 발생한 경우
- 융모양막염 등 감염이 있을 때
- 출혈이나 태반 관련 문제가 있을 때
- 태아 성장 지연이 있을 때
- 태아에게 어떤 문제가 있다는 징후가 보일 때

자궁경부무력증

조산과 유산을 초래할 수 있습니다

자궁경부무력증은 태아를 지탱하는 자궁경부에 힘이 없어 만삭 전에 진통 없이 태아가 자궁 밖으로 밀려 나오는 질환입니다. 자궁경부는 원래 진통 시 자궁 수축에 반응해 열리는 것이 정상입니다. 그러나 일부 임신부들은 자궁 아랫부분의 자궁경부 조직이 약해 만삭이 되기 전에, 대부분 임신 16~22주에 스스로 자궁경부가 열려 조산을 하게 됩니다. 일단 자궁경부무력증이 생기면 재발 위험이 30%에 달합니다. 임신 중기의 유산이나 조산을 3회 이상 경험한 여성은 자궁경부무력증의 재발 위험이 더 높습니다.

* 최근 개정된 의학 용어 사전에 따르면 '자궁경부' 또는 '자궁경관'은 '자궁목'으로 고쳐 써야 합니다. 따라서 '자궁경부무력증'이라는 진단명 또한 '자궁목무력증'으로 바뀌었습니다. 그러나 독자의 혼동을 피하기 위해 이 책에서는 기존대로 '자궁경부무력증'으로 표기했습니다.

대부분 자궁경부의 외상이 원인입니다

자궁경부무력증은 선천적으로 결합조직 질환이 있거나 후천적으로 자궁경부의 손상이 있어 자궁경부가 약해진 경우에 발생합니다. 구체적인 원인은 다음과 같습니다.

선천적 요인 자궁경부무력증의 후천적 원인을 찾을 수 없을 때 일단 선천적 원인, 즉 자궁경부나 자궁내구의 선천적 무력증이 있다고 분류합니다. 전체 자궁경부무력증의 약 2%가 해당합니다. 자궁 이상에 동반되어 나타나는 경우가 많습니다.

후천적 요인 후천적 자궁경부무력증은 인공유산, 과체중아 분만, 자궁 기형, 자궁경부 외상 등이 원인입니다. 자궁경부 외상은 자궁경부 0기 암을 포함한 자궁경부 이형증의 원추절제술 이후에 생길 수 있습니다. 또는 진단이나 치료를 위한 소파수술에서 자궁경부의 기계적 확장이 과도했을 때도 자궁경부 외상의 위험이 있습니다.

생리적 원인 쌍태임신처럼 자궁이 정상 임신의 경우보다 클 때, 또는 양수과다증일 때 자궁경부무력증이 발생하기도 합니다. 늘어난 자궁에서 과다하게 발생한 압력이 자궁경부에 작용해 나타난 결과라고 추정됩니다.

내분비적 요인 임신 중 조직을 이완시키는 역할을 하는 '릴랙신'이라는 호르몬이 자궁경부무력증과 관계있다는 의견이 최근 제시되고 있지만 명확히 밝혀지진 않았습니다.

임신 전 자궁경부무력증 진단

자궁경부무력증은 임신하기 전까지는 진단하기 어렵습니다. 임신부가 이전 임신에서 조산

Dr.'s Advice
조산으로 아기가 생존하지 못했다면
아기를 잃은 부모에게는 주변의 격려와 지지가 무엇보다도 절실합니다. 조산으로 신생아를 잃은 부모를 정서적으로 지지하고 도와주는 심리학자나 정신과 의사와의 상담도 권장할 만합니다. 이런 상황을 함께 견디고 있는 사람들이 모인 인터넷 카페를 찾아 공감과 위로를 얻는 것도 좋은 방법입니다.

또는 임신 중기의 유산을 경험한 적이 있다면 일단 자궁경부무력증을 의심해봅니다. 초음파상으로 자궁경부가 짧은 것이 관찰되어도 조기 분만의 징후가 있는지 면밀하게 살펴보아야 합니다.

최근 들어서는 자궁경과 초음파 촬영 등을 자궁경부무력증 진단의 목적으로 많이 사용합니다. 그러나 아직까지는 자궁경부무력증을 진단하는 객관적 기준이 없습니다. '진정한 자궁경부무력증'은 특정한 해부학적 질환이라기보다 다양한 인자가 작용하는 기능적 면이 많기 때문입니다. 임신 전 자궁경부무력증을 진단하는 경우는 다음과 같습니다.

과거 산과력 임신 중기에 진통도 없이 자궁경부가 확장되어 유산이나 조산을 한 경험이 있는지가 중요합니다.

내과적 질환 유무 자궁경부무력증이 전신적 질환, 내분비적 또는 면역적 질환과 관련 있다는 증거가 있습니다.

자궁경부 이상 여부의 진찰

- 시진 및 촉진: 자궁경부 기형이나 열상 등이 있는지 관찰합니다.
- 헤가 검사: 자궁경부 확장 기구를 자궁내구로 통과시켜 진단합니다. 배란이나 생리 기간을 피해 검사합니다.
- 견인 검사: 식염수 1cc를 채운 카테터를 자궁내구로 통과시켜 진단합니다.
- 자궁난관조영술: 자궁경부가 비정상적이진 않은지, 자궁내구가 깔때기처럼 넓어지진 않았는지 관찰할 수 있습니다. 자궁내구의 넓이를 측정해 진단하는 경우도 있습니다. 그러나 주관적 평가라는 점에서 전문의의 경험이 무엇보다도 중요합니다.

임신 중 자궁경부무력증 진단

임신 초기의 소견 동일한 검사자가 주기적으로 자궁경부를 내진해 자궁경부의 소실, 단축, 확장 등을 진찰합니다.

초음파 검사 초음파 측정으로 자궁경부 길이의 감소나 확장 여부를 관찰합니다. 과거에 자궁경부무력증이 있었다면 임신 중기에 들어서자마자 일주일 간격으로 초음파 검사와 자궁경부 진찰을 모두 합니다.

자궁경부 진찰 자궁경부의 길이·경도·방향, 외구·내구의 개대(얇아지고 열리는 증상) 정도, 기타 열상 또는 해부학적 이상 여부 등을 진찰합니다.

기타 검사
- 심혈관계·폐·갑상선 질환, 당뇨병 등 조산을 일으킬 수 있는 내과적 질환이 있는지 살펴봅니다.
- 임신 초기부터 1개월마다 질 분비물 배양 검사를 합니다.

자궁경부무력증 비수술 치료

1. 안정을 취합니다.
2. 물리적 방법: 특수한 링(bakelite ring, baylor balloon 등)으로 자궁경부를 두르거나 고무로 만든 반구형의 피임 기구인 페서리로 자궁경부를 막는 방법이 있습니다. 효과는 일시적입니다. 반드시 전문의와 상담 후 시행해야 합니다.
3. 호르몬 투여: 황체호르몬을 다량 투여하는 방법이 있습니다. 효과는 미지수입니다.

자궁경부무력증 수술 치료

질식 자궁경부 원형결찰술 질을 통해 자궁경부 입구를 봉합사로 묶는 수술입니다. 임신 중에는 주로 쉬로드카(Shirodkar) 방법이나 맥도널드

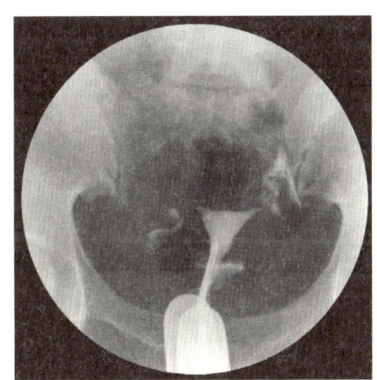

자궁난관조영술을 이용한 자궁경부무력증 진단

정상 자궁과 나팔관. 자궁난관조영술을 통해 자궁내구의 깔때기 모양 변형이 확인되면 자궁경부무력증일 가능성이 있다.

(McDonald) 방법을 시행합니다. 임신 중이 아닐 때는 래시 앤드 래시(Lash & Lash) 방법을 쓸 수 있으나 보편적인 수술 방법은 아닙니다. 수술 시기는 임신 초기를 지나 임신 14~16주가 가장 바람직합니다. 첫 수술의 성공률은 약 85~90%이며 수술이 반복될수록 성공률은 낮아집니다.

질 출혈, 양막 파수, 자궁 수축, 양막 감염이 있거나 자궁경부가 4cm 이상 벌어졌을 때는 수술을 해서는 안 됩니다.

수술 합병증으로는 수술 후 감염, 조기 진통, 봉합사 위치 이동, 자궁경부 열상, 자궁경부 출혈, 양막 파수, 질루(질과 방광 또는 직장이 연결되는 현상), 태반 농양(고름 주머니), 방광 손상, 자궁 파열, 자궁경부 난산(자궁경부에서 봉합사가 지나간 경로가 단단해져 진통이 와도 자궁경부가 잘 열리지 않는 경우) 등이 있습니다. 질식 수술 후에는 36~37주에 매듭을 풀고 자연 분만을 위한 진통을 기다립니다.

복식 자궁경부 원형결찰술 질식 수술에 실패한 경력이 있으면서 자궁경부가 심하게 손상된 경우, 자궁경부가 매우 짧거나 선천적 기형이 있는 경우, 기타 원인으로 자궁경부가 심하게 손상된 경우, 자궁구개 열상이나 자궁경부 염증이 있는 경우는 질식 수술을 하지 못합니다. 이때는 개복술을 통해 자궁경부를 묶어주는 복식 자궁경부 원형결찰술(TCIC, 이하 복식 수술)이 필수적입니다. 'TCIC'라는 용어는 제가 처음으로 국내에 소개했는데 임신부들 사이에서는 '티씨(TC) 수술'이라는 줄임말로 불리더군요. 이 수술은 성공률이 높고 임신 전에도 수술이 가능합니다. 하지만 복강 내부에서 자궁경부 윗부분을 묶어주기 때문에 분만할 때는 반드시 제왕절개수술을 해야 한다는 단점이 있습니다.

복식 수술은 질식 수술에 비해 조기에 시행합니다. 보통 임신 12~14주 정도에 수술하기를 권장합니다. 수술 성공률은 태아 생존율을 말하는데

복식 자궁경부 원형결찰술과 더블 맥도널드 원형결찰술

복식 수술은 수술의 어려움과 위험성 때문에 질식 수술보다 일반화되지 못했습니다. 외국에서도 극소수 기관에서만 시행하며 국내에서는 동탄제일병원, 강남성심병원, 대구동산병원 등에서 가능합니다.

1990년에 제가 처음으로 국내에 소개한 이후 1998년에 세계 최초로 수술 건수 100예(임신 중 수술 82예, 임신 전 수술 18예)를 돌파해 국제학술대회에 보고한 바 있으며 현재는 약 500예를 기록하고 있습니다. 자궁 혈관을 직접 건드리지 않고, 수술 전후에 자궁 혈관의 혈류를 초음파 도플러 방법으로 측정해 자궁의 혈액 공급을 감시함으로써 시술 성공률을 높이고 있습니다. 최근에는 많은 수술 대상을 더블 맥도널드 원형결찰술로 전환해 수술하는데 복식 수술과 비슷한 성공률을 보이고 있습니다.

제 경험상으로는 평균 89%의 성공률을 보였습니다.

응급 자궁경부 원형결찰술 자궁경부가 3cm 이상 개대되거나 양막이 자궁경부 밖으로 돌출된 경우는 응급 자궁경부 원형결찰술을 시행합니다. 수술 전 사전 조치로 환자의 안정, 자궁 수축 정도 검사, 초음파 검사를 통한 태아 생존과 선천성 기형 여부 진단 등이 필요합니다. 경우에 따라서 자궁 수축 억제제를 사용할 수도 있습니다.

양막이 돌출되었을 때는 자궁경부 주위를 특수 실크 봉합사로 끌어당긴 다음 여러 특수한 방법으로 양막 돌출 부위가 자궁 내부로 들어가게 합니다. 그런 다음 방광을 500cc 정도의 식염수로 채웁니다. 그러면 방광 내벽이 팽창하면서 자궁 하절부도 팽창하고 자궁 내부 용적이 증가하면서 돌출된 양막이 회복되는 데 도움이 됩니다. 양수 천자술로 양수량을 줄이면서 돌출된 양막을 회복시키는 방법도 있습니다.

더블 맥도널드 원형결찰술 복식 수술은 제왕절개수술을 포함해 두 번의 개복술을 해야 한다는 점, 수술 시 과다 출혈 위험이 있다는 점, 수술 기법이 매우 난해하다는 점에서 쉽게 시도할 수 없는 수술이었습니다. 또 이런 이유로 복식 수술을 부담스러워하는 환자가 많았는데 이를 보완해 제가 개발한 방법이 '더블 맥도널드 원형결찰술'입니다.

임신부들은 보통 이를 줄여서 '더블맥 수술'이라고 부릅니다. 이 수술은 개복을 하지 않습니다. 분만 시 제왕절개수술도 필요하지 않습니다. 또한 수술 전후 철저한 질 감염 배양 검사로 감염 예방 조치를 함으로써 성공률도 더욱 높아지고 있습니다.

먼저 자궁 내경구의 근위부에서 1차 맥도널드 원형결찰술을 시행한 다음 1~2cm 간격을 두고 자궁경부의 원위부에서 2차 맥도널드 원형결찰술을 합니다. 이때 근위부를 최대한 위로 위치시키는 것이 중요한데, 대부분 자궁경부 열상이 심하므로 정교한 수술 기법이 요구됩니다. 따라서 2차 봉합에서는 가능한 한 자궁경부 본래의 모습으로 회복시키는 데 주안점을 둡니다.

봉합사는 인체에 흡수되지 않는 특수 봉합사인 머실린 밴드 또는 에티본드를 사용합니다. 이후 두 매듭 사이의 자궁경관 내에 특수한 생체 아교를 주입해 자궁경부를 완전히 봉쇄합니다. 이로써 자궁경부 속 점액을 보호하고 질에서 침투하는 감염을 예방할 수 있습니다. 이 수술을 '캔디 수술'이라고도 하는데, 매듭 사이에 생체 아교가 삽입된 모양이 마치 사탕봉지 같다고 해서 제가 붙인 별칭입니다.

과숙 임신 지연 임신

과숙 임신 진단은 신중해야 합니다

WHO에서는 임신 42주(294일) 이후까지 지속되는 임신을 과숙 임신이라고 정의합니다. 그런데 임신 기간을 잘못 측정해 과숙 임신으로 진단하는 바람에 불필요하게 유도 분만 등 산과적 개입을 하게 되는 경우가 많습니다. 실제로 마지막 월경 시작일로 임신 기간을 측정해 42주 이상의 과숙 임신으로 진단한 여성의 68%는 기초 체온으로 임신 기간을 측정했을 때 과숙 임신이 아니었습니다. 따라서 과숙 임신은 정확한 월경력과 함께 임신 초·중·후기의 초음파 소견을 반영해 신중하게 진단해야 합니다.

이전 임신에서 과숙 임신이었던 여성은 이번 임신에서도 그럴 가능성이 큽니다. 또한 진통에 관여하는 호르몬이 정상적으로 기능하지 못하거나 태아 크기에 비해 골반이 작은 경우에도 과숙 임신이 될 수 있습니다.

임신 42주에도 진통이 없으면 유도 분만을 합니다

과숙 임신인 경우는 사산, 주산기 사망률, 태아 곤란증, 난산, 제왕절개수술 및 겸자 분만, 거대아 및 견갑난산, 신생아 태변 흡입 증후군 등의 위험이 증가합니다. 따라서 임신 41주가 넘으면 일단 태아 감시를 철저히 해야 합니다.

태아 감시에는 태아 운동 검사, 비수축 검사, 생물리학 계수, 수축 검사 등이 포함됩니다. 임신 41~42주에 도달한 합병증 없는 임신부에게는 유도 분만을 권유합니다. 이 시기에 유도 분만을 하면 반드시 제왕절개수술을 해야 할 필요가 없고 신생아 예후도 좋은 편입니다.

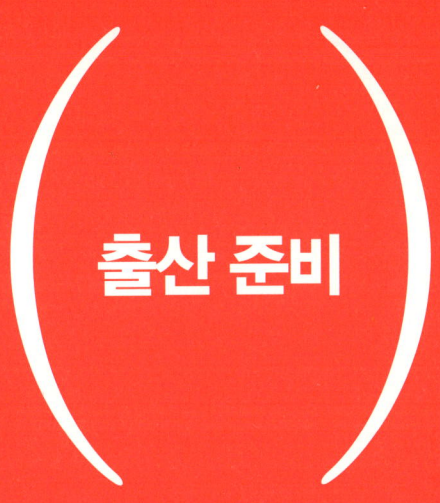

출산 준비

분만예정일이 다가오면 임신부는 설레면서도 불안해집니다. 드디어 아기를 만난다는 생각에 들뜨기도 하지만 분만 과정이나 아기 키울 생각을 하면 걱정이 앞서지요. 출산과 육아에 대한 근심 걱정은 철저한 준비로 해소할 수 있습니다. 예정일 2주 전에 입원 준비물을 챙겨놓고 육아용품도 갖춰두세요. 분만예정일이란 아기가 나올 시기를 어림잡은 날짜에 불과합니다. 예상보다 아기가 빨리 나올 수도 있으니 여유 있게 준비해야 합니다. 분만이 어떻게 진행되는지, 순조롭게 분만하려면 어떻게 해야 하는지도 미리 공부해둡니다. 준비가 철저하고 정보가 많을수록 막연한 불안감과 고민도 사라지는 법입니다.

임신 막달

하던 일을 서서히 정리하세요

예전에는 임신 막달에 들어서면 직장을 그만두고 휴직을 하는 경우가 많았지요. 그런데 요즘에는 '마지막 순간'까지 일하고 출산 후 휴가를 길게 쓰려는 여성이 많아지고 있습니다. 어떤 방법이 좋은지는 각자가 판단할 일입니다. 그러나 임신과 출산 과정에는 늘 예상치 못한 우발적 상황이 존재하게 마련입니다. 분만예정일에 너무 임박해서까지 일하지 말고 유연하게 출산휴가를 준비하세요. 저는 분만예정일 일주일 전부터 출산휴가를 쓰라고 권합니다.

분만예정일이 지났는데도 진통이 없다면

분만예정일은 반드시 그 날짜에 아기가 나온다는 의미가 아닙니다. 그저 출산할 날짜를 어림잡은 것에 불과하지요. 임신 41주가 지나도 진통이 없으면 병원에서는 유도 분만을 권유합니다. 결정하기 전에 주치의에게 유도 분만의 위험성과 이점에 대해 충분히 듣게 됩니다. 유도 분만에 대한 자세한 내용은 541쪽 '자연 분만' 편의 '유도 분만'을 참고하세요.

점점 걱정이 많아지고 혼란스러워집니다

분만 날짜가 다가올수록 임신부는 혼란스러운 기분에 빠져듭니다. 드디어 아기를 만난다는

Dr.'s Advice

임신 막달에 하는 쓸데없는 걱정

이런저런 걱정이 많아지는 임신 막달, 가장 쓸데없는 걱정 몇 가지를 소개합니다. 만일 이런 걱정을 하고 있다면 안심하세요. 이런 일은 거의 일어나지 않으니까요.

- 병원에 제때 도착하지 못하면 어쩌지?
- 의사가 분만실에 제때 도착하지 못하면 어쩌지?
- 내가 감당하지 못할 정도로 진통이 심하면 어쩌지?
- 분만 도중에 대변을 보면 어쩌지?
- 첫 번째 임신은 그럭저럭 해냈지만 이번에는 어려울지도 몰라.

병원 가기 전 미리 알아둘 것

일단 산통이 시작되면 이것저것 생각할 여유가 없지요. 다음 사항을 미리 생각해두면 도움이 됩니다.

거리 병원까지 거리가 얼마나 되나?
교통 병원까지 어떤 교통수단으로 이동할 것인가? 누구와 함께 갈 것인가?
시간 병원까지 가는 데 시간이 얼마나 걸릴까? 교통 체증이 발생할 만한 구역이 있나? 만일 교통 체증이 발생할 우려가 있다면 어떤 길로 우회할 수 있나?
집안일 큰아이를 돌봐줄 사람이 있나? 특별히 마무리할 일이 있나?
직장 업무 해오던 업무를 누구에게 맡길까? 출산하러 병원에 간다는 사실을 누구에게 어떤 경로로 알려야 할까?

병원에 갔다가 그냥 되돌아오게 되면

진통인 줄 알고 헐레벌떡 병원에 갔는데 정작 병원에 도착하니 진통이 말끔하게 사라졌다는 임신부가 많습니다. 진짜 진통이 아니라 가진통이기 때문이지요. 병원에서 집으로 돌아가 쉬었다 오라고 권유하기도 합니다. 이렇게 해서 다시 집으로 돌아오면 수분을 충분히 섭취하고 안정을 취해야 합니다. 잠도 충분히 자야 하고요. 따뜻한 물로 샤워하면 긴장이 풀리고 숙면을 취할 수 있습니다. 낮에는 가만히 누워 있지 말고 무리하지 않는 선에서 일상생활을 계속해야 태아가 골반을 빠져나오고 자궁경부가 확장되는 데 도움이 됩니다.

사실에 들뜨고 기쁘지만 한편으로는 분만이 어떻게 진행될지, 아기를 어떻게 다뤄야 할지 걱정이 앞서지요. 임신이 영원히 지속될 것 같다거나 아기가 태어나지 않을 것 같다는 터무니없는 상상을 하게 되는 임신부도 있습니다. 때가 되면 아기가 알아서 신호를 보낼 테니 걱정하지 마세요.

만일 임신에 대한 걱정이 너무 많다면 종이에 걱정거리를 쭉 적어보세요. 그저 적는 행위만으로도 걱정이 줄어드는 경우가 많습니다. 막연히 걱정할 때와 달리 자신이 무엇을 걱정하는지, 이 걱정은 얼마나 현실성이 있는지, 해소할 방법은 무엇인지 구체적으로 깨닫고 생각하게 되기 때문이지요. 걱정거리를 적어봐도 해소되지 않을 때는 주치의와 상담하거나 이 책을 열심히 읽어보세요. 분만 과정과 신생아 양육에 대한 정확한 정보를 습득하면 걱정도 그만큼 줄어들게 마련입니다.

큰아이에게도 동생 맞을 준비가 필요해요

큰아이가 있다면 새로 태어날 아기에게 쉽게 적응할 수 있게 도와줘야 합니다. 아기와 잘 지낼 수 있도록 다음 방법을 시도해보세요.

☐ 큰아이가 아기였을 때의 이야기를 들려줍니다.

- 태동이 어떤 느낌인지 이야기해줍니다.
- 인형을 선물해 아기 돌보는 놀이를 하게 합니다.
- 큰아이 사진을 새로 태어날 아기 방이나 거실에 놓아둡니다.
- 태어날 아기에 대해 함께 이야기합니다.
- 태어날 아기에게 줄 선물을 고르게 합니다.
- 출산 후 다시 큰아이를 만났을 때, 아기는 남편에게 맡기고 큰아이를 안아줍니다.
- 병원 갈 때 가져갈 준비물을 챙길 때 큰아이에게 도와달라고 합니다.
- 아기 이름에 대해 큰아이의 의견을 물어봅니다.
- 아기가 처음 집에 올 때 어떤 옷을 입을지 골라달라고 부탁합니다.

출산 및 입원 준비물

입원 준비물을 미리 챙기세요

분만예정일이 임박하면 병원이나 조산소에서 출산과 입원 준비물 목록을 알려줍니다. 병원이나 조산소에서 제공하는 물건을 미리 체크해 중복되지 않게 짐을 싸세요.

- 출산 시 입을 헐렁하고 편안한 옷 3벌 이상(병원 환자복이 불편한 경우)

Dr.'s Advice

분만실에 들어가기 전 유언을 준비해 보세요

기쁜 순간을 앞두고 유언을 준비하라니 다소 황당하게 들릴 것입니다. 불쾌감을 느끼는 분도 있을 테고요. 하지만 세상일은 누구도 장담할 수 없고, 아기를 위한 준비에는 언제나 빈틈이 없어야 하지 않겠습니까? 아마도 엄마는 임신 중에 아기를 위해 비타민을 복용하고 카페인을 끊고 건강한 식단을 유지하기 위해 노력했을 것입니다. 유언도 이런 준비 가운데 하나입니다. 외국에서는 종종 이렇게 임신부들이 유언을 남기기도 합니다.

그럴 리는 없겠지만 만에 하나, 분만 과정에서 나쁜 일이 발생하더라도 유언을 남겨두면 자산을 보호하고 아이를 돌볼 사람을 뜻대로 결정할 수 있습니다. 변호사를 선임해 유언장을 남기는 일이 내키지 않으면 의료 사항에 관련한 법적 대리인을 선임하는 차선책을 선택할 수도 있습니다.

법률적 효력을 떠나 유언장을 써 내려가는 과정 자체가 지금까지의 삶을 정리하고 미래를 준비하는 데 도움이 됩니다. 태어날 아기와 새로운 삶을 시작하기에 앞서 이제까지 어떻게 살아왔는지 반추해보세요. 삶이 얼마나 소중한지, 앞으로 얼마나 더 소중해질지 여실히 깨닫게 될 것입니다.

병원 가기 전 챙겨야 할 번호

평소 외웠던 전화번호도 진통이 시작되면 긴장되고 경황이 없어 잊어버릴 수 있습니다. 따라서 중요한 사항은 미리 수첩에 적어두는 것이 좋습니다. 이 수첩은 병원에 가져갈 가방에 넣되 가장 찾기 쉬운 위치에 두세요.

- 병원과 주치의 전화번호
- 남편 또는 출산 시 같이 있어줄 사람의 전화번호
- 임신부의 병원 등록 번호
- 콜택시 전화번호

출산 전 병원에 문의할 사항

언제 있을지 모를 산통에 대비하기 위해 병원에 이런 것을 문의하세요.

- 언제 의사를 불러야 하나요?
- 진료 외 시간에 의사 또는 간호사와 어떻게 연락할 수 있나요?
- 진통이 오면 병원으로 바로 가야 하나요, 아니면 전화를 먼저 해야 하나요?
- 산통이 왔을 때 특별히 따라야 하는 절차가 있나요?

☐ 편안한 브래지어 2~3벌과 모유 수유를 할 계획이라면 수유용 브래지어
☐ 임신 중에 입었던 넉넉한 팬티 3~5벌
☐ 흡수가 잘되는 산모용 위생 패드 10장 이상
☐ 칫솔, 치약, 비누, 머리빗, 수건, 간단한 기초화장품
☐ MP3, 잡지, 책 등 시간을 보내고 긴장을 푸는 데 도움이 될 만한 물건
☐ 슬리퍼와 가운
☐ 출산 후나 집에 올 때 입을 느슨하고 편안한 옷
☐ 아기 옷, 기저귀, 속싸개, 담요 등
☐ 휴대전화와 충전기
☐ 보호자를 위한 침구와 슬리퍼, 의류 등

병원에 갈 이동 수단을 계획합니다

진통은 예고 없이 언제라도 찾아옵니다. 밤이나 새벽에 진통이 오면 어떻게 병원에 갈지 미리 계획을 세워두어야 합니다. 만일 자가용으로 갈 생각이라면 분만예정일에 임박해서는 연료를 충분히 채워두고 미리 차량 정비를 받아두는 것이 좋습니다.

남편, 친구, 이웃, 부모님 등 병원에 데려다주기로 한 사람이 진통이 왔을 때 부재중일 수도 있습니다. 이런 경우를 대비해 대체할 만한 이동 수단을 마련해두어야 합니다. 택시를 탈 경우를 대비해 콜택시 번호도 미리 알아두세요. 119나 병원 앰뷸런스를 이용해야 할 수도 있습니다.

출산 후 집에 돌아올 때를 대비하세요

산후에 집에 돌아오면 가사보다 육아와 산후 조리에 힘써야 합니다. 따라서 출산 전에 미리 자질구레한 집안일을 처리해두는 것이 좋습니다.

- 화장지, 산모용 패드, 아기용 기저귀, 위생 수건, 아기용품 등을 미리 준비해 둡니다.
- 쌀이나 말린 음식, 통조림 등 오래 두고 먹을 수 있는 식료품을 구입합니다.
- 아기와 산모가 머물 방을 정돈해둡니다.
- 산모가 산후조리원이나 병원에 머무는 동안 다른 식구들이 먹을 밑반찬이나 저장 식품 등을 준비합니다.

제대혈 보관

이래서 제대혈 이식을 합니다

최근 아이에게 발생할 수 있는 치명적인 질환에 대비하기 위해 제대혈을 보관하는 부모들이 점점 늘고 있습니다. 제대혈이란 분만 후 탯줄이나 태반에 남아 있는 아기의 피를 말합니다. 제대혈은 여러 종류의 세포를 포함하는데, 특히 질환 치료에 사용하는 조혈모(혈액 형성) 줄기세포가 풍부합니다. 조혈모 줄기세포는 체내의 오래된 혈액 세포를 새로운 혈액 세포로 바꾸고 혈액과 면역 질환이나 대사 관련 질환을 치료하며 항암 치료가 면역계에 미치는 영향을 상쇄하는 데 사용할 수 있습니다. 따라서 제대혈을 이식하면 환자의 혈액과 면역 체계를 재구성하고 골수 이식을 대체할 수 있습니다. 특히 어린이 백혈병을 치료하는 데 성공적으로 활용되고 있지요.

제대혈을 보관할지 말지 결정하기 전에 알아두어야 할 점이 있습니다. 자신의 줄기세포로 치료할 수 있는 질병은 생각 외로 많지 않으며, 자기 아이나 가족을 치료하는 데 쓰일 가능성도 낮다는 점입니다. 그러나 현재 줄기세포의 새로운 사용 방법에 대한 연구가 한창 진행 중이며 새로운 치료 방법이 개발 중이긴 합니다. 제대혈 이식이 골수 이식과 비교해 어떤 장단점이 있는지 알아보겠습니다.

이런 경우 제대혈 채취를 권하지 않습니다
- 다태아
- 조산아
- 분만을 위해 목 주변 탯줄을 조기에 절제해야 하는 경우
- 응급 제왕절개수술을 해야 하는 경우
- 임신부가 특정 약물을 복용한 경우
- 부모에 의한 수직감염의 위험이 있는 경우

출산 준비

제대혈 이식이 골수 이식보다 좋은 점
- 제대혈 이식은 부작용이 적습니다.
- 제대혈 이식은 골수 이식보다 적합성 문제가 적습니다.
- 제대혈은 수년간 저장할 수 있고 이용 가능성이 높습니다.
- 제대혈 이식은 골수 이식에 비해 대기 시간이 적습니다. 골수 이식은 등록과 이식 과정 자체에 시간이 많이 걸려 대기 시간이 긴 편입니다.

제대혈 이식의 단점과 한계
- 제대혈을 항상 얻을 수 있는 것은 아닙니다. 이식을 위해 필요한 만큼의 세포를 채취하지 못할 수도 있습니다.
- 백혈병 같은 경우 제대혈을 이용한 자가이식이 위험할 수 있습니다. 제대혈에 포함된 세포 자체에 이미 병을 유발하는 요소가 있을 수 있기 때문이죠. 이런 경우 타인에게서 이식 기증을 받는 편이 더 좋을 수 있습니다.
- 아이가 유전 질환을 갖고 태어났다면 제대혈의 줄기세포 또한 질환을 유발한 유전자와 같은 유전자가 있으므로 치료에 사용할 수 없습니다.
- 아기의 줄기세포는 자신의 혈액암을 치료하는 데는 이용할 수 없습니다. 그러나 건강한 아이의 줄기세포를 다른 아이의 백혈병 치료에 쓸 수 있으므로 공여자와 수혜자를 잘 짝지어 줄기세포를 이용할 수는 있습니다.

제대혈 저장은 이렇게 합니다

제대혈을 저장하기로 했다면 분만 몇 주 전에 저장 장소를 결정해 계약해야 합니다. 제대혈을 저장하는 장소로는 공공 제대혈 은행과 사설 제대혈 은행이 있습니다.

공공 제대혈 은행 기증된 제대혈을 보관하는 곳으로 혈액은행과 비슷하게 운영합니다. 기증 형식이므로 보관 비용을 지불할 필요는 없지만 소유권 역시 주장할 수 없습니다. 공공 제대혈 은행의 기증자는 출생 전에 혈액 혹은 면역계 질환 여부를 알기 위한 선별 검사를 받아야 합니다. 선별 검사를 위해서는 기증자의 부모와 그 가족의 자세한 의학적 내력이 필요합니다. 임신 중 다음과 같은 적이 있었다면 공공 제대혈 은행에 기증할 수 없습니다.

- 여러 나라를 여행한 경우
- 몇몇 백신에 노출된 경우
- 불법 약물을 사용한 경우
- 위험한 성생활을 한 경우
- 가족 중 한쪽이라도 암이 있는 경우
- 엄마나 아빠가 입양된 경우

사설 제대혈 은행 아기와 가족, 친척의 치료를 위해 비용을 지불하고 제대혈을 보관하는 곳입니다. 제대혈의 소유권은 해당 가족에게 있고 나중에 제대혈을 사용하게 될 때 추가 비용을 낼 필요는 없습니다.

제대혈 채취는 이렇게 합니다

제대혈은 주치의나 출산한 병원의 의료인이 수집합니다. 모든 병원이 제대혈 채취 서비스를 제공하는 것은 아니며 추가 비용을 요구하는 병원도 있으므로 미리 확인해야 합니다.

제대혈을 수집하는 과정은 매우 간단하고 통증도 없습니다. 아기가 태어난 후 탯줄이 결찰되고 태반이 나오기 전, 탯줄에서 주머니가 달린 바늘을 통해 혈액을 수집하며 소요 시간은 대략 10분 이내입니다. 미숙아이거나 태반을 공유하는 쌍둥이의 경우 제대혈을 충분히 채취하지 못할 수도 있습니다. 분만 중 응급 상황이 발생하거나 모체에 감염이 있어도 제대혈 채취가 불가능합니다.

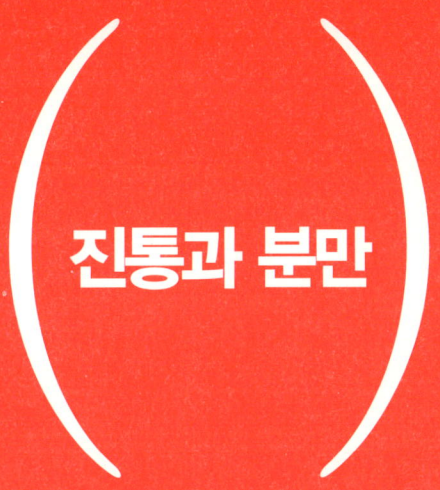

진통과 분만

임신 막달이 되면 자궁에서 진통이 느껴지기 시작합니다. 이러한 불규칙한 자궁 수축을 '거짓 진통'이라 하는데, 진짜 진통과 잘 구별해야 병원 갈 타이밍을 알 수 있습니다. 진통 지속 시간과 간격을 기록해두면 도움이 됩니다. 더불어 분만 과정에 대해서도 미리 공부해두면 좋습니다. 분만 자세에 대해서도 의료진과 미리 상의하고 준비하세요. 예전에는 무조건 반듯하게 누운 자세로 분만했지만 요즘은 임신부가 편한 자세를 권장하는 추세입니다.

출산 신호

출산이 임박했다는 신호가 있습니다
출산이 임박하면 다음 신호가 순서대로 나타납니다.

1 **둥지 틀기**

   임신 중에는 대개 피곤하고 나른한 기분이 들기 마련입니다. 그런데 갑자기 힘이 넘치고 평소 미뤄두었던 일을 해야겠다는 욕구가 생길 때가 있습니다. 이런 현상을 새들이 알을 낳기 전에 둥지 트는 일에 빗대어 '둥지 틀기'라고 합니다. 이런 증상이 나타나면 출산이 임박했다는 신호일 수 있으므로 대비를 해야 합니다.

2 **몸이 가벼워짐**

   산통이 시작되기 몇 주에서 몇 시간 전에 나타납니다. 태아가 아래로 내려가 골반 쪽에 더 깊게 자리를 잡기 때문에 횡격막에 가해지던 압력이 줄어들어 몸이 가벼워진 것을 느낍니다. 이전보다 숨 쉬기는 쉬워지지만 방광에 압력이 더 가해져 평소보다 화장실에 더 자주 가게 됩니다.

3 **이슬**

   임신부의 자궁경부 입구는 세균의 자궁 내 침입을 막기 위해 다량의 점액질로 막혀 있습니다. 자궁경부가 얇아지고 이완되면 이 점액질이 밖으로 배출되는데 이것을 '이슬'이라고 합니다. 분홍색을 띠는 맑고 끈끈한 질 분비물이지요. 이슬은 대개 진통 며칠 전부터 몇 분 전에 나타납니다. 그러나 모든 임신부에게 나타나는 것은 아닙니다.

4 **지속적이고 규칙적인 진통**

   가장 확실한 출산 신호는 규칙적인 자궁 수축입니다. 자궁 수축으로 인한 진통은 월경통이나 요통과 비슷할 수 있습니다. 이를 구분하기 위해서는 진통이 시작된 때와 지속 시간을 기록하는 것이 좋습니다. 초기에는 20~30분 간격으로 진통이 오지만 간격이 점점 짧아져 10~15분마다 느껴집니다. 진통이 5분 간격으로 오면 병원에 가야 합니다.

5 양막 파수

규칙적인 진통이 시작되고 몇 시간 뒤에 양막이 자연적으로 파열되어 양수가 흘러나옵니다. 때로는 진통이 시작되기도 전에 양막부터 터지기도 합니다. 임신 중에는 자궁이 방광 바로 위에서 압박해 간혹 소변이 새기도 하므로 양수와 소변을 구분하지 못하는 임신부도 꽤 있습니다. 만일 체액이 흘러나온다면 냄새를 맡아보세요. 아무런 냄새가 나지 않으면 소변이 아니라 양수라고 봐야 하며 이때는 즉시 병원으로 가야 합니다.

6 자궁경부 소실

임신 막달이 되면 자궁경부가 점차 얇아지고 이완되기 시작합니다. 이런 증상은 자궁 아랫부분이 출산 준비를 마쳤다는 뜻입니다. 이 과정에서 일부 임신부는 가진통을 느끼기도 합니다. 자궁경부가 어느 정도 소실되었는지 임신부는 자각할 수 없고 의사의 진찰을 통해서만 측정할 수 있습니다. 규칙적인 진통이 시작되면 본격적으로 자궁경부의 소실이 촉진됩니다.

7 자궁경부 확장

출산에 임박하면 자궁경부가 열리기 시작합니다. 자궁경부 개대(얇아지고 열리는 증상) 정도는 의사가 골반 내진으로 측정합니다. 분만 진통 1기가 종료될 무렵이면 자궁경부가 10cm 정도 열리는데 이것을 '완전 개대'라고 하며 자궁경부가 출산 준비를 완벽하게 마쳤다는 것을 의미합니다.

진짜 진통(진진통)과 거짓 진통(가진통)

임신 막달에 다다르면 자궁에서 진통이 느껴지기 시작합니다. '브랙스톤-

힉스 수축' 혹은 '거짓 진통'이라고 하는 이런 불규칙한 자궁 수축은 많은 임신부에게 나타납니다.

거짓 진통과 진짜 진통을 구분하는 가장 좋은 방법은 수축 시간을 살피는 것입니다. 진통이 얼마나 지속되는지, 통증 사이의 간격은 어느 정도인지 기록해 의사에게 보여주세요. 거짓 진통과 진짜 진통을 구별하는 방법에 대해서는 다음 표를 참고하세요.

진통이 시작되자마자 병원에 갈 필요는 없습니다. 진통이 규칙적으로 올 때까지는 집에서 휴식을 취하는 편이 낫습니다. 걸어 다니거나 샤워를 하고 싶다면 그렇게 해도 됩니다. 초산부는 진통 간격이 5분 이내일 때, 경산부는 15~20분일 때 병원에 갑니다.

거짓 진통과 진짜 진통의 구별

변화 형태	거짓 진통	진짜 진통
자궁 수축 간격	주로 불규칙적이고 시간이 지나도 간격이 줄어들지 않는다.	규칙적으로 간격이 좁아지며 통증이 30~90초 정도 지속된다.
움직임에 따른 변화	걷거나 쉬거나 자세를 바꾸면 진통이 멈춘다.	임신부의 활동이나 체위 변화에 상관없이 진통이 지속된다.
통증의 강도	대체로 아프지 않다. 약한 통증 뒤 센 통증이 있을 수도 있다.	점차 강해진다.
수축 시 통증	대개 자궁 앞쪽과 아랫부분에만 통증이 있다.	등에서 시작되어 앞으로 전해진다. 주로 자궁 위쪽이 아프다.
혈액	나오지 않는다.	나올 수 있다.
양수	나오지 않는다.	나올 수 있다.

진통 시 자궁경부의 변화

진통이 시작되기 몇 주 전부터 자궁경부가 변화하기 시작합니다. 이런 변화는 골반 검사로 측정할 수 있습니다.

자궁경부 원숙 진통을 위해 자궁경부가 부드러워지는 현상입니다.

자궁경부 소실 자궁경부가 얇아지는 현상으로 '숙화'라고도 합니다. 4cm 길이의 좁은 튜브처럼 보이던 자궁경부가 얇고 짧게 변화합니다. 소실 정도는 의사의 진찰에 의해 0%(소실이 전혀 없는 상태)부터 100%(완전한 소실)까지로 측정됩니다.

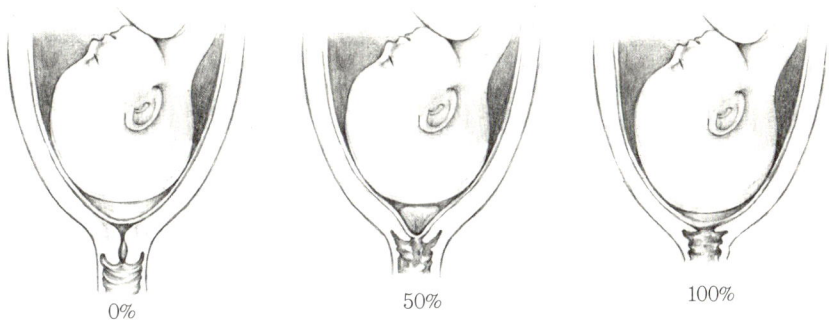

자궁경부의 소실 정도 자궁경부는 분만 몇 주 전부터 얇고 짧아지다가 출산이 임박하면 100% 소실된다.

자궁경부 확장 자궁경부가 확장되는 정도는 의사의 진찰로 0cm부터 10cm까지 측정됩니다.

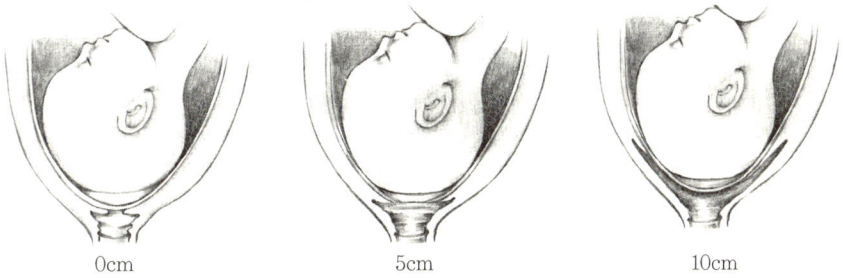

자궁경부의 확장 정도 자궁경부가 10cm 열리면 출산 준비가 완전히 끝났음을 의미한다.

바로 이때가 병원에 갈 타이밍입니다

- 진통 간격이 5분 이내라면 출산이 임박했다는 신호이므로 병원에 갑니다. 경산부는 15~20분 간격일 때 병원에 가는 것이 안전합니다.
- 진통이 전혀 없는 상태에서도 양막 파수가 일어날 수 있습니다. 양막 파수 시간을 기록한 뒤 목욕이나 질 세척을 하지 말고 곧바로 병원으로 갑니다.
- 질에서 피가 묻어 나오는 정도 이상으로 출혈이 있으면 병원에 갑니다.
- 태동이 덜할 때는 태아에게 위험이 생겼을 가능성이 있으므로 곧바로 병원에 가야 합니다.
- 자궁 수축이 느껴지는 사이마다 심한 통증이 있으면 병원에 갑니다.
- 임신 37주 이전인데도 규칙적인 자궁 수축이 있다면 조기 진통일 수 있으므로 병원에 가야 합니다.

분만 진통의 3단계

분만 진통 1단계: 자궁경부가 10cm 열릴 때까지

자궁경부가 열리기 시작해서 완전히 열릴 때까지를 '분만 진통 1단계'라고 합니다. 의사들이 15~30분 간격으로 자궁 수축과 태아 심장 박동을 확인합니다. 이슬이라고 하는 핏빛 점액질이 질을 통해 나오기도 합니다. 처음에는 자궁 수축이 심하지 않아 '잠재기'라 부릅니다. 그러다 수축 시간이 길어지고 통증의 강도도 강해지는 '활성기'에 진입합니다. 이때 자궁경부는 4cm 정도 열립니다. 자궁경부가 완전히, 즉 10cm 정도 열릴 때까지 초산부는 8시간, 경산부는 5시간 정도 걸립니다.

분만 진통 2단계: 분만할 때까지

자궁경부가 완전히 열린 후부터 태아 몸이 완전히 빠져나올 때까지를 2단계로 봅니다. 초산부는 평균 50분, 경산부는 20분 정도 걸리지만 일부 초산부는 1시간 이상 걸리기도 합니다. 의사가 5~15분 간격으로 자궁 수축과 태아 심장 박동을 확인합니다.

태아가 질을 통해 내려오기 위해서는 많은 도움이 필요합니다. 자궁이 수축할 때마다 저절로 아래로 힘이 가는데, 이때 적당하게 힘을 줘 태아가 내려오도록 해야 합니다. 과도하게 힘을 주면 회음부 열상을 초래할 수 있으므로 주의해야 합니다.

분만 진통 3단계: 태반 배출

아기가 태어나도 자궁은 계속 수축합니다. 태반을 배출하기 위해서지요. 이때의 수축은 아기를 분만할 때보다 간격이 더 짧고, 때로 약한 통증을 동반합니다. 분만 직후 의사가 태반 박리를 촉진하고 과다 출혈을 막기 위해 산모의 허벅지에 '피토신'이라는 자궁 수축제를 주사하기도 합니다. 산모 절반이 5분 이내에 태반을 배출하며 90%는 15분 내로 끝냅니다. 일반적으로 10분 이내에 태반이 배출되지 않으면 산후 출혈 위험이 증가합니다.

30~45분이 지날 때까지 태반이 저절로 떨어져 나오지 않는 것을 '잔류 태반'이라 하는데 이럴 때는 의사가 자궁 안으로 손을 집어넣어 직접 태반을 꺼내기도 합니다.

분만 진통 4단계

임상적인 관찰 단계로, 분만 진통 3단계 종료 후 약 1시간까지를 말합니다. 산후 출혈이 가장 많은 단계라 임상 관찰을 거친 뒤에 병실로 옮기지요. 산후 자궁 출혈의 원인으로는 이완성 자궁 출혈과 잔류 태반이 가장 흔한데 바로 이 단계에서 이런 질환 여부를 관찰하는 것입니다.

분만 진통 2단계에 진행되는 태아의 기본 운동 분만 진통 2단계에서 태아 머리가 골반을 통과하려면 모양이 불규칙한 골반강의 여러 부분에 적응해야 하는데 이를 위해 연속적으로 머리 위치를 바꾸게 됩니다.

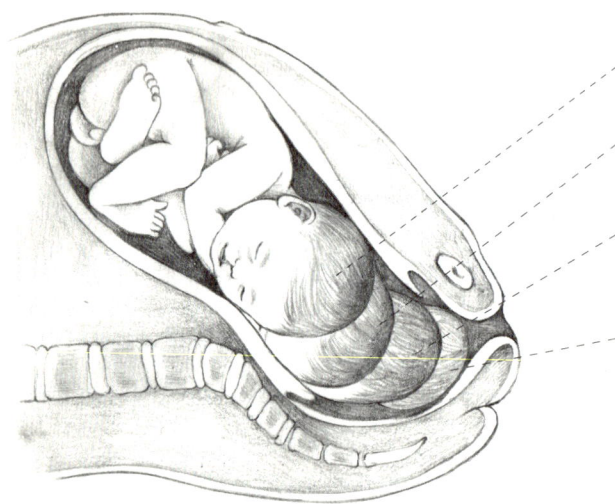

1 골반 진입 전: 태아의 머리가 골반 입구로 진입할 준비를 한다.

2 골반 진입: 태아 머리에서 가장 큰 부분이 골반 입구로 진입해 하강하기 시작한다.

3 내회전: 태아 머리가 골반 아래로 내려오면서 치골구를 향해 뒤로 회전하기 시작한다.

4 신전 시작: 태아 머리가 골반 입구에 도착하면 끌어당겼던 턱을 들어 올리기 시작한다.

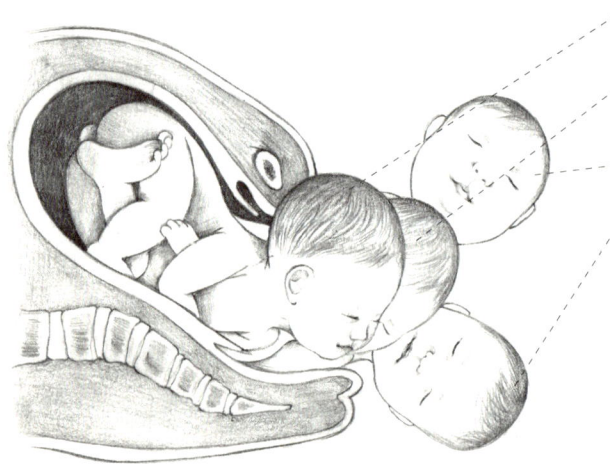

5 신전 완성: 태아 머리가 골반을 빠져나오면서 턱을 더욱 젖힌다.

6 외회전: 회전된 태아 머리가 다시 원래 위치로 돌아간다.

7 만출: 태아의 앞쪽 어깨가 만출된다.

8 만출: 태아의 뒤쪽 어깨가 만출된다.

Q&A 분만 진통은 왜 생기나요?

자궁 자체에서 통증이 생기는 것은 아닙니다. 자궁이 수축하면서 자궁 외부 복막 자극, 자궁 근육 자체의 저산소증, 자궁경부 확장 등 여러 변화가 생기는데 바로 이 과정에서 통증이 발생하는 것입니다. 분만 진통은 초산의 경우 12~14시간 지속됩니다.

분만 자세

반듯하게 누운 자세가 분만의 정석이라고요?

영국의 액티브 버스 센터(Active Birth Center)에서 제작한 수중 분만 욕조를 보면 천장에 줄이 매달려 있습니다. 우리 사극에 흔히 등장하는 삼줄 같은 것입니다. 분만할 때 서거나 앉는 등 다양한 자세를 취할 수 있도록 한 것이지요. 신라 시대에도 입식 또는 좌식 분만이 이루어졌습니다. 경주 황남동에서 출토되어 국립중앙박물관에 소장되어 있는 '출산 중인 여인'이라는 토우를 통해 입식, 좌식 등 다양한 자세를 취했던 선조들의 분만 문화를 엿볼 수 있습니다.

이화여자대학교 의과대학 이경혜 교수의 논문에 따르면 우리나라는 해방 전까지만 해도 분만 자세가 다양했다고 합니다. 1945년 이전에 분만한 60세 이상 노인들을 대상으로 조사한 결과 오늘날처럼 반듯하게 누워 분만한 경우는 32%에 불과하고 나머지는 앉거나 서서 분만했다고 합니다. 앉은 자세가 17%, 팔을 딛고 엎드린 자세가 13%, 무릎 꿇은 자세가 12%였으며 쪼그리고 앉거나 옆으로 눕거나 하는 좌식 변형 자세가 18%, 그 밖의 자세가 8%를 차지했습니다. 한마디로 '임신부가 편안한 자세'로 분만했던 것입니다.

그러나 병원 분만이 시작된 1970년대부터 이런 자유로운 분만 자세가 반듯하게 누운 자세로 변화했습니다. 현대 의학의 등장이 이런 획일적인 분만 자세를 가져온 것입니다.

근대까지는 좌식·입식 분만이 대세였습니다

좌식 분만 좌식 분만은 앉은 자세로 중력을 이용해 출산하는 방식입니다. 예로부터 이런 분만 방식을 많이 사용했습니다. 기원전 2500년 이집트에서 이미 분만용 의자를 사용했고 기원전 4세기 히포크라테스도 좌식 분만을 권장했다는 기록이 있습니다. 고대 유대인의 유적과 로마 유적에서도 좌식 분만의 흔적을 찾아볼 수 있습니다. 남아메리카 잉카 유적지에서도 분만용 의자가 발견된 것을 보면 고대에 전 세계적으로 좌식 분만이 퍼져 있었음을 알 수 있습니다. 고대의 분만용 의자는 16세기 독일의 것과 매우 유사합니다.

앉은 자세를 하면 자궁 속 태아 체중의 도움을 받아 효과적으로 힘을 줄 수 있기 때문에 분만 시간이 줄고 통증도 덜 느끼게 됩니다. 태아는 중력에 의해 아래로 내려가고 있는데 임신부가 침대에 누워 있다면 태아가 아래로 향하는 힘을 억지로 거스르는 셈이 되는 것이지요.

입식 분만 입식 분만은 선 자세로 출산하는 것입니다. 고대부터 근대까지 입식 분만이 주류를 이루었습니다.

입식 분만은 중력을 이용한다는 점에서 좌식 분만과 동일한 장점이 있습니다. 임신부가 서 있으면 누워 있을 때보다 태아가 지나가는 통로가 길어지고 반듯해집니다. 또한 자궁저가 길어지면서 앞으로 기울어져 자궁 수축에도 도움이 됩니다. 골반 입구와 출구의 직경도 늘어납니다.

입식 분만을 한 임신부 95%가 진통을 훨씬 덜 느꼈다는 연구 보고도 있

⭐ **Funny News**

옥시토신의 놀라운 효능

진통 시 '옥시토신'이라는 호르몬이 분비되어 자궁 수축을 돕습니다. 이 때문에 통증이 유발되기도 하지만 옥시토신은 통증을 억제하는 강력한 엔도르핀 역할도 합니다.

이 호르몬은 평상시, 특히 남녀가 사랑을 나눌 때 많이 분비되어 '사랑의 호르몬'이라고도 부릅니다. 실제로 사랑에 빠진 사람은 그렇지 않은 사람에 비해 혈중 옥시토신 수치가 2배라고 합니다. 최근에는 옥시토신이 남성의 외도를 예방하는 역할을 한다는 흥미로운 연구 결과가 발표되었습니다. 이 외에도 옥시토신의 활약은 대단합니다. 임신부가 태아와 정서적 유대감과 친밀감을 느끼는 이유, 여성이 남성에게 모성 본능을 느끼는 이유도 알고 보면 옥시토신이 분비되기 때문입니다. 최근에는 옥시토신이 자폐아의 뇌 기능 개선에 효과적이라는 연구 결과가 발표되기도 했습니다. 지금까지 옥시토신은 주사약으로만 사용했는데 조만간 알약으로도 개발된다고 하니 그야말로 '행복 알약'이라 할 수 있겠습니다.

습니다. 부수적으로는 진통제 사용 감소 효과도 얻을 수 있어 결과적으로 자연주의 분만에 가깝다고 할 수 있습니다. 좌식 분만과 입식 분만의 거의 유일한 단점은 의료진의 자세가 다소 불편해진다는 것뿐입니다.

Q&A 좌식 분만에 분만용 의자가 꼭 필요한가요?

분만용 의자를 실제로 사용하는 유럽 국가에서는 분만용 의자가 진통 시간과 약물 투여 감소에 도움을 주며 침대 분만에 비해 합병증도 높지 않다고 주장합니다. 그러나 이를 사용하지 않는 국가에서는 좌식이 중요하지 분만용 의자는 별다른 의미가 없다고 봅니다.

임신부가 편안한 자세가 가장 좋은 자세

그렇다면 어떤 분만 자세가 가장 좋을까요? 임신부가 편안하게 느끼는 자세가 가장 좋은 분만 자세입니다. 임신부는 베개를 받치고 침대에 눕고 싶을 수도, 서 있거나 앉고 싶을 수도, 무릎을 꿇거나 웅크리고 싶을 수도 있습니다. 또는 옆으로 눕고 싶을 수도 있고요. 어떤 자세든 원하는 대로 하면 됩니다. 임신부가 편해야 태아도 편합니다.

분만 중 요통이 심하다면 엎드리는 자세가 편할 수 있습니다. 태아 머리가 자궁경부에 가하는 압력을 줄이려면 옆으로 눕는 자세가 편할 것입니다. 분만 전에 연습 삼아 다양한 자세를 취해보세요. 그래야 자신이 가장 편안한 자세를 찾을 수 있습니다.

Q&A 분만 시 렌즈나 안경을 껴도 될까요?
진통 시에는 렌즈나 안경을 벗는 것이 안전합니다. 진통이 심해지면 눈에도 힘이 들어가기 때문에 렌즈를 끼고 있다가는 렌즈가 잘못 이동하거나 저절로 빠질 수 있습니다. 정 답답하다면 렌즈 대신 안경을 끼는 편이 그나마 낫습니다. 하지만 안경 역시 진통을 하다 보면 벗겨지거나 깨질 수 있으므로 주의해야 합니다.

양막 파수

조기 양막 파수

양막 파수는 진통이 본격적으로 진행되는 동안 일어납니다. 그러나 진통이 시작되기도 전에 양막이 터지는 경우가 있습니다. 이때는 감염 위험이 증가하므로 대개 유도 분만을 위한 약물을 투여해 24시간 이내에 분만에 들어갑니다. 양막이 파열되면 아기에게 심각한 감염이 생길 확률이 0.5%에서 1%로 높아집니다. 따라서 4시간마다 체온을 재야 하고, 열이 나자마자 의사에게 알릴 수 있도록 깨어 있어야 합니다. 질 분비물의 색깔이나 냄새가 변했거나 태동이 사라지거나 태동에 변화가 있을 때도 즉시 알려야 합니다. 임신부나 태아가 감염되었다는 징후가 있으면 항생제를 투여합니다. 출산 5일 후까지, 특히 12시간 이내에 신생아 감염의 위험이 매우 높으므로 주의 깊게 살펴야 합니다.

인공 파막

분만이 예상보다 느리게 진행되는 경우 자연적으로 양수가 터지지 않으면 산부인과 전문의가 인공 파막을 권할 수 있습니다. 이렇게 함으로써 분만 시간을 줄이고 진통을 강하게 만들 수 있습니다.

회음절개술

분만 시 회음부를 절개하는 이유

회음부 피부는 잘 늘어나지만 쉽게 찢어지기도 합니다. 그래서 분만 중 열상 예방과 분만 시간 단축을 위해 회음절개술을 하기도 합니다. 국소마취제를 주입하고 회음부를 절개한 다음 분만 후 절개 부위를 꿰매고 치료합니다. 절개 부위가 적으면 봉합 수술 없이 특수 테이프만 붙일 수도 있습니다.

회음절개술이 모든 임신부에게 반드시 필요한 것은 아닙니다. 이와 관련된 내용은 513쪽 '자연주의 출산을 원한다면' 편을 참고하세요.

회음절개술 후 괄약근 손상

회음절개술 후 괄약근이 손상되는 경우가 있습니다. 이를 예방하기 위해 질에서 항문 쪽으로 절개하는 중앙선 회음절개술보다는 항문을 비껴 가로로 절개하는 측방 회음절개술을 하는 것이 좋습니다. 괄약근 손상이 있을 때는 변실금 등이 생길 수 있으므로 충분히 훈련받은 전문가가 봉합술을 시행하도록 해야 합니다. 봉합술 후에는 항생제와 변 완하제를 사용합니다. 봉합술을 받았더라도 다음 자연분만 시 괄약근 손상이 악화될 수 있습니다. 항문 기능에 이상이 있는 경우는 제왕절개를 해야 할 수도 있습니다.
다음 경우 회음절개술 후 괄약근 손상이 있을 가능성이 높습니다.

- 태아 체중이 4kg 이상일 때
- 후두위가 계속 지속될 때
- 초산부일 때
- 유도 분만을 한 경우
- 경막외마취를 한 경우
- 진통 분만 2단계가 1시간 이상 지속되었을 때
- 어깨 난산일 때
- 중앙선 회음절개술을 했을 때
- 겸자 분만을 했을 때

탯줄 자르기

탯줄, 이제 남편이 자르세요

최근에는 산모와 신생아의 피부 접촉을 통한 유대감 형성을 위해 탯줄을 자르기 전 산모기 이기를 안아보게 히는 병원이 많습니다. 또한 의료인이 자르던 탯줄을 남편이나 가족이 자르도록 하는 병원도 늘고 있습니다. 남편이 탯줄을 자르면 아이와의 유대감이 돈독해지는 것은 물론이고 부부 관계에도 긍정적인 영향을 미칩니다.

탯줄 자르기에 가장 좋은 타이밍

지금까지는 분만 후 신생아 조치가 끝나자마자 탯줄을 잘랐습니다. 이처럼 탯줄을 일찍 자르면 신생아에게 흘러 들어가는 혈액이 1kg당 20~40ml 정도 감소합니다. 이는 철분 30~35mg과 동일한 혈액량입니다. 그래서 최근에는 탯줄을 좀 더 늦게 잘라야 한다는 주장이 설득력을 얻고 있습니다. 그러나 만삭아에게 과도한 혈액이 흘러 들어가면 호흡부전, 신생아 황달, 적혈구 증가증 같은 합병증이 생길 수 있습니다.

따라서 최근 학계에서는 임신 37주 이전에 태어난 조산아에게 다른 기준을 적용합니다. 조산아는 신생아 빈혈로 인해 필요한 양의 혈액을 공급하고 혈관 내 출혈을 감소시키기 위해 신생아 조치를 끝낸 60~120초 후에 탯줄을 자르도록 하고 있습니다. 만삭아의 기준은 따로 없지만 탯줄을 너무 늦게 자르면 신생아 황달 등의 우려가 있다는 보고가 있어 60초 이내에 자르는 것이 좋다는 의견이 우세합니다.

잘린 탯줄은 아기의 배꼽에서 일주일 정도 지나면 건조해져 떨어집니다. 이때까지 배꼽을 청결하게 유지해야 합니다. 배꼽에서 분비물이 나오거나 출혈이 있으면 즉시 의사에게 말하세요.

(자연주의 출산을 원한다면)

최근 들어 자연주의 출산에 관심을 가진 임신부가 많아졌습니다. 자연주의 출산이란 엄격하게 말하면 어떠한 의료적 개입 없이 임신부 스스로 출산하는 것을 뜻합니다. 하지만 현실적으로 의사가 전혀 개입하지 않는 환경에서 출산하기란 쉽지 않지요. 자연주의 출산은 출산을 의료 행위가 아닌 문화로 접근한다는 점에서 의미가 있습니다. 또한 임신부에게는 진통과 분만에 대한 정보를 얻을 권리와 책임이 있고, 회음부절개 등 원치 않는 조치에 동의하지 않을 권리가 있다는 점을 밝히고 있습니다. 단, 건강에 이상이 있는 임신부라면 의료진의 권고를 무시하고 자연주의 출산만 고집해서는 안 됩니다.

자연주의 출산이란

출산은 본래 의료 행위가 아닙니다

근래 들어 자연주의 출산에 대해 관심을 갖는 분이 많아졌습니다. 하지만 사람마다 '자연주의 출산'이라는 단어를 조금씩 다른 의미로 이해하는 것 같습니다. 자연주의 출산이란 엄격하게 말하면 '어떠한 의료적 개입 없이 임신부 스스로 출산하는 것'을 말합니다.

즉 의사 도움 없이 임신부의 자연적인 출산 능력과 에너지로 출산하는 것입니다. 그런데 현대사회에서 과연 의료적 개입이 전혀 없는 환경에서 출산할 만한 용기가 있는 임신부가 있을까요? 그리고 과연 의사들도 이런 출산에 전적으로 동의할까요? 결국 자연주의 출산에 대한 정의는 국가나 사회, 그리고 출산 환경에 따라 조금씩 달라질 수밖에 없습니다.

일찍부터 자연주의 출산을 받아들인 유럽에서는 출산을 문화로 인식합니다. 1970년대 프랑스의 프레데리크 르부아예(Frederic Leboyer) 박사는 〈폭력 없는 탄생〉이라는 책을 발간해 자연주의 출산 문화를 확산시켰습니다. 또 미셸 오당 박사는 진통과 출산 과정에 욕조의 따뜻한 물을 이용하는 '수중 진통' 또는 '수중 출산'을 본격적으로 소개하면서 자연주의 출산이란 임신부와 태아에게 가장 편안한 환경을 제공하는 것임을 널리 알렸습니다. 그러나 미국의 영향을 많이 받은 우리나라에서는 출산을 '의료 행위' 개념으로 접근했습니다. 출산을 문화로 인식하느냐, 의료 행위로 인식하느냐가 어떤 결과를 낳는지 제왕절개율을 보면 알 수 있습니다.

유럽은 제왕절개율이 WHO에서 권장하는 15% 전후인 반면 미국은 약 25~30%, 우리나라는 이보다 더 높은 35~37% 정도입니다. 부끄러운 이야기지만 우리나라의 제왕절개율은 한때 OECD 국가 중 최고인 40%에

자연주의 출산은 임신부를 위한 개념

자연분만과 자연주의 출산은 확실히 구분해야 합니다. 자연분만은 제왕절개수술에 대비되는 질식 분만, 즉 신생아의 분만 경로가 임신부의 질이라는 뜻일 뿐입니다. 반면 자연주의 출산은 의료 개입을 최소화하면서 임신부 스스로 출산하는 환경을 말하지요. 저는 이런 자연주의 출산의 정의에 다음과 같은 개념이 추가되어야 한다고 생각합니다. '임신부의, 임신부에 의한, 임신부를 위한 자연분만'입니다. 이런 개념이 반영된 자연주의 출산은 임산부의 모든 자의적 요구를 충족시키는 것은 물론 가족에게 최고의 만족을 줄 것입니다. 결국 분만 전, 분만 중, 분만 후 모든 단계의 모자 토털 케어 시스템(mother-infant total care system)의 바탕이 될 것입니다.

육박하기도 했습니다.

완전한 자연주의 출산이란 이런 것!

최근 유럽의 출산 문화가 우리나라에도 소개되면서 자연주의 출산에 대해 갖가지 정의가 내려지고 있습니다. 소위 '산모 굴욕 3종 세트'라 부르는 제모, 관장, 내진이 없는 출산이 자연주의 출산이라고 주장하는 사람이 있는가 하면, 누군가는 출산 시 대표적인 3가지 의료 개입, 즉 회음부 절개, 분만촉진제 사용, 무통마취가 없는 출산이 자연주의 출산이라고 주장하기도 합니다. 병원이 아닌 가정이나 조산원에서 하는 분만이 자연분만, 또는 제왕절개 수술이 아닌 자연분만 자체가 곧 자연주의 출산이라는 주장도 있습니다.

여러 주장을 종합하면 자연주의 출산이냐 아니냐의 핵심은 의료적 개입 여부에 달렸습니다. 그렇다고 자연주의 출산은 의료적 개입이 전혀 없어야 한다고 주장하는 것은 아닙니다. 아무리 건강한 임신 기간을 보냈더라도 출산 과정에서 예기치 못한 위험이 발생할 가능성은 늘 있기 때문입니다. 물론 이런 위험에도 의료 개입은 최소한이어야 합니다. 소방관은 24시간 대기하고 있지만 불도 안 났는데 출동하지는 않지요. 마찬가지로 출산 현장에도 의료진이 있어야 하지만 오로지 임신부나 태아가 위험할 때만 의료 개입을 해야 한다는 것입니다.

자연주의 출산에 대해 이야기하려면 소위 '현대적인 산부인과 의료 현장'에서 이뤄지는 관행적이고 통상적인 각종 의료 개입과 출산 환경부터 설명해야 할 듯합니다. 다음에 나열한 항목은 임신부가 병원에 입원하는 순간부터 병원에서 시행하는 의료 조치와 시술입니다. 그러니까 이런 의료적 개입이 없는 출산이 자연주의 출산이라 할 수 있습니다.

- 관장
- 제모
- 잦은 내진
- 진통 중 금식
- 진통 중 움직임 제한
- 태아 감시 장치의 지속적 사용
- 수액 투여
- 진통촉진제나 진통억제제 사용
- 인공 양막 파수
- 무통 마취(경막외마취)
- 분만 자세 제한
- 회음절개술
- 흡입 분만 또는 겸자 분만
- 분만 시 강제로 힘주기
- 지나치게 환하고 시끄러운 분만실 환경
- 가족의 분만실 출입 금지
- 의사가 탯줄 자르기
- 태반 만출 시 자궁 누르기
- 출생 직후 강제로 아기 울리기
- 모자동실 제한

자연주의 출산에 위배되는 것

관장

관장은 거의 모든 병원에서 입원한 임신부에게 가장 처음으로 하는 조치입니다. 관장은 대장을 깨끗하게 비움으로써 분만 시 대변이 나오지 않게 하거나 나오더라도 그 양을 줄이는 데 목적이 있습니다. 그런데 이 조치가 일부 임신부들에게 굴욕감을 주기도 하지요. 병원에서 관장하기가 불편하다면 집에서 미리 대변을 보고 오거나 진통이 예상될 때 음식을 많이 섭취하지 않는 것이 좋습니다.

그러나 의료진이 관장이 꼭 필요하다고 판단할 때는 이에 따르는 것이 바람직합니다. 분만 시 생긴 상처나 아기에게 산모의 대변이 묻으면 감염 위험이 커지기 때문이지요. 관장이 꼭 필요한 상황인데도 이를 거부하면서까지 자연주의 출산을 고집해서는 안 됩니다.

Q&A 분만 시 대변이 나올까 봐 마음껏 힘을 못 준다던데요?

분만 진통 2단계에 종종 이런 경우가 있습니다. 그러나 이 상황에서의 변의는 골반 아래로 진입한 태아의 머리가 직장을 직접 누르기 때문에 발생하는 것입니다. 따라서 관장을 했거나 미리 대변을 보았다면 실제로 대변이 나오는 경우는 없습니다. 안심하고 힘을 주어도 됩니다.

제모

병원에서는 대부분 분만을 앞두고 회음부 뒤쪽, 특히 항문 주위의 털을 깎아 위생적인 상태로 만듭니다. 이런 제모의 목적은 회음절개술 및 절개 후 상처 봉합 시에 감염을 줄이자는 것입니다. 상처를 봉합할 때 털이

상처 내부로 들어가면 털이나 모공의 균에 감염되어 봉합 후 상처가 쉽게 아물지 못하고 통증이나 고름이 생길 수도 있기 때문입니다. 그러나 자연주의 출산에서는 원천적으로 회음절개술을 하지 않습니다. 따라서 제모도 당연히 하지 않습니다.

잦은 내진

입원 후 의료진이 내진을 너무 자주 한다며 불만을 제기하는 임신부가 매우 많습니다. 임신부 입장에서는 당연히 수치심과 모욕감을 느낄 만합니다. 그러나 내진이 불필요하다고는 말할 수 없습니다. 특히 경산부는 분만이 매우 급속도로 진행되기 때문에 내진을 더 빈번하게 할 수 있습니다.

일반적으로 내진은 처음 시행한 이후 1~2시간마다 1회 정도 합니다. 이보다 잦은 내진은 감염 위험은 물론이고 임신부의 불편함도 증가시킵니다. 대학 병원에서는 주치의 외에 전공의들이 내진을 반복할 수도 있는데 이럴 때 주치의를 통해 자제를 요구할 수 있습니다.

진통 중 금식

우리나라 임신부들의 병원에 대한 불만 중 하나가 분만하려고 입원하면 아무것도 못 먹게 한다는 것입니다. 의사들은 환자가 입원하면 아무것도 먹지 말라는 금식 명령을 내립니다.

그러나 이것은 매우 잘못된 의료 관행입니다. 진통이 심해지기 전에는, 즉 분만 진통 1단계 활성기에 진입하기 전에는 음식물을 섭취해도 됩니다. 죽 같은 유동식이나 주스, 물 등 가벼운 음식이라면 말이지요.

실제로 유럽에서는 분만 진통 1단계 활성기 진입 전까지 음식물 섭취를 허용합니다. 미국 코크란 재단에서 나오는 의학 학술지 〈코크란 라이브

러리Cochran Library〉에서도 임신부가 진통 중 음식물을 섭취한다고 해서 위험하다는 근거는 희박하다는 연구 결과를 발표했습니다.

그렇다면 왜 현대 의학에서는 입원 환자에게 금식을 권할까요? 이유는 단 하나입니다. 진통 중 응급 상황이 오면 급히 제왕절개수술을 해야 하는데, 이때 위가 충분히 비워져 있지 않으면 전신마취 전후 음식물이 역류해 기도로 넘어가 흡인성 폐렴이 생길 수도 있기 때문입니다.

마취과 의사들의 이런 염려 때문에 환자에게 8~10시간의 금식을 요구하는 것입니다. 그래서 저는 늘 산부인과 의사들에게 이렇게 말합니다.

"임신부를 편안하게 하겠습니까, 마취과 의사를 편안하게 하겠습니까?" 어쨌든 음식물을 섭취할지 말지는 임신부가 결정할 일이지 의료진이 이래라 저래라 할 일은 확실히 아닙니다.

Q&A 출산 전 배를 든든하게 채워야 한다는데 사실인가요?

거짓 진통 때는 든든히 먹어두는 것이 도움이 될 수 있습니다. 그러나 진짜 진통이 시작된 후에는 가급적 가벼운 유동식이나 수분만 섭취하는 것이 바람직합니다. 물론 금식을 할 필요는 없습니다.

Q&A 진통 중 배가 고프거나 목이 말라도 그냥 참아야 하나요?

본격적인 진통이 시작되면 2~3분 이내로 진통이 오기 때문에 식사를 할 수 없게 됩니다. 그러나 수분 섭취는 가능하지요. 진통으로 인한 탈수 증상을 막기 위해 대부분 병원에서 수액 주사를 놓기 때문에 갈증을 느끼는 경우도 많지 않고요.

하지만 진통 중 호흡이 잦아지면 입안이 매우 건조해질 수 있습니다. 이때는 물을 조금 마시거나 깨끗한 물이나 얼음에 적신 손수건을 입에 물고 있으면 도움이 됩니다.

진통 중 움직임 제한

진통으로 병원에 입원하면 침대에 꼼짝 말고 누워 있으라는 의사의 지시가 떨어집니다. 그런데 임신부 대부분은 가만히 누워 있을 때보다 몸을 이리저리 움직일 때 진통을 덜 느낀다고 말하지요.

벽에 망치로 못을 박다가 실수로 손가락을 쳤을 때 대부분 어떻게 하나요? 다친 손가락을 흔들거나 다른 손으로 아픈 손가락을 꽉 움켜쥐거나 하지 않나요? 그저 멍하니 아픈 손가락을 쳐다만 보는 사람은 없을 것입니다. 진통 중에도 마찬가지지요. 몸을 이리저리 뒤채거나 걸어 다니거나 하는 방법으로 진통이 완화된다면 그런 움직임을 허용하고 그렇게 할 수 있도록 도와주어야 합니다.

통증에 대한 사람의 반응은 누가 시킨 것이 아니라 오랜 경험에서 직감적으로, 자연적으로 생겨난 것입니다. 진통이 심할 때 침대에서 일어나 앉거나 옆으로 눕는 등 자세를 바꾸기만 해도 한결 진통이 덜해진다는 임신부가 많은데도 아직까지 많은 병원에서 꼼짝 말고 누워만 있으라고 강요합니다. 이제는 분만실에서 당당하게 임신부의 의견을 밝힐 필요가 있습니다. 내가 편하고 통증을 덜 느끼는 자세로 있겠다고 말입니다.

태아 감시 장치의 지속적 사용

대부분의 병원에서는 진통 중 임신부 배 위에 센서가 달린 벨트를 부착하고 자궁 수축과 태아 심장 박동을 감시합니다. 이때 사용하는 장치가 바로 '태아 감시 장치'입니다.

그런데 이 기기를 진통 중에 지속적으로 사용하려면 센서가 임신부 배 위에 안정적으로 부착되어 있어야 합니다. 대학 병원에서 전공의나 간호사들이 임신부의 움직임을 제한하는 이유 중 하나가 바로 이 장치를 고정시키기 위해서입니다. 그러나 앞에서도 설명했듯 진통 중인 임신부를 움직

Dr.'s Advice

즐겁게 돌팔이가 된 사연

키가 매우 작은 임신부가 거대아를 임신했습니다. 진찰 결과 심한 협골반이라 제왕절개를 권하고 수술 날짜까지 잡았습니다. 그런데 수술 예정일 전날, 임신부가 출산이 임박한 상태로 응급실에 왔습니다. 서둘러 분만실로 향한 임신부는 4.1kg이나 되는 거대아를 무사히 출산했습니다. 참으로 다행한 일이었지만 저로서는 당황스럽기도 했지요. 제왕절개수술이 꼭 필요하다고 했던 임신부가 거대아를 자연분만한 데다 순산까지 했으니까요. 나중에 알고 보니 진통이 느껴지자 남편이 임신부를 데리고 병원까지 걸어서 왔는데, 택시를 타고 빨리 도착하면 의사가 분명 수술을 하자고 할 테니 일단 걸어가면서 분만을 촉진해보자고 했다는 것입니다. 덕분에 저는 영락없이 돌팔이가 되어버렸지만 마음만은 매우 즐거웠습니다. 모든 경우에 적용되는 사례는 아니겠지만 진통이 왔을 때 임신부가 많이 움직이면 자연분만을 촉진할 수도 있다는 것을 알게 되었으니까요.

이지 못하게 하면 진통을 완화시키는 데 어려울 수밖에 없습니다.

진통 중 태아 감시 장치를 지속적으로 사용하면 제왕절개수술 가능성도 높아질 수 있습니다. 왜냐하면 실제로 태아가 안전해도 태아가 위험하다고 잘못 판독해 임신부와 태아에 대해 불필요한 응급조치를 하게 되기 때문입니다. 이런 잘못된 판독 결과를 '위양성률'이라고 하는데 심하면 4개의 결과 중 3개를 위양성으로 판독할 수도 있습니다.

이런 문제점 때문에 미국산부인과학회에서는 전자 태아 감시 장치를 진통 중에 지속적으로 사용하지 말라는 권고를 하기에 이르렀습니다. 즉 태아 심장 박동을 청진기로 간헐적으로 측정해도 아기 예후에 별다른 나쁜 결과가 생기지 않는다는 것입니다.

수액 투여

임신부가 입원하자마자 금식을 시키는 동시에 팔에 수액을 주사하는 것은 거의 모든 병원에서 관행으로 굳어진 일입니다. 그런데 제 생각은 이와 다릅니다.

출산일은 여성의 인생에서 가장 큰 에너지를 발휘해야 하는 날입니다. 그런데 하필이면 왜 그런 날 임신부를 굶겨야 합니까? 지금까지 평생 에너지원으로 쓰던 음식을 못 먹게 하고 갑자기 수액으로 영양을 보충시킨다면 임신부의 몸이 어떻게 적응할까요? 제 생각에는 가급적 금식시키지 않고 수액도 투여하지 않는 것이 옳은 방법입니다.

물론 수액을 투여해서 얻는 장점도 있습니다. 탈수 증상을 보이거나 혈압이 떨어지거나 출혈이 있거나 하는 응급 상황에는 많은 양의 수액을 투여하거나 수혈을 해야 하는데 이때를 대비하려면 미리 수액을 투여하는 것이 바람직합니다. 그러나 건강한 임신부까지 수액 주사를 맞느라 움직임에 제한을 받고 이런 환경 탓에 결국 진통이 더뎌지는 결과를 초래하는 것은 잘못된 일입니다. 따라서 수액 투여는 신중히, 꼭 필요한 경우에만 시행해야 합니다.

진통촉진제나 진통억제제 사용

진통촉진제 진통촉진제란 인위적으로 진통을 발생시키거나 진통의 세기를 높이는 약입니다. 분만촉진제라고도 하지요. 자연주의 출산에서는 일반적으로 진통촉진제를 사용하지 않습니다.

분만예정일이 1~2주 이상 지났거나 양막 파수 후 장시간이 지났을 때처럼 진통을 촉진할 필요가 있는 경우 자연주의 출산에서는 진통촉진제를 쓰는 대신 스트리핑을 시행합니다. 스트리핑이란 자궁경부 위쪽의 자궁 하부에 붙어 있는 양막을 의사가 벗겨주는 시술입니다.

이 시술을 하면 양막 세포나 자궁경부 세포가 자극을 받아 프로스타글란딘이라는 진통 촉진 호르몬을 분비하는데 이 영향으로 자궁 수축

Dr.'s Advice

9 to 5 Delivery

진통촉진제는 사실 의사에게는 양날의 칼입니다. 자궁 수축이 약해 난산 위험이 있을 때 이를 치료하려는 목적보다는 진통 시간을 단축시키려는 목적으로 쓰는 경우가 많은데 그 합병증도 무시할 수 없기 때문이지요. 그래서 최근에는 가급적 사용하지 않는 추세입니다. 미국인 산부인과 의사에게 진통촉진제와 관련해 '9 to 5 Delivery'라는 용어를 들은 적이 있습니다. 미국의 일부 산부인과 의사들이 근무 시간인 오전 9시에서 오후 5시 사이에 출산하게 할 목적으로 진통촉진제를 사용하기도 한다는 것이었습니다. 그래서 금요일에 진통촉진제 사용이 증가한다는 우스갯소리도 있다고 합니다. 다행히도 우리나라에 이런 의사가 있다는 소리는 못 들어봤습니다.

이 생기고 자궁경부도 말랑말랑해집니다.

진통촉진제를 쓰지 않으려면 너무 일찍 병원에 가지 않으면 됩니다. 일반적으로 초산부는 진통 간격이 5분 이내, 경산부는 15~20분 간격일 때 병원을 찾으라고 권하지만 자연주의 출산을 원한다면 초산은 3분 간격, 경산은 5분 간격으로 진통이 있을 때 병원에 가는 것이 좋습니다. 이보다 일찍 가면 너무 오래 기다리다가 결국 진통촉진제를 사용하게 되는 경우가 생깁니다.

진통억제제 진통억제제란 진통을 감소시킬 목적으로 주사하는 페티딘(데메롤) 등의 약제를 말합니다. 임신부가 너무 심한 진통을 호소할 때 간혹 사용합니다. 때로는 진통촉진제를 투여한 뒤 통증이 너무 심해 진통억제제를 사용하기도 합니다. 그야말로 '병 주고 약 주는' 셈이지요.

Q&A 진통촉진제 맞고도 아기가 안 나올 수 있다던데요?
물론입니다. 진통촉진제는 과숙 분만에서 유도 분만을 시도하거나 진통이 기대만큼 적절히 오지 않을 때 진통의 세기를 증가시킬 목적으로 사용합니다. 그런데 자궁경부가 충분히 준비되지 않았거나 골반이 상대적으로 작은 경우는 효과가 없는 경우도 종종 있습니다.
이때는 의사의 판단으로 진통촉진제의 사용을 중지하고 일정 시간 휴식을 취한 뒤 다시 사용하거나 아예 제왕절개수술을 시행합니다.

인공 양막 파수

양막은 가능한 한 자연적으로 파열되도록 기다리는 것이 좋습니다. 그런데 현대 의료에서는 자궁경부가 5~6cm 정도 열렸을 때 분만 시간을 단축시키기 위해 인위적으로 양막을 파열시키는 시술을 시행합니다.

진통 시 양막은 양수의 양을 일정하게 유지시켜 양수압, 즉 자궁 내 압력을 증가시키고 이로 인해 양막이 자궁경부로 밀려나오면서 자궁경부를 점차 확장시키는 역할을 합니다. 그런데 양막을 미리 터트리면 태아의 선진부, 즉 머리가 자궁경부에 직접 닿아 양막이 있을 때보다 자궁경부가 효과적으로 확장되지 못합니다. 이런 이유로 요즘은 인공 양막 파수가 많이 줄어드는 추세입니다.

그러나 태반 조기 박리 등의 위험이 있을 때는 양수압을 낮추기 위해 인위적으로 양막을 파열시켜야 합니다. 태아 저산소증이 의심될 때도 양수의 색깔을 살펴 태변의 존재 등을 확인하기 위해 조기에 인공 양막 파수를 시행하기도 합니다. 따라서 의사가 양막을 인위적으로 파열시키려 할 때는 그 장단점에 대해 충분히 설명을 듣고 결정하는 것이 좋습니다.

무통 마취(경막외마취)

임신부 대상 강연에서 이런 농담을 한 적이 있습니다. 수능 수석을 차지한 학생이 "우리 엄마가 무통 마취 없이 모든 진통을 겪고 저를 출산하셔서 제가 이렇게 공부를 잘하게 되었습니다"라고 한마디만 해준다면 더 이상 무통 마취를 원하는 임신부는 없을 것이라고 말이지요.

당시 국내 유수의 모 대학 병원에서 많은 임신부들에게 마치 관행처럼 무통 마취를 시행하고 있었기 때문에 이에 경종을 울리고 싶어 던진 농담이었습니다.

무통 마취는 통증을 없애는 데에는 효과적이지만 여러 합병증을 초래할 수 있습니다. 출혈, 감염, 마취 부위의 통증을 유발하는 것은 물론이고 분만 진통 2단계 때 힘을 잘 못 주게 되어 분만 시간을 연장시키기도 합니다. 그래서 분만 시간이 병적으로 증가하는 지연 분만의 기준이 정상 임신부는 2시간인데 무통 마취를 한 임신부는 3시간으로 늘어납니다.

즉 무통분만이란 자연주의 출산에 명백하게 역행하는 조치입니다. 조물

자연주의 출산을 위한 조건

1. 골반 크기가 자연분만에 적합해야 합니다. 아기 머리가 임신부 골반 직경보다 크면 자연분만이 어렵습니다.
2. 자연적인 진통이 효과적으로 지속·유지되어야 합니다. 진통 시간이 길어지는 것은 자연주의 출산에서는 매우 당연한 일이니 두려워해서는 안 됩니다.
3. 산과적으로 제왕절개수술이 필요한 상황이 아니어야 합니다.
4. 자연주의 출산에 도움이 되는 분만 환경이 준비되어 있어야 합니다.
5. 의료진을 믿고 서로 신뢰가 쌓여야 합니다.
6. 의료진이 응급 상황에 대비하고 있는지 확인해야 합니다.

주가 아기를 낳을 때 진통을 겪게 한 이유가 무엇일까요? 아기 건강을 위해선 반드시 진통이 필요하기 때문입니다.

진통 없이 태어난 아기는 자연 호흡률이 약간 떨어집니다. 진통이라는 자극이 있어야 갓 출생한 신생아의 호흡이 촉진되기 때문입니다. 진통을 겪고 태어난 아기들은 제왕절개수술처럼 마취 상태에서 아무런 진통도 느끼지 못하고 태어난 아기들보다 지능이 높다는 연구 결과도 있습니다. 또한 진통은 자연적으로 자궁을 수축시켜 산후 회복에도 도움이 됩니다.

무뇌아 임신에서는 진통이 없습니다. 비정상적인 임신이기 때문이지요. 그러니 진통을 정상적인 임신의 징조이자 출산 과정에 꼭 필요한 생리 현상으로 인식하고 긍정적으로 받아들여야 합니다.

진통을 경험한 산모는 진통을 겪지 않은 산모보다 갈등과 어려움을 훨씬 쉽게 극복한다고 합니다. 진통도 겪었는데 무슨 일인들 못하랴 하는 자신감 때문입니다. 요즘은 아기를 하나만 출산하는 여성이 늘고 있지요. 그렇다면 진통은 결국 평생 단 한 번뿐인 경험이 되는 셈인데 그런 만큼 회피하기보다 기꺼이, 긍정적으로 받아들여야 하지 않을까 싶습니다. 그래도 진통이 두려운 임신부는 자연적인 방법을 활용해보는 것이 더 바람직합니다.

소프롤로지 분만, 라마즈 분만, 여러 호흡법과 명상, 요가, 마사지, 따뜻한 물을 이용한 수중 진통법 등이 진통 완화에 효과적입니다.

이에 대한 더 자세한 내용은 537쪽의 '자연분만' 편을 참고하세요.

분만 자세 제한

"인류는 49만 9900년 전까지만 해도 자유로운 자세로 분만했습니다."

제가 수많은 강연에서 했던 말입니다. 지금 우리에게 너무나도 익숙한, 반듯하게 누운 자세로 분만하는 것은 그 역사가 불과 100년밖에 되지 않습니다.

현대 의학이 도입되고 병원 분만이 늘어나고 산부인과 의사와 조산사가 생기기 시작한 100여 년 전부터 임신부는 반듯하게 누운 자세로 분만하길 강요받았습니다. 자료에 따르면 프랑스 궁중 의사 샹브랭이 왕의 애첩의 분만을 돕게 되었는데, 왕이 분만 참관을 원하기에 그 현장이 잘 보이도록 임신부를 처음으로 눕혔다는 기록이 있습니다. 이것이 미국으로 건너가 현대 의학에 적용되면서 반듯하게 누워 분만하는 것이 당연시되어버린 것입니다.

사실 반드시 사라져야 할 분만 자세가 '누워서 분만하는 것'입니다. 누운 자세만 아니라면 어떤 자세라도 분만에 도움이 됩니다. 앉아서, 비스듬히 서서, 두 손과 두 발을 사용해 엎드려서, 무릎을 꿇고서, 소파에 기대서 등 어떤 자세도 누운 자세보다 분만에 유리합니다.

누워서 분만할 때는 아기가 옆으로 힘겹게 밀려 나오지만 그 외 다른 자세로 분만할 때는 아기가 중력을 이용해 자연스럽게 나올 수 있기 때문입니다. 특히 우리나라 제주도 해녀들이 주로 했던 쪼그리고 앉는 자세는

자연주의 출산에 성공하는 방법

- 임신부와 보호자가 자연주의 출산 전 과정과 조치에 대해 충분히 이해한 후 동의해야 합니다. 그러려면 임신 중 부부가 같이 4~8시간 이상 충분한 교육을 받아야 합니다. 동탄제일병원을 비롯한 몇몇 여성 전문 병원에서 이런 교육 서비스를 제공합니다.
- 둘라(출산 도우미)와 일대일 상담 라인을 만들어두면 좋습니다.
- 진통 간격이 초산부는 3분, 경산부는 5분 이내일 때 병원에 갑니다. 그 이전에 가면 유도 분만을 하게 될 가능성이 큽니다. 진통에 대한 두려움이 없도록 훈련해둬야 적절한 타이밍에 병원을 찾을 수 있습니다.
- 그간 자연주의 출산에 대해 교육받은 내용을 떠올리면서 분만 순간을 기쁜 마음으로 받아들일 마음의 준비를 합니다.
- 신생아 처치까지 자연주의 출산법으로 마무리할 수 있도록 병원 측에 협조를 요청합니다.

골반 내부의 용적을 20%, 골반 출구의 직경은 2cm나 늘어나게 합니다. 화장실에서 변을 볼 때의 자세를 생각하면 이해가 쉽습니다. 앉은 자세에서는 안정적으로 아래로 힘을 모을 수 있지만 누운 자세에서는 그럴 수가 없지요.

견갑난산은 아기의 머리는 나왔는데 어깨가 걸려 나오지 못하는 경우를 말합니다. 대부분 임신성 당뇨병이 있는 임신부가 4kg 이상의 거대아를 출산할 때 많이 나타나는 현상입니다. 이때 분만 테이블에서 난산으로 고생하는 임신부를 돕기 위해 의료진은 임신부의 양쪽 허벅다리를 배 쪽으로 힘껏 당겨줍니다. 그런데 이는 결국 쪼그리고 앉은 자세를 90도 뒤로 회전시킨 자세와 같습니다. 만일 임신부에게 애초부터 쪼그리고 앉는 자세를 취하게 했다면 견갑난산 자체가 없었을 것입니다.

제가 국내 최초로 수중 분만을 소개할 당시 정말로 강조하고 싶었던 것은 '물속'이 아니라 임신부가 욕조 안에 '앉아서' 출산한다는 점이었습니다. 특히 물속에서는 쪼그리고 앉는 자세를 취하기가 매우 쉽기 때문에 골반 확대에 큰 도움이 되지요.

똑바로 누워 양쪽 다리를 발걸이에 건 채 아기를 낳게 하는 것은 임신부보다는 의료진의 편의를 위한 발상입니다. 침대에 똑바로 눕히는 자세는 주사를 놓기 편하고 임신부가 마음대로 움직이지 못하게 하는 효과도 있기 때문에 그야말로 의료진에게는 최상의 자세입니다.

사실 다태임신이나 임신성 고혈압 등 응급조치가 필요한 경우 침대에 반듯하게 눕는 자세가 이로울 수 있습니다. 하지만 아무런 위험성도 없는 건강한 임신부에게도 획일적으로 눕는 자세를 강요해서는 안 됩니다. 이런 출산 관행을 이제는 재고해봐야 합니다.

분만 시 취할 수 있는 다양한 자세

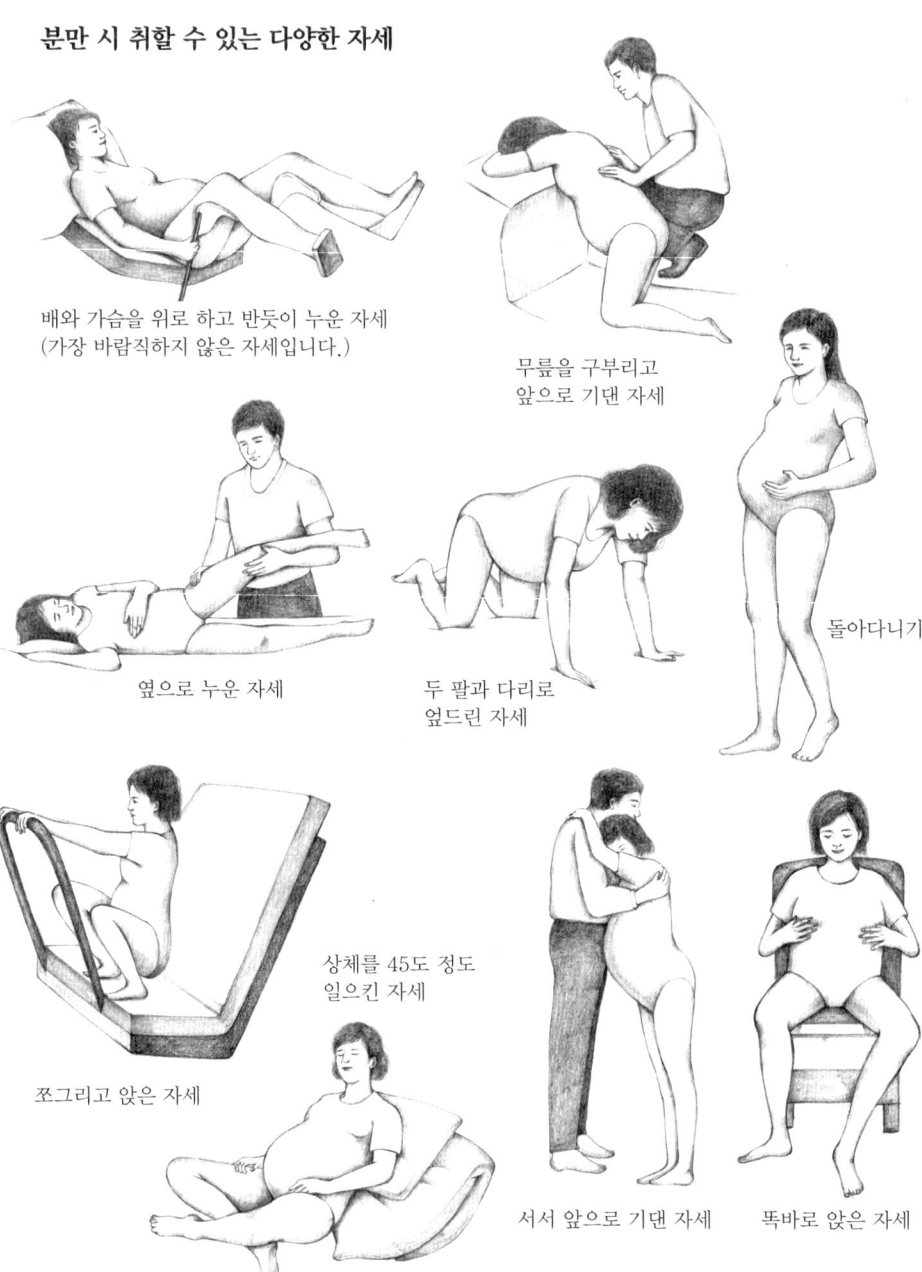

회음절개술

회음절개술은 자연분만 과정에서 여러 방향으로 발생할 수 있는 질의 열상을 예방하기 위해서 한 방향으로 깨끗한 상처를 미리 만들어주고, 질 입구를 인위적으로 넓혀 출산을 돕기 위한 방법으로 고안된 것입니다. 한동안 외국에서도 거의 모든 임신부에게 시행했지만 자연주의 출산이 소개되면서 근래에는 급격히 줄어들고 있습니다.

자연주의 출산에서는 거대아나 회음부가 심하게 짧은 경우처럼 특수한 상황을 제외하고는 회음절개를 하지 않습니다. 회음절개를 하지 않으면 분만 과정에서 항문 괄약근이 손상될 수 있지만 사실 이것은 회음절개 여부보다 분만 자세와 더 밀접한 관련이 있습니다. 반듯하게 누워서 분만하는 자세에서는 태아의 머리가 나올 때 압력이 항문 쪽으로 쏠릴 수밖에 없으므로 항문 괄약근이 손상되기 쉽습니다. 그러나 좌식 분만과 같은 자세에서는 태아의 머리가 나올 때 압력이 질 입구를 따라 360도 방향으로 균일하게 작용하므로 이런 일이 거의 생기지 않습니다.

회음절개를 하지 않으면 자연적인 열상이 생기기 쉽다고 하지만 사실은 분만 시 임신부가 과도하게 힘을 주지 않는 것이 더 중요합니다. 그래서 저는 분만 시 임신부에게 억지로 힘을 주라고 요구하지 않습니다. 힘을 주는 대신 호흡 조절 등을 통해 자연적으로 태아의 머리가 나오도록 하면 열상이 거의 없거나 훨씬 줄어듭니다. 분만 약 2개월 전부터 회음부 마사지를 하면 이런 열상이 많이 줄어든다는 연구 결과도 있습니다.

흡입 분만 또는 겸자 분만

분만 시 기구를 이용하는 흡입 분만과 겸자 분만은 명백히 자연주의 출산에 역행하는 분만법입니다. 이에 대해서는 537쪽 '자연분만' 편에서 구체적으로 설명합니다.

분만 시 강제로 힘주기

분만 시 억지로 힘을 주는 것은 바람직하지 않습니다. 자연 진통이란 자궁이 정상적으로 수축하는 과정에서 생기는 현상입니다. 자궁 수축이 생기면 태아의 방향은 자연히 질 출구를 향하며 저절로 힘이 들어가게 됩니다. 그러므로 억지로 힘을 줄 필요가 없고, 특히나 자궁 수축이 없을 때는 더욱 그렇습니다. 자궁 수축이 없을 때는 공연히 힘주느라 진을 뺄 게 아니라 심호흡을 하며 휴식을 취해야 곧이어 발생할 다음 진통에 대비할 수 있습니다. 진통이 있을 때 자연적으로 생기는 힘으로 분만하면 회음부 열상도 예방할 수 있습니다. 회음부 열상은 대개 태아 머리가 나올 때 임신부가 무리하게 힘을 주는 것이 원인이기 때문입니다. 태아의 머리가 나올 때는 무리하게 힘을 주지 말고 오히려 짧게 호흡하는 것이 좋습니다.

지나치게 환하고 시끄러운 분만실 환경

분만실이 지나치게 환하면 산모는 물론이고 아기에게도 좋지 않습니다. 일부 안과 의사들은 현대 사회에서 안경을 착용하는 사람이 증가하는 이유가 분만실 조명이 너무 밝기 때문이라고 주장하기도 합니다. 너무 밝은 조명이 갓 태어난 아기의 망막세포에 영향을 주어 눈을 나쁘게 만든다는 것입니다. 자궁 내 환경은 결코 밝지 않습니다. 따라서 분만실도 자궁 내 환경과 비슷하게 약간 어두우면서 따뜻한 느낌을 주는 조명을 사용하는 것이 좋습니다. 너무 밝은 분만실 환경은 사실 의료진을 위한 것이지 산모와 아기를 배려한 것은 아닙니다. 르부아예 분만에서는 빛뿐 아니라 소음 차단도 중요하게 생각합니다. 분만실은 각종 의료 기기에서 나는 소음과 의료진끼리의 대화로 매우 시끄럽습니다. 자궁 내 환경도 결코 조용하다고는 할 수 없지만 분만실 소음은 갓 태어난 아기에게 과도한 자극이 될 수 있습니다. 따라서 고요한 환경을 조성하는 일이 중요합니다.

저는 분만실에서 시계도 없애버렸습니다. 분만실에 시계가 걸려 있으면 의료진과 임신부가 진통 시간에 신경을 쓰게 됩니다. 그래서 진통 시간이 길어진다 싶으면 제왕절개수술을 해야 하는 것은 아닐지 고민하게 되고 의사 입장에서도 방어 진료로 제왕절개수술을 선택하는 경우가 많아집니다. 백화점에 시계가 없는 것은 시간에 구애받지 말고 마음껏 쇼핑을 즐기게 하기 위해서라지요. 분만실에서도 난산에 대한 두려움 없이 자연분만에만 신경 쓰라는 의미에서 시계를 없애야 한다고 생각합니다. 실제로 아일랜드의 버나비 종합병원에서 분만실 시계를 치웠더니 자연 출산율이 증가하고 오히려 진통 시간은 줄었다는 연구 보고가 있습니다.

가족의 분만실 출입 금지

과거에는 분만실 밖에 '외인 출입 금지'라는 푯말이 붙어 있었습니다. 여기서 말하는 '외인'에는 남편을 비롯한 가족까지 포함되었지요. 분만 환경이 급격히 변화하는 지금, 남편과 가족은 더 이상 외인이 아니라 반드시 분만실에 함께 들어가야 할 동반자가 되었습니다. 오히려 의사와 의료진이 외인이지요. 진통과 분만 과정에서 남편과 가족의 지지와 격려는 임신부에게 매우 큰 힘이 됩니다. 그러니 병원 측에 가족의 분만 참여를 당당하게 요구하세요. 자연주의 출산에서는 분만에 가족이 참여하는 일이 매우 중요합니다.

의사가 탯줄 자르기

탯줄을 자르는 적절한 순간은 조산이냐 만삭이냐에 따라 차이가 있습니다. 조산인 경우는 분만 60초 후, 만삭인 경우는 60초 이내에 자르는 것이 바람직합니다. 자연주의 출산이라면 대부분 만삭일 테니 분만 후 60초 이내에 탯줄을 자르게 되겠지요.

탯줄을 자를 때가 되면 저는 남편에게 가위를 넘깁니다. 부부 인생에서 가장 경이롭고 위대한 순간을 제가 가로챌 이유가 없기 때문입니다. 부모가 탯줄을 자르는 일도 자연주의 출산의 일부입니다. 남편이 탯줄 자르기에 동참하면 분만 후 부부의 유대 관계도 훨씬 좋아집니다. 물론 탯줄을 자르기 전 남편에게 간단한 교육을 시키고 소독 장갑을 끼게 해야 합니다.

자연주의 출산이 어려운 경우
- 임신중독증이나 임신성 당뇨병 등 고위험 임신으로 분류된 경우
- 전치태반 등 제왕절개수술이 필요한 경우
- 조산통이나 조기 양막 파수가 발생한 경우
- 임신부가 비만인 경우
- 임신부에게 감염 등의 질환이 있는 경우
- 자연주의 출산에 대한 가족 간의 의견이 다를 경우

태반 만출 시 자궁 누르기

일부 의료진은 태반 분만 시에 자궁 저부 부근의 배를 강하게 누르기도 합니다. 태반을 빨리 만출시키기 위해서지요. 이 때문에 분만 후 배 주위가 시커멓게 멍들어 아파하는 산모도 많습니다. 하지만 태반은 자연적으로 둬도 대개 5분, 늦어도 15분 이내에는 만출됩니다. 따라서 태반을 빨리 만출시키기 위한 자궁 누르기는 필요하지 않습니다. 분만 후 30분이 지나도록 태반이 만출되지 않는 경우에만 자궁 누르기를 하는 것이 바람직합니다.

출생 직후 강제로 아기 울리기

아기가 태어나자마자 엉덩이를 때려서 울리는 병원이 많습니다. 아기의 호흡에 도움을 주기 위해서라고 알려져 있지만 사실은 이와 다릅니다. 탯줄을 자르지 않는 한 아기는 모체로부터 산소를 공급받기 때문에 굳이 엉덩이를 때려서까지 호흡을 도울 이유가 없습니다. 의료진이 갓 태어난 아기를 울리는 진짜 이유는 부모를 안심시키기 위해서입니다. 아기가 출생 직후 울음을 터뜨리지 않으면 부모가 불안해한다는 이유로 일종의 방어

진료를 하는 것이지요.

신생아의 태지를 닦아내는 행위 역시 불필요합니다. 갓난아기의 피부를 덮고 있는 태지는 아기의 피부를 보호하는 천연 보습제 역할을 합니다. 그냥 두는 것이 오히려 바람직합니다.

가장 좋은 신생아 처치는 태어나자마자 부모와 스킨십을 나누도록 하는 것입니다. 엄마가 비스듬히 누운 자세에서 가슴 위에 아기를 올린 채 서로 교감하게 하는 것이지요. 이를 '캥거루 케어'라고 합니다. 아빠도 동참하면 더욱 좋습니다. 웃옷을 벗고 맨살로 아기를 안은 채 낮고 굵은 목소리로 말을 걸어주면 아기에게 안정감을 줄 수 있습니다.

캥거루 케어는 미숙아 관리 시설이 부족한 남미에서 시작되어 그 효과가 인정된 뒤 미국 대부분의 병원에서 시행하고 있습니다. 우리나라에도 최근 빠른 속도로 확산되고 있지요. 연구 결과에 따르면 미숙아에게 1년 동안 캥거루 케어를 시행했더니 체중이 늘고 사망률도 격감했다고 합니다. 만삭아의 경우 약 3개월간의 캥거루 케어만으로 지능 발달에 좋은 결과를 가져왔다는 보고도 있습니다. 부모와 아기가 살을 맞대는 이 사소한 행위가 미숙아를 살리고 아이의 지능을 높이는 놀라운 효과를 발휘하는 것입니다.

모자동실 제한

대부분의 병원에서 신생아를 엄마와 떨어뜨려 신생아실에 격리합니다. 그러나 신생아에게 가장 바람직한 환경은 신생아실이 아니라 모자동실입니다. 엄마와 아기가 가까이 있으면 모유 수유에 성공할 가능성이 높고 아빠와 아기의 유대 관계도 더욱 강해집니다. 단, 모자동실을 방문하는 모든 이들은 신생아에게 질병을 감염시키지 않도록 손을 철저히 소독해야 하고 모자동실에 신생아를 혼자 두는 일은 절대 없어야 합니다.

Dr.'s Opinion

자연주의 출산에 꼭 필요한 능동 분만과 부드러운 분만

능동 분만: 임신부가 본능과 직관으로 주도하는 분만

2000년 저는 대한태교연구회에서 국내 최초로 '젠틀 버스 심포지엄(Gentle Birth Symposium)'을 개최했습니다. 그때 소개한 것이 능동 분만(active birth)과 부드러운 분만(gentle birth)입니다. 부드러운 분만은 임신부의 능동 분만을 위해 의료진이 제공하는 모든 환경을 뜻합니다. 따라서 능동 분만과 부드러운 분만이 합쳐져 자연주의 출산이 된다고 할 수 있습니다.

능동 분만은 자기 몸을 본능에 맡기는 데서 시작됩니다. 진통을 견디는 법은 사람마다 다릅니다. 허리를 펴기도 하고 움직이기도 하고 옆으로 눕기도 하고 벽에 기대기도 하고 걷기도 하는 등 다양한 방법으로 진통을 완화시킬 수 있습니다. 그러나 현대 병원에서는 임신부를 침대 위에 반듯하게 눕힌 채 꼼짝도 하지 못하게 합니다. 임신부가 진통을 견디는 본능적이고 직감적인 방법을 허용하지 않는 것입니다. 수동적 진통 자세가 훨씬 안전하고 편하고 효과적이라는 맹신하에 실은 진통 약물이나 무통 마취의 사용 가능성만 높이고 있습니다.

이런 현대 병원의 지나친 개입을 거부하는 것이 능동 분만의 첫 단추입니다. 능동 분만이란 임신부의 의지와 결정으로 자연스럽고 자발적으로 분만하는 것입니다. 자기 몸의 본능적 힘과 자연적 기능을 신뢰하고 받아들이는 것이기도 하지요.

임신부는 수동적인 환자 역할에서 벗어나 자신이 주체가 되는 분만 환경을 조성해달라고 요구해야 합니다. 임신부는 의료진 없이도 어떻게 분만해야 하는지 이미 본능적으로 터득해 알고 있습니다. 임신부의 이런 본능을 병원에서는 적극적으로 수용하고 존중해야 합니다.

부드러운 분만: 의료 개입 없이 스트레스를 최소화하는 분만

부드러운 분만이란 임신부나 태아에게 스트레스를 주지 않는 동시에 임신부의 능동 분만을 돕는 모든 분만 환경을 말합니다. 이런 분만 환경에는 분만 자세, 가족의 참여, 분만 전후 호흡과 체조, 긴장 이완법 등 다양한 분야가 해당됩니다.

부드러운 분만은 '분만 시 고통과 괴로움을 최소화하는 환경'이라는 의미도 있습니다. 임신부가 주도하는 능동 분만을 위해서라도 의식이 있는 상태에서 분만하게 하고 각종 인위적 의료 처치를 거부하는 분만 환경을 조성한다는 뜻입니다.

외국에서는 이미 수십 년 전부터 부드러운 분만에 대한 논의가 활발히 진행되었습니다. 1960년대에 들어서면서 정상적인 자연분만에서 가정 분만과 병원 분만 중 어느 쪽이 더 안전하고 가족에게도 바람직한가에 대한 논의가 시작되었습니다. 또한 분만 경험이 아이의 인격, 그리고 부모와 아이 간의 유대 관계에 커다란 영향을 미친다는 인식도 높아졌습니다. 이런 인식의 변화가 결국 부드러운 분만을 추구하게 만든 것입니다.

우리나라에서 '젠틀 버스 심포지엄'을 개최한 이래 10여 년의 시간이 흘렀으나 아직도 현장에서는 출산 문화 개선을 요구하는 목소리가 높습니다. 이제 우리도 한 단계 높은 차원의 출산 문화를 논의할 시점입니다. 분만 환경의 의료 개입이 반드시 나쁘다고 볼 수는 없지만 건강하고 정상적인 임신부에게도 일괄적으로 의료 개입을 한다면 이는 의료 남용이자 제약이라 할 수 있습니다. 분만은 의료가 아닌 문화로 접근해야 합니다.

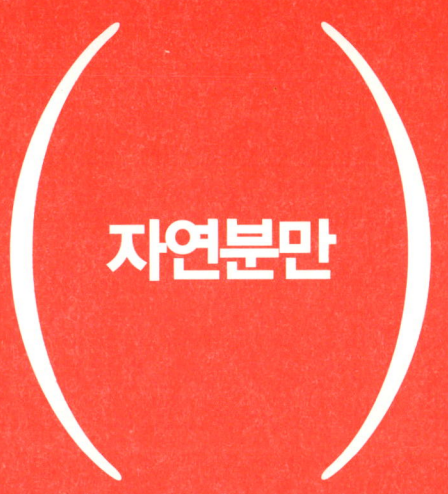

자연분만

자연분만이 제왕절개보다 안전하고 바람직하다는 것은 상식입니다. 자연분만을 하면 수술이나 처치로 인한 상처나 통증이 적어 산모의 회복이 빠르고 합병증이 적습니다. 신생아도 마취제 등 약물에 노출되지 않아 엄마와 곧바로 스킨십을 할 수 있고, 제왕절개술로 태어난 아기보다 엄마에게 유대감과 편안함을 더 많이 느낍니다. 덕분에 모유 수유 성공 가능성도 높아지고요. 자연분만 시 진통이 두려운 임신부라면 마취제에 의존할 생각부터 하지 말고 호흡과 명상으로 진통을 조절하는 소프롤로지, 라마즈, 히프노버딩, 수중 진통·수중 분만 등에 대해 알아두세요.

누구나 자연분만할 수 있어요

분만법 선택은 임신부의 권리입니다

임신부에게는 분만법을 선택하고 결정할 권리가 있습니다. 또한 임신부는 자신과 태어날 아기를 위한 모든 결정에 참여할 수 있습니다. 그러나 아직까지 우리나라는 분만과 관련된 결정을 할 때 임신부와 의료진 사이에 충분한 대화와 상담이 오가는 것 같지 않습니다.

임신부는 산전 검진을 받을 때부터 진통과 분만에 대한 정보를 얻을 권리와 책임이 있습니다. 자연주의 출산을 원하는 임신부라면 회음부절개 등 자신이 원치 않는 조치에 동의하지 않을 권리도 있습니다. 물론 경막외마취나 제왕절개수술이 필요한 응급 상황이 생길 수 있으므로 별도로 정식 동의서는 작성해야 합니다. 임신부는 자기 의무 기록을 복사할 수 있으며 원할 때는 언제든지 이에 관한 자료를 제공받을 수 있습니다.

의료진에게 다음과 같은 사항을 당당하게 질문하고 요구하세요.

- 분만 과정에 대해서 조금 더 설명해주세요.
- 이 분만 방법에 대한 자세한 내용은 어디서 얻을 수 있나요?
- 이 방법 말고 다른 분만 방법은 없나요?
- 결정을 내리기 전에 생각할 시간을 주세요.
- 이 방법이 태아와 저에게 얼마나 도움이 되나요?
- 이 시술이나 투약이 진통에 어떤 영향을 주나요? 태아에게는 또 어떤 영향을 주나요?
- 다른 의사의 의견도 듣고 싶은데 괜찮을까요?

Q&A '자연 출산'과 '자연분만'은 같은 뜻인가요?
엄밀히 말하면 '출산'과 '분만'은 의미가 다른 말입니다. '출산(birth)'은 임신부가 주체적이고 능동적인 입장이 되는 환경을 뜻하고 '분만(delivery)'은 의료인이 주체가 되고 임신부는 수동적인 입장이 되는 환경을 뜻합니다. 그러나 우리나라에서는 '출산'과 '분만'을 거의 같은 의미로 사용하므로 큰 차이는 없다고 하겠습니다.

자연분만은 신체적·정신적으로 장점이 많습니다

자연분만을 하면 산모의 회복이 빠르고 쉽습니다. 합병증도 적습니다. 수술이나 여러 처치로 인해 생기는 상처나 통증이 적기 때문입니다. 신생아 또한 마취제를 비롯한 여러 약물에 노출되지 않고, 출생 후 곧바로 엄마와 스킨십을 할 수 있습니다. 모유 수유에 성공할 가능성도 높아집니다.
또한 자연분만한 산모는 분만과 진통 과정에서 자신감을 얻습니다. 반면 자연분만을 하지 못한 산모는 스스로를 나약하다고 느끼고 심한 경우엔 우울증을 겪기도 합니다. 자연분만으로 태어난 신생아는 제왕절개수술로 태어난 신생아에 비해 엄마에게 유대감과 편안함을 더 많이 느낍니다.

보조 분만 자연분만을 돕는 보조적 수단

난산 시 보조 분만을 잘 활용하면 제왕절개율을 낮출 수 있습니다
간혹 자연분만 중에 난산 등의 이유로 태아 만출을 돕는 겸자나 흡반을 이용하는 보조 분만이 이루어지기도 합니다. 난산은 자궁경부가 완전히 개대(얇아지고 열리는 증상)된 상태에서도 자연분만이 어려운 것을 말합니다. 이런 상황에서 보조 분만을 활용하면 난산을 속히 종결시켜 임신부와 태아의 위험을 최소화할 수 있습니다. 말 그대로 자연분만을 도와주는 보조적 수단이지요.
보조 분만은 주로 이런 경우에 시행합니다.

- 태아 상태가 안 좋을 때
- 태아의 선진부가 엉뚱한 위치를 향하고 있을 때
- 임신부가 너무 지쳤을 때
- 분만 시 힘을 줄 수 없을 때

겸자 분만

겸자 분만은 자연분만이 순조롭지 않고 임신부와 태아에게 문제가 생길 가능성이 있을 때 겸자라는 기구로 태아를 견인해 끄집어내는 방법입니다. 겸자란 태아 머리에 딱 맞게 곡선형으로 된, 주걱 모양의 부드러운 금속 기구입니다. 겸자의 블레이드로 조심스럽게 태아 머리를 감싸 고정한 뒤, 자궁 수축이 생겨 임신부가 힘을 줄 때 의사가 부드럽게 잡아당기면서 태아의 선진 부위를 분만시킵니다.

겸자 중에는 태아를 분만시키기 좋은 위치로 돌릴 수 있는 것도 있습니다. 겸자 사용으로 태아 얼굴에 작은 자국이 생길 수 있지만 대개 분만 후 곧바로 사라집니다.

★ Funny News
순산하려면 매운 음식 먹어라?

미국 임신부들은 출산에 대비해 산책과 성생활, 매운 음식 먹기를 한다는 조사 결과가 나왔습니다. 미국 오하이오 주립 대학교 조녀선 샤퍼 교수 팀은 건강한 아기를 출산한 산모들에게 분만에 대비해 어떤 준비를 했는지 물었습니다. 그 결과 절반이 넘는 산모가 출산 일주일 전에 분만을 쉽게 하기 위해 걷기, 성생활, 매운 음식 먹기를 했다고 답했고 일부는 둘 이상의 방법을 병행했다고 했습니다. 샤퍼 교수는 성생활은 자궁 수축을 돕고 매운 음식은 장 활동을 활발히 해 자궁을 자극하는 효과가 있다면서 이런 방법에 과학적인 근거가 있다고 했습니다. 그러나 순산을 위해 이런저런 방법을 시도하기 전 우선 의사와 상담하라고 충고했습니다.

진통을 짧고 적게 하는 것은 국적을 초월한 모든 여성의 공통된 바람인가 봅니다. 그러나 진통을 줄이기 위한 방법을 찾기보다 진통을 이해하고 두려움을 없애기 위한 노력이 더 중요합니다.

유도 분만을 해서는 안 되는 경우

다음의 경우는 대개 유도 분만이 아닌 응급 제왕절개수술이 필요합니다.
- 전치태반
- 횡위 등 비정상 태위
- 탯줄이 태아보다 먼저 자궁경부 밖으로 밀려 나온 탯줄 탈출이 있는 경우
- 과거에 자궁 수술, 특히 종절개 제왕절개수술을 받은 경우
- 태아가 4kg 이상의 거대아로 추정되는 경우
- 임신부 협골반이 의심되는 경우
- 임신부에게 헤르페스 등 감염이 있는 경우

흡입 분만

흡입 분만은 진공 흡입기를 이용한 분만입니다. 플라스틱이나 금속으로 된 컵을 태아 머리에 흡착시킨 후 자궁 수축이 있을 때 조심스럽게 태아를 잡아당깁니다. 흡입 컵에 의해 태아 머리에 작은 멍 자국이 생길 수 있지만 금세 사라집니다. 흡입 분만은 겸자 분만과 달리 태아 머리가 너무 약한 임신 34주 이전에는 시행하지 않습니다.

Q&A 흡입 분만과 겸자 분만 중 어느 것이 더 나은가요?

숙련된 산부인과 전문의가 적절하게 시행한다면 두 방법 모두 안전하고 효과적입니다. 단, 흡입 분만이 겸자 분만에 비해 질의 열상을 덜 일으키는 것은 사실입니다. 흡입 분만이 성공적이지 못한 경우 2차적으로 겸자 분만을 시도할 수 있고 이것도 실패했을 때는 제왕절개수술을 해야 하는 경우도 있습니다.

유도 분만

유도 분만이 필요한 경우도 있습니다

분만예정일이 2주 정도 지났는데도 자연적인 진통이 없을 때 약이나 다른 방법을 이용해 인위적으로 자궁 수축을 만들어 분만을 유도하는 것이

유도 분만입니다. 임신부의 자궁경부를 인위적으로 열리게 해 자연분만을 준비하는 것이지요.

유도 분만이 필요한 경우는 다음과 같습니다.

- 임신 42주 이상의 지연 임신
- 임신성 고혈압 및 임신성 당뇨병
- 임신부에게 특별한 질환이 있어 임신을 더 유지할 수 없는 경우
- 태아에게 건강상 문제가 있어 임신을 더 유지할 수 없는 경우
- 자궁 내 감염
- 조기 양막 파수 후 자연 진통이 오지 않는 경우
- 태반 조기 박리
- 태아 발육 부전
- 태아 사망

유도 분만 결정 전 의료진에게 질문하세요

유도 분만을 하면 임신부의 통증이 증가하고 태아가 약물에 노출되는 경우가 많기 때문에 자연주의 출산에서는 이를 기피합니다. 일부 의사들이 시간 편의를 위해 무분별하게 유도 분만을 권유한다고 주장하는 사람도 있습니다. 의사가 유도 분만을 권유할 때 이런 것들을 물어보세요.

- 왜 유도 분만을 해야 하나요?
- 유도 분만을 해서 좋은 점이 무엇인가요?
- 임신부 혹은 태아에게 생길 수 있는 문제점은 무엇이고 그런 일이 발생할 확률은 어느 정도인가요?
- 통증이 심할 때는 어떻게 해야 하나요?
- 유도 분만을 하지 않겠다고 하면 어떻게 되나요?

다양한 유도 분만 방법

자궁경부 숙화 또는 이완 유도 분만 전 자궁경부를 부드럽게 만들기 위해 프로스타글란딘이라는 약제를 질정이나 젤 형태로 질 내에 넣거나 구상 투여합니다.

인위적 양막 파수 인위적으로 양막에 구멍을 내 양수가 나오도록 하는 방법입니다. 대개는 양수가 빠지고 수 시간 내에 진통이 시작됩니다. 그래도 진통이 생기지 않을 때는 다른 방법을 시도합니다.

자궁 수축제 사용 자궁 수축을 유발하기 위해 약물을 사용하는 방법입니다. 가장 많이 사용하는 약제는 옥시토신이며 정맥을 통해 주입합니다.

유도 분만 시 예상되는 합병증

유도 분만에는 약간의 위험과 통증이 동반될 수 있습니다. 따라서 임신부와 태아의 상태, 임신 기간, 태아 안전에 대한 검사 결과 등을 신중하게 살펴 시행 여부를 결정해야 하고, 반드시 임신부의 동의를 받아야 합니다. 또한 유도 분만 시 전자 태아심음 감시 장치로 자궁 수축 정도와 태아 심장 박동을 감시해 합병증을 예방해야 합니다.
유도 분만 시 예상되는 합병증은 다음과 같습니다.

- 급격한 태아 가사 상태
- 유도 분만이 지체될 경우 임신부와 태아의 감염 가능성 증가
- 자궁 내부에서 탯줄이 눌리거나 탈출할 위험 증가
- 다산모의 경우 자궁 수축제 사용으로 자궁이 과하게 수축되면 자궁 파열 위험 증가

무통분만

진통을 긍정적으로 받아들여야 두려움이 줄어듭니다

산통은 대체 왜 있는 걸까요? 의학적으로는 조물주가 임신이라는 축복에 진통이라는 고통을 더한 이유가 설명됩니다. 적절한 자극과 스트레스가 태아에게 도움이 되기 때문입니다. 진통은 자궁을 수축시키는 역할을 하

며 자궁이 수축되면서 생기는 압력이 태아를 부드럽게 마사지해줍니다. 분만 전 시작되는 이런 과정은 아기가 태어나자마자 원활하게 호흡하는 데 큰 도움이 됩니다. 다시 말해 진통이란 자궁 밖 세상에 익숙해지라는 뜻으로 조물주가 태아에게 주는 선물인 셈입니다.

'진통은 아기를 위해 꼭 필요한 것', '진통이란 탄생 과정에 없어서는 안 되는 것'이라는 인식 자체가 이미 통증 감소 효과를 유발합니다. 긍정적인 마음을 갖는 것만으로 우리 몸은 강력한 진통제인 엔도르핀을 만들어내기 때문입니다.

진통제를 전혀 사용하지 않은 경우 진통에 대한 마음가짐이 긍정적인 임신부가 그렇지 않은 임신부보다 통증을 덜 느끼고 진통 시간도 짧았다는 연구 결과가 여러 건 발표되었습니다.

진통을 긍정적으로 받아들이는 임신부는 두려움이 덜하기 때문에 분만 과정에 주체적, 적극적, 능동적입니다. 임신에서 출산까지 모든 과정은 오로지 임신부만이 겪고 느낄 수 있습니다. 다른 사람이 도와줄 수는 있어도 진통 자체는 임신부만의 몫이지요.

따라서 진통과 분만에 적극적이어야 할 사람은 다른 누구도 아닌 임신부 자신입니다. 이런 사실을 받아들여야 진통이 줄고 출산 과정이 원활해질 수 있습니다.

의학적으로 볼 때 분만 진통에 관여하는 요인은 임신부의 정서적 환경, 지적 수준, 사회문화적 요인, 동기부여 등입니다. 저는 이 중 동

🌐 News & Research

분만을 두려워하면 출산 시간 길어진다

분만을 두려워하면 그렇지 않은 경우보다 출산 시간이 47분 길어진다는 연구 결과가 있습니다. 이에 따르면 분만을 두려워하는 여성은 그렇지 않은 여성에 비해 보조 분만, 응급 제왕절개수술 분만 비율이 높았습니다. 의사와 환자 간의 의사소통이 부족해도 분만 시간이 길어진다는 점도 확인되었습니다.

걱정과 두려움은 혈중 카테콜아민 호르몬의 농도를 높여 자궁 수축력을 약화시킬 수 있습니다. 그러니 당연히 진통 시간이 길어질밖에요. 진통이 오기 전 여러 무통분만법에 대해 공부하고 의료진과 원활하게 소통해 진통에 대한 두려움을 다스려야 합니다. 부디 진통을 긍정적으로 받아들이세요.

기부여가 가장 중요하다고 생각합니다. 진통은 본인과 태아에게 꼭 필요한 것이라고 스스로 동기부여를 해야만 진통을 덜 느끼게 됩니다.

엄마에게는 어떠한 의료 개입 없이도 아기를 잘 낳을 수 있는 위대한 힘이 있습니다. 진통을 아프고 무섭고 참을 수 없는 것이라고 생각하지 말고 조물주가 아기를 위해 선물한 것이라고 생각해보세요. 엄마의 위대한 힘은 이런 마음가짐에서 발휘됩니다.

진통을 스스로 다스릴 방법을 찾으세요

진통을 줄일 수 있는 방법을 알아두는 것이 중요합니다. 어떻게 하면 진통을 완화시킬 수 있을지, 주변 사람들에게 어떤 도움을 받을 수 있을지 미리 알아야 합니다.

진통 완화 방법에 대해 의사에게 문의하고 자신에게 맞는 방법을 찾으세요. 그리고 다음 방법을 참고하세요.

분만과 진통에 대해 공부하기 뭐든 알면 알수록 두려움이 적어지는 법입니다. 분만과 진통도 마찬가지죠. 분만 시 어떤 일이 일어나는지 알면 두려움이 줄어들고 그것을 조절할 수 있습니다. 그러니 분만과 진통에 대해 열심히 공부하세요. 임신과 출산 관련 책자, 산전 교실, 의사와의 상담 등이 도움이 됩니다.

평정심 유지하기 명상과 심호흡을 하면서 긴장을 풀고 평정심을 유지하는 법을 연습하세요.

진통 중 움직이기 진통이 왔을 때 몸을 자유로이 움직이거나 자세만 바꿔도 통증이 줄어들 수 있습니다. 무릎을 꿇거나 걸어 다니거나 몸을 부드럽게 앞뒤로 흔드는 등 다양한 자세와 움직임을 시도해보세요.

남편의 도움 받기 진통 시 도와줄 사람을 찾아보세요. 대개는 남편이 정서적으로 큰 도움이 됩니다. 조산사나 둘라의 도움을 받을 수도 있습니다.

마사지하기 진통에 마사지가 효과적일 수 있습니다. 곁을 지키고 있는 남편이나 가족에게 부드럽게 마사지해달라고 부탁하세요.

다양한 무통분만 방법

산통은 사람마다 달리 느끼는 것이라 진통 완화를 위해 어떤 방법을 쓸 것인지는 전적으로 임신부의 결정에 달렸습니다. 분만 진통이 시작된 후에는 이런 결정을 내리기 어려우므로 미리 공부하고 의사와 상의해야 합니다.

무통분만을 위해 어떤 방법을 쓸 수 있는지 간략히 소개합니다.

마취제를 전혀 사용하지 않는 자연분만 호흡법과 이를 통한 이완법, 임신부의 자세 변경, 마사지 등으로 고통을 경감시키는 방법입니다. 소프롤로지, 라마즈, 히프노버딩, 수중 진통·수중 분만 등이 여기에 해당합니다.

전신마취 응급 분만이 필요한 경우에 어쩔 수 없이 사용하며 임신부는 분만 과정을 전혀 자각하지 못합니다.

경막외마취 진통 효과가 있는 약물을 척수에 주입하는 것으로 무통분만 방법 중 가장 많이 사용합니다. 경막외마취를 하면 의식은 명료하지만 고통을 느끼지 못합니다.

임신부가 조절하는 경막외마취 분만 도중 통증 완화를 위해 임신부 스스로

★ Funny News
산통은 어느 정도나 고통스러울까?

산통은 몸이 불에 탈 때 느끼는 작열통, 몸의 일부가 절단될 때 느끼는 절단통에 이어 세 번째로 강한 통증이라는 말이 있습니다. 그러나 의학적으로 분석한 결과(HCFMRP/USP, 2007)에 따르면 산통은 인간이 느끼는 고통 중 여덟 번째라고 합니다. 구체적인 순위는 다음과 같습니다.

1위	암으로 인한 통증
2위	신장 결석으로 인한 통증
3위	에이즈로 인한 통증
4위	심근경색으로 인한 통증
5위	담석으로 인한 통증
6위	섬유근육통
7위	말초신경통
8위	산통
9위	삼차신경통
10위	화상통
11위	치통
12위	위궤양으로 인한 통증
13위	수술 후 통증
14위	대상포진 신경통
15위	월경통
16위	두통
17위	턱관절 신드롬으로 인한 통증
18위	요통
19위	반복 운동으로 인한 손상
20위	관절통

약물 주입을 조절하는 방법입니다. 통증 정도와 시간에 따라 조절이 가능하며 자연분만이나 제왕절개수술 이후에도 사용할 수 있습니다.

척추마취 뇌척수액이 들어 있는 척추강 내에 직접 마취제를 주입하는 것입니다. 이와 달리 척추강 밖에 마취제를 주입하는 방법은 경막외마취입니다. 경막외마취가 부위별로 마취 효과가 달라지는 데 비해 척추마취는 완벽하고 빠르게 마취 효과가 나타난다는 장점이 있습니다. 그러나 마취 시 뇌척수액 유출로 두통이 생길 수 있고 분만 도중 움직일 수 없다는 단점이 있습니다. 주로 제왕절개수술이나 겸자 분만에서 많이 사용합니다.

진정제 근육주사나 정맥주사로 투여합니다. 임신부의 불안감을 줄여주고 긴장을 완화시킬 수는 있지만 통증 조절 효과는 없습니다.

진통제 근육주사 임신부의 긴장을 풀어주고 통증을 줄여주는 데메롤이나 페티딘 같은 약물 주사입니다. 투약 20분 후부터 2~4시간 정도 효과가 지속됩니다. 분만 과정이 잘 기억나지 않고 얼이 빠진 듯한 느낌이 든다거나 분만 종료 때까지 약효가 남아 있어 잘 깨어나지 못하는 등의 부작용이 있을 수 있습니다.

분만에 임박해 투약한 경우는 신생아 호흡에 영향을 미칠 수 있으므로 해독제를 써야 합니다. 분만 후까지 약효가 남아 있을 가능성 때문에 모유 수유에 방해가 된다는 것도 단점입니다.

국소마취 임신부의 질과 직장 사이의 회음부에 주사해 주변에 국소적인 마취 효과를 유도하는 방법입니다. 우리나라에서는 잘 사용하지 않습니다.

마취제를 쓰지 않는 무통분만법

소프롤로지 분만: 자기 조절로 산통을 견디는 분만법입니다

소프롤로지(sophrology)는 자기 조절을 통한 분만입니다. 산통을 있는 그대로 받아들이는 동양적 발상으로, 분만의 주체가 임신부임을 일깨우고 모성을 확립해 진통을 극복하게 하는 분만법이지요. 특히 산통은 '엄마와 아기가 처음으로 하는 공동 작업'이자 '아기를 출생시키는 매우 중요한 에너지'임을 자각하게 해 스스로 산통을 이겨내도록 합니다.

'소프롤로지'라는 용어는 'sos(조화·평온·평안·안정)', 'phren(심기·영혼·정신·의식)', 'logos(연구·논의·학술)'의 의미가 담긴 복합어입니다.

소프롤로지 분만은 결국 연상법, 이완법, 호흡법을 적절히 응용하는 훈련을 통해 '자기 조절'법을 익혀 분만하는 방식입니다. 이 방법이 고통을 완벽하게 없애줄 수는 없어도 고통을 쉽게 견딜 수 있도록 도와줍니다.

임신 후기부터 시작하는 소프롤로지 분만 훈련

소프롤로지 분만은 임신 후기, 즉 임신 7개월부터 준비합니다. 우선 눈을 감고 편안하게 앉습니다. 이 자세로 강사의 지도 아래 연상 훈련을 시작합니다. 임신부의 몸, 현재의 태아 위치와 움직임 또는 모습 등에 대해 행복한 상상을 합니다. 이렇게 하면 강력한 엔도르핀이 분비되면서 산통이 줄기 시작합니다.

소프롤로지 분만의 좋은 점

- 임신부가 자율적이고 능동적으로 분만에 참여할 수 있습니다.
- 연상을 통해 몸과 마음을 이완시킬 수 있습니다.
- 배우거나 이해하기가 쉽습니다.
- 자궁경부가 완전히 열리기까지 시간이 오래 걸려도 임신부가 피로감을 느끼지 않습니다.
- 태아에 대한 연상 훈련을 통해 유대감을 키우고 모유 수유에 성공하기 쉽습니다.
- 피치 못하게 제왕절개수술을 하게 되더라도 임신부가 좌절감을 적게 느낍니다.

다음은 호흡 훈련입니다. 복식호흡으로 산소를 충분히 들이마신 뒤 호흡을 잠깐 내쉬고, 참을 수 없는 상태가 되면 천천히 호흡을 내뱉으면서 몸을 이완시킵니다. 이 과정에서 마음이 더욱 안정됩니다.

호흡 훈련은 실제 분만 진통 시 매우 도움이 됩니다. 진통이 오면 대개 호흡이 가빠지고 불규칙해지는데 소프롤로지 호흡법을 활용하면 호흡이 안정되고 심신이 이완되면서 태아에게 충분한 산소를 공급할 수 있게 됩니다. 앞에서 설명한 연상 훈련과 호흡 훈련을 병행하면 진통뿐 아니라 긴장감과 피로를 극복하는 데에도 큰 도움이 됩니다.

진통 전 훈련을 반복하면 혼자서도 충분히 연상법, 이완법, 호흡법을 활용할 수 있습니다. 진통은 아기를 낳기 위한 에너지라는 사실을 명심하면서 자궁 속 태아에게 도와달라고 부탁해봅니다. 머릿속으로 태아의 움직임과 자궁 수축을 생생하게 상상하면서 그에 따라 호흡을 맞추다 보면 분만이 한결 수월해지면서 진통 시간도 단축됩니다.

라마즈 분만의 철학
- 출산은 자연적이고 정상적이며 건강한 과정이다.
- 출산의 경험은 산모와 모든 가족에게 영향을 끼친다.
- 여성의 지혜는 출산 과정을 이끄는 힘이다.
- 여성의 자신감과 출산 능력은 주변 사람과 출산 환경에 따라 증가 또는 감소할 수 있다.
- 여성은 일반적인 의술이 아닌 다른 방법으로 출산할 권리가 있다.
- 출산은 집이나 병원 등에서 안전하게 이루어져야 한다.
- 출산 교육은 건강에 관한 올바른 결정과 책임감을 가능하게 한다.

라마즈 분만: 남편의 동참이 중요합니다

라마즈 분만은 1950년대 초 프랑스의 산부인과 전문의 페르디낭 라마즈(Ferdinand Lamaze) 박사에 의해 시작되었습니다. 우리나라에는 소프롤로지 분만보다 앞서 1970년대 초에 소개되었습니다.

파블로프의 실험을 기초로 한 통증 완화 방법으로 진통을 기쁘고 당연한 일로 받아들이면서 연상·이완·호흡법을 훈련하면 조건반사적으로 진통이 일시 중단된다는 원리입니다.

산통 조절에 목적이 있다는 점에서는 소프롤로지 분만법과 비슷하지만 진통 자체를 인정하고 받아들이는 소프롤로지와 달리 라마즈는 정신의학적으로 진통을 감소시키는 분만법이라는 점에서 차이가 있습니다.

소프롤로지 분만법은 임신부와 태아의 대화가 주축을 이루지만 라마즈 분만법은 임신부와 남편의 훈련이 중요합니다. 따라서 남편이 분만 파트너로 참여하는 것이 좋습니다. 분만 전부터 임신부와 함께 라마즈 분만 교육에 참여하고 실제 분만할 때도 임신부 곁을 지켜야 그 효과가 극대화될 수 있습니다.

하루 20분 꾸준히 연습하는 라마즈 호흡법 라마즈 분만의 핵심은 호흡에 있습니다. 진통 시 바른 호흡으로 산소를 충분히 공급해 근육과 체내 조직을 이완시키고 이로써 태아 건강에 도움을 주는 동시에 호흡에 집중함으로써 진통을 줄이는 원리입니다.

본인에게 적합한 호흡을 알려면 우선 1분간 호흡수를 측정합니다. 임신부가 인식하지 못한 사이 주변 사람이 1분간 호흡수를 여러 번 측정한 뒤 평균치를 계산해야 가장 정확합니다. 대개 1분간 호흡수는 17~22회 정도입니다.

라마즈 호흡법에 대해 간략하게 소개합니다. 분만 2기 만출기 호흡법을 제외한 나머지 호흡법을 하루 20분간 꾸준히 연습하세요. 호흡의 속도를 익히는 것이 중요하며 반복 연습을 해야 합니다.

- **분만 1기 준비기** 자궁구가 0cm에서 2.5~3cm 정도 열렸을 때입니다. 진통이 시작되면 심호흡을 하고 느리게 흉식호흡을 합니다. 임신부의 정상 호흡수의 1/2~2/3 수준으로 호흡하는 것이 적당합니다. 예를 들어 1분에 20회 호흡했던 임신부라면 10~13회 정도 호흡하면 됩니다. 입으로 호흡하면 입안이 말라 탈수증이 올 수 있으니 코로 호흡합니다. 진통이 심하지 않아 평상시 호흡법

으로도 견딜 만하다면 다음 진통에 대비해 몸을 충분히 이완시키고 잠을 자는 것도 좋습니다.

- **분만 1기 개구기** 자궁구가 2.5~3cm에서 7~8cm 정도 열렸을 때입니다. 이 단계에서는 임신부의 정상 호흡수의 1.5~2배가량이 적당합니다. 예를 들어 1분에 20회 호흡했다면 30회 정도 호흡해야 하므로 한 호흡당 2초가 소요되겠지요. 그래서 짧게 1초간 들이마시고 1초간 내쉬는 호흡이 됩니다. 이처럼 얕고 빠르게 숨을 들이마시고 내쉬기를 반복합니다. 일정한 지점을 바라보면서 호흡에 집중하다 보면 리듬을 타게 되어 호흡이 한결 쉬워집니다.

- **분만 2기 이행기** 자궁구가 7~8cm 정도 열렸을 때부터 완전히 열릴 때까지입니다. 가장 힘들고 저절로 배에 힘이 들어가는 단계이지만 자궁구가 완전하게 열릴 때까지 힘을 주어서는 안 되므로 호흡이 가장 중요합니다. 분만 1기의 개구기와 같은 방식으로 호흡하되 3회에 한 번꼴로 한숨 같은 호흡을 합니다. '하하후' 식의 리듬으로 호흡한다고 해서 일명 '하하후 호흡법'이라고 합니다.

- **분만 2기 만출기** 자궁문이 열리고 마침내 아기가 태어나는 때입니다. 우선 심호흡을 크게 두 번 한 뒤 숨을 멈추고 가능하면 길게 힘을 줍니다. 입을 다물고 마치 대변을 보는 듯한 기분으로 못 참을 때까지 힘을 줍니다. 다시 숨을 크게 들이마신 뒤 힘주기를 반복합니다.

    만출기 호흡법은 자세가 매우 중요합니다. 비스듬히 앉은 자세에서 양다리를 벌리고 무릎 뒤에 손을 걸쳐 가슴 쪽으로 잡아당긴 채 턱을 당기고 시선은 배꼽을 보고 힘을 줍니다. 진통 한 번에 이 호흡을 3~5회 반복합니다.

히프노버딩: 최소한의 의료 개입으로 이끈 최면 요법

히프노버딩(hypno-birthing)은 1980년대 미국의 최면술사 미키 몽간이 널리 소개했지만 사실은 자연주의 출산을 표방해왔던 영국의 산부인과 전문의 그랜틀리 딕리드(Grantly Dick-Read)가 창안한 자기최면분만법입니다.

딕리드 박사는 여성에게는 본능적인 출산 능력과 산통을 극복하는 능력이 있다면서 마음의 힘을 믿는 자기최면 방법을 이용하면 두려움을 극복하고 통증도 없앨 수 있다고 주장했습니다. '두려움이 없으면 통증도 없다'는 이론이죠. 최근 그 효과가 널리 알려지면서 관심을 모으고 있습니다. 또한 출산 과정의 의료 개입을 최소화하자는 점에서 자연주의 출산과 맥을 같이합니다.

최근 최면 요법이 흡연이나 과식 조절에 매우 효과적이라는 사실이 과학적으로 입증되었습니다. 분만 현장에서도 최면 요법을 응용하면 임신부 스스로 호흡과 통증을 통제할 수 있습니다.

최면은 임신부 스스로 걸 수도 있고 전문가의 도움을 받을 수도 있습니다. 최면은 몸과 마음이 평온하게 이완된 상태이되 무의식 상태는 아닙니다. 뇌의 의식적인 부분을 잠시 닫아두고 잠재의식 상태에 빠지는 방법으로 일종의 무통분만법이라 할 수 있습니다. 약물을 사용하지 않고 정신의 힘을 이용하는 방법이므로 부작용이 적다는 장점이 있습니다.

브래들리 분만법

브래들리 분만법(husband-coached birth)은 진통 약물을 사용하지 않고 출산하기 위해 출산 때 남편이 코치하도록 준비시키는 방법입니다. 1940년대 후반 미국 산부인과 전문의 로버트 브래들리(Robert Bradley)가 고안한 방법으로 미국에서 라마즈 분만법과 함께 가장 많이 사용합니다. 출산은 자연스러운 과정이므로 분만 중 약물 투여를 비롯한 의료 개입이 거의 필요하지 않다는 것이 브래들리 분만법의 기본입니다. 브래들리 분만법 관계자들에 따르면 12주 과정을 수료한 부부 중 86% 이상이 약물 도움 없이 자연분만했다고 합니다.

브래들리 분만법은 남편이 임신과 출산에 적극적으로 참여하고 아내를 코치한다는 것이 가장 큰 장점입니다. 브래들리 분만법의 교육 내용은 다음과 같습니다.

- 영양과 운동의 중요성
- 통증 시 이완 기술
- 분만에 대한 대처
- 제왕절개수술을 피하는 방법
- 산후 조리 방법
- 모유 수유
- 남편이 산모의 정서적 지지자가 되는 방법

수중 진통·수중 분만

뒤에 이어지는 '통증 완화를 위한 대체 요법'에서 자세히 설명합니다.

마취제를 쓰는 분만법

경막외마취: 하반신만 마비되고 의식은 깨어 있습니다

흔히들 무통분만이라고 하는 것이 바로 경막외마취입니다. 경막외마취를 하면 하반신에만 감각이 없고 의식은 깨어 있습니다. 산통이 한창 진행 중일 때, 초산모의 경우 자궁경부가 4cm 정도 확장되었을 때 시도합니다. 제왕절개수술이나 겸자 분만, 흡입 분만 시에는 더 강한 약물로 경막외마취를 할 수 있습니다.

경막외마취의 부작용은 다음과 같습니다.

마취 방법의 선택

제왕절개수술을 할 때 어떤 마취 방법을 선택할지는 임신부와 태아의 건강에 달려 있습니다. 또한 제왕절개수술을 하는 이유에 따라서도 마취 방법이 달라질 수 있습니다. 가령 응급이거나 출혈이 많은 경우는 전신마취를 해야 합니다. 자연분만을 위해 경막외마취를 한 상태에서 제왕절개를 해야 할 때는 통증 완화를 위해 경막외마취 카테터로 더 강한 약물을 투여합니다. 이때는 배 전체가 마비되는데 통증은 없어도 압박감이 느껴질 수 있습니다.

- 다리가 무겁게 느껴질 수 있습니다.
- 간혹 저혈압이 생길 수 있습니다. 이때는 수액을 투여해 혈압을 유지시킵니다.
- 진통 분만 2단계가 연장되어 제왕절개수술의 가능성이 높아질 수 있습니다.
- 진통 중에 소변보기가 힘들 수도 있어 소변 카테터를 방광에 삽입하기도 합니다. 이 때문에 요로 감염이 증가할 가능성이 있습니다.
- 약 1%에서 일시적인 두통이 생깁니다.
- 주사 부위에 통증이 있을 수 있습니다.

경막외마취 시술 방법

1. 팔에 정맥주사로 수액을 투여합니다.
2. 옆으로 눕거나 구부린 자세에서 등을 소독하고 바늘이 들어갈 부위를 국소마취합니다.
3. 자궁 통증을 전달하는 신경 근처에 매우 작은 튜브를 삽입합니다. 이 튜브를 통해 국소마취제와 마약성 진통제를 주입합니다. 소요 시간은 약 20분이며 마취 효과가 나타나기까지 10~15분 정도 걸립니다. 마취가 끝날 때까지 앉거나 등을 굽힌 채로 옆으로 누워야 합니다. 마취가 끝나면 움직일 수 있지만 걸을 수는 없습니다.
4. 자궁 수축과 태아 심장 박동은 태아 감시 장치를 통해 관찰하므로 염려할 필요가 없습니다.

통증 완화를 위한 대체 요법

수중 진통과 수중 분만: 역사는 고대부터 시작됩니다

태아는 40주 동안 양수라는 수중 환경에서 자랍니다. 자궁 내 양수는 태아를 성장시키고 충격과 손상으로부터 보호하는 이상적인 매개체입니다. 유럽에서는 오래전부터 임신과 출산에 물을 이용하는 방법을 연구해왔습니다. 한 예로 임신

척수마취 (척추마취)

부위 마취에는 경막외마취 외에 척수마취가 있습니다. 척수마취는 경막외마취처럼 등으로 주사합니다. 앉은 자세 또는 옆으로 누운 자세에서 약물을 척수액으로 주사해 하반신을 마비시킵니다. 통증이 잘 완화되며 대체로 1~2시간 동안 마취됩니다. 척수마취는 경막외마취를 주사한 부위와 같은 부위에 더 가는 바늘로 훨씬 적은 약물을 척추강 내로 주사합니다. 한번 주사하면 바로 통증이 완화됩니다. 어떤 마취법을 선택할지는 마취과 의사가 판단하는데 대개 응급으로 신속하게 마취가 필요할 경우 척수마취를 합니다.

전신마취

전신마취를 하면 잠이 들어 통증을 느끼지 못하게 됩니다. 대개 부위 마취가 불가능할 때 실시합니다. 마취를 시작하자마자 의식을 잃기 때문에 응급 제왕절개 수술을 할 때 많이 합니다. 임신부의 위에 음식물이나 액체가 남아 있는 상태에서 전신마취를 하면 간혹 이것이 역류해 기도나 폐로 넘어가 폐렴 등이 발생할 수 있습니다. 의사들이 진통이 시작된 임신부에게 음식물 섭취를 금지시키는 것은 이런 합병증을 예방하기 위해서입니다.

부에게 가장 이상적인 운동으로 수영을 추천하지요. 특히 따뜻한 물에 몸을 담그면 이완과 진통 촉진에 도움이 된다는 사실이 알려지면서 유럽에서 수중 분만이 대중화되기 시작했습니다.

수중 분만의 역사는 고대로 거슬러 올라갑니다. 기원전 6세기 아리스토텔레스는 물이 생명의 근원임을 강조했고 1700년대에는 수(水) 치료 개념이 처음으로 도입되었습니다.

고대 이집트에서는 수중 분만으로 태어난 아이들이 자라면 주로 성직자가 되었다고 합니다. 고대 크레타 문명의 미노스인들은 수중 분만 장소로 신성한 신전을 사용했습니다. 근대 들어서는 1900년대 초 미국 캘리포니아 연안의 인디언들이 바닷물이 낮게 고인 곳에서 분만했다는 기록이 전해집니다.

수중 진통뿐 아니라 수중 분만도 가능한지에 대한 과학적 연구는 1960년대 소련의 수영 강사 이고르 차르콥스키(Igor Tjarkovsky)가 처음 시작했습니다. 같은 시기 프랑스의 산부인과 전문의 프레데릭 르부아예 박사는 임신부가 온수에서 성공적으로 출산한 과정을 소개했습니다.

그러나 수중 분만을 본격적으로 소개한 사람은 프랑스 의사 미셸 오당입니다. 1977년 그가 산통 경감을 위해 분만실에 욕조를 설치하자 수천 명의 임신부가 이를 이용했고 그중 100명이 수중 분만을 했습니다. 오댕은 1983년에 유명 의학 잡지 〈랜싯Lancet〉에 이와 관련된 보고를 하면서 장시간의 진통에 욕조가 매우 유용하다고 밝혔습니다. 또한 수중 분만이 임신부와 태아 간의 유대 강화에 도움이 되며 위험 요소는 없다고 발표했습니다.

그는 임신부가 온수에 몸을 담그는 것은 분만 과정에서 약물이나 시술의 사용 빈도를 감소시키는 쉽고 경제적인 방법이라고 주장합니다. 이후 1980년대 들어 수중 진통·수중 분만용 욕조가 전 유럽에 확산되었습니다. 특히 영국은 모든 임신부 클리닉에 수중 진통용 욕조를 설치했고 수중 진통을 원한 임신부 절반이 수중 분만을 하고 있습니다.

우리나라에서는 1999년에 제가 뮤지컬 배우 최정원 씨의 분만을 통해 최초로 수중 분만을 소개했습니다. 이를 계기로 우리나라에서도 분만을 의료 행위가 아닌 문화로 보자는 능동 분만 및 부드러운 분만 운동이 일기 시작했습니다.

수중 진통·수중 분만의 장점 수중 진통·수중 분만을 원하는 임신부는 일단 의료진과 상담해 그 장단점을 분명히 파악해야 합니다. 가족의 동의를 얻고 경험 있는 의료진을 선택하는 일도 중요합니다. 수중 진통과 수중 분만으로 얻을 수 있는 이점은 다음과 같습니다.

- 신체가 이완되고 마음이 편안해져 분만에 대한 두려움이나 거부감이 줄어듭니다.
- 진통 시 통증 억제, 분만 시간 감소에 효과적입니다.
- 부력으로 몸이 가벼워져 쉽게 원하는 분만 자세를 취할 수 있습니다.
- 스트레스 관련 호르몬 분비가 감소합니다.
- 기존 분만법에서 사용하는 의료 조치가 불필요합니다. 예를 들면 물속에서는 회음부의 탄성이 증가하기 때문에 회음절개술을 하지 않아도 됩니다.
- 대개 남편이 동참하므로 부부간 유대가 증가합니다. 신생아와의 유대도 커져 모유 수유 빈도가 높아집니다.
- 아기는 자극적인 빛과 소리가 없는 양수와 비슷한 환경에서 출생할 수 있습니다. 갓 태어난 아기가 물속에서 숨을 못 쉴까 걱정할 필요는 없습니다. 아기는 분만 직후 입으로 숨을 쉬지 않습니다. 그러나 분만 후 20초 내에는 아이를 물 밖으로 꺼내야 합니다.

- 수중 진통만으로도 위에서 열거한 다양한 장점을 대부분 얻을 수 있습니다.

수중 분만에 대한 진실 혹은 오해 수중 진통·수중 분만이 소개되기 시작한 초기에 다음과 같은 단점이 보고되었습니다. 하지만 이런 문제는 현재 대부분 해결되었습니다.

- **태아와 엄마에게 감염 위험이 있다?** 미국에서 수중 분만 시 태아 감염 사례가 간간이 보고되었습니다. 그러나 수중 분만을 활발히 시행하는 유럽에서는 철저한 준비로 감염 위험을 막을 수 있으며 이런 단점 때문에 수중 분만을 포기하기에는 그 장점이 매우 많다고 주장합니다. 실제로 1999년 영국 학술지에 보고된 수중 분만의 신생아 사망률과 이환율은 기존 분만과 차이가 없었으며 모성 감염은 태아 감염보다 더 적었습니다.
- **태아 감시를 소홀히 하게 된다?** 수중 진통의 경우는 태아 심장 박동과 자궁 수축을 감시하기 위한 장치를 부착하기 곤란하다는 단점이 지적되기도 했습니다. 그러나 태아 심장 박동은 간헐적으로만 측정해도 충분하다는 학회 보고가 있습니다. 최근에는 수중 진통용 태아 심장 박동 측정기가 개발되기도 했습니다.
- **비용이 많이 든다?** 맞습니다. 사실 수중 진통·수중 분만에는 비용이 꽤 많이 듭니다. 수중 분만용 욕조, 소독 장비, 무균 시스템, 수질과 온도 관리, 수많은 의료진의 관리와 감독이 필요하기 때문에 상대적으로 많은 비용이 듭니다.
- **관련 제도가 미비하다?** 임신부들이 수중 분만을 자유로이 선택할 수 있도록 의료보험제도로 지원해주어야 하는데 아직까지 그렇지 못해 무척 안타깝습니다. 이런 점은 의료 소비자인 임신부들이 관심을 갖고 나서야 할 문제라고 생각합니다.

수중 분만의 방법 영국왕립산부인과학회 등에서는 수중 진통과 수중 분만에 대한 엄격한 규약을 제정하고 이에 따르도록 하고 있습니다. 그러나 우리나라에는 아직 이런 규약이 없지요. 그래서 아직까지는 제가 1999년 대한산부인과학회 논문에 발표한 통합적 규약이 통용되고 있습니다.

1   대변을 봅니다.
2   깨끗하게 샤워합니다. 남편과 욕조에 함께 들어가려면 남편 역시 샤워를 해야 합니다.
3   욕조를 채울 깨끗한 물을 준비합니다. 외국에서는 수돗물을 데워 사용합니다. 욕조 물의 온도는 분만 진통 1단계에는 34~35℃, 분만 진통 2단계에는 36~37℃가 적당하며 38℃를 넘어서는 안 됩니다.
4   초산모는 자궁경부가 5cm 열렸을 때, 경산부는 3~5분 간격으로 진통이 올 때 입수합니다.
5   수중 진통 시 물 온도로 인해 탈수 증세가 올 수 있으므로 수분 섭취를 충분히 합니다. 약간의 주스나 이온음료도 괜찮습니다.
6   회음절개술은 하지 않습니다.
7   물속에서 아기를 분만합니다. 의사가 아기 머리를 잡아당기지 않습니다. 미국 기준으로는 분만 후 약 20초 동안은 아기가 물속에 있어도 괜찮습니다. 탯줄에서 혈액이 지속적으로 공급되기 때문입니다.
8   탯줄 박동이 없어질 때쯤 남편이 탯줄을 자릅니다.
9   태반 분만은 수중에서 해도 되고 물 밖에서 해도 됩니다.
10 물 밖에서 회음부 열상 등을 관찰합니다.
11 자궁 수축을 확인하고 산모실로 갑니다.
12 수중 진통 중 양수에서 태변이 흘러나오거나 태아 가사 상태 징후가 있으면 즉시 중지합니다.

수중 분만이 가능한 경우 수중 분만을 하려면 다음 조건에 모두 해당되어야 합니다.

- 임신 38~41주의 만삭 임신부
- 정상 태위
- 임신부 합병증 없음
- 태아 심장 박동 비수축 검사에서 양호 판정
- 양막 파수가 있어도 양수 색깔이 정상
- 태아가 4kg 미만으로 정상 체중
- 진통이 자연적으로 시작됨
- 정상적인 자궁 수축
- 자궁경부가 적어도 4cm 열림
- 과거 임신에서 제왕절개수술을 하지 않음

수중 분만이 불가능한 경우 다음 사항 중 하나라도 해당된다면 수중 분만을 할 수 없습니다.

- 임신부에게 산과적 합병증이 있는 경우
- 양수에서 태변이 보이는 경우
- 고위험 임신이 예상되는 경우
- 욕조에 들어가기 2시간 이내에 진통억제제를 사용한 경우
- 태아 가사 상태가 예상되는 경우
- 진통촉진제를 사용한 경우
- 양막 파수 후 상당한 시간이 경과되어 감염 우려가 있는 경우
- 태아 발육 장애가 의심되는 경우
- 임신중독증이 있는 경우

- 쌍태임신인 경우
- 이전 임신에서 제왕절개수술 경력이 있는 경우

통증 완화를 위한 또 다른 대체 요법

르부아예 분만: 태아 중심 분만법

르부아예 분만법은 1970년대에 프레데리크 르부아예 박사가 고안했습니다. 분만 과정에서 태아가 받을 스트레스와 외상을 최소화하는 데 목적이 있는 분만법이지요. 분만 시 조용하고 어두운 환경을 유지하고 분만 직후 엄마와 유대감을 형성해 안정을 찾게 하는 것에 중점을 둡니다.

르부아예 분만의 영향으로 우리나라 분만실 환경도 많이 변화하고 있습니다. 지금은 분만실 환경을 조용하고 따뜻하게, 또 적당히 어둡게 하는 곳이 많아졌습니다. 더 이상 아기에게 숨 쉬기를 강요하고 엉덩이를 때리는 의사도 없습니다. 대신 부드러운 마사지로 탯줄을 자르기 전 스스로 숨 쉴 수 있도록 격려합니다.

조용하고 어두운 분만 환경 르부아예 분만에서는 태아의 오감에 스트레스를 주지 않도록 조용하고 조명이 어두운 방에서 분만해야 한다고 합니다. 같은 이유로 출산 중 태아 머리를 인위적으로 잡아당기는 일도 하지 않습니다.

출산 후 마사지 르부아예 분만에서는 갓 태어난 아기를 의료진이 아닌 산모에게 넘깁니다. 산모는 배 위에 아기를 올려놓고 부드럽게 마사지해 아기가 쉽게 울 수 있도록 유도합니다. 르부아예 박사가 이 방법을 고안할 당시에는 의사가 아기 마사지를 해주었지만 최근에는 산모가 직접 하는 경우가 많아졌습니다. 출산 직후 엄마가 아기를 안아주면 모자 간에 더욱 강한 유대감이 형성될 수 있습니다.

탯줄은 일반적인 분만에서와 달리 탯줄 박동이 끝날 때까지 자르지 않습니다. 탯줄을 자르지 않고 아기 스스로 첫 숨을 쉬도록 기다려주는 것입니다. 탯줄을 자른 후에는 자궁 내 환경과 비슷한 따뜻한 욕조에 아기를 앉힙니다.

그네 분만: 진통은 줄이고 분만은 원활하게 합니다

그네 분만은 최근 유럽과 일본을 중심으로 확산되고 있는 새로운 분만법으로 우리나라에는 산본 및 동탄 제일병원의 강중구 박사가 처음으로 소개했습니다. 기존의 침대 분만과 달리 임신부의 골반 직경이 넓어지고 태아가 중력의 영향을 받으므로 분만이 더 쉬워집니다. 또한 임신부의 운동 범위가 넓기 때문에 원하는 대로 다양한 자세를 취할 수 있습니다. 임신부는 편안한 자세를 취해 통증을 줄일 수 있고 그네를 흔들며 심리적 안정감을 느낄 수 있습니다.

그네 분만대인 로마 분만대(Roma Birth Wheel)는 스위스 발명가 폴 디건이 처음 제작했습니다. 기존 분만 의자의 성능을 개선하고 좌식 또는 입식 분만의 일부 단점을 보완해 만든 것입니다. '로마(Roma)'라는 이름은 이 분만대에서 처음 태어난 아기의 이름 '로마'에서 따온 것입니다.

이 분만대는 임신부의 체형에 따라 의자 등받이가 쉽게 변형되어 분만 시 앉거나 서는 것은 물론이고 옆으로 눕는 등 다양한 자세를 취할 수 있습니다. 분만 중에 임신부가 움직이면 태아의 머리가 내려오는 데 도움이 됩니다. 모체가 자유로운 자세를 취하는 동안 태아의 머리가 스스로 골반 직경 중 가장 넓은 부위를 찾아 내려오는 것입니다.

이 장치는 흔들의자 기능도 있습니다. 임신부의 몸이 흔들리면 태아의 하강 진행이 쉬워지고 산통도 줄어듭니다.

아메리카 오로노코 인디언들이 그네처럼 흔들리는 줄 위에서 분만하고, 서부 인디언들이 임신부를 담요에 눕히고 흔들었다는 기록을 보면 이런 효과는 꽤 오래전부터 알려져 있었던 것 같습니다.

현재 이 분만대를 사용하는 산본제일병원에서는 그네 분만이 제왕절개수술을 현격히 줄였다고 보고했습니다. 다양한 분만 자세가 난산 진행을 원활하게 도와주었기 때문이라 생각됩니다.

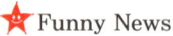 **Funny News**
가족 분만이 형제에게 미치는 영향

외국에서는 분만실에 신생아의 형제도 들어갈 수 있습니다. 엄마가 아기 낳는 현장을 목격한 아이는 여성이 성적 대상이 아니라 한 생명을 탄생시키는 위대한 존재라는 사실을 온몸으로 인지하게 됩니다. 그 결과 청소년이나 성인이 되어서도 성 관련 범죄를 저지르지 않는다고 합니다. 가족 분만이 여성의 몸에 대한 경외심을 갖게 하는 역할도 하는 것입니다.

가족 분만:
가족의 지지와 격려를 받을 수 있습니다

요즘은 많은 임신부들이 출산 시 남편이나 다른 가족과 함께 있기를 원합니다. 물론 부끄러움 등 여러 이유로 남편에게 출산 장면을 보이고 싶지 않다는 임신부도 있습니다.

이런 경우를 제외하고는 가능하면 출산 현장에 가족이 동참하는 것이 바람직합니다. 남편이 분만에 참여하면 아내에게 적극적인 지지와 격려를 보내줄 수 있고 탯줄도 직접 자를 수 있습니다.

요즘은 자연주의 출산을 하지 않는 병원에서도 가족 분만실 또는 진통과 분만을 한장소에서 할 수 있는 LDR(labor & delivery room)를 운영합니다.

둘라 분만: 산전부터 분만까지 도움이 됩니다

둘라는 분만 시 도우미 역할을 하는 사람을 말합니다. 진통이 오기 전부터 임신부와 밀접한 관계를 유지하면서 진통에 관한 교육과 상담을 하고 진통 시에는 마사지와 격려로 진통 감소에 도움을 줍니다. 임신부가 진통에 대한 두려움을 없애고 안정감과 자신감을 갖는 데 둘라가 매우 큰 역할을 하는 것이지요. 이렇듯 둘라의 적극적인 도움을 받아 분만하는 것을 '둘라 분만'이라고 합니다.

둘라가 꼭 의료인일 필요는 없습니다. 미국, 캐나다 등지에서는 둘라 분만이 이미 보편화되어 있으나 우리나라에서는 의료 수가 등 여러 문제로 아직까지 활성화되지 못하고 있습니다. 그러나 최근 분만 전문 병원을 중심으로 둘라의 역할에 대한 인식이 높아지면서 둘라 양성 기관이 생겨나고 있고, 자연주의 출산을 원하는 임신부 사이에서 많은 관심을 받고 있습니다.

향기 분만(아로마 요법): 산통 감소와 긴장 완화에 효과적입니다

최근 향기를 이용해 분만 스트레스와 산통을 줄이는 향기 분만이 소개되고 있습니다. 향기 분만에 사용하는 아로마 오일은 재스민, 라벤더, 레드 만다린 등을 조합한 것입니다. 이 아로마 오일을 분만 시 임신부에게 흡입하게 하거나 이 오일로 배, 등, 회음부를 마사지하면 산통이 줄고 긴장이 완화되는 효과가 있습니다. 또한 산후 모유량을 늘리고 모유의 질을 향상시키는 데도 탁월하다고 알려져 있습니다. 일부에서는 아로마 오일이 자궁 수축에도 효과적이라고 주장하지만 과학적으로 증명된 바는 없습니다. 임신 초기에는 일부 아로마 오일이 유산을 초래할 수 있다는 연구 결과가 있으므로 가급적 피하는 것이 좋습니다. 임신 중기 이후에 사용하는 것이 안전합니다.

진통 중 음악 듣기: 엔도르핀을 증가시켜 산통을 줄입니다

진통 중 임신부에게 음악을 들려주면 진통 시간을 줄일 수 있습니다. 음악이 임신부의 신경전달계와 호르몬 분비 체계에 영향을 미쳐 정신적·육체적 조건을 최상으로 만들어주기 때문이지요. 또한 음악은 엔도르핀을 증가시키는 알파파를 생성시켜 산통을 줄여줍니다. 분만 진통 1단계에는 박자나 음향의 변화가 적은 조용한 음악이, 태아가 막 자궁에서 나오는 분만 진통 2단계에는 일정한 박자가 있는 음악이 도움이 된다는 연구 결과가 있습니다.

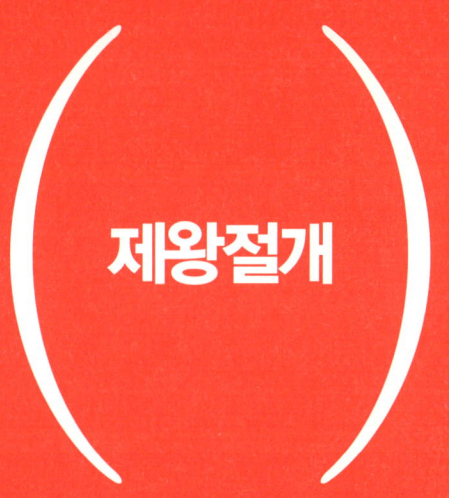

제왕절개

우리나라는 아직도 OECD 국가 중 제왕절개를 가장 많이 합니다. 제왕절개가 꼭 필요한 상황도 있지만 우리나라에서 시행하는 제왕절개의 절반은 진통을 견디다 못한 산모의 요구 등 수술이 필요 없는 경우였다는 보고가 있습니다. 제왕절개는 자연분만을 시도하다가 임신부나 태아가 위험해진 경우에 시행하는 수술이라는 것을 잊지 마세요. 제왕절개 경험이 있더라도 다음 출산 때 자연분만을 시도할 수 있습니다. 제왕절개 후의 자연분만을 '브이백'이라고 하는데 성공률이 60~80%에 이르니 의사와 상의 후 시도해볼 만합니다.

제왕절개수술 vs. 자연분만

제왕절개수술, 결코 일부러 선택할 것은 아닙니다

제왕절개수술은 임신부의 복부와 자궁을 절개해 아기를 분만하는 수술입니다. 자연분만, 즉 질식 분만을 시도하다가 임신부나 태아의 건강에 위험이 있다고 판단될 때 하는 수술입니다. 문제는 간혹 진통을 견디다 못한 임신부의 요구로 수술을 하기도 한다는 것입니다.

자연분만이 제왕절개수술보다 안전하고 바람직하다는 것은 상식입니다. 그런데 우리나라는 OECD 국가 중 제왕절개수술을 가장 많이 하는 나라입니다. 1년에 100만 건의 제왕절개수술이 시행된다면 그중 40만~50만 건은 굳이 제왕절개수술이 필요 없는 경우라는 보고도 있습니다. 그런데도 제왕절개수술 빈도는 점점 늘고 이로 인한 임신부와 태아의 위험도 증가하고 있습니다.

제왕절개수술 시 산모에게 생길 수 있는 위험

- 자연분만보다 사망 위험이 5~7배 높습니다.
- 수술 중 합병증으로 방광, 자궁, 혈관에 손상을 입을 수 있고 수술 중 마취제에 의한 합병증과 폐색전증, 장 마비, 감염 등의 위험이 높아집니다.
- 자연분만에 비해 재입원이 필요한 경우가 2배 더 많습니다.
- 제왕절개수술을 한 경우 10%는 2개월 내에 일상생활로 복귀하지 못합니다.
- 예정에 없던 제왕절개수술을 한 산모는 자연분만을 한 산모보다 자신감 결여, 실패감, 실망감 등 부정적 감정을 경험할 가능성이 2배 더 많습니다.
- 제왕절개수술로 출산한 산모는 재임신을 원하는 경우가 적습니다.
- 장기적으로 골반통, 성교통, 위장관 등을 호소하는 경우가 많습니다.

- 다음 임신에서 불임, 유산, 전치태반, 조산이 나타날 가능성이 자연분만한 경우보다 높습니다.

제왕절개수술 시 아기에게 생길 수 있는 위험

- 제왕절개수술로 태어난 아기의 50% 이상이 아프가(Apgar) 점수가 낮습니다. 아프가 점수란 출산 시 신생아의 상태를 외모, 피부 색깔, 맥박 수, 반사흥분도, 활동성, 호흡 등 5가지 항목으로 평가한 것인데 총합 10점 가운데 6점 이하를 받은 신생아는 집중 관리를 받아야 합니다.
- 자연분만으로 태어난 아기에 비해 자발적으로 호흡하지 못하는 경우가 5배 더 많습니다.
- 태어난 아기의 1~2%는 수술 중 피부 손상을 입을 수도 있습니다.
- 수유 문제를 겪을 가능성이 높습니다.
- 제왕절개수술로 태어난 아기는 출생 즉시 엄마에게 안겨 수유를 할 수 없기 때문에 엄마와 유대 관계를 형성하는 데 어려움을 겪을 가능성이 있습니다. 이 때문에 최근 일부 병원에서는 제왕절개수술 시 경막외마취를 해 엄마가 아기를 안아보도록 하는 서비스를 제공합니다.

제왕절개수술을 반복할 때 생길 수 있는 위험

- 자연분만을 반복하는 경우에 비해 산모의 사망 위험이 2배 높습니다.
- 과거 제왕절개수술 흉터 때문에 수술 손상이 생길 위험이 높습니다.
- 제왕절개수술 후 자궁외임신 가능성이 1% 이상입니다.
- 전치태반의 위험이 제왕절개수술을 1회 경험한 산모에서는 4배, 제왕절개수술을 2~3회 경험한 산모에서는 7배 상승합니다.
- 1회 이상 제왕절개수술을 한 산모는 자궁 파열 위험이 4배 증가합니다.
- 출혈로 인한 수혈의 필요성과 혈전, 감염 등의 위험이 높아집니다.

제왕절개수술을 꼭 해야 할 때도 있습니다

분만이 정상적으로 진행되지 않을 때 제왕절개수술을 하는 원인의 1/3은 분만이 정상적으로 진행되지 않기 때문입니다.

태아가 통과할 만큼 자궁경부가 열리지 않거나 태아가 충분히 내려오지 않는 등 분만이 병적으로 지연되는 경우 제왕절개수술이 필요합니다. 그러나 이런 경우라도 곧바로 제왕절개수술을 결정하지는 않습니다.

예를 들어 자궁 수축이 약한 것이 원인이라면 자궁 수축제를 사용해 분만 속도를 높이는 등 여러 조치를 먼저 취합니다. 제왕절개수술 여부를 결정하기 위해 여러 시간 관찰이 필요할 수도 있습니다.

태아에게 문제가 있을 때 분만 시 탯줄이 조이거나 눌리거나 혹은 태반에서 혈액이 충분히 공급되지 않거나 하는 문제가 생기면 제왕절개수술을 할 수 있습니다. 태아 심장 박동 수가 비정상적인 경우에도 제왕절개수술을 고려해야 합니다. 첫 임신에서 태아가 임신 말기까지 둔위 등 비정상 자세로 있을 때도 제왕절개수술 가능성이 높아집니다.

다태임신일 때 다태아를 임신했어도 대부분 자연분만이 가능하지만 분만 예정일보다 빨리 출산하게 되거나 태아의 자궁 내 자세, 특히 먼저 나올 태아의 자세가 좋지 않을 때는 제왕절개수술이 필요할 수도 있습니다. 태아가 셋 이상일수록 제왕절개수술의 가능성이 높아집니다.

전치태반이나 태반 조기 박리일 때 태반이 자궁경부의 일부나 전부를 덮어 태아 머리 아래에 존재하는 전치태반은 진통 시 과다 출혈의 위험이 있어 제왕절개수술이 필요할 수 있습니다. 또한 아기가 태어나기도 전에 태반이 분리되는 태반 조기 박리가 진단되는 경우에도 분만 시 태아가 산소를 공급받을 수 없으므로 응급 수술이 필요한 경우가 많습니다.

이전에 제왕절개수술을 했을 때 과거에는 이전에 제왕절개수술로 출산했다는 이유로 다음 임신에서도 대부분 제왕절개수술을 했습니다.

**제왕절개수술과 자연분만에서
생길 수 있는 문제**

제왕절개 수술의 부작용	복통
	방광 손상
	요관 손상
	추가 수술
	재입원
	모체 사망
	불임
	다음 임신 시 전치태반
	다음 임신 시 자궁 파열
	다음 임신 시 유산
자연분만의 부작용	질과 항문 주변의 통증
	출산 3개월 후에도 지속되는 요실금
	자궁탈출
공통된 부작용	1,000cc 이상의 과다 출혈
	자궁 감염
	자궁 등 생식기관 손상
	대변 실금
	산후 우울증
	요통
	성교통

그러나 최근에는 제왕절개수술 경험이 있는 임신부도 자연분만을 시도하는 경우가 많아졌습니다. 단, 자궁파열의 위험은 감안해야 합니다.
기타 당뇨병이 있는 임신부가 거대아를 임신한 경우 제왕절개수술이 필요할 수 있습니다. 또한 임신부가 HIV에 감염되었거나 동시에 C형 간염 바이러스에도 감염된 경우, 임신 후기에 처음으로 성기 헤르페스 바이러스에 감염된 경우에도 제왕절개수술 가능성이 높아집니다.

이럴 때는 제왕절개수술을 하지 않아도 됩니다

임신 41주가 지나도록 진통이 시작되지 않으면 제왕절개수술을 해야 한다고 알려져 있지만 일단 유도 분만으로 자연분만을 시도하는 것이 우선입니다.

분만 시 태아심음 감시 장치에서 비정상 결과가 나온 경우에도 무조건 제왕절개수술을 하는 것은 아닙니다. 위양성일 수 있으므로 추가로 태아의 두피 혈액을 채취해 검사를 해봐야 합니다. 여기서 정상 결과가 나오면 자연분만을 할 수 있습니다.

제왕절개수술 가능성을 줄이려면 아무래도 경험 많고 노련한 산부인과 전문의의 도움을 받는 것이 좋습니다. 또한 분만 과정에서 남편이나 둘라가 임신부를 돕고 지지해주면 제왕절개수술을 하게 될 가능성이 낮아집니다.

제왕절개수술 진행 과정

이런 순서로 진행합니다

1단계 수술 전 처치 복부 소독과 제모를 하고 방광에 튜브를 연결해 정맥주사를 놓습니다.

2단계 마취 수술 중 통증을 느끼지 않도록 마취를 합니다. 전신마취, 경막외마취, 척추마취 가운데 선택할 수 있는데 임신부와 태아 상태를 포함한 여러 요소를 고려해 결정합니다. 전신마취를 하면 분만 중 수면을 취하게 되며 수술 8시간 전부터 금식해야 합니다.

3단계 절개와 분만 피부 절개는 치모 선 바로 위에서 수평 또는 수직으로 합니다. 응급수술 시는 대개 수직으로 절개하고 그 외에는 보통 미관상의 이유로 수평으로 절개합니다. 이렇게 복벽을 절개한 후에는 복막 절개를 거쳐 자궁까지 절개합니다.

자궁 절개 방법은 세 가지입니다. 저위 횡절개는 자궁 낮은 위치의 얇은 부분을 옆으로 자르는 것이고, 저위 수직 절개는 자궁 낮은 위치의 얇은 부분을 위아래 방향으로 자르는 것, 고위 수직 절개는 자궁 상위 부분에서 아래를 향해 수직 방향으로 자르는 것입니다. 대개는 출혈이 적고 회복이 빠른 저위 횡절개를 많이 합니다. 그러나 조산이거나 태아가

Dr.'s Advice

제왕절개수술 뒤 반드시 모유 수유하세요

자연분만을 할 때는 진통 전 옥시토신이 분비되어 자궁 수축을 돕지만 제왕절개수술의 경우는 옥시토신이 적게 분비되거나 아예 나오지 않습니다. 옥시토신은 평상시에도 분비되는데 친밀감이나 유대감을 느끼게 하는 작용을 해 일명 '행복 호르몬'이라고도 합니다. 산모가 아기에게 강한 정서적 유대감을 느끼는 것도 이 호르몬의 작용 때문이지요. 자연분만을 한 여성들이 제왕절개수술을 한 여성들에 비해 신생아의 울음에 더 잘 반응하고 양육 행동과 관련된 뇌의 특정 영역이 활성화되는 경향이 높은 것도 옥시토신이 활발히 분비되기 때문입니다. 그러나 제왕절개수술을 했더라도 모유수유를 하면 옥시토신 분비를 촉진할 수 있습니다. 옥시토신은 산후 우울증 발생을 낮추기도 합니다.

횡위로 있는 경우 수직 절개가 필요합니다. 전치태반이 자궁 아래 앞쪽에 위치할 때도 수직 절개를 많이 합니다. 절개한 부분으로 태아가 나온 뒤에는 탯줄을 자르고 태반을 분만하게 됩니다.

4단계 봉합 녹는 실로 자궁 절개 부위를 봉합합니다. 복벽 봉합 뒤 피부를 봉합할 때는 실이나 스테이플러를 사용합니다.

5단계 수술 후 처치와 회복 마취에서 깨어나면 즉시 아기를 안아볼 수 있습니다. 경막외마취를 한 경우 바로 모유 수유를 시작할 수 있으므로 모유 수유 계획이 있을 때는 미리 의사에게 알리는 것이 좋습니다. 수술 직후 방광에 연결했던 튜브를 제거합니다. 회복실이나 병실로 바로 옮겨진 뒤 혈압, 심박 수, 호흡수를 체크합니다. 음식과 물을 먹을 수 있게 되기까지 수액을 투여받습니다.

복부는 정기적으로 검사받습니다. 복부 진통이 며칠 동안 지속될 수 있습니다. 진통제가 필요하면 의사와 상의합니다. 입원 기간은 대개 3~4일이지만 제왕절개수술을 하게 된 이유와 신생아의 건강 상태에 따라 조금씩 달라집니다. 퇴원 이후에는 당분간 활동을 자제하고 회복 시간을 가져야 합니다.

제왕절개수술 후 발생할 수 있는 합병증

- 출혈로 인해 수혈이 필요할 수 있습니다.
- 자궁이나 그 주변의 골반 장기, 절개 부위에 감염이 생길 수 있습니다.
- 수술 시 장이나 방광이 손상될 수 있습니다.
- 마취제 또는 수술 중 사용한 약물에 대한 과민반응이 일어날 수 있습니다
- 다리, 골반 장기 혹은 폐에 혈전이 생길 수 있습니다.

제왕절개수술 후 관리에 신경 쓰세요

제왕절개수술이 끝나면 대개 3~4일간 입원하게 됩니다. 아기가 건강하고 산모가 퇴원을 원하면 퇴원을 앞당길 수도 있지만 최소 24시간은 입원하는 것이 좋습니다.

퇴원 전 수술 상처를 관리하는 방법에 관해 의료진의 조언을 들어야 합니다. 매일 조심스럽게 상처를 닦고 말리고 상처 감염 여부를 살펴봅니다.

변을 볼 때 통증을 느끼거나 요실금이 있으면 의사에게 알립니다. 질 출혈의 양이 많아지거나 통증이 동반될 때에도 잔류 태반이나 자궁 감염의 가능성이 있으므로 진료를 받아야 합니다. 또한 기침을 하거나 호흡이 짧아지거나 하지 통증 또는 부종이 있으면 혈액응고가 생긴 것은 아닌지 확인해야 합니다.

제왕절개수술 후에는 당분간 운전, 무거운 짐 들기, 운동이나 성관계 등은 자제하는 것이 좋습니다. 통증이 완전히 없어질 때까지는 이런 활동을 아예 하지 않는 것도 방법입니다.

● News & Research

제왕절개수술로 태어난 아이는 뚱뚱하다?

미국 매사추세츠 주 병원들의 합동 연구 결과 제왕절개수술로 태어난 아이들이 자연분만한 아이들보다 비만율이 2배 높은 것으로 나타났습니다. 원인은 불분명했으나 연구 팀은 출산 방식의 차이가 아이 장 속의 세균에 영향을 미치고 이로 인해 칼로리 소비와 영양분 흡수가 달라지기 때문이라고 추정했습니다. 그러나 이번 연구가 제왕절개수술이 직접적으로 비만아를 낳는다는 결론을 내린 것은 아니라면서 반드시 제왕절개수술을 해야 하는 임신부가 이 때문에 수술 받기를 주저해서는 안 된다고 했습니다. 분만 경로 역시 아이의 평생에 영향을 미칠 수 있고 동시에 분만 현장에서 태교가 완성된다는 것을 다시 한 번 일깨워줍니다.

Q&A 제왕절개수술은 언제 하는 게 가장 좋은가요?

가능하면 임신 39주, 즉 분만예정일 일주일 전에 하는 것이 좋습니다. 최근 미국에서 발표한 자료에 따르면 임신 37주와 38주에 제왕절개수술로 태어난 아기들은 호흡기 문제나 패혈증 빈도가 높았습니다. 또한 임신 39주에 제왕절개수술로 태어난 아이들과 비교해 합병증 빈도가 거의 4배에 달했습니다.

저도 이 자료를 보고 깊이 반성했습니다. 제왕절개수술을 임신 39주에 하는 것이 가장 바람직하다는 사실을 알면서도 간혹 임신 38주, 심지어 37주에도 시행한 적이 있기 때문입니다. 외래 환경에서는 의사로서 결정하기 어려운 일이 참 많습니다.

예를 들어 가족이 아기의 사주를 보고는 이에 맞춰 수술 날짜를 잡아 오는 경우가 종종 있는데 이때 '의사로서의 제 소견'이 항상 옳다고 장담할 수는 없습니다. 또는 고위험 임신에서 임신 38주에 제왕절개수술을 하는 경우도 많은데 이는 임신 39주에 수술할 때 발생할 수 있는 합병증이 걱정되기 때문입니다.

의사에게는 이렇게 소위 '노랑 신호'에 달리기 시작하는 경향이 있습니다. 그러니 제왕절개수술이 예정되어 있다면 가장 적절한 타이밍에 대해 주치의와 터놓고 상의해보는 것이 좋습니다.

Q&A 제왕절개수술을 하려면 금식해야 하나요?

마취과 의사들은 마취 전후의 합병증을 줄이기 위해 적어도 수술 전 8시간 동안은 금식을 요구합니다. 금식하지 않으면 마취 전후에 위에 남아 있는 음식물이 역류해 기도로 넘어가 흡인성 폐렴 등을 일으킬 염려가 있기 때문입니다.

Q&A 제왕절개수술에 사용하는 마취약이 태아에게 해롭진 않나요?

최근에 사용하는 마취 약물은 임신부와 태아에게 해롭지 않습니다. 경막외마취 약제는 전신마취용 약물에 비해 온몸에 퍼지지 않으므로 정 마취 약제가 걱정된다면 경막외마취를 선택하세요.

Q&A 제왕절개수술 후 연년생을 임신하면 안 된다던데요?

제왕절개수술이든 자연분만이든 분만 방식과 관계없이 1년 터울은 피하는 것이 좋습니다. 산부인과 의사들은 적어도 2년 터울은 두어야 한다고 권고합니다. 터울이 그 이하일 경우 신생아 합병증이 증가합니다. 예를 들어 산후 6개월 이내에 다시 임신하면 조산 가능성이 40%, 저체중아 출산 가능성은 60% 증가합니다. 터울이 18개월 이상 되면 이런 합병증은 눈에 띌 만큼 줄어듭니다. 참고로 정신과 의사들은 큰아이의 정서적 측면을 고려해 2년 반에서 3년 정도의 터울을 권장합니다.

브이백 VBAC

제왕절개수술을 했어도 다음 임신에서 자연분만할 수 있어요

브이백(VBAC, vaginal birth after cesarean section)이란 제왕절개수술 후의 자연분만을 말합니다. 과거에는 제왕절개수술을 하면 다음 임신에서도 제왕절개수술로 분만해야 했습니다. 그러나 지금은 제왕절개수술을 했던 여성도 안전하게 자연분만을 하는 경우가 많습니다.

브이백은 개복이 필요하지 않은 데다 수술로 인한 통증이 없기 때문에 입원 기간이 짧고 일상으로 빨리 복귀할 수 있습니다. 또한 감염이나 출혈 위험, 수혈의 필요성도 크지 않습니다. 제왕절개수술을 반복할 때에 비해 아기가 호흡곤란을 겪을 확률이 적고 다음 임신에서 자연분만할 가능성이 높아집니다. 브이백 성공률은 대략 60~80%입니다. 이전 임신에서 제왕절개수술을 선택한 이유에 따라 브이백의 성공 가능성이 달라지며 경우에 따라서는 브이백을 시도하지 않는 편이 더 안전할 수도 있습니다.

브이백의 가장 무서운 합병증은 '자궁 파열'입니다

또다시 제왕절개수술을 할지 브이백을 할지 결정하려면 여러 요인을 고려해야 합니다. 단, 다시 제왕절개수술을 하든 브이백을 하든 위험이 없고 이롭기만 한 분만은 없습니다. 따라서 결정을 내리기 전에 이로운 점보다 위험 요소에 대해 철저히 알아봐야 합니다.

브이백의 가장 큰 합병증은 자궁 파열입니다. 브이백 시도 중 자궁이 파열될 가능성은 0.5~1.0% 정도로 흔치는 않지만 일단 발생하면 임신부와 태아에게 매우 심각한 위험을 초래할 수 있습니다. 임신부에게 수혈이 필요할 정도의 출혈이 발생하고 자궁적출술을 해야 할 만큼 자궁이 손상될 수 있습니다. 이 외에도 방광 손상, 감염, 혈전 형성 등의 위험이 증가하고 심한 경우 사망에 이르기도 합니다. 또한 0.05~0.1%의 태아에게 뇌 손상이나 사망이 발생할 수 있습니다.

따라서 자궁 파열의 가능성이 높은 경우는 의사들이 아예 브이백을 시도하지 않거나 시도했다가도 도중에 제왕절개수술로 변경할 가능성이 큽니다. 브이백 시도 중 제왕절개수술로 바꾸면 임신부와 태아의 감염 위험성이 더욱 커집니다.

브이백을 시도하기 어려운 경우

브이백 가능 여부를 결정하는 가장 중요한 요소는 이전에 시행한 제왕절개수술의 절개 유형입니다. 과거 제왕절개수술에서 수직 절개, 특히 고위 수직 절개를 했다면 브이백 시도 중 자궁 파열의 빈도가 높습니다. 과거 제왕절개수술 시 어떤 절개를 했는지 알려면 반드시 수술 의무 기록이 있어야 합니다. 제왕절개수술 후 피부에 남은 흉터만 보고서는 절개 유형을 알아낼 수 없기 때문입니다. 만일 과거 수술에 대한 의무 기록이 없다면 어떤 절개를 했는지 알아낼 수 없으므로 브이백을 시도할 수 없습니다.

두 번 이상 제왕절개수술을 했을 때도 자궁 파열의 위험성이 높으므로 브이백을 권하지 않습니다. 그러나 일단 브이백에 성공했다면 다음 임신에서 다시 브이백에 성공할 가능성이 높습니다.

브이백은 자궁 파열의 가능성 외에도 임신 상태에 대한 여러 사항을 고려한 뒤에 시도해야 합니다. 분만예정일이 지난 후에도 브이백을 시도할 수 있지만 유도 분만을 했다면 성공률이 떨어집니다. 응급 제왕절개수술을 할 만한 준비가 되어 있지 않은 병원에서는 브이백을 시도할 수 없습니다.

이럴 때 브이백 성공 가능성이 높아요

브이백 성공률은 60~80%이며 최소 50% 이상 성공한다고 알려져 있습니다. 다음과 같은 경우 브이백 성공 가능성이 높습니다.

- 과거 자연분만한 경험이 있는 경우
- 둔위 때문에 제왕절개수술을 한 경우
- 유도 분만이 아닌 경우
- 임신부가 만 30세 이하인 경우
- 임신 37~40주에 분만하는 경우
- 병원에 도착 당시 자궁경부가 최소 2cm 정도 열린 경우

브이백 성공 가능성 높이는 방법

- 정기적으로 산전 진단을 받습니다.
- 유도 분만은 피합니다.
- 제왕절개수술 후 최소 18개월이 지난 뒤 분만하도록 터울을 조절합니다.

브이백 절차

1. 브이백의 합병증과 장점에 대한 설명을 들은 뒤 동의서를 작성합니다.
2. 병원에 언제 와야 하는지에 대한 설명을 듣습니다.
3. 응급수술이 필요한 경우에 대비해 마취과 의사와 상담합니다.
4. 진통이 오고 자궁경부가 4~5cm 열리면 지속적으로 태아 심장 박동을 감시합니다.
5. 정맥주사로 수액과 약물을 공급합니다.
6. 채혈합니다.
7. 본격적인 진통과 분만 과정이 시작됩니다.

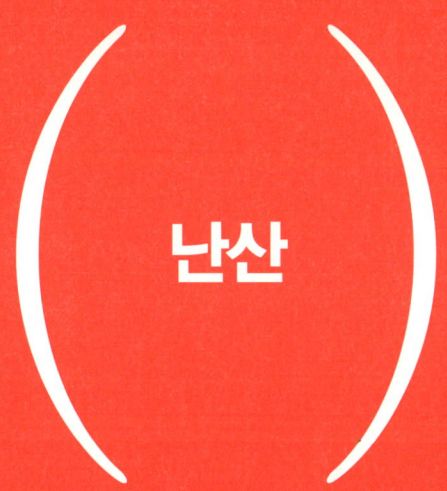

난산이란 비정상적으로 분만 진통이 느리게 진행되는 것입니다. 대개 초산은 20시간, 경산은 14시간 이상 진통할 때 난산이라고 합니다. 난산이라고 해서 무조건 제왕절개를 해야 하는 것은 아닙니다. 실제 진료 현장에서는 난산이라도 무사히 자연분만하는 경우가 많습니다. 난산을 예방하려면 산전 검진을 철저하게 하고 임신 중 영양 섭취와 운동, 체중 관리에 힘쓰는 것이 중요합니다.

난산이란

난산일 때도 자연분만이 가능합니다

난산이란 분만 진통이 비정상적으로 느리게 진행되는 것을 말합니다. 난산은 임신부의 피로를 증가시킬 뿐 아니라 감염, 질과 주위 장기 사이의 누공 형성, 출혈, 자궁 파열 등의 위험을 높입니다. 또한 태아의 감염, 뇌출혈, 뇌손상 등을 유발할 가능성도 있으므로 예방과 적절한 처치가 필요합니다. 대개 초산부는 20시간, 경산부는 14시간 이상 진통하는 경우 난산으로 진단합니다. 난산은 크게 분만 진행이 지연되는 지연 장애와 분만 진행이 아예 중단되는 정지 장애로 나뉩니다. 또 지연 장애와 정지 장애는 각각 자궁경부가 열리지 못하는 개대 장애와 태아가 내려오지 못하는 하강 장애로 구분합니다.

난산의 진단은 이처럼 초산부인지 경산부인지에 따라 지연 장애와 정지 장애로 나누어 정의하는데, 이는 임신부보다 의사들에게 중요한 사항입니다. 또한 실제 임상 현장에서는 이 기준에 정확하게 맞춰 진단하기가 현실적으로 어렵습니다. 20시간 이상 진통이 지속된 난산 임신부라도 안정을 취하고 유도분만 등의 조치를 하면 무사히 자연분만하는 경우가 많기 때문입니다.

하시만 임신부의 가족이 진통이 20시간 이상 계속되니 제왕절개수술을 해야 하는 것 아니냐고 묻는다면 일부 의사들은 방어 진료 차원에서 제왕절개수술을 선택할 수도 있습니다. 따라서 분만 진행 중에는 난산이냐 아니냐를

급속 분만

분만 진행이 너무 빨라도 문제가 됩니다. 진통이 시작된 지 3시간 내에 분만이 종결되는 것을 급속 분만이라고 하는데 이런 경우 자궁경부와 산도 열상, 자궁 파열, 산후 출혈, 태반 조기 박리, 양수 내 태변, 신생아 두부 손상 등이 생기기 쉽습니다. 급속 분만은 임신부의 산도 저항성이 낮거나 진통이 과격한 경우 잘 발생합니다.

따지기보다 상황에 맞게 유연하고 신속하게 대처해야 합니다. 분만 진행에 대해 의사를 신뢰하고 그 판단을 존중한다면 의사도 임신부와 가족의 의견을 적절히 절충해 난산을 극복하는 데 도움을 줄 것입니다.

난산의 주요한 원인

분만 진통 1단계, 즉 진통이 시작된 시점부터 자궁경부가 10cm 열릴 때까지 발생하는 난산은 주로 초산모에게 많습니다. 만 35세 이상 고령 임신부나 4kg 이상의 거대아를 임신한 경우, 임신중독증이나 조기 양막 파수, 양수과다증 및 양수과소증이 있는 경우, 유도 분만을 시도한 경우에도 분만 진통 1단계에서 난산이 발생하기 쉽습니다.

반면 분만 진통 2단계에 발생하는 난산은 분만 진통 1단계에 난산이 발생한 경우, 경막외마취를 한 경우, 만 35세 이상 고령 임신부나 저신장 임신부, 임신 43주 이상의 과숙 임신 등이 주요한 원인입니다.

난산의 대표적 원인이 바로 비정상 태위입니다. 태위 이상은 대개 임신 말기가 되면 태아 스스로 위치를 바꿔 정상 두위로 바뀝니다. 임신 말기까지 둔위로 있는 경우는 약 3~4%인데 난산에 대비해 적절한 진단과 처치가 필요합니다. 이에 대한 더 자세한 내용은 195쪽 '고위험 임신' 편의 '태아 위치 이상'을 참고하세요.

견갑난산(어깨난산) 태아의 머리는 나왔지만 어깨가 임신부의 치골결합이나 천골 융기에 걸려 나오지 못하는 경우를 견갑난산 또는 어깨난산이라고 합니다. 임신부가 비만이거나 당뇨가 있으면 태아 크기가 증가해 견갑난산이 잘 발생합니다.

머리가 나오고 나서 1~2분 후까지 어깨가 나오지 못하면 태아 질식 등 응급 상황이 발생할 수 있고 목에서 팔로 가는 신경이 늘어나거나 눌려

팔을 잘 쓰지 못하게 되는 팔 신경마비가 생길 수 있습니다. 팔 신경마비는 대부분 생후 1년 정도 지나면 회복되며 영구적 손상이 생기는 경우는 10% 미만입니다. 이런 손상은 시술자의 숙련도와는 관계없이 일어납니다. 견갑난산으로 인한 산모의 합병증은 산도 열상과 산후 출혈이 대표적입니다.

견갑난산이 문제가 되는 것은 예측하기 어렵다는 점입니다. 태아가 크고 분만 진통 2단계가 길어질수록 '견갑난산의 가능성이 높지만 실제 임상 현장에서는 정확한 예측이 매우 어렵습니다.

견갑난산이 발생하면 임신부의 양쪽 허벅다리를 배 쪽으로 힘껏 당기는 맥로버츠(McRoberts) 수기를 시행하는 동시에 치골 상방을 눌러주는 것이 가장 효과적인 방법입니다.

맥로버츠 수기

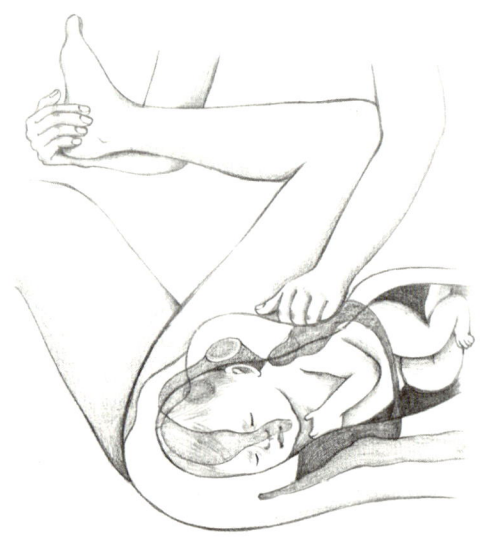

이렇게 힘줘 보세요

난산인 경우는 임신부가 적극적으로 힘을 주어야 합니다. 혹시라도 난산이 발생한다면 다음 방법을 참고하세요.

1. 자궁 수축이 시작되면 심호흡을 두 번 하고 힘을 줍니다.
2. 다시 수축이 시작되면 심호흡을 한 번 더 합니다.
3. 수축이 진행되는 동안, 즉 수축이 끝날 때까지 여러 번 힘을 줍니다.
4. 수축이 끝나면 다음 수축을 위해서 휴식을 취합니다.
5. 힘을 주고 싶은 충동을 참기 위해서는 천천히 부드럽게 숨을 내쉬면 됩니다.

Q&A 난산도 유전되나요?

이 질문은 주로 키 작은 임신부들이 많이 합니다. 임신부가 단신이면 골반협착일 가능성이 높아 난산 위험도 커지는데 친정어머니가 단신이고 난산을 한 경우 자신도 그럴까 봐 걱정되어 하는 질문이지요. 하지만 키가 작고 골반협착인 임신부라고 반드시 난산을 하는 것은 아닙니다. 또한 난산에는 유전적 요인도 없으므로 지레 걱정하지 않아도 됩니다.

Q&A 난산과 순산의 기준은 뭔가요?

난산과 순산을 가르는 명확한 기준은 없습니다. 다만 진통 시간, 자궁 수축력, 태아 위치 이상 여부, 고령 임신 여부 등이 참고 사항은 될 수 있습니다. 그러나 임신 중 영양 섭취와 운동, 체중 관리 등에 힘쓰고 몸과 마음을 잘 관리해왔다면 앞에서 이야기한 사항과 관계없이 난산의 두려움에서 벗어날 수 있으리라 생각합니다.

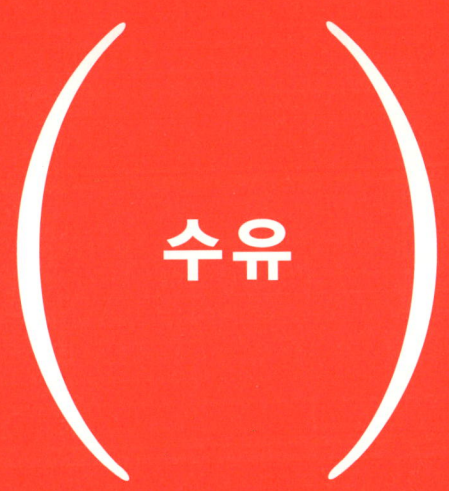

모유는 신생아에게 세상에서 가장 좋은 음식입니다. 아기에게 필요한 모든 영양소와 면역 성분이 들어 있어서 거의 모든 국가에서 최소한 생후 6개월간 모유 수유할 것을 권장하고 WHO에서는 생후 2년 이상 해도 좋다고 밝히고 있습니다. 그러나 모유 수유에 성공하기란 그리 쉽지 않습니다. 임신 중 의사에게 모유 수유 계획을 알리고 유방 검진을 받아야 하며 충분히 공부하고 마음의 준비를 해야 합니다. 사정이 있어 모유 수유를 하지 못하는 경우에는 분유 타는 법, 젖병 관리하는 법 등을 미리 공부하고 관련 육아용품을 갖춰둡니다.

모유 수유가 좋은 이유

모유 수유는 이래서 좋습니다

모유는 엄마 몸에서 아기에게 딱 맞게 생산해내는 '맞춤식'이라고 할 수 있습니다. 모유에는 생후 6개월간 아기에게 필요한 모든 영양소와 면역 성분이 들어 있습니다. 그래서 대부분의 국가에서는 최소 생후 6개월까지는 모유 수유를 하라고 권장하며 세계보건기구에서는 생후 2년, 또는 그보다 더 오래 해도 좋다고 명시하고 있습니다. 단, 생후 6개월 이후에는 모유 수유와 동시에 이유식을 해야 하며 생후 1년 이후에는 고형식이 주식이 되고 모유는 간식 개념으로 먹여야 합니다.
모유 수유를 하면 엄마와 아기에게 이런 장점이 있습니다.

모유 수유가 엄마에게 좋은 점
- 언제 어디서든 수유가 가능하며 늘 적당한 온도를 유지할 수 있어 간편하고 위생적입니다.
- 수유 시 자궁을 수축시키는 옥시토신 호르몬이 분비되어 산후 출혈을 멈추는 데 도움이 됩니다.
- 유방암, 난소암, 자궁암 발생 위험을 낮춥니다.
- 심장병, 당뇨병, 류머티즘 관절염, 골다공증의 위험을 줄여줍니다.
- 칼로리가 소모되어 산후 다이어트에 도움이 됩니다. 모유 수유만으로 한 달에 평균 0.5kg의 감량 효과를 볼 수 있습니다.
- 아기와의 유대감이 돈독해집니다.
- 분유값이 전혀 들지 않을 뿐 아니라 모유 수유를 끊은 뒤에도 아이가 감기나 장염 등에 잘 걸리지 않아 의료비를 아낄 수 있습니다.

모유 수유가 아기에게 좋은 점

- 엄마와 정서적 교감을 나눌 수 있습니다.
- 모유에는 두뇌 발달에 좋은 DHA와 아라키돈산이 풍부하게 들어 있습니다. 또한 젖병을 빨 때보다 엄마 젖을 빨 때 힘이 더 들어가기 때문에 턱과 치아 발달에 좋고 뇌의 혈류량이 많아져 두뇌 발달을 촉진합니다.
- 과도한 영양 섭취를 막아 비만 위험을 낮춥니다.
- 초유는 아기의 소화기관이 자라고 기능하는 데 도움이 됩니다.
- 모유에는 질병, 특히 감염성 질병에 대한 항체가 들어 있습니다. 모유 수유를 하는 아기는 천식과 알레르기, 배앓이의 위험이 줄어듭니다.
- 모유에는 뮤턴트 연쇄구균의 활동을 방해하는 효소가 들어 있어 치아 우식증을 예방합니다.
- 분유에 비해 단백질과 지방의 질이 월등합니다.
- 변비 위험이 줄어듭니다.
- 모유 수유와 관련된 다양한 요소, 예를 들어 산모가 수유를 위해 흡연을 삼가는 등의 노력이 영아급사증후군의 위험을 줄입니다.

초유와 모유의 영양 성분 산후 첫 2~3일 동안 나오는 노르스름하고 크림처럼 걸쭉한 모유를 초유라고 합니다. 초유에는 락토페린, 면역글로불린 G 같은 면역 성분과 단백질, 미네랄, 비타민 A 등이 일반 모유보다 풍부하게 들어 있어 신생아의 면역력을 높이고 황달을 예방해줍니다. 초유는 농도가 매우 높아서 많은 양을 한꺼번에 먹이기보다는 적은 양을 자주 먹이는 것이 좋습니다.

산후 3~5일 이후로는 초유에 이어 일반 모유가 생산됩니다. 모유는 초유보다 묽고 다소 푸른색을 띱니다. 초기 모유는 묽고 젖당이 많으며 지방이 적지만 출산 2주 후부터는 지방을 많이 포함한 고열량 모유가 나와 아기에게 포만감을 주고 체중을 늘립니다.

아기가 젖꼭지를 입에 물자마자 처음 나오는 모유는 열량이 적고 수분이 풍부해 아기의 갈증을 해소해주며 당분, 단백질, 미네랄 등을 공급해줍니다. 수유 몇 분 후부터는 걸쭉하고 크림 같은 형태의 고열량 모유가 나와 아기에게 포만감을 주고 필요한 영양분을 채워줍니다.

Q&A 흡연자도 모유 수유가 가능한가요?
흡연 산모가 모유 수유를 하면 수유와 간접흡연을 통해 아기도 니코틴에 노출됩니다. 그러나 모유 수유의 장점이 흡연으로 인한 위험보다 더 크기 때문에 흡연 산모도 모유 수유를 하라고 권하고 있습니다. 물론 모유 수유를 계기로 엄마가 완전히, 또는 최소한 모유 수유 기간만이라도 금연하는 것이 가장 좋습니다.

모유 수유 성공 비법

편평 유두라도 모유 수유 가능해요

모유 수유에 성공하려면 많은 연습과 인내가 필요합니다. 첫 단추를 잘 꿰려면 임신 기간 중 의사에게 모유 수유 계획을 알리고 유방 검진을 받아야 합니다. 여성의 유두 모양은 매우 다양합니다. 그중 일부는 모유 수유를 위해 보통 사람보다 더 많은 노력이 필요한 경우도 있으므로 미리 검진받을 필요가 있습니다.

언젠가 한 임신부가 남편을 대동하고 진료실에 나타나서는 편평 유두는

모유 수유의 다이어트 효과

모유는 면역학적, 영양학적으로도 우수하지만 임신 중 쌓인 체내 영양분을 아기에게 전달함으로써 산후 체중 조절에도 도움이 됩니다. 한 연구 결과에 따르면 모유 수유만으로도 약 3~4kg의 체중 감량 효과가 있다고 합니다.

모유 수유를 하면 안 되는 경우

- 아기가 갈락토오스 혈증에 걸린 경우
- 산모가 불법 약물을 복용하는 경우
- 산모가 활동성 결핵을 치료받지 않은 경우
- 산모가 HIV 양성인 경우

모유 수유가 불가능한 게 아니냐고 물었습니다. 저는 절대 아니라고 했습니다. 약 10%의 산모에게 함몰 유두나 편평 유두가 나타나지만 조금만 노력하면 모유 수유가 가능하다고 말이지요.

내 말에 임신부는 실망을 금치 못했고 남편은 득의만만한 표정이었습니다. 그제야 저는 임신부가 편평 유두는 모유 수유를 못 한다는 대답을 기대했다는 사실을 알아차렸습니다. 편평 유두를 핑계로 모유 수유를 안 하려고 했는데 의사가 가능하다고 했으니 얼마나 실망했겠습니까. 나중에 임신부에게 왜 모유 수유를 안 하려고 했느냐 물었더니 가슴 모양이 망가질까 봐 그랬다고 하더군요. 저는 모유 수유로 가슴 모양이 망가지는 일은 없으며 오히려 산모와 아기에게 이롭다고 입이 마르게 설명했습니다. 또한 편평 유두의 모유 수유 방법에 대해서도 간호사와 상담하도록 했습니다.

몇 주 뒤 그 임신부는 무사히 분만했고 간호사에게 배운 대로 열심히 모유 수유를 했습니다.

이처럼 편평 유두뿐 아니라 함몰 유두, 작은 유두일 때도 충분히 모유 수유가 가능합니다. 아기가 젖을 빨 때는 젖꼭지만 무는 게 아니라 유륜, 즉 젖꼭지 주변의 착색된 피부 전체를 함께 뭅니다. 따라서 아기가 유륜을 많이 빨 수 있도록 엄마 손으로 유두를 살짝 자극해 돌출시키면서 입 쪽으로 밀어주면 됩니다.

젖을 많이 물릴수록 아기는 엄마의 유두 모양에 쉽게 적응하고 엄마의 유두도 수유에 적합한 모양으로 변화합니다.

Q&A 유방이 작으면 모유량도 적나요?

유방 크기와 모유량은 아무런 관계가 없습니다. 유방 크기는 지방의 양에 따라 좌우되고 젖은 유방 내부의 유선 조직에서 생성됩니다. 따라서 유방이 작아 젖이 잘 안 나올 거라며 절망하지 마세요. 그럴수록 젖을 더 자주 물리면 유선에서 더 많은 모유를 생성합니다.

Q&A 모유 수유를 하면 유방이 처진다는데요?

아닙니다. 산후 유방이 약간 처지는 것은 사실이지만 그 원인은 모유 수유가 아니라 임신으로 인한 변화에 있습니다. 유방을 지지해주는 조직이 임신 중 각종 호르몬의 영향으로 늘어났기 때문입니다. 산후 비만도 유방이 처지는 원인이 됩니다. 유방에 딱 맞는 브래지어를 착용하면 유방이 처지는 것을 어느 정도 예방할 수 있습니다.

분만 후 곧바로 모유 수유하세요

분만 중 의사와 간호사에게 모유 수유를 할 것이라고 다시 한 번 상기시키면 분만 직후 모유 수유를 할 수 있도록 조치해줄 것입니다. 모유 수유는 산후 30분~1시간 이내에 시작하는 것이 가장 좋습니다. 이때는 아기의 의식이 명료하고 이미 젖을 빨 준비가 되어 있습니다. 이 기회를 놓치면 아기가 잠들어버릴 수도 있고요.

아기가 젖을 잘 물고 있는지 알아보는 방법

- 유륜 대부분이 아기 입안에 위치해야 합니다.
- 유두가 아기 입안 정중앙에 위치해야 합니다.
- 아기 입술은 바깥쪽으로 젖혀 있어야 합니다.
- 아기 코와 턱이 유방에 밀착되어 있어야 합니다.
- 아기 혀는 유두 밑에 위치해야 합니다.
- 젖을 빨 때마다 아기 뺨이 들어가지 않아야 합니다.
- 입맛 다시는 소리나 '딸깍딸깍' 하는 소리가 들리지 않아야 합니다.

젖을 다시 물려야 하는 경우

다음의 경우는 아기를 떼어냈다가 다시 젖을 물립니다.

- 아기가 유두를 잘못 물고 있을 때
- 엄마가 유방에 불편함을 느낄 때
- 아기가 볼살을 빨 때
- 아기가 입맛 다시는 소리나 '딸깍딸깍' 하는 소리를 낼 때
- 젖 빠는 속도가 느리고 자극에 잘 반응하지 않을 때

모유 먹이기 좋은 자세

엄마가 바른 자세를 취해야 아기가 편안하게 젖을 빨 수 있습니다. 다음 중 한 가지 자세를 취해보세요. 어떤 자세든 엄마 얼굴뿐 아니라 몸 전체가 아기를 향해야 합니다. 아기 입과 유방의 위치를 맞추기 위해 베개 등을 사용해도 좋습니다.

요람 자세 똑바로 앉은 채 팔을 구부려 아기를 안습니다. 아기와 마주 보는 자세를 취해야 합니다. 팔 안쪽으로 아기 머리를 받치고 팔꿈치를 구부려 아기 얼굴이 유방에 닿게 합니다.

십자가 요람 자세 똑바로 앉아 오른손으로 아기 머리 아래쪽과 목, 어깨를 받쳐줍니다. 이 자세는 아기 머리를 좀 더 쉽게 다룰 수 있어 수유에 어려움이 있는 신생아에게 좋은 방법입니다.

옆으로 누운 자세 아기와 함께 옆으로 누운 뒤 한쪽 팔로 자신의 머리를 지탱하고 무릎 사이에는 베개를 끼워 자세를 유지합니다. 그런 다음 손가락으로 유방을 들어 아기가 젖꼭지를 물 수 있도록 합니다. 밤에 잘 때 또

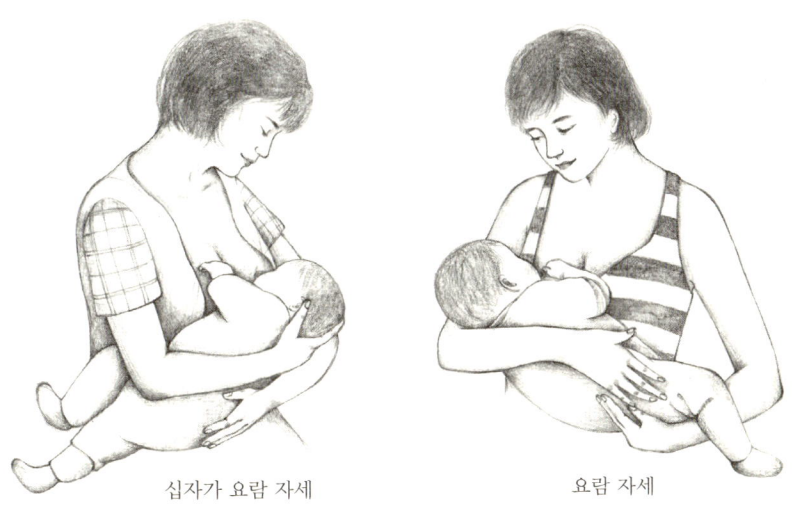

십자가 요람 자세   요람 자세

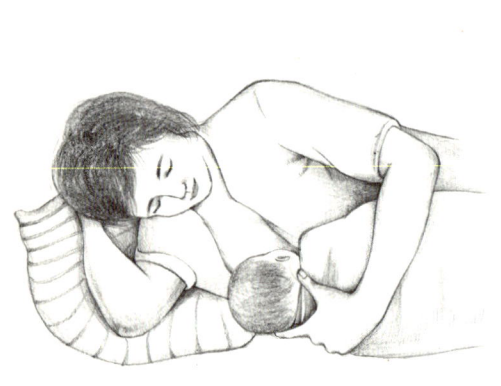
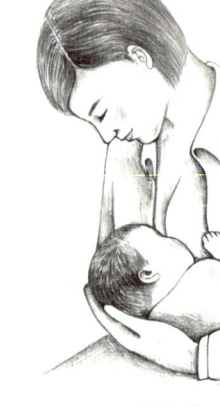

옆으로 누운 자세　　　　　옆에 끼는 자세

는 제왕절개수술을 한 경우 좋은 자세입니다.

옆에 끼는 자세 아기를 옆구리에 끼고 엄마를 향해 똑바로 일으킵니다. 팔로 아기의 허리를 받치고 아기 머리가 유방과 비슷한 높이가 되게 합니다. 이 자세는 쌍둥이 엄마나 제왕절개수술을 해 아기를 안기 힘든 엄마에게 좋습니다.

올바른 수유 방법

손으로 유방을 받치면서 자신의 손가락을 사용해 유륜 밑쪽을 C 또는 U 자 모양으로 잡습니다. 아기에게는 젖을 빠는 본능적 반사 작용이 있습니다. 유두로 아기 뺨을 건드려 아기가 유두를 찾아가도록 하세요.

아기가 입을 벌리거나 혀를 아래쪽으로 빼낼 때까지 유두로 아기의 아랫입술을 가볍게 자극하면 아기가 하품하듯 입을 크게 벌릴 것입니다. 이때 재빨리 젖꼭지를 아기 입 중앙에 위치시키고 아기를 가까이 끌어안습니다. 유방을 아기에게 가져다 대지 말고 아기를 유방 쪽으로 끌어안아야 합니다.

아기가 젖꼭지뿐 아니라 유륜을 물어야 합니다. 부드럽고 규칙적으로 젖을 삼키는 소리가 들리면 제대로 물린 것입니다. 이때 엄마는 가슴이 약간 당기거나 불편한 느낌이 들기도 합니다. 그러나 통증은 없으며 며칠 지나면 금세 익숙해집니다. 만일 아기가 젖을 잘 빨고 있지 않다면 일단 중지시키고 다시 시작해야 합니다. 깨끗한 손가락을 유방과 아기 잇몸 사이에 넣으면 '뻥' 하고 작은 소리가 날 것입니다. 그러면 아기 입을 유방에서 떼어내고 다시 젖을 물립니다.

Q&A 노리개 젖꼭지 사용해도 되나요?

모유 수유가 잘 이루어지기 전까지, 특히 생후 1개월 이전에는 노리개 젖꼭지를 사용하지 마세요. 노리개 젖꼭지와 엄마의 유두는 생김새와 구조가 다르기 때문에 아기에게 혼동을 줄 수 있고 이 때문에 모유를 잘 빨지 못하게 되어 모유 생성량이 줄 수 있습니다. 모유는 아기가 많이 빨수록 많이 생성되고 적게 빨면 덜 생성됩니다. 만일 노리개 젖꼭지 없이는 잠을 잘 못 잔다면 갑작스레 떼지 말고 생후 6개월까지 그냥 사용하게 하되 생후 6~12개월 사이에는 떼게 해야 합니다.

모유 먹은 신생아의 변

처음에는 태변이라고 하는 검은 변을 보다가 3일째에는 초록빛이 도는 묽은 변으로 바뀔 것입니다. 4일째부터 처음 몇 주간은 노란 변을 적어도 하루에 두 번 봅니다. 모유 수유를 한 아기는 묽은 변이 정상입니다.

아기가 원하면 언제라도 수유합니다

아기가 원하면 언제라도 수유를 해야 합니다. 아기가 유방 쪽으로 얼굴을 향하거나 손가락을 입에 물거나 입술을 쪽쪽 빠는 등의 행동을 보이면 배가 고프다는 뜻이니 즉시 수유합니다. 울음을 터뜨리기 전에 수유하세요.

생후 첫 주에는 대개 하루에 8~12회, 즉 2시

간에 한 번 정도 수유하게 될 수도 있습니다. 이후 2~3주 동안에는 하루에 8회 이상, 적어도 3시간에 한 번씩은 수유해야 합니다. 아기가 자고 있다면 깨워서라도 수유를 합니다. 그래야 아기에게 필요한 영양소를 공급할 수 있고 모유량도 줄지 않습니다.

한쪽 젖을 10~15분 정도 충분히 빨리면 다른 쪽 젖을 물립니다. 아기가 한쪽 젖만 비우고 수유를 중지한다 해도 걱정할 필요는 없습니다. 수유할 때마다 양쪽 젖을 모두 수유해야 하는 것은 아닙니다. 물리지 않은 젖을 다음 수유 때 먼저 물리면 됩니다. 다음 수유를 어느 쪽부터 할 것인지 옷핀 등으로 표시해 두는 것도 좋은 방법입니다.

아기의 식욕은 성장 가속이 일어날 때 증가합니다. 아기의 성장 가속이 일어나는 시기는 생후 2~3주, 6주, 3개월, 6개월입니다. 이 시기에는 아기가 젖을 더 자주, 더 많이 빨고 이에 맞춰 엄마도 더 많은 젖을 생산합니다.

모유 수유 중 주의해야 하는 음식

엄마가 알코올이나 카페인을 섭취하면 아기에게도 그 영향이 미칩니다. 따라서 음주 후 2~3시간 이내에는 모유 수유를 해서는 안 됩니다. 카페인 음료 역시 아기를 잠 못 들게 하거나 보채게 하므로 수유 전에는 삼가고 수유를 끝낸 뒤 섭취하는 것이 좋습니다.

Q&A 모유, 언제까지 먹여야 하나요?

생후 6개월 이전에는 어떠한 음식도 먹이지 말고 오로지 모유만 먹입니다. 생후 6개월 이후에는 이유식과 함께 모유 수유를 해서 생후 2년까지 계속할 수 있습니다.

모유 수유를 중단했다가 다시 시작하기란 사실상 거의 불가능합니다. 모유는 아기가 빠는 만큼 그 수요에 맞춰 생성되는데 아기가 분유를 먹느라 엄마 젖을 빨지 않으면 생성량이 급격하게 줄기 때문입니다. 따라서 모유 수유를 중단하는 시기에 대해서는 매우 신중하게 결정해야 합니다.

모유 수유 시에도 건강한 식단이 중요합니다

모유 수유를 할 때는 임신 전보다 하루 500kcal 정도의 열량이 더 필요합니다. 즉 하루 2,600kcal 정도가 적당합니다. 임신 기간과 마찬가지로 단백질, 칼슘, 철분이 풍부한 음식과 저지방 식품으로 식단을 구성하세요. 통곡물, 신선한 과일과 채소, 치즈, 콩, 감자 등이 좋으며 수분도 충분하게 섭취해야 합니다. 상식적으로 아기에게 해로울 것 같은 음식은 피해야 합니다. 만일 수유 후 아기가 보채거나 발진, 설사, 변비 등이 생기면 식품 알레르기일 수 있으므로 의사와 상담해야 합니다.

수유 중인 산모를 위해 다음과 같은 식단을 추천합니다.

- 과일과 채소를 하루에 5가지 이상 섭취합니다. 생과일이든 얼리거나 말린 과일이든 통조림이든 주스든 상관없습니다.
- 장 문제를 겪거나 변비가 있는 산모가 많습니다. 통밀 빵, 시리얼, 파스타, 쌀, 콩, 과일, 채소 등 섬유소가 풍부한 음식을 먹으면 이런 문제를 예방할 수 있습니다.
- 육류, 생선, 달걀, 콩 등 단백질이 풍부한 음식을 섭취합니다.
- 매주 두 번은 생선을 먹습니다. 단, 참치(참치 캔 제외), 연어, 고등어, 정어리, 송어 등은 수은 함량이 높으므로 일주일에 한 번 정도만 먹습니다.
- 우유, 치즈, 요구르트 등 유제품을 섭취합니다.
- 매일 물을 1.2리터, 6잔 이상 섭취합니다. 우유나 무가당 주스도 좋습니다.

Q&A 모유 수유에 보약이 도움이 될까요?

한국모유수유의사회에서는 수유 시 한약이나 보약 복용을 삼가라고 권고합니다. 성분이 검증되지 않았다는 것이 이유입니다. 그러나 한의사들은 모유 수유 중에 한약을 복용하면 체력 회복, 기혈 순환으로 인한 노폐물 배설, 관절 회복, 왕성한 모유 분비 등의 효과를 볼 수 있다고 주장합니다. 판단은 산모의 몫이지만 성분이 검증되지 않아 걱정된다면 굳이 수유 기간에 한약을 복용할 필요는 없을 것입니다.

Q&A 모유 수유 중에는 피임을 하지 않아도 된다던데요?
가능성은 적지만 모유 수유 중 월경이 없는 상태에서도 임신할 수 있습니다. 따라서 임신을 원하지 않으면 피임을 확실하게 해야 합니다. 단, 임신 전 피임 방법이 모유 수유 중에는 바람직하지 않을 수 있으므로 의사와 상담하는 것이 좋습니다.
콘돔이나 자궁 내 장치 등은 모유 수유에 지장이 없는 비교적 안전한 피임법입니다. 호르몬제를 복용하고자 할 때는 에스트로겐이 모유량을 줄이므로 에스트로겐과 프로게스틴이 모두 함유된 복합 피임제는 피하고 프로게스틴 단독 제제를 복용하는 것이 좋습니다.

모유 보관하기

손이나 유축기로 젖을 짜내는 방법

아기가 젖을 더 빨지 않더라도 유방이 무거운 느낌이 들면 직접 젖을 짜내야 합니다. 그래야 모유량이 줄지 않고 불편한 느낌도 사라집니다. 특히 아기가 아프거나, 인큐베이터에 있거나, 엄마가 직장 복귀를 해야 하는 경우처럼 아기와 떨어져 지내야 하는 상황이라면 모유 수유를 계속하기 위해 손이나 유축기로 젖을 짜내야 합니다.

손으로 짜내기 처음 며칠간은 손으로 짜는 것이 더 효율적입니다.

1. 우선 손을 깨끗하게 씻고 모유를 짜서 보관할 무균 용기를 준비합니다.
2. 손으로 가슴을 받치고 오므린 다음 유두 끝 부분부터 뒤쪽으로 부드럽게 마사지합니다.
3. 엄지손가락과 나머지 네 손가락으로 C자 모양을 만들어 유두에서 3~6cm 뒤쪽부터 부드럽게 힘을 주어 젖을 짜냅니다. 유방에 통증이 느껴지지 않아야 바르게 한 것입니다.
4. 잠시 손에 힘을 빼고 쉬었다가 다시 시작합니다. 이때 손가락이 미끄러지지 않도록 합니다. 처음에는 젖이 몇 방울 맺히는 정도라도 계속하다 보면 쉽게 나옵니다.
5. 더 이상 한 방울도 나오지 않으면 손가락을 돌려 다른 부위에서 다시 시작합니다.
6. 젖 나오는 속도가 느려졌다면 다른 쪽 가슴에서 젖을 짭니다. 가슴을 바꿔가면서 젖 나오는 것이 매우 느려질 때까지 계속하다가 멈춥니다.
7. 젖이 더 이상 나오지 않으면 손가락을 유두에 살짝 대고 유두를 부드럽게 마사지합니다.

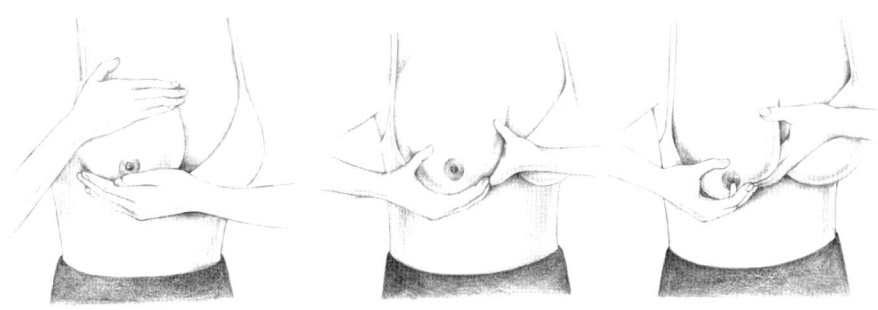

유축기로 짜기 유축기 사용 설명서를 잘 읽고 내용을 준수합니다. 유축기를 이용할 때는 젖이 남았다는 느낌이 들지 않을 때까지 짜내는 것이 중요합니다. 그래야 모유량이 줄지 않습니다. 유축기로 짜냈는데도 젖이 남아 있는 것 같으면 손으로 마저 더 짜내는 것이 좋습니다. 유축기는 늘 멸균 상태를 유지하도록 잘 관리합니다.

짜낸 모유는 위생적이고 안전하게 보관합니다

짜낸 모유는 특히 보관에 주의해야 합니다. 모유 보관 비닐 팩이나 멸균 처리한 분유병에 담아 냉장고에 보관하거나 아이스박스를 활용합니다. 모유는 4℃ 이하에서 냉장하면 2~5일, 0℃ 이하로 냉동하면 2주, 영하 18℃ 이하에서는 6개월 동안 보관할 수 있습니다. 얼린 모유라도 아기에게는 여전히 최고의 영양 식품이며 분유보다 월등하게 좋습니다.

모유를 녹이거나 데울 때 전자레인지를 사용하면 면역 물질이 파괴될 수 있으므로 우유병째 따뜻한 물에 담그거나 냉장고에서 천천히 해동하는 것이 좋습니다. 냉동 보관하던 모유를 냉장실로 옮긴 경우는 반드시 24시간 내에 먹여야 하며 다시 얼려서는 안 됩니다.

일하는 엄마의 모유 수유

직장에 복귀한 뒤에도 모유 수유를 계속 하는 엄마가 많습니다. 안락하고 쾌적한 모유수유실을 제공하는 회사도 늘고 있고요. 만일 직장 내 여건이 모유 수유에 적합하지 않다면 직장 상사와 의논하는 등 미리 대안을 마련해두어야 합니다. 출근 2주 전부터 젖을 짜고, 짜놓은 젖을 아기에게 먹이는 연습을 하는 것이 좋습니다. 모유 수유만 하던 아기가 젖병에 적응하는 데는 다소 시간이 걸리기 때문입니다. 또한 출근해서도 아침저녁으로 하루 두 번은 직접 젖을 물려야 모유량이 줄지 않습니다. 직장에서는 오전, 오후 한 번씩 양쪽 유방의 젖을 다 비운다는 기분으로 짜냅니다. 젖을 짜낼 때는 손이나 유축기를 이용합니다.

모유 수유 시 생길 수 있는 문제

젖몸살: 수유만 자주 해도 금세 낫습니다

유방 울혈은 흔히 젖몸살이라고도 하는데 생후 3~5일에 유방이 무거운 느낌이 들고 딱딱해지며 부풀어 오르고 열감이 나는 증세를 말합니다. 수유를 아예 또는 자주 하지 않은 경우, 아기가 젖을 제대로 빨지 않는 경우처럼 젖을 완전히 비우지 않아 생깁니다. 가장 효과적인 치료법과 예방법은 수유를 자주 하는 것입니다. 하루에 8~12회 수유해 유방을 부드러운 상태로 유지하기만 해도 1~2일 내에 증세가 사라집니다. 추가적으로 할 수 있는 방법은 다음과 같습니다.

- 울혈이 생긴 유방으로 수유합니다.
- 주기적으로 유방을 압박하거나 아기의 턱 밑을 간질여 아기가 수유에 집중할 수 있도록 합니다.
- 자신에게 편안한 수유 자세를 취합니다.
- 수유 후에 유방을 만져보아 불편함이 느껴지는 부위가 있다면 다음 수유를 하기 전부터 시작해 수유 중에도 계속 유방을 압박합니다.

유관 막힘: 남은 젖이 없도록 충분히 짜내야 합니다

유방을 만졌을 때 특정 부위가 아프거나 통증이 있는 덩어리가 느껴진다면 유관이 막힌 것입니다. 여기에 발열 증세까지 더해지면 유선염이 의심됩니다.

수유를 하지 않았거나 수유 패턴이 변화해 젖이 완전히 비워지지 않은 때, 수유하는 동안 산모 손에 의해 압력이 심하게 가해졌거나 브래지어 등으로 유방 조직에 압력이 가해졌을 때, 일정한 수유 자세만 취했을 때 유관이 막힐 수 있습니다.

이때는 젖을 충분히 짜내야 합니다. 하루에 8~12회 정도 수유해서 유방을 부드럽게 유지하고 젖의 흐름을 원활하게 해줍니다. 다음은 이 외에도 유관 막힘 증세를 완화할 수 있는 방법입니다.

- 수유 전 유두에 따뜻한 수증기를 쐬거나 막힌 유두 주위를 압박합니다.
- 수유를 해도 유방이 부드러워지지 않거나 젖을 못 먹인 경우는 손이나 유축기로 유방이 부드러워질 때까지 젖을 짜냅니다.
- 유관 폐쇄가 진행된 쪽의 유방부터 아기에게 젖을 물립니다.
- 유관 폐쇄가 있는 부위에 아기의 코가 향하도록 합니다.
- 주기적으로 유방을 압박하거나 아기의 턱 밑을 자극해 아기가 지속적으로 젖을 빨도록 합니다.
- 통증이 심하면 아세트아미노펜이나 이부프로펜 계열의 진통제를 복용할 수 있습니다.
- 꽉 조이는 브래지어를 착용하면 유관에 압력이 가해지므로 잠잘 때만이라도 브래지어를 푸는 것이 좋습니다.
- 옷을 너무 두껍게 입거나 많이 껴입으면 옆으로 누워 수유할 때 유방에 압박이 가해지므로 옷을 얇게 입습니다.

유두 통증: 모유 수유를 중단하는 원인이 되므로 예방에 힘씁니다

모유 수유 초기에 유두가 다소 아픈 것은 정상이지만 통증이 계속된다면 조기 수유 중단을 예방하기 위해서라도 정기적인 추적 관찰이 필요합니다. 수유 직후의 유두는 촉촉하고 둥글고 긴 모양이어야 합니다. 만일 멍이 들거나 창백해 보이거나 수축되었거나 수포 또는 주름이 관찰되거나 모양이 평소와 다르면 유두 통증이 생길 가능성이 있으므로 주의해야 합니다.

유두 통증은 아기가 젖을 잘못 물 때, 수유 자세가 부적절할 때, 이스트에 감염되었을 때, 아기 혀가 유두를 밀어내는 힘이 부족할 때 많이 생깁니다. 특히 편평 유두나 함몰 유두인 엄마에게 많이 나타납니다.

다음은 유두 통증을 치료하고 예방하는 방법입니다.

- 축축해진 수유 패드는 그때그때 교체합니다.
- 유두를 씻을 때 비누나 알코올을 사용하면 피부가 건조해져 통증을 유발할 수 있으므로 물로만 가볍게 닦습니다.
- 통증이 심하면 아세트아미노펜이나 이부프로펜 계열의 진통제를 복용할 수 있습니다.
- 수유를 마치면 초유나 모유를 유두와 유륜에 바릅니다.
- 수유가 끝나면 라놀린 성분의 보습제를 유두와 유륜에 발라 유두를 촉촉하게 유지합니다. 다른 연고나 크림은 바르지 않습니다.
- 올바른 자세로 수유해야 모유 생성을 촉진하고 유두 통증을 예방할 수 있습니다. 또 수유 자세를 다양하게 취하면 유두와 유륜에 압력이 가해지는 부위가 달라져 통증이 완화됩니다.
- 아기가 배고파하는 기색을 보이면 곧바로 수유합니다. 이 타이밍을 놓쳐 뒤늦게 수유하면 아기가 유두를 격렬하게 빨아서 유두 통증이 생길 수 있습니다.
- 수유하는 동안 통증이 너무 심하면 손이나 유축기로 젖을 짜서 젖병에 넣어 먹입니다.
- 아기가 수유 중 잠이 들거나 잠시 수유를 중단해야 하는 경우 무턱대고 유두

를 빼지 말고, 아기 입에 엄마 손가락을 집어넣어 압력을 약화시킨 뒤 유두를 뺍니다.
- 노리개 젖꼭지를 사용하면 아기가 유두를 잘 못 빨아 유두 통증이 생길 수 있습니다.
- 아기가 젖을 빨지 않고 물고만 있을 때는 유방을 주기적으로 압박하거나 아기 턱 밑을 간질여 다시 수유에 집중하도록 유도합니다. 그래도 아기가 젖을 잘 빨지 않으면 아기에게서 젖을 떼고 유두와 유륜을 아기 입안에 바르게 위치시킨 뒤 다시 수유를 시도합니다.

유선염이 발병해도 모유 수유는 멈추지 않는다

유선염이 있어도 모유 수유는 계속할 수 있습니다. 오히려 수유를 계속해야 젖의 흐름이 원활해지면서 증상이 약화됩니다. 모유 수유를 계속하려면 하루에 8~12회 정도 수유해야 하는데 그러려면 아기와 함께 자는 것이 좋습니다. 수유할 때는 증상이 있는 유방부터 시작합니다. 체력이 더 이상 약해지지 않도록 집안일은 남편과 분담하는 것이 좋습니다.

유선염: 고열과 독감 증세가 나타나면 즉시 병원에 갑니다

유선염은 모유 수유 산모의 약 20%에서 발생하는 비교적 흔한 질환입니다. 대부분 산후 6주 이내에 발생하지만 모유 수유를 하는 동안에는 언제라도 발병할 수 있습니다.

모유 수유를 하는 산모에게 38.4℃ 이상의 열, 오한, 독감 증세, 유방 통증, 부종, 홍반 등이 나타나면 유선염일 수 있으므로 반드시 의사를 찾아가야 합니다. 또한 항생제 치료를 받은 지 48시간이 지난 후에도 증상이 호전되지 않으면 다시 진료받아야 합니다. 항생제를 복용해도 모유 수유는 계속할 수 있으므로 임의로 항생제를 끊지 말고 의사가 지시한 날짜까지 복용하도록 합니다.

유선염 치료에 도움이 되는 방법은 다음과 같습니다.

- 수유 전에는 온찜질, 수유 후에는 냉찜질을 합니다.

- 수유 전후로 유선염이 있는 유방을 마사지합니다.
- 다양한 수유 자세를 취해 유방의 모든 부위에서 젖이 배출되도록 합니다.
- 수유 중 만져도 아프지 않을 만큼 증세가 호전되지 않으면 손이나 유축기로 젖이 남아 있지 않도록 짜냅니다.
- 충분한 영양과 수분을 섭취합니다.
- 아세트아미노펜이나 이부프로펜 계열의 약을 복용해 열을 내리고 불편함을 없앱니다.

진균 감염: 항진균제를 처방받아 바릅니다

진균 감염은 유방에 곰팡이 균이 감염된 것입니다. 진균에 감염되면 유두가 밝은 핑크색을 띠면서 종종 유두 주위에 하얀 분비물이 나타나며 유방과 유두에 타는 듯하거나 찌르는 듯한 심한 통증이 느껴집니다. 또한 아기에게 구내염이 생기고 붉은색의 돌출한 홍반이 직장에서 시작되어 기저귀가 닿는 모든 부위로 확산됩니다.

진균 감염은 산모에게 질 내 진균 감염이 있을 때, 유두가 손상되거나 유선염·유관 폐쇄 등을 앓은 적이 있을 때, 항생제를 사용한 적이 있을 때, 아기에게 구내염이 발병했을 때 잘 생깁니다. 특히 아기의 구내염은 엄마의 유두로 쉽게 전염되므로 엄마와 아기가 함께 치료받아야 합니다.

증상을 완화시키고 진균 증식을 막기 위해 다음과 같은 방법을 쓸 수 있습니다.

- 진균은 덥고 습한 환경에서 잘 자라므로 수유 패드는 일회용을 사용하는 것이 좋습니다.
- 수유 뒤에는 따뜻한 물이나 식초를 희석시킨 물로 유두를 씻고 공기 중에 말

립니다.
- 하루 몇 분씩 브래지어를 풀고 유두를 햇빛에 노출합니다.
- 노리개 젖꼭지는 진균 전염의 위험을 높이므로 사용하지 않습니다. 꼭 사용해야 한다면 하루에 한 번씩 끓는 물에 20분 이상 소독합니다. 노리개 젖꼭지 외에도 젖병, 장난감, 유축기의 모유 접촉 부분을 매일 20분 이상 끓여 소독합니다.
- 진균에 감염된 동안에는 모유를 짜서 보관하지 않습니다. 진균은 냉동해도 사라지지 않으므로 이때 짠 모유를 해동해두었다가 먹이면 진균 감염이 재발할 수 있습니다.
- 처방받은 항진균제를 유두, 유륜과 아기 입에 도포하고 내복약을 10~14일 동안 복용합니다. 유두에 도포한 항진균제는 씻어내지 않고 곧바로 수유해도 됩니다.
- 치료를 받았는데도 증상이 계속되면 다시 진료 받아야 합니다.
- 아기 기저귀를 갈아준 다음 곧바로 손을 씻어야 교차 감염을 예방할 수 있습니다.

모유 수유 중단하는 방법

어떤 이유로 모유 수유를 중단한 경우 처음 며칠 동안은 유방 통증이 심할 수 있습니다. 다음은 모유 생성량을 줄이고 유방 통증을 완화시키는 방법입니다.

- 딱 맞는 브래지어나 탄력 있는 붕대로 유방을 지지해줍니다.
- 얼음찜질을 합니다. 뜨거운 찜질이나 마사지는 모유 생성량을 더 증가시키므로 해서는 안 됩니다.
- 아세트아미노펜이나 이부프로펜 계열의 약을 복용하면 통증 완화에 도움이 됩니다.
- 그래도 젖이 나오면 젖 분비를 억제하는 약제를 사용할 수 있습니다. 지금까지는 브로모크립틴 성분의 '팔로델' 같은 약을 많이 사용했는데 구역, 구토, 어지러움 등의 부작용 때문에 미국 FDA에서 사용 중단을 권고했습니다. 이에 따라 최근에는 슈도에페드린 등의 약제를 사용합니다. 산부인과 전문의와 상의하세요.

수유를 거부하는 아기: 사소한 원인일 수 있습니다

아기가 수유를 거부하는 것은 드물지 않은 현상입니다. 아기가 치아가 나

설소대 단축증

설소대란 혀 밑과 입안을 연결하는 띠 모양의 주름인데 설소대가 지나치게 짧은 것을 설소대 단축증이라고 합니다. 아기에게 설소대 단축증이 있으면 젖꼭지를 제대로 물지 못해 모유 수유를 잘 할 수 없게 되고 엄마에게 유두 관련 트러블이 생길 위험이 높습니다. 대개 예방접종하러 소아과에 들렀다가 진단받게 되는데 치료는 간단합니다.

려고 한다든가, 중이염이나 감기에 걸렸다든가, 엄마의 생리나 식이 변화로 젖 맛이 달라졌다든가, 엄마가 향수나 화장품을 바꾸어 체취가 변했다든가, 수유 중 거슬리는 소음이 들린다든가 하는 다양한 이유로 수유를 거부할 수 있습니다. 아기가 수유를 거부한다고 해서 모유 수유를 중단해서는 안 됩니다. 수유를 거부하는 이유가 무엇이든 엄마가 인내심을 갖고 꾸준히 젖을 먹이려고 노력하면 다시 모유 수유를 할 수 있습니다. 다음은 수유를 거부하는 아기에게 젖을 먹이는 방법입니다.

- 아기가 배고플 때 보이는 행동을 잘 파악해 화 나거나 울기 전 젖을 물립니다.
- 수유 시 분위기가 산만하지 않도록 빛이나 소리 등을 차단하거나 조절합니다.
- 아기와 엄마의 피부 접촉 부위를 늘립니다.
- 아기가 졸려할 때 더 자주 젖을 물립니다.
- 아기가 수유를 거부하거나 수유 지속 시간이 짧을 때는 손이나 유축기로 젖을 짜내서 숟가락이나 젖병 등 다양한 기구를 이용해 먹여봅니다. 이런 방법으로 아기가 젖을 잘 먹게 되면 다시 젖을 물립니다.

수유 중 울며 보채는 아기: 엄마 잘못이 아니니 안심하세요

아기가 젖을 빨면서 울음을 터뜨리면 엄마는 자신에게 문제가 있는 것은 아닌지 자책합니다. 그러나 아기가 우는 이유는 매우 다양합니다. 너무 더워도, 기저귀가 젖었어도, 방귀를 뀌고 싶거나 트림을 하고 싶어도 울

수 있습니다. 피로하거나 안기고 싶거나 배앓이를 하는 경우에도 마찬가지입니다. 신생아 성장 가속기에는 더 많은 영양이 필요해 울며 보채는 일이 많습니다. 이때는 자연스레 수유 빈도가 증가합니다. 따라서 수유를 자주 할 수 있는 환경을 만들어주고 아기가 원하는 만큼 충분한 양을 먹이면 됩니다.

신생아 황달: 모유 수유를 계속하세요

신생아 황달은 출생 일주일 내에 얼굴, 몸, 눈의 색깔이 노란빛을 띠게 되는 것을 말합니다. 원인은 감염·고혈당·저체온증 등이 생겼을 때, 불충분한 수유로 태변 배출이 지연되었을 때, 멍이 들었을 때 등입니다. 사실 신생아는 간 기능이 미성숙하기 때문에 황달에 걸리기 쉽고, 특히 조산아는 황달 위험이 더 높습니다. 신생아 황달의 치료는 원인과 빌리루빈 수치에 따라 달라집니다. 한 가지 확실한 사실은 황달이 있어도 모유 수유는 중단할 필요가 없다는 것입니다. 다음은 황달이 있을 때 모유 수유 방법입니다.

모유 수유 중 복용해선 안 되는 약물
- 치료 용량의 방사성 동위원소
- 항암 화학 요법
- 갑상선 치료제
- 대사길항물질

모유 수유 중 복용 가능한 약물
- 대부분의 항생제
- 파라세타몰이나 이부프로펜 계열의 약 (아스피린 제외) 등 흔히 쓰는 진통제
- 클라리틴, 절텍 같은 건초염 약
- 졸음을 유발하는 성분이 없는 기침약
- 천식 흡입제
- 일반적인 용량의 비타민제

모유 수유 중 약제 복용법
- 수유가 끝나자마자, 또는 아기가 길게 잠자기 직전에 복용합니다.
- 장기 복용해야 하는 약은 모유 수유 기간에 피합니다.
- 수유 기간에 적합하지 않은 약을 단기간 복용해야 한다면 이미 짜둔 모유를 먹이되, 약을 복용하는 동안에도 손이나 유축기로 젖을 짜내어 모유량이 줄지 않게 합니다. 이렇게 짠 모유는 보관하지 않고 버립니다.

- 1일 8~12회 수유합니다. 젖을 자주 먹여야 아기가 태변을 배출하도록 도울 수 있습니다.
- 아기가 잠을 많이 자 젖 먹이기가 힘들 때는 손이나 유축기로라도 젖을 짜내

야 모유량이 줄지 않습니다. 아기가 젖을 힘차게 빨지 않을 때도 마찬가지입니다.

□ 황달에 걸린 아기는 일반적으로 잠을 많이 잡니다. 따라서 수유 중 잠이 들지 않도록 아기 턱 밑을 부드럽게 자극해 젖을 힘차게 빨 수 있도록 도와줍니다.

Q&A 유방 수술해도 모유 수유 가능한가요?

유방 확대 수술이나 유방 축소 수술이 수유에 영향을 주는지에 대해서는 아직 논란 중입니다. 유방 성형수술을 하는 성형외과 의사들은 가슴에 주입하는 인공 물질이 젖샘 아래에 위치하기 때문에 모유 수유와 상관없다고 이야기하고는 있습니다.

유방암에 걸린 경우는 조직의 손상 정도, 치료 시작 시점을 따져보고 모유 수유 여부를 결정해야 합니다. 일반적으로 항암 치료를 마친 상태라면 한쪽 유방만으로도 모유 수유를 할 수 있다고 알려져 있지만 최종 결정은 주치의와 상의해 결정합니다.

Q&A 산모가 아플 때 모유 수유 가능한가요?

엄마에게 기침, 감기, 미열, 설사 등의 질환이 있어도 모유의 질은 나빠지지 않습니다. 또한 모유에 포함된 면역 성분으로 인해 엄마의 질환이 아기에게 옮을 염려도 없으므로 모유 수유를 계속해도 됩니다. 엄마가 통증 완화제, 감기약, 기침약 등을 복용한 경우에도 모유 수

유두를 깨무는 아기

간혹 수유가 끝나갈 즈음에 유두를 깨무는 아기가 있습니다. 이를 예방하려면 다음 방법을 사용하세요.

- 아기가 어느 정도 배를 채워 젖 빠는 데 흥미가 없어 보이면 즉시 수유를 중단합니다.
- 아기가 한창 젖을 빠는 도중에 유두를 문다면 유두를 무는 즉시 수유를 중단했다가 다시 젖을 물립니다. 이렇게 반복하면 아기는 유두를 물면 수유가 중단된다는 것을 학습하게 됩니다.
- 아기가 유두를 물어 수유를 중단했다면 손이나 유축기로 남아 있는 젖을 짜냅니다.
- 아기가 치아가 나기 시작하고 잇몸이 부어 있을 때는 수유 전 아기 잇몸을 깨끗한 손가락으로 마사지해줍니다.

유에 지장이 없습니다. 엄마에게 고혈압, 뇌전증, 천식 등이 있어도 모유 수유가 가능합니다. 엄마가 B형 간염 보균자인 경우라도 출산 후 적절한 조치를 취했다면 모유 수유할 수 있습니다.

혼합 수유

이럴 때 모유가 부족합니다

어떤 이유에서 모유량이 줄어들면 어쩔 수 없이 혼합 수유를 해야 합니다. 혼합 수유란 부족한 모유의 양만큼 조제분유를 더 먹이거나 모유와 분유를 번갈아가며 먹이는 것입니다.

대한모유수유의사회(www.bfmed.co.kr)에서는 모유가 부족해지는 이유를 다음 두 가지로 나누어 설명합니다.

1차성 모유 부족 엄마가 아무리 노력해도 모유를 충분히 먹일 수 없는 경우가 많게는 5%에 달합니다. 잔류 태반, 유선 발육 부진, 유방 수술 등이 원인입니다. 이런 이유로 모유가 충분히 나오지 않을 때는 수유 기술을 개선하거나 젖을 열심히 짜는 것만으로는 해결되지 않습니다. 이런 경우 모유 수유만 고집하다가는 아기에게 충분한 영양을 공급할 수 없으므로 당연히 혼합 수유가 필요합니다. 모유는 먹는 만큼 나오고 자주 빨릴수록 잘 나온다는 것이 모든 엄마에게 해당되는 것은 아닙니다.

모유가 부족할 땐 이렇게 해보세요

모유가 부족하다 싶어 분유를 보충해 먹이는 엄마가 많습니다. 그러나 일단 혼합 수유를 시작하면 모유량이 점점 줄어들어 결국 모유 수유에 실패하게 됩니다. 모유가 부족하다 싶으면 다음과 같은 방법을 시도해보세요. 그래도 안 되면 혼합 수유를 선택하기 전 소아과 전문의와 상의해보는 것이 좋습니다.

- 젖을 더 자주 물립니다.
- 바른 자세로 젖을 물립니다.
- 스트레스를 받지 않도록 합니다.
- 유방 마사지를 합니다.
- 물을 많이 마십니다.

2차성 모유 부족 모유량은 젖을 자주 물리고 충분히 비울수록 늘어납니다. 그러나 출생 시 모유를 제대로 빨리지 않았거나 분유를 이미 수유한 경우는 모유가 적게 나올 수밖에 없습니다. 우리나라에서는 이와 같은 2차성 모유 부족으로 인해 모유 수유에 실패하는 경우가 많습니다.
이런 경우 모유량이 줄어듭니다.

- 출생 후 분유를 보충해 먹였을 때
- 출생 후 모유를 먹이지 않고 단식시켰을 때
- 아기가 젖을 제대로 물지 못할 때
- 모유 수유를 자주 하지 않거나 오래 물리지 않고 짧게 먹였을 때
- 아기가 5~6시간 동안 계속해서 자는 경우 깨워서라도 수유를 해야 하는데 그렇게 하지 않았을 때
- 노리개 젖꼭지를 지나치게 많이 물릴 때
- 엄마와 아기가 떨어져 지내 수유가 용이하지 않을 때
- 엄마가 모유량을 줄이는 에스트로겐이 함유된 피임약을 먹었을 때

혼합 수유 방법 모유를 주로 먹이고 부족한 양만큼만 분유로 보충하면 젖이 마르지 않아 모유 수유 기간을 늘릴 수 있습니다. 수유 간격이 2시간 이내로 잦다면 젖이 잘 안 나오는 시간에 분유를 줍니다. 아기가 젖을 빠는 간격을 적당히 늘려 엄마 젖이 충분히 만들어지면 모유를 먹이도록 합니다.
하루에 몇 번이고 울면서 젖을 원하는 경우는 낮에는 모유 수유, 밤에는 분유 수유를 해 엄마가 휴식을 취하도록 합니다. 엄마의 직장 복귀로 낮 동안 모유 수유가 어려우면 출근 전과 퇴근 후에는 모유를, 낮에는 분유를 먹입니다.

Q&A 유축기로 젖이 잘 안 짜지는데 어쩌죠?

먼저 짚고 넘어갈 사항이 있습니다. 유축기는 모유 수유의 보조 기구이지 결코 필수품이 아닙니다. 특히나 전업주부라면 더욱 필요가 없겠지요. 유축기는 어디까지나 직장 다니는 엄마들을 위한 기구이며 유축기를 사용할수록 모유량은 줄어든다는 사실을 명심해야 합니다. 유축기로 젖이 잘 짜지지 않을 때는 유축기 사용 전 가볍게 유방 마사지를 해보세요. 유축기 사용 방법을 잘 숙지했는지 다시 한 번 확인하고 그래도 잘 안 되면 다른 종류의 유축기를 사용해보는 것도 한 방법입니다.

분유 수유

어떤 분유가 좋은 분유일까?

분유의 종류는 매우 다양하므로 구입 전 구성 성분을 확인해보세요. 유청이 포함된 분유와 카세인이 포함된 분유가 있는데 소화를 돕는 데는 카세인보다 유청이 포함된 분유가 좋습니다. 그러나 영양 면에서는 큰 차이가 없습니다. 분유 가격이 천차만별이지만 저렴한 분유에도 아기에게 필요한 모든 영양소가 고루 포함되어 있으므로 반드시 고가의 분유를 먹여야 하는 것은 아닙니다.

분유 수유만 하거나 하루 500ml 이하로 분유를 먹는 경우 생후 6개월까지는 비타민을 첨가하는 것이 좋습니다. 분유에 첨가하는 비타민에 대해서는 약사와 상의하세요.

분유 수유 시 세균 감염에 주의하세요

가루 분유는 밀봉되어 있더라도 세균, 드물게는 살모넬라 감염을 유발할 가능성이 있습니다. 따라서 세균을 죽일 수 있도록 70℃ 이상의 물에 분유를 타야 합니다. 저체중아나 조산아라면 무균 처리된 액체 분유를 먹이는 편이 낫습니다.

분유 타기

1 수돗물이나 정수기 물을 1분 이상 팔팔 끓였다가 70℃ 정도로 식힙니다. 매번 물 끓이기가 번거로우면 하루치 분유 탈 물을 끓인 다음 일부는 보온병에, 일부는 냉장고에 보관했다가 알맞게 섞어 온도를 맞추는 방법도 있습니다.
2 젖병에 분유를 먼저 넣습니다. 동봉된 계량스푼으로 분유를 뜨되, 소복하게 쌓인 윗부분을 분유 통 지지대에 대고 평평하게 깎아 양을 정확하게 계량합니다.
3 분유를 넣은 젖병에 끓였다 식힌 물을 용량의 절반 정도만 붓고 두 손으로 감싼 뒤 비비듯이 돌려가며 분유를 녹입니다.
4 분유가 어느 정도 녹았으면 용량에 맞춰 물을 더 붓습니다.
5 손목 안쪽에 분유를 몇 방울 떨어뜨려 온도가 적당한지 살핍니다. 엄마가 느끼기에 따뜻한 정도면 적당한 온도입니다. 너무 뜨거우면 흐르는 찬물이나 얼음물에 젖병째 담가 식힙니다.

젖병은 되도록 수유가 끝나자마자 젖병 세정제와 솔을 이용해 깨끗하게 닦습니다. 그런 다음 팔팔 끓는 물에 젖병은 2~3분, 젖꼭지는 30초간 삶았다가 건집니다. 열탕 소독 대신 소독액이나 스팀 소독기를 사용해도 됩니다. 소독하지 않은 젖병은 쓰지 않습니다.

먹다 남긴 분유를 냉장고에 넣어두었다가 다시 먹여서는 안 됩니다. 세균은 어떤 온도에서도 서식할 수 있으며 냉장고 안에서도 증식 속도만 느려질 뿐 죽지 않습니다. 따라서 아기가 먹다 남긴 분유는 2시간이 지나면 버려야 합니다.

올바른 분유 수유 방법

분유와 물의 비율은 제조 회사의 방침에 따릅니다. 분유 통에 들어 있는 전용 스푼으로 분유 가루를 수북이 뜬 다음 평평하게 깎아내야 정확한 양이 계량됩니다.

분유를 탈 때는 70℃ 이상의 물을 사용해야 하지만 수유할 때는 반드시 식혀야 합니다.

젖병 뚜껑을 닫은 채로 흐르는 차가운 물에 빠르게 식히세요. 손목 안쪽에 분유를 몇 방울 떨어뜨려 따뜻한 느낌이면 수유에 적당한 온도입니다.

만일 분유를 너무 식혀 차가워졌다면 뜨거운 물에 병째 담가 데우되 젖꼭지 부분은 물 밖에 두어야 합니다. 분유를 데우는 데 전자레인지를 사용하는 것은 좋지 않습니다. 전자레인지에 젖병을 데우면 젖병 바깥은 차가워도 내용물은 뜨거울 수 있고 전자레인지에서 꺼낸 뒤에도 온도가 더 상승할 수 있기 때문입니다.

젖병의 젖꼭지 부분은 손상되지 않았는지 정기적으로 체크해야 합니다. 수유 전 젖꼭지 부분에 분유를 충분히 채우지 않으면 아기가 공기를 마실 수도 있습니다.

수유 도중 젖꼭지가 납작해졌다면 아기 입 가장자리를 가볍게 당겨 진공 상태를 없애주세요. 아기가 젖꼭지를 빨기 힘겨워하면 젖꼭지가 막히지는 않았는지 확인한 뒤 다른 소독된 젖꼭지로 바꾸어줍니다.

젖병 위생적으로 관리하기

분유는 금세 상하기 때문에 사용한 젖병은 그때그때 씻어놓는 것이 좋습니다. 밤중 수유 때처럼 젖병을 곧바로 씻기 어려운 경우에는 최소한 물에 헹궈두기라도 해야 합니다.

젖병과 젖꼭지는 전용 세정제와 솔을 사용해 구석구석 깨끗하게 닦습니다. 생후 6개월 이전에는 매번 소독하는 것이 좋고, 이후에는 일주일에 한 번 정도만 소독해도 됩니다. 단, 젖병에 우유가 남은 채 상온에 30분 이상 방치한 경우에는 반드시 소독해야 합니다.

가장 믿을 만한 방법은 역시 열탕 소독이죠. 처음부터 찬물에 담가 끓이면 환경호르몬의 위험이 있으므로 끓는 물에 젖병은 2~3분, 젖꼭지는 30초 정도 담갔다가 건지세요. 전용 소독기를 사용하는 경우에는 주기적으로 청소해 항상 청결하게 관리해야 합니다.

아기와 외출 시 잊지 말고 분유도 준비하세요

아기와 함께 외출하려면 분유 전용 용기, 뜨겁게 끓인 물을 담은 보온병, 소독한 빈 젖병 등을 챙겨야 합니다. 분유를 탈 때는 집에서와 마찬가지로 뜨겁게 끓인 물로 타고, 먹이기 전에 흐르는 찬물에 식힙니다.

분유를 타 먹일 상황이 되지 않을 때는 집에서 미리 분유를 타 젖병에 담

젖병과 젖꼭지 고르기

유리 소재 젖병이 플라스틱 젖병보다 환경호르몬의 위험이 낮습니다. 플라스틱 소재 중에서는 PES(폴리에테르설페인)나 PPSU(폴리페닐설페인) 등이 내열성이 좋아 안전하지요. 플라스틱 젖병은 오래 쓰다 보면 흠집이 생겨 세균이 번식할 우려가 있으므로 6개월에 한 번은 교체해줘야 합니다.

젖꼭지는 모양이나 재질, 구멍 크기에 따라 종류가 다양한데, 특히 구멍 크기에 주의해 선택합니다. 아기가 빠는 힘에 비해 구멍 크기가 너무 크면 분유를 잘 흘리거나 사레들릴 위험이 있고, 너무 작으면 분유가 잘 나오지 않지요. 젖꼭지는 형태가 쉽게 변형되는 데다 월령에 따라 구멍 크기를 조절해줄 필요가 있으므로 3개월마다 교체합니다.

고 아이스 백에 넣어 가는 방법도 있습니다. 이렇게 물에 탄 분유는 최소한 4시간 이내에는 먹여야 합니다.

목적지에 냉장고가 있다면 분유를 탄 지 4시간 이내에 냉장고에 넣으세요. 냉장 상태에서는 최대 24시간까지 보관이 가능합니다. 냉장 보관한 분유는 따뜻한 물에 15분 정도 담가 데워 먹이세요.

분유 알레르기가 있거나 설사가 심할 때 특수 분유를 먹여도 됩니다

분유를 먹였는데 아기가 위장관 장애나 대사 장애를 일으키는 경우, 장기간 설사를 하는 경우 특수 분유를 먹여도 됩니다.

특수 분유는 일반 분유에 포함된 성분의 일부를 변형시키거나 제거해 조제한 분유로 대두 단백 분유, 저알레르기 분유(유단백 가수 분해 분유), 무유당 분유, 미숙아 분유, MCT 분유, 저인산 분유, 선천 대사 이상 질환용 분유 등이 있습니다. 이런 분유는 질환 치료용이 아니라 증상의 악화를 막고 영양을 보충해주기 위한 것이므로 부득이한 경우에 한해 소아과 의사와의 상담을 거쳐 먹여야 합니다.

(산후 조리)

임신과 출산은 상상 이상으로 여성의 몸을 변화시키며 이런 변화는 산후에도 계속됩니다. 산모가 임신 전 상태로 돌아가려면 6주간의 산후 조리 기간이 필요합니다. 산후 조리는 질이나 제왕절개 상처, 유방 통증, 배뇨 장애 등의 회복뿐 아니라 우울, 과민, 불안 등 정신적 문제의 회복까지 포함하는 개념입니다. 따라서 완전한 산후 회복을 위해서는 가족, 의사, 산후 조리 전문가 등의 도움이 필요합니다.

산후 조리의 기본 원칙

현대적 의미의 산후 조리

산욕기는 산모의 몸이 임신 전 상태로 돌아가는 산후 6주까지의 기간입니다. 산모에게는 충분한 휴식이 필요하지만 육아와 수유로 피로하기 쉽습니다. 따라서 산모가 자신과 아기를 돌보는 동안 가사를 도와줄 사람이 필요합니다.

산모는 규칙적으로 아기에게 젖을 먹여야 하므로 충분한 휴식을 위해 수면 패턴을 바꿀 필요가 있습니다. 아침이든 오후든 아기가 자는 시간에 함께 자는 것이 좋습니다.

한편 산모는 합병증을 예방하기 위해 일상에서 조심해야 할 것이 몇 가지 있습니다. 우선 무거운 물건 들기나 계단 오르내리기 등은 하지 않는 것이 좋습니다. 운동은 분만 후 체중 조절, 기분 전환, 스트레스 해소, 근력 복귀 등에 매우 효과적입니다. 제왕절개수술, 난산, 임신 합병증 등의 문제가 없던 산모라면 산욕기에 운동을 하는 것이 좋습니다.

산후 조리는 질 상처나 제왕절개수술로 인한 상처, 유방 통증, 배뇨 장애, 탈모 등 다양한 산후 문제를 회복시킨다는 의미도 있습니다.

금줄의 의미

옛날 우리 조상들은 아기를 낳으면 삼칠일, 즉 분만 후 21일 동안 대문에 금줄을 쳤습니다. 금줄은 감염에 취약한 산모와 신생아를 배려해 외부인의 출입을 금한다는 의미이자 아기의 출생을 알리고 기쁨을 나눈다는 의미입니다. 금줄에 무엇을 꽂느냐는 태어난 아기가 아들인지 딸인지에 따라 달랐습니다. 아들이 태어나면 귀신이나 질병을 쫓는 붉은 고추를, 딸이 태어나면 정절과 강인한 생명을 뜻하는 청솔가지를 꽂았습니다. 숯 3개는 아들이나 딸 모두의 금줄에 꽂았는데 성역임을 알리고 소독을 한다는 의미가 담겨 있습니다.

삼칠일의 의미

삼칠일은 3×7, 즉 산후 21일간을 뜻하며 산모에게는 산후 회복 기간, 신생아에게는 건강 유지 기간을 의미합니다. 의학적으로는 산후 6주를 산욕기라 보지만 6주의 첫 절반, 즉 산후 3주 이내가 더욱 중요하다는 것은 더 말할 나위가 없는 사실입니다. 예전에는 신생아 사망률이 높기 때문에 삼칠일을 넘기면 신생아가 첫 번째 죽을 고비를 넘겼다는 뜻으로 보았습니다. 그다음 죽을 고비는 백일이라 백일을 넘긴 아기를 축하하기 위해 백일잔치 풍속이 생겼다고 합니다.

또한 우울, 과민, 슬픔, 불안 등 정신 건강에 대한 문제도 포함합니다.

전통적 의미의 산후 조리

산후 조리 기간에는 온몸, 특히 관절 부위의 회복에 힘써야 합니다. 무리하게 힘을 주면 관절 회복이 더뎌질 뿐 아니라 오히려 관절에 오랜 후유증을 남길 수도 있습니다.

또 이 시기에는 산후 조리와 모유 수유를 위해서 열량을 추가로 섭취해야 합니다. 그래서 전통적인 산후 조리에서는 영양과 칼로리가 높은 음식을 권했습니다. 혈액을 맑게 해주면서 요오드가 풍부한 미역이 우리나라의 대표 산후 조리 식품입니다.

예전에는 산모가 찬 바람을 쐬면 기와 혈액 순환이 제대로 이루어지지 않아 평생 큰 병을 얻는다고 했습니다. 특히 찬 바람이 관절에 나쁜 영향을 주어 산후풍을 일으킨다고 했지요. 실제로 산모가 찬 공기에 장시간 노출되면 관절에 냉기가 돌면서 통증이 유발될 수 있습니다. 따라서 전통 산후 조리에서 이르는 대로 삼칠일 동안은 바깥출입을 삼가고 찬 것을 만지거나 찬물로 씻지 않으며 따뜻한 아랫목에서 지내는 것이 좋습니다.

한편 분만 후에는 출혈, 분비물 등이 생기기 쉬우므로 위생 관리에 힘써야 합니다. 각종 감염을 예방하기 위해서라도 몸은 늘 청결하게 유지해야 합니다.

🌐 News & Research

출산 장려 세금 혜택, 산후조리원이 꿀꺽?

정부가 출산과 양육 지원책으로 산후조리원 이용 요금에 따라붙는 부가세를 면세해주기 시작했지만 기대했던 가격 인하 효과는 거의 나타나지 않았다고 합니다. 정부는 전국 산후조리원의 2주 평균 요금(172만 원, 2009년 기준)을 기준으로 했을 때 산모 부담이 10만 원가량 줄 것이라고 홍보했지만 산후조리원들이 가격을 올리는 바람에 실질적인 가격 인하 효과는 없었다는 것입니다. 또한 부가세 면세 사실을 산모한테 알리지 않은 곳도 적지 않았다고 합니다. 모든 산후조리원이 이런 꼼수를 쓰진 않겠지만 산후조리원 예약 시 이런 부분을 반드시 확인해야겠습니다.

산후 조리, 어디에서 할까

분만 전부터 산후 조리를 어디에서 해야 하나 고민하는 부부가 많습니다. 2011년 한국유니세프가 설문 조사한 바에 따르면 산후 조리 기간에 도움 받은 곳을 묻는 질문에 44%가 친정이라 답했고 31%는 산후조리원, 13%는 출장 도우미, 8%는 시어머니라고 답했습니다. 이 순서대로 각각 산후 조리에 어떤 장단점이 있는지 살펴보겠습니다. 산후 조리 장소를 결정하는 데 참고하세요.

친정에서 친정어머니의 도움 받기

장점

- 비용이 적게 듭니다.
- 산모에게 가장 편안한 장소에서 가장 친밀한 사람들과 함께 있을 수 있어 정서적 안정에 도움이 됩니다.
- 친정어머니는 물론 모든 친정 식구들의 도움을 받을 수 있습니다.
- 친정 식구들에게 육아와 수유에 대한, 경험에서 우러난 정보를 얻을 수 있습니다.
- 산모에게 친숙하고 부담이 안 되는 식사를 할 수 있습니다. 즉 산모가 원하는 식사가 가능합니다.
- 모유 수유가 자유롭습니다.

산후조리원 선택 시 주의 사항

- 산후조리원의 프로그램이 자신과 맞는지 살펴봅니다.
- 원하지도 않는 특수 서비스를 무조건 포함시켜 가격을 높이는 산후조리원은 피하는 것이 좋습니다. 각종 옵션의 규약을 얼마나 정확히 지키는지, 사고 시 피해 보상을 받을 수 있는지도 확인합니다.
- 남편 직장과 가까운지, 주변이 번잡하거나 시끄럽지는 않은지, 면회 시간과 횟수는 적당한지, 시설은 깨끗하고 위생적인지 미리 점검합니다. 특히 신생아 보호·관리 시설과 산모 편의 시설의 수준을 살펴봅니다.
- 전문 간호사 수가 충분한지, 의료진과 전문 영양사는 있는지 살펴봅니다.
- 산모나 아기에게 응급 상황이 발생했을 때 즉시 큰 병원으로 이송할 수 있는 시스템을 갖추고 있는지 알아봅니다.

단점
- 어른들의 경험에 의존하다 보면 의료적 조치를 소홀히 하기 쉽습니다.
- 친정이라고 해도 마냥 편하지는 않습니다. 다른 가족에게 불편함을 준다는 생각에 산모가 부담스러울 수 있습니다.
- 요즘은 부모님 눈치를 보아야 하는 경우가 많습니다.
- 남편이 부담스러워할 수 있습니다.
- 남편이 친정어머니를 너무 의지한 나머지 육아 참여에 소홀할 수 있습니다.

산후조리원 이용하기

장점
- 전문적인 산후 회복 프로그램을 이용할 수 있습니다.
- 시댁이나 친정에 부담을 주지 않습니다.
- 수유와 육아에 전문 인력의 도움을 받을 수 있습니다.
- 산모가 원하는 서비스를 선택적으로 받을 수 있습니다.
- 산후조리원에 함께 입소한 산모들끼리 네트워크를 형성해 정보와 정서적 공감을 나눌 수 있습니다.
- 가사나 육아에 신경을 덜 쓰고 산후 조리에만 전념할 수 있습니다.

단점
- 비용이 부담스럽습니다.
- 신생아실을 이용할 경우 아기에게 감염 위험이 있습니다.
- 감염 예방을 위해 외부인의 출입을 제한하는 곳이 많기 때문에 가족과 접촉할 기회가 적을 수 있습니다. 신생아실에 아기를 두는 경우는 아기와의 접촉도 뜸할 수 있습니다.
- 산후조리원에서 제공하는 식사가 건강과 산후 회복에는 좋을지 몰라도 산모

- 입맛에는 맞지 않을 수도 있습니다.
- 큰아이가 있는 경우 함께 있을 수 없습니다.
- 한정된 공간에서만 지내야 하므로 갑갑한 마음이 들 수 있습니다.
- 친구들이나 친지들의 면회가 제한되어 출산의 기쁨을 공유할 기회가 적습니다.
- 미리 예약해야 합니다. 때로는 원하는 산후조리원을 이용하지 못할 수도 있습니다.

집에서 산후 도우미 도움 받기

장점
- 자기 집에서 지내므로 마음이 편안합니다.
- 남편의 도움을 받을 수 있습니다.
- 가족과 산모가 원하는 식사를 할 수 있습니다.
- 모유 수유가 자유롭습니다.
- 큰아이가 있는 경우 함께 돌볼 수 있습니다.
- 산후조리원에 비해 비용 부담이 덜합니다.
- 전문적인 산후 도우미가 일대일로 아기를 돌봐줍니다.

단점
- 집안일을 해야 합니다.
- 큰아이가 있는 경우 큰아이를 돌보느라 산후 조리에 소홀해질 수 있습니다.
- 산후 도우미와 잘 맞지 않을 경우 스트레스를 받기도 합니다.
- 남편이 산후 도우미를 불편해할 수 있습니다.

시댁에서 시어머니 도움 받기

장점
- 분만과 육아 경험이 있는 시댁 식구들의 조언을 들을 수 있습니다.
- 비용이 적게 듭니다.
- 모유 수유가 자유롭습니다.

단점
- 시댁에서 시어머니의 도움을 받기가 불편하고 부담스러울 수 있습니다.
- 전통 방식만 고수하는 어른들 때문에 의료 조치를 받기 어려울 수 있습니다.
- 시부모 눈치를 보느라 남편이 육아에 참여하지 않는 경우가 많습니다.
- 요즘은 부모라고 해서 자식에게 마냥 헌신적이지 않기 때문에 부모 눈치를 봐야 하는 경우가 많습니다.

출산 후 몸의 변화

오로가 분비됩니다

분만 이후 자궁을 둘러쌌던 피와 조직이 떨어져 나와 질로 분비되는데 이것을 오로라고 합니다. 산후 며칠 동안은 양이 많고 선홍색을 띤 오로가 나옵니다. 간혹 피딱지가 보일 수도 있습니다. 시간이 지나면서 오로의 양이 줄어들고 색도 옅어져 산후 1주가 지나면 분홍색이나 갈색으로 변합니다. 그리고 산후 2주 정도 지나면 옅은 갈색이나 노란색을 띠다가 서서히 사라집니다. 오로가 분비되는 동안에는 위생 패드를 사용합니다. 감염 예방을 위해 탐폰은 쓰지 않는 것이 좋습니다.

다시 생리를 시작합니다

모유 수유를 하는 경우 산후 몇 달 동안 생리를 하지 않습니다. 아기가 이유식을 완전히 끝내는 생후 1년까지 생리가 돌아오지 않는 경우도 있습니다. 모유 수유를 하지 않는 산모들은 산후 6~8주에 생리주기가 돌아오는데 경우에 따라서는 더 빠를 수도 있습니다. 생리가 돌아온다는 것은 다시 임신할 준비가 되었다는 뜻이지요. 곧바로 다시 임신할 생각이 아니라면 피임을 해야 합니다.

복부, 임신 전 상태로 되돌아가려면 6개월이 걸립니다

출산을 해도 튀어나온 배는 곧바로 들어가지 않습니다. 아마도 임신 5~6개월 된 상태와 비슷해 보일 것입니다. 임신 전 상태로 되돌아가기까지는 6개월 정도가 걸립니다. 이때 복부 근육을 단련시키는 운동을 하면 회복을 앞당길 수 있습니다.

산후의 정상적인 변화

	산후 24시간	산후 3~4일	산후 5일~2주	산후 2주	산후 4주
심박 수	감소하기 시작	정상 범위	정상	정상	정상
체온	서서히 상승	정상	정상	정상	정상
오로	붉은색	붉은색	갈색	갈색 또는 백색	연한 노란색 또는 정상
소변량	증가	증가	정상	정상	정상
자궁	수축 시작	수축 지속	단단해지고 더 이상의 압통 없음, 배꼽과 결합선 가운데 위치	복부에서 만져지지 않음	임신 전 크기
기분	출산 후 우울	출산 후 우울	정상	정상	정상
유방(수유하지 않는 여성)	점점 커짐	충혈	충혈 감소	정상	정상
배란(수유하지 않는 여성)	잘 안 함	잘 안 함	잘 안 함	할 수도 있음	가능

출산 후 영양 가이드

영양이 풍부하고 열량은 낮은 음식이 필요합니다

산후에는 임신 기간에 늘어난 체중을 줄이는 동시에 육아와 수유에 필요한 에너지를 공급해야 합니다. 따라서 산후 영양은 임신 중 영양만큼이나 매우 중요합니다.

산후 영양 관리에 대해 복잡하게 생각할 필요는 없습니다. 임신 중 먹던 양질의 음식을 계속 먹는다고 생각하면 됩니다. 신선한 과일과 채소, 치즈와 견과류, 저지방 그래놀라, 고기와 생선 등 영양이 풍부한 음식을 섭취합니다.

수유를 하지 않는다면 임신 중과 동일한 칼로리를 섭취하면 됩니다. 그러나 수유를 하거나 빈혈이 있거나 제왕절개수술을 한 경우는 특별한 영양 관리가 필요합니다.

빈혈이 있다면 철분제와 붉은 살코기를 먹습니다

산후 빈혈은 임신이나 분만 과정 또는 쌍둥이 분만으로 인한 당연한 현상입니다. 빈혈 진단을 받으면 즉시 치료를 시작해야 합니다. 분만 시 출혈이 많았다면 수혈을 받을 수도 있습니다. 정기적으로 철분 수치를 확인하고 음식이나 보충제로 철분을 보충해주어야 합니다.

철분이 풍부한 음식은 붉은 고기나 육류의 장기, 시금치, 달걀노른자 등입니다. 단, 달걀노른자는 혈중 콜레스테롤을 높일 우려가 있으므로 일주일에 3~4개로 섭취를 제한합니다.

비타민 C가 풍부한 음식을 함께 먹으면 철분의 체내 흡수를 돕습니다. 비타민 C는 감귤류, 토마토, 구운 감자, 브로콜리 등에 풍부합니다. 우유,

요구르트, 치즈, 제산제 등 칼슘이 많은 음식은 철분 흡수를 방해하므로 함께 섭취하지 않도록 합니다.

제왕절개수술 후에는 비타민 C와 단백질이 필요합니다

제왕절개수술 후에는 음식물을 소화시키기가 어려워 가스나 변비가 생기기 쉽습니다. 장운동이 정상으로 돌아오려면 음식물을 섭취해야 하는데 배가 더부룩해 식욕이 별로 없다는 산모가 많습니다. 이럴 때는 가벼운 산책을 해보세요. 장운동이 활발해지면서 가스가 배출되고 변비가 해소되어 식욕이 돌아올 것입니다.

수술 후 특히 신경 써야 할 영양소는 바로 비타민 C와 단백질입니다. 비타민 C는 상처 치유에, 단백질은 회복과 면역력 향상에 도움이 됩니다.

제왕절개수술 후 빈혈이 생겼다면 반드시 치료를 받고 철분 섭취에 힘써야 합니다.

변비가 있다면 섬유소와 수분 섭취가 중요합니다

산후 변비가 생겼다면 걷기 같은 가벼운 운동을 하는 동시에 섬유질을 많이 섭취해야 합니다. 겨로 만든 머핀, 시리얼, 과일과 채소 등 섬유소가 풍부한 음식을 충분히 먹습니다.

수분 섭취도 늘려야 합니다. 매일 프룬 주스 120cc와 따뜻한 물, 카페인 없는 따뜻한 차를 마십니다. 만일 모유 수유 중이라면 더 많은 수분을 섭취해야 합니다.

완하제는 자주 복용하지 않는 것이 좋습니다. 3~4일에 한 번꼴보다 더 자주 복용하면 내성이 생겨 완하제 없이는 아예 변을 못 보게 될 수도 있습니다. 그보다는 메타무실, 파이버롤, 파이버콘 등 식이 섬유로 된 연하제가 낫습니다.

맛있게, 편안하게 먹어야 보양식입니다

산모 대부분이 분만 후 육아와 수유 때문에 극심한 피로를 느낍니다. 피로 해소에는 휴식과 잠이 특효약이지요. 흔히 말하는 '피로를 풀어주는 음식'이란 없습니다. 그러나 좋아하는 음식을 먹으면 기분 전환이 되면서 기운이 생길 수는 있습니다. 아기를 돌보다 보면 산모 스스로 자신을 챙기기가 쉽지 않습니다. 앉아서 식사하기도 쉽지 않게 되지요. 그러나 식사할 때만큼은 반드시 자리에 앉으세요. 서서 또는 일하면서 먹으면 밥 먹는다는 느낌을 받지 못해 과식하게 되고 소화에도 좋지 않습니다.

Q&A 출산 후 미역국을 먹는 이유는 무엇 때문인가요?
우리나라 산모들이 가장 많이 먹는 음식이 미역국입니다. 지금까지는 미역이 부기 완화와 자궁 수축, 모유 수유에 도움이 된다는 정도만 알려져 있었습니다. 그러나 최근에는 미역의 요오드 성분이 산모의 갑상선 호르몬을 보충해주어 신진대사를 원활하게 하고 결과적으로 산후 체중도 조절해준다는 사실이 밝혀졌습니다. 또한 칼슘과 섬유질도 풍부해 골다공증과 변비 예방에도 효과적이라고 합니다.

출산 후 일상생활

출산 후 시기별 활동 범위

산후 1~2주째 출산 다음 날부터 천천히 걷기를 시작합니다. 무리한 일을 삼가고 조심스럽게 움직입니다. 간단한 샤워는 할 수 있지만 제왕절개수술을 한 산모라면 산후 일주일 후 실밥을 뽑고 나서 합니다. 아기에게 젖을 먹이거나 기저귀를 갈아주는 정도는 괜찮습니다.

산후 3주째 조금씩 일상생활을 시작해도 좋습니다. 가까운 곳의 외출이나 간단한 집안일을 할 수 있습니다.

산후 4~5주째 임신 전과 같은 수준으로 움직여도 별 무리가 없습니다. 단, 심한 일이나 운동은 하지 말아야 합니다.

산후 5주째 평소대로 생활할 수 있습니다. 빠르게 걷기도 가능합니다.

산후 6주째 운동 강도를 높여도 되는 시기입니다. 입욕이 가능합니다.

산후 회복을 도와주는 산욕기 체조

다음은 환자 제일주의를 표방하며 세계 최고의 병원으로 손꼽히는 미국의 메이오 클리닉에서 권장하는 산모를 위한 운동입니다. 산후 4~5주째부터 가능합니다.

레그 슬라이드(leg slide) 운동 배와 다리 근육을 단련시키는 운동입니다.

1 바닥에 등을 대고 누워서 천천히 한쪽 무릎을 굽힙니다.
2 숨을 들이쉬면서 미끄러지듯 다리를 똑바로 다시 내립니다. 숨을 내쉬면서 다시 다리를 굽혀 시작 자세로 돌아갑니다.
3 반대쪽 다리도 똑같이 반복 시행합니다.

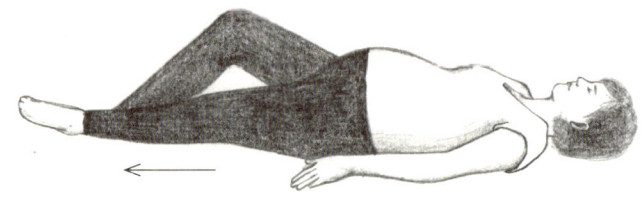

브리지(bridge) 운동 중심 근육을 강하게 만들기 위한 운동입니다.

1. 등을 바닥에 대고 누워 양쪽 무릎을 구부려 세웁니다.
2. 배에 힘을 주고 엉덩이를 들어 올립니다. 이때 엉덩이와 무릎, 어깨가 일직선이 되도록 합니다. 이 상태로 깊은 숨을 3회 쉰 다음 처음 자세로 돌아갑니다.
3. 이 동작을 반복합니다.

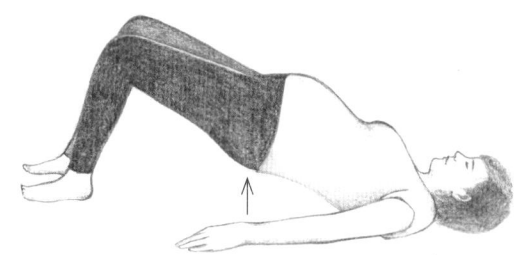

케겔(Kegel) 운동법 골반 근육을 단련시켜 배뇨 조절과 회음부 치유, 질 긴장 회복에 도움을 줍니다. 소변을 참는 것처럼 골반저 근육을 10초 조였다가 10초 동안 풀어줍니다. 이를 적어도 하루 세 번 10회씩 반복합니다.

골반 들어 올리기 운동 배 근육을 단련시키는 운동입니다.

1. 등을 바닥에 대고 누워 양쪽 무릎을 구부려 세웁니다.
2. 등을 평평하게 한 채로 배 근육에 힘을 주고 골반을 천천히 들어 올립니다. 이 자세를 10초 동안 유지합니다.
3. 10~20회를 1세트로 5회 반복합니다.

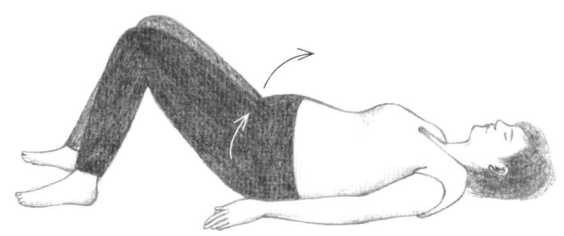

출산 후 성생활

남편은 아내가 신체적, 정신적으로 준비될 때까지 기다리세요

자연분만을 했든 제왕절개수술 분만을 했든 산모의 몸이 회복되려면 시간이 걸립니다. 의사들은 대개 산후 4~6주 후에 성관계를 가지라고 권하는데, 이는 자궁경부가 닫히고 산후 출혈이 멈추고 상처가 회복되는 데 걸리는 시간을 감안한 것입니다. 그러나 이것은 어디까지나 의사들이 평균치를 상정해 권고하는 것이고 이보다는 산모의 심리적·육체적 준비 상태가 더 중요합니다. 산후 몇 주 만에 성생활이 가능한 산모가 있는가 하면 몇 달 또는 더 긴 시간을 필요로 하는 산모도 있습니다. 따라서 산모의 피로도, 산후 우울증 정도, 신체 변화 등을 충분히 고려해 육체적, 정신적으로 준비가 될 때까지 기다리는 것이 좋습니다.

산후 성관계, 처음에는 가볍게 시작해야 합니다

산후 초반에 갖는 성관계는 질의 피로나 통증을 유발할 가능성이 있습니다. 산후에는 질이 일시적으로 건조해지기 때문에 이런 불편함을 완화하려면 어느 정도 시간이 필요합니다. 따라서 일단은 포옹과 키스, 마사지 등으로 가볍게 시작하고 점차 자극의 강도를 높이는 것이 좋습니다. 만일 질 건조가 너무 심하다면 윤활용 크림이나 젤, 저용량의 에스트로겐 크림이 도움이 될 수 있습니다. 부부가 함께 통증 부위를 덜 압박하는 체위를 찾아보고 삽입 정도를 조절해야 합니다. 성관계 중에는 집안일에 대한 걱정은 잠시 접어두고 배우자에게만 집중합니다. 성관계 시 계속해서 통증이 있다면 의사와 상담해야 합니다.

성관계를 가질 준비가 되지 않았다면 다른 방법으로 부부간의 친밀감을 유지할 수 있습니다. 남편과 전화 통화를 자주 하고 아기가 잠든 사이 스킨십을 즐겨보세요. 남편과의 행복했던 추억을 떠올리는 것도 좋은 방법입니다. 남편이 이런 시도에 도움이 되지 못한다면 산모에게 우울증이 생길 수 있습니다. 만일 산모의 기분이 계속 처지고 일상에서 즐거움을 찾기 힘들어지며 새로운 일을 시작할 만한 힘이 없다고 느껴지면 의사의 도움을 받는 것이 좋습니다.

모유 수유 중이라도 피임하는 것이 안전합니다

산후 3주까지는 배란이 지연되므로 피임을 할 필요가 없습니다. 그러나 이후부터는 모유 수유 중이든 아니든 피임을 하는 것이 안전합니다. 피임 방법으로는 콘돔이 가장 권장할 만합니다. 경구피임약으로는 황체호르몬제제를 사용하는 것이 좋습니다. 특히나 모유 수유 중이라면 에스트로겐 제제가 모유를 잘 안 나오게 할 수 있으므로 황체호르몬 단일 제제의 피임약을 복용해야 합니다. 호르몬 제제 피임약은 산후 3주부터 복용합니다.

산후 불임수술

난관 불임수술은 영구적 피임 수술입니다

난관 불임수술은 안전하고 영구적인 피임 방법입니다. 대개 복강경으로 시술하는데 특수하게 제작한 고리나 클립, 전류로 양쪽 나팔관을 묶는 것입니다. 시술 뒤 아주 드물게 임신이 되는 경우도 있지만 사실상 피임 효과는 영구적이라고 봐야 합니다. 따라서 향후 더 이상 자녀를 갖지 않겠다는 계획이 명확한 경우에만 시술을 권합니다.

이 수술은 성관계에 영향을 미치지 않으며 오히려 수술 후 피임에 대한 부담이 없어 성생활이 더 좋아졌다는 여성도 많습니다. 그러나 성병을 예방하는 효과는 없으므로 성병이 염려된다면 콘돔을 사용해야 합니다. 대개 산후 1~2일 이내에 시행하는데 제왕절개수술을 하는 경우는 출산 직후 곧바로 시행하기도 합니다. 수술 시간은 30분 정도 걸립니다. 산후 시술을 받을 예정이라면 미리 의사에게 알려야 합니다.

전반적으로 남성이 정관수술을 받는 편이 여성이 난관 불임수술을 받는 것보다 더 쉽고 덜 위험합니다. 누가 피임 수술을 받을 것인지에 대해 배우자와 잘 상의해 결정하세요. 단순히 출산 과정이 힘들어서, 배우자에게 서운한 감정이 들어서 섣불리 수술을 결정한다면 나중에 후회하게 될 수 있습니다.

불임수술 후 마음이 바뀌면 복원 수술 받을 수 있어요

수술 동의서를 작성했더라도 의문점이 생기거나 마음이 바뀌면 언제라도 수술을 취소할 수 있습니다. 불임수술 후 마음이 바뀌는 경우도 있습니다. 특히 만 30세 이하의 여성, 배우자의 강요나 불행한 결혼 생활로 인해 수술을 받은 여성이 더 크게 후회하는 경향이 있습니다.

불임수술 후 마음이 바뀌었다면 난관 복원 수술을 받을 수 있습니다. 복원 수술은 비용이 많이 들고 보험도 적용되지 않습니다. 불임수술 이전보다 임신율이 떨어지며 자궁외임신 등의 위험이 증가한다는 점도 미리 알아두어야 합니다. 복원 수술은 과거 받은 불임수술의 종류, 여성의 나이, 남은 난관의 길이, 불임수술부터 복원 수술까지의 기간 등에 따라 예후가 달라집니다.

불임수술 합병증

산후 불임수술 후 10년 이내에 임신이 될 가능성은 1% 정도입니다. 불임

수술 후 임신을 했다면 자궁외임신일 가능성이 높습니다. 자궁외임신은 난관 파열, 응급수술을 요하는 복부 출혈을 일으킬 수 있습니다.

난관 불임수술 후 심각한 문제가 발생하는 경우는 매우 드뭅니다. 하지만 당뇨병, 복부나 골반 부위의 수술 이력, 폐 질환, 골반염 등이 있거나 심한 비만일 때 합병증 위험이 증가할 수 있습니다. 다음과 같은 문제가 생길 수 있지만 가능성은 1% 미만입니다.

- 피부 절개 부위의 출혈
- 복부 출혈
- 감염
- 마취 부작용
- 장이나 방광 손상
- 절개 부위나 장의 화상 손상(전기를 이용한 불임 시술 시)

불임수술 후 관리 방법

불임수술을 받은 후 며칠간은 절개 부위 통증, 울렁거림, 어깨 통증, 경련, 피로감, 어지러움 등이 나타날 수 있습니다. 불편함이나 통증이 심하면 진통제를 복용해도 좋습니다. 배가 심하게 아프거나 열이 나는 경우는 감염 징후일 수 있으므로 즉시 의사에게 알립니다.

절개 부위는 며칠 동안 물기 없이 건조하게 유지해야 합니다. 절개 부위에 멍이 드는 경우도 있지만 금세 사라집니다. 만일 절개 부위가 붉어지거나 붓거나 며칠 동안 통증이 지속된다면 감염 여부에 대해 진찰받아야 합니다. 절개 부위가 치유된 후에는 약간의 흉터가 남을 것입니다. 수술 후에는 매년 정기 검사를 받아야 합니다.

산후조리원 선택 전 확인하세요

요즘 산후조리원을 이용하는 산모가 점점 늘고 있습니다. 그러나 정확한 기준으로 산후조리원을 선택하는 산모는 거의 없는 것 같습니다. 산후조리원을 결정하기 전에 여러 가지를 따져봐야겠지만 모자보건법 시행 규칙에 적합한 기관인지 살펴보는 것이 기본이 아닐까 합니다. 다음에 소개하는 규칙이 다소 생경하게 느껴지더라도 꼼꼼하게 읽어보고 산후조리원을 선택하는데 활용하세요.

산후조리원의 인력 및 시설 기준
(모자보건법 시행규칙 제14조 관련/개정 2009. 7. 8)

출처: 국가법령정보센터(www.law.go.kr)

1. 인력 기준
가. 건강관리책임자
　　산후조리원에는 임산부와 영·유아의 건강관리를 위한 책임자를 두고 간호사 등 의료법 제2조에 따른 의료인이 그 임무를 수행해야 한다.

나. 간호사 또는 간호조무사
　　산후조리원에는 다음에 해당하는 수의 간호사 및 간호조무사를 두어야 한다. 이 경우 간호사 정원의 100분의 30 범위에서 간호사를 간호조무사로 대체할 수 있다.
1) 간호사: 연도별로 산정한 해당 산후조리원의 1일 평균 입원 영·유아 7명당 1명을 두되, 1명 미만의 단수가 있는 경우는 1명을 추가한다.
2) 간호조무사: 연도별로 산정한 해당 산후조리원의 1일 평균 입원 영·유아 5명당 2명을 두되, 1명 미만의 단수가 있는 경우는 1명을 추기한다.
3) 근무번마다 1명 이상의 간호사가 상시 근무해야 하고, 간호사 및 간호조무사는 산후 조리 업무 외의 다른 업무를 겸임하여서는 아니 된다.

다. 그 밖의 인력
1) 임산부에게 식사를 제공하는 산후조리원은 취사를 담당하는 취사부 1명 이상을 두어야 하고, 1회 30명 이상의 임산부에게 식사를 제공하는 경우는 영양사 1명을 추가로 두어야 한다.
2) 산후조리원의 규모에 따라 임산부실 및 영·유아실의 청소 및 세탁을 담당하는 미화원을 둘 수 있다.

라. 산후 조리업자에 대한 특례
산후 조리업자가 간호사나 간호조무사의 자격을 가진 자거나 영양사 면허가 있는 자로서 가목부터 다목까지의 규정에 따른 업무에 종사하고 있는 경우는 해당 인력의 정원에 포함할 수 있다.

2. 시설 기준

가. 일반 기준
1) 임산부실 및 영·유아실은 3층 이상에는 설치할 수 없다. 다만, 건축법 시행령 제56조에 따른 내화구조인 경우는 3층 이상에 설치할 수 있다.
2) 시설의 구조 및 설비는 일조, 채광, 환기 등 임산부와 영·유아의 보건위생 및 재해방지 등을 충분히 고려해 설치해야 한다.
3) 급수시설은 상수도에 의한다. 다만, 상수도에 의할 수 없는 경우는 먹

는 물 관리법 제5조에 따른 먹는 물의 수질 기준에 적합한 지하수 등을 공급할 수 있는 시설을 갖추어야 한다.

4) 방문객을 위한 손 씻기 시설(싱크대 또는 손소독기 등을 말한다. 이하 같다)을 갖추어야 한다.

5) 목욕탕은 샤워 및 세면 설비와 깨끗한 물을 사용할 수 있는 설비를 갖추어야 한다.

6) 화장실은 수세식 변기를 설치해야 한다.

7) 임산부실에서 임산부가 영·유아에게 엄마 젖을 먹일 수 없는 경우는 모유 수유를 위한 편안하고 조용한 공간 및 시설을 갖추어야 한다.

8) 임산부의 건강관리를 위해 좌욕을 할 수 있는 시설을 갖추어야 한다.

9) 산후조리원의 시설은 산후 조리업의 전용으로 사용해야 하며, 다른 업종의 용도와 겸해 사용할 수 없다.

나. 임산부실

임산부실의 면적(면적의 측정 방법은 건축법 시행령 제119조를 따른다. 이하 같다)은 다음과 같다.

1) 임산부 1명을 수용하는 경우: 6.3제곱미터 이상

2) 임산부 2명 이상을 수용하는 경우: 임산부 1명당 4.3제곱미터를 기준으로 산정한 면적 이상

다. 영·유아실

1) 영·유아실의 면적은 영·유아 1명당 1.7제곱미터 이상이어야 한다.

2) 영·유아실 입구에는 손 씻기 시설을 갖추어야 한다. 또한, 세면대(싱크대)는 영·유아의 목욕을 위한 곳과 수유를 준비하는 곳을 일정한 간격을 두어 구분해야 하며, 영·유아 침대와 적절한 거리를 유지해야 한다.

3) 신규로 입원하는 영·유아의 감염 여부 등 건강 상태를 관찰할 수 있는 시설을 갖추어야 한다.

라. 급식시설
  1) 조리실은 식품의 운반과 배식이 편리한 곳에 위치하고, 조리·보관·식기 세정·소독 등 식품을 위생적으로 처리할 수 있는 설비 및 공간을 갖추어야 한다.
  2) 식품저장실은 환기와 통풍이 잘되는 곳에 두되, 식품과 식품 재료를 위생으로 보관할 수 있는 시설을 갖추어야 한다.

마. 세탁실
  1) 산후조리원에는 세탁실을 설치해야 한다. 다만, 의료기관 세탁물 관리규칙 제7조에 따른 처리업자에게 위탁 처리하는 경우에는 설치하지 아니할 수 있다.
  2) 세탁실은 임산부실, 영·유아실 및 식당 등 위생적 관리가 필요한 시설과 다수인이 모이는 장소로부터 떨어진 장소에 설치해야 한다.

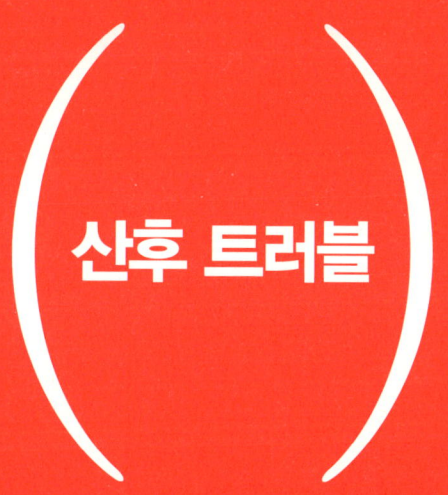

산후 트러블

많은 산모가 회음부 통증, 젖몸살, 요실금, 산후풍, 우울증 등으로 고생합니다. 이러한 산후 트러블을 적절하게 예방하고 치료하려면 반드시 산후 검진을 받아야 합니다. 산후 검진으로 질, 자궁경부, 자궁 등이 잘 회복되고 있는지, 전반적인 건강 상태는 양호한지 확인할 수 있습니다. 또한 모유 수유나 피임, 산후 다이어트, 신생아 관리에 관한 정보를 얻고 전문가와 상담할 수도 있습니다.

산후 건강검진

산후 검진으로 변화를 체크하세요

분만 후 6주 동안 산모는 산후 검진으로 질, 자궁경부, 자궁 등이 잘 치유되고 있는지 확인해야 합니다. 또한 유방 상태, 체중과 혈압 등 전반적인 건강 상태도 살펴야 합니다. 산후 검진은 산후 트러블의 예방과 치료는 물론이고 산모의 건강 상태가 모유 수유와 육아에 합당한지를 확인하기 위해 꼭 필요한 일입니다. 따라서 산후에 일어나는 모든 신체와 정신 변화에 대해 주치의와 공유하고 상담하길 바랍니다.

산후 건강검진과 산후 상담의 기본 요소

산후 검진 때는 유방 검진과 골반 검진 외에도 모유 수유, 피임, 체중 감량 등 각종 건강 교육을 합니다. 또한 산후 우울감의 정도를 평가해 산모를 감정적으로 지지해주며 산모의 궁금증과 고민을 해소시키고 엄마 역할에 대한 교육을 실시합니다. 구체적으로 다음과 같은 내용입니다.

산후 검진
1. 복부와 자궁 수축 검사: 복부의 튼살과 출혈 여부
2. 혈압 검사
3. 유방 검사: 모유 수유 가능 여부
4. 회음부: 불편함, 성교통 등
5. 제왕절개수술을 한 경우 복부 흉터 검진
6. 방광 검사
7. 빈혈 등의 일반적인 검사

산후 상담

1   모유 수유에 관해
2   산후 우울증이나 수면 장애 여부
3   아기의 건강
4   산후 회복 시 도우미나 보조 인력 여부

이런 경우라면 산후 검진을 서두르세요

산후 검진은 산후 4~6주 사이에 언제든지 시행해도 됩니다. 단, 제왕절개수술을 했다면 산후 1~2주에 검진을 받아야 합니다. 또한 임신 중 문제가 있었거나 고혈압 또는 임신성 당뇨가 있던 산모 역시 빨리 산후 검진을 받는 편이 좋습니다. 이 외에도 다음과 같은 상황이라면 산후 검진을 서둘러 받아야 합니다.

- 체온이 38°C 이상인 경우
- 복통이나 회음부 통증이 심한 경우
- 질 부위의 통증이 점점 심해지거나 지속되는 경우
- 질 부위가 가렵거나 타는 느낌이 들거나 질 분비물의 냄새가 심한 경우
- 질에서 산후 5~7일이 지나도록 선홍색 피가 나거나, 분비물 색이 분홍색이나 붉은색에서 변화한 경우
- 회음절개 부위나 제왕절개 부위에 통증, 부기, 홍반이 나타나거나 분비물이 심해진 경우
- 2시간에 한 번씩 패드를 교체해야 할 정도로 출혈이 있는 경우
- 건포도보다 큰 핏덩어리가 나온 경우
- 유방에 압통이 있거나 빨갛게 되고 열이 나거나 분비물이 나온 경우
- 소변을 볼 때 따갑거나 완전히 비우지 못한 느낌이 드는 경우

- 산후 2~3일이 지나도 계속해서 우울한 느낌이 드는 경우
- 자신이나 아기를 해치고 싶은 생각이 드는 경우
- 다리가 아프거나 붓고 압통이 있는 경우

Q&A 둘째를 낳고 산후 조리를 잘하면 첫째 때 생긴 산후 트러블이 사라진다던데요?

많은 산모들이 이렇게 믿지만 사실이 아닙니다. 솔직히 첫째 출산에 비해 둘째 출산이 육체적으로 더 피곤하고 힘듭니다. 산모 나이가 많아졌고 큰 아이도 돌봐야 하기 때문이지요. 따라서 첫 번째 출산에서의 산욕기가 6주라면 두 번째 출산에서는 10주 이상 걸릴 수도 있습니다. 그러나 두 번째 출산의 장점도 분명 있습니다. 이미 경험해본 증상들이라 심리적으로 편안하고 여유롭게 산후 조리를 할 수 있습니다. 이렇게 안정적인 심리 상태로 산후 회복을 위해 노력하면 첫 번째 출산에서 미처 회복되지 못했던 트러블이 사라질 가능성도 있습니다.

산후 생길 수 있는 신체 트러블

산욕열, 발열이 생기는 경우 다음과 같은 질환이 의심됩니다.

- 생식기계 감염
- 요로 감염
- 자궁내막염

- 폐렴
- 심부 정맥 혈전증
- 패혈증성 골반 정맥 혈전증
- 제왕절개수술이나 회음절개술을 했다면 창상 감염
- 유방염
- 갑상선염
- 골반 농양
- 폐색전증
- 양수색전증

회음부 통증

회음부 통증은 분만 중 회음절개술을 했거나 질 열상이 있는 경우 주로 발생합니다. 통증이 사라지는 데는 몇 주 걸리는데, 특히 걷거나 앉을 때 통증이 심하다면 회복이 더욱 더딜 수 있습니다. 이럴 때 다음의 회음부 통증 관리법을 참고하세요.

1. 얼음찜질로 상처 부위를 진정시킵니다.
2. 청결 유지가 중요합니다. 용변을 본 후에는 반드시 앞에서 뒤로 닦으세요.
3. 도넛 모양의 회음부 방석을 이용하면 통증을 완화시킬 수 있습니다.
4. 따뜻한 물로 좌욕합니다.
5. 분만 다음 날부터 케겔 운동을 합니다. 소변을 참는 것처럼 골반저 근육을 10초 조였다가 10초 이완시키기를 4~5회 반복합니다.
6. 통증이 점점 강해지는 경우, 상처 부위가 붓거나 열이 나는 경우, 농양 같은 분비물이 나오는 경우는 반드시 병원을 찾아야 합니다.

유방열 (유방 울혈)

산후 1~2일간은 유방이 딱딱해지고 커지면서 통증과 일시적 고열이 있을 수 있습니다. 이는 유방에서 젖을 생성하기 위해 정맥과 림프선에 피가 몰리기 때문입니다. 이 과정에서 생기는 일시적 고열을 '유방열'이라고 합니다. 유방열은 대부분 4~16시간 지속되며 대개 39℃를 넘지 않습니다. 잘 맞는 브래지어로 유방을 지지해주거나 얼음찜질과 진통제로 치료합니다.

젖몸살

분만 2~4일 뒤에는 유방이 모유로 가득 차면서 단단해지고 아파오는데 이런 증상을 젖몸살이라고 합니다. 젖몸살은 산후 3일 정도 계속되며 수유가 가장 좋은 해결법입니다. 수유하지 않고 젖을 말릴 예정이라면 가슴을 짜거나 문지르지 말고 잘 맞는 스포츠 브래지어를 착용합니다. 울혈이 심하면 얼음찜질이나 따뜻한 샤워를 하고 타이레놀이나 애드빌 등 진통제를 복용합니다.

배뇨 장애

산후 며칠 동안 급박한 소변 충동이 생겨도 소변을 보지 못하는 증세가 나타날 수 있습니다. 이때 통증이나 타는 듯한 느낌이 동반되기도 합니다. 이런 배뇨 장애는 방광과 요도 주변 조직이

산후 좌욕 요령

산후 좌욕은 회음절개 부위의 통증 감소, 치질 완화, 감염 방지 등의 효과가 있습니다. 그런데 간혹 좌욕을 비데와 혼동하는 분들이 있습니다. 산후 좌욕이란 앉은 상태에서 회음부를 포함한 엉덩이 전부를 40℃ 안팎의 따뜻한 물에 담그는 것입니다. 이때 쪼그리고 앉기보다는 좌변기 위에 앉는 것이 좋습니다. 하루에 2~3회 하되 첫 일주일간은 한 번에 20분 이상, 일주일 이후에는 20분 이내로 합니다. 산욕기 6주가 지나면 더 이상 할 필요가 없습니다.

통증 없이 젖 말리기

과거에는 젖을 말리는 데 '팔로델'이라는 약물을 사용했지만 구토, 어지러움 등의 부작용이 있어 요즘에는 잘 쓰지 않습니다. 약물에 의존하기보다 시간을 두고 젖의 분비량을 서서히 줄여가는 것이 가장 좋습니다. 유방에서 젖을 짜는 시간이나 간격을 서서히 늘려가면서 2주 정도 노력하면 젖 분비량이 점차 줄어듭니다. 흔히 젖 말리는 데 엿기름, 식혜, 인삼 등이 좋다고 알려져 있지만 과학적 근거는 없습니다. 젖 분비량을 줄이느라 수분 섭취를 줄이는 산모도 있지만 이 역시 전혀 효과가 없는 방법입니다.

붓거나 상처가 났을 때 잘 일어납니다.

소변을 원활히 보기 위해서는 변기에 앉아 있는 동안 케겔 운동을 해야 합니다. 이런 훈련은 질 입구와 항문 주위의 조직을 활발하게 운동시키는 효과가 있습니다. 좌욕과 충분한 수분 섭취도 배뇨 장애 치료에 도움이 됩니다.

시간이 지나도 배뇨 장애가 사라지지 않으면 병원에 가보는 것이 좋습니다. 특히 소변보기가 더 힘들어지고 잔뇨감이 있으며 소변이 자주 마려우면 요로 감염일 가능성이 있으니 반드시 의사와 상의해야 합니다.

요실금

기침을 하거나 웃거나 긴장할 때 자신도 모르게 찔끔 소변이 샌다면 요실금을 의심해보아야 합니다. 임신과 출산을 거치면서 방광 주변 조직이 긴장해 방광 및 요도의 신경과 근육이 손상되면 요실금이 발생할 수 있습니다. 별다른 치료 없이도 산후 3개월 이내에 자연적으로 좋아집니다. 그동안에는 위생 패드를 착용하고 케겔 운동을 하세요. 만일 산후 3개월 이후에도 증상이 계속되면 의사와 상담해야 합니다.

치질

항문이나 직장 하부의 정맥이 긴장되어 부어오른 현상입니다. 임신 전에는 치질이 없었던 여성도 분만 중에 과도하게 힘을 주다 보면 치질이 생기기도 합니다. 배변 중 통증이 느껴지고 항문 주변이 부은 느낌이 들면 치질일 수 있습니다. 이런 증상을 완화시키려면 따뜻한 물로 좌욕하거나 얼음찜질을 하는 것이 좋습니다. 증상이 심하면 의사와 상의해 스프레이나 연고를 처방받으세요.

산후에는 변비가 매우 흔한 증세지만 너무 과도하게 힘을 주면 치질이 악화된다는 사실을 명심하세요. 치질을 예방하려면 우선 변비를 예방해야 하고 그러려면 섬유질이 많은 과일, 채소, 곡물류를 많이 섭취하고 물을 충분히 마시며 신체 활동을 늘려야 합니다. 그래도 변이 딱딱하다면 주치의와 상의해 변을 부드럽게 하는 완하제를 복용할 수 있습니다.

대변 실금

산후에 배변 조절이 잘 안 되는 대변 실금이 생기는 경우도 있습니다. 진통을 오랜 시간 겪은 여성에게서 주로 나타나는데 이는 케겔 운동을 자주 하면 도움이 됩니다. 만일 지속적으로 배변 조절이 되지 않으면 주치의와 상의합니다.

질 분비물 증가

산후 6주 정도까지는 질 분비물이 있습니다. 처음에는 대개 선홍색이고 첫 며칠간은 다소 많은 양의 피가 섞여 나오기도 합니다. 그러다 분비물의 양이 점차 줄면서 색깔이 분홍색이나 갈색에서 노란색이나 흰색으로 바뀝니다. 탐폰은 감염 위험이 있으므로 생리대나 산모 패드를 사용하는 것이 좋습니다. 그런데 다음과 같은 증세가 나타나면 병원을 찾아가야 합니다.

- 패드를 교체하는 간격이 2시간 이내일 정도로 양이 많을 때
- 분비물 냄새가 고약한 경우
- 골프공 크기 이상의 덩어리가 나온 경우
- 38℃ 이상의 열이 나는 경우

산후통

산후 며칠간은 자궁이 수축되면서 통증이 느껴지는데 이것을 산후통이라고 합니다. 생리통과 비슷한 느낌의 통증으로, 자궁 크기를 원래대로 되돌리고 자궁 내 남아 있는 노폐물을 내보내기 위한 것입니다. 모유 수유를 하거나 둘째 또는 셋째 아이를 출산한 경우 더 많이 나타나며 초산모인 경우는 통증이 덜하거나 빨리 사라집니다. 통증이 심할 때는 진통제를 복용하는데 모유 수유 중에도 가능합니다. 열이 있거나 복부를 만질 때 통증이 느껴지는 경우는 단순한 산후통이 아니라 자궁 감염의 증상일 수 있으므로 병원에 가야 합니다.

탈모

임신 기간에는 호르몬 수치가 상승해 숱이 많아집니다. 그러나 산후에는 이와 반대되는 현상이 일어납니다. 즉 임신 중 많아졌던 머리카락이 점차 빠지는 탈모가 나타나는 것이지요. 이런 산후 탈모는 대개 6개월 내로 호전되므로 걱정하지 않아도 됩니다. 탈모 증세를 완화하기 위해서는 당분간 헤어드라이어나 컬링 아이론 등의 사용은 피하는 것이 좋습니다.

분만 후 피부 변화

산후 얼굴에 작고 붉은 반점이 생겨 고민하는 산모가 많습니다. 이런 현상은 분만 시 힘을 과도하게 주는 바람에 작은 혈관이 손상되어 나타나는 것인데 대개 일주일 안에 사라지므로 크게 걱정하지 않아도 됩니다. 피부가 당겨진 흔적도 대개 붉은 자주색에서 은색 또는 흰색으로 변화하면서 사라집니다. 그러나 임신 기간에 배 가운데에 생긴 임신선은 상당히 오랜 기간 유지되다가 서서히 사라집니다.

산후 갑상선염

산후 갑상선염은 갑상선에 생기는 통증이 없는 염증으로 대개 산후 2~6개월에 발생합니다. 원인은 잘 알려져 있지 않은데 면역 시스템에 문제가 있거나 임신 전부터 갑상선염 또는 제1형 당뇨병이 있었던 경우에 발생할 가능성이 높습니다.

증세는 갑상선기능항진증과 비슷해서 심장 박동 수가 빨라지고 체중이 감소하며 신경 과민증과 피로감이 나타나고 더위에 민감해집니다. 때로는 갑상선기능저하증처럼 체중이 증가하고 변비가 생기며 목소리가 쉬고 얼굴이 붓고 쉽게 피로해지며 추위에 민감해지기도 합니다.

혈액 검사로 진단할 수 있으며 갑상선기능항진증의 경우 베타 차단제로, 갑상선기능저하증의 경우 갑상선 호르몬으로 치료합니다. 대개 1개월이나 몇 년 이내로 갑상선 기능이 정상으로 돌아오지만 간혹 오랜 치료를 요하는 경우도 있습니다.

산후 임신중독증

임신중독증(전자간증)은 고혈압이 생기고 단백뇨가 검출되는 특징적인 질환입니다. 대개 임신 기간에 발생하지만, 분만 후에도 나타날 수 있어 보통 산후 4~6주에 발생하는 임신중독증을 말합니다. 지속적인 두통과 함께 시야가 흐려지는 등 임신 중의 임신중독증보다 증세가 더 심합니다. 원인은 아직 확실히 밝혀지지 않았습니다. 즉시 치료를 요하는 심각한 질환이지만 다행히도 대개는 일시적입니다. 적절하게 치료받으면 며칠이나 몇 주 이내에 혈압이 정상으로 돌아오고 부작용도 크지 않습니다.

제왕절개수술 상처

제왕절개수술로 인한 상처가 아물기까지는 몇 주가 걸릴 수도 있습니다.

감각 마비나 통증은 없는지 상처 부위를 잘 확인하세요. 만약 열이 나거나 상처 부위에서 피가 많이 날 때, 통증이 점점 심해질 때는 감염 신호일 수 있으므로 병원에 가야 합니다.

산후 출혈

산후 출혈은 산후 24시간 내에 발생하는 다량의 출혈입니다. 대개 자연 분만의 경우는 500ml, 제왕절개수술의 경우는 1,000ml의 혈액 손실이 있는 경우를 산후 출혈로 정의합니다. 약 5%의 산모에게 발생하며 모체 사망의 주요 원인입니다.

모체 사망에 이르지 않더라도 철 결핍성 빈혈, 시한 증후군(Sheehan's syndrome), 혈액 생산물의 노출, 혈액응고 장애, 신장 등 저혈압과 쇼크와 관련된 기관 손상을 일으킬 수 있습니다. 특히 빈혈, 탈수, 임신중독증 등으로 모체의 혈액량이 줄어든 상태에서 산후 출혈이 발생하면 더욱 위험합니다.

산후 출혈의 가장 흔하고 중요한 원인은 자궁 수축 부전입니다. 이 외에도 잔류 태반, 질이나 자궁경부 또는 자궁의 손상, 혈액응고 장애가 원인으로 꼽힙니다. 산후 출혈이 발생하지 않으려면 분만 진통 3단계에 태반이 효과적으로 배출되어야 합니다. 필요하다면 자궁 수축제를 사용하고 제대를 압박합니다. 산후 출혈이 발생했다면 자궁 마사지, 자궁 수축제 사용, 자궁 내 풍선 카테터 삽입, 자궁 압박 봉합술, 자궁 동맥 색전술 등의 조치를 취합니다.

산후풍

산후풍은 동양의학적 질환명입니다. 산욕기에 나타나는 여러 증상을 모아 넓은 의미로 산후풍이라고 하지요. 즉 임신과 분만에 직접 관여한 자궁, 골반 뼈, 관절 등이 제대로 회복되지 않은 상태를 뜻합니다.

허리, 무릎, 손목, 발목 등의 관절이 시리고 어깨가 걸리며 땀이 많이 나는 것이 산후풍의 대표 증상입니다. 또한 입맛이 없고 우울한 증상도 나타납니다.

동양의학에서는 산후풍의 원인을 허약해진 기와 혈이 채 회복되지 않아서라고 봅니다. 산후풍을 예방하려면 찬 바람이나 찬물을 피해야 하고 항상 따뜻하게 지내며 적절한 영양을 섭취해야 합니다. 일부 한의사들은 산후풍을 잘 치료하지 않으면 산후 꽤 오랫동안 또는 평생 동안 관절통 등 고질병으로 진행될 수 있다고 주장합니다.

Q&A 한여름 산후 조리, 선풍기 바람 쐬어도 될까요?

산욕기에 찬 바람을 쐬는 것은 좋지 않습니다. 간혹 체온 조절 중추에 탈이 생길 수도 있기 때문입니다. 정 덥다면 에어컨과 선풍기를 틀되 바람의 방향을 고정시키지 말고 회전시켜 사용하며 장시간 바람을 쐬지 않도록 합니다.

산후 손목 통증

출산 후 손목과 손가락이 저리거나 시리고 아프다는 산모가 무척 많습니다. 이런 증상을 '손목건초염'이라고 합니다. 손목 힘줄을 둘러싼 얇은 막에 염증이 생긴 상태입니다. 해당 부위를 누르면 더욱 아프고 때로는 손목에 부종이 생기기도 합니다. 출산 전부터 손목 통증이 있었다면 증상이 오래갈 수도 있지만 산후에 갑자기 발생했다면 산욕기 이후 대부분 사라집니다.

손과 손목은 우리 신체 중에서 일을 가장 많이 하는 부위입니다. 특히 산모들은 모유 수유와 기저귀 갈기 등을 하면서 손목을 무리하게 쓰는 경우가 많습니다. 손과 손목을 적게 쓰는 것이 손목 통증을 예방하는 가장 좋은 방법이지만 그럴 만한 상황이 못 된다면 아래 방법을 참고하세요.

- 손목에 온찜질을 합니다.
- 평소 손목을 부드럽게 움직이는 운동을 합니다.
- 수유 시 아픈 손목 말고 반대쪽 손목을 사용합니다. 간혹 아픈 손목으로 아기를 안다가 순간적으로 통증이 와서 아기를 떨어뜨리는 경우도 있으므로 주의해야 합니다.
- 손목에 무리가 갈 만한 일을 하지 않습니다.
- 탄력이 있는 손목 보호대를 착용합니다.
- 통증이 심하면 정형외과에서 진료를 받습니다.
- 산후 6주가 지나도 회복되지 않으면 류머티즘 관절염일 수 있으니 진찰을 받아봅니다.

Q&A 손가락 관절이 잘 구부러지지 않는데 어쩌죠?

산후에 손가락 부종이 생기면 관절이 잘 구부러지지 않습니다. 임신 중에도 이런 증상이 있었던 경우는 산욕기가 지나면 대부분 없어집니다. 만약 산후에 새로이 증상이 생기거나 부종이 없는데도 이런 증상이 생기면 류머티즘 관절염이나 퇴행성 관절염일 수 있으므로 류머티즘 내과 또는 정형외과를 찾아가 진찰을 받아봐야 합니다.

출산 후 성교통

출산 후 성관계 문제로 상담하는 분이 많습니다. 회음절개 부위가 완전히 회복되지 않은 상태라면 성관계를 할 때 매우 불편함을 느낄 것입니다.

성관계에 전혀 문제가 없는 시기는 산욕기가 끝난 후, 즉 산후 6주 정도부터입니다. 산욕기가 지났다고 해도 성관계가 가능한 시기는 여성마다 달라서 어떤 여성은 6개월 이상 걸리기도 합니다.

남편이 너무 서두르면 아내 입장에서는 통증에 대한 두려움으로 불감증이 생길 수도 있습니다. 따라서 부부가 서로를 배려하고 노력해야 합니다. 산후 성관계 원칙은 첫째도 배려, 둘째도 배려라는 점을 명심하세요. 산후 성관계를 할 때 통증이나 불편함을 느낀다면 남편이 이런 점을 배려해주세요.

- 일시적으로 산후 질 건조증이 생길 수도 있으므로 윤활제를 사용하거나 에스트로겐 연고 등을 처방받으세요.
- 회음절개 부위, 유두 등 아내가 불편해할 만한 부위를 자극하지 마세요.
- 충분히 전희를 즐기도록 하세요. 아내가 준비할 시간을 주면서 서서히 진행해야 합니다.
- 출산 후 첫 성관계에서는 삽입이 목적이 되어서는 안 됩니다. 스킨십부터 시작해 차근차근 강도를 높여가야 합니다. 삽입할 때는 아내가 편안한 자세를 취할 수 있게 배려해주세요.
- 출산 후 아내는 몸을 회복하고 수유하고 아기를 돌보느라 극도의 피로 상태에 있습니다. 이런 상황에서 마음 편히 성관계를 갖기란 쉽지 않지요. 남편이 아내의 이런 상황을 이해해주고 가사와 육아를 분담하는 등 아내의 피곤함을 덜어주어야 부부 관계도 순탄해집니다.

Q&A 자연분만하면 질이 느슨해진다던데요?

많이들 자연분만을 하면 질이 느슨해져 성관계 시 쾌감이 떨어진다고 알고 있습니다. 자연분만 후 질이 느슨해지는 것은 사실입니다.
아기가 질을 통과하려면 질과 방광을 받치고 있는 골반저 근육이 아무래도 이완되고 늘어날 수밖에 없지요. 그러나 이런 이완은 일시적이며 산욕기가 지나면 원래 상태로 회복됩니다. 특히 산후에 케겔 운동을 열심히 한다면 임신 전의 수축력을 쉽게 회복할 수 있습니다.
제왕절개수술 분만을 한 여성과 자연분만한 여성의 1년 후 성적 만족도를 비교해보면 거의 비슷한 수준입니다.

산후 부종

임신하면 혈액량이 50%가량 증가하지만 분만 중 소실되는 혈액의 양은 이에 못 미칩니다. 그래서 체내에 혈액이 증가한 채로 남아 있게 되는데 여기에 출산으로 인한 호르몬 변화까지 더해져 산후 부종이 나타납니다. 분만 중 수액을 너무 과하게 공급해도 산후 부종이 생길 수 있습니다. 산후 부종은 주로 발목, 손, 다리 등에 생기며 분만 중 절개한 부위에도 나타납니다. 대개는 산후 수 주 내에 저절로 사라지므로 크게 염려하지 않아도 됩니다. 부종을 더 빨리 없애는 몇 가지 방법을 소개합니다.

- 저염식을 합니다.
- 발을 심장보다 15cm가량 높게 두면 다리 부종을 줄일 수 있습니다.
- 압박 스타킹을 신으면 부종이 줄어들고 다리의 혈액순환이 촉진됩니다.
- 샌들이나 헐렁한 신발보다 딱 맞는 신발을 신으면 수분이 발에 낮게 흐르는 것을 방지할 수 있습니다.
- 부종이 있다고 해서 수분 섭취를 줄이면 안 됩니다. 오히려 물을 자주 많이 마셔야 소변을 자주 보게 되어 부기를 빼는 데 도움이 됩니다.

산후 생길 수 있는
정신 트러블

산후 우울감: 며칠, 몇 주간 지속되는 가벼운 우울증

여성은 출산 후에 신체 변화뿐 아니라 급격한 감정 변화도 겪습니다. 기분이 갑작스레 바뀌거나 평소보다 과민해지고 슬퍼하거나 불안해합니다. 출산과 양육은 분명 즐거운 일이지만 어떤 여성은 슬픔과 스트레스를 겪기도 합니다. 이런 가벼운 우울증을 산후 우울감이라 하는데 병적인 산후 우울증과는 분명히 구별되며 주로 초산부에게 흔합니다.

산후 우울감은 산모의 70~80%에서 나타나며 별다른 치료 없이도 대개 산후 7~10일 정도면 나아집니다. 그러나 자연적으로 사라지지 않으면 산후 우울증으로 발전할 수도 있습니다.

대표적 증세는 기분의 동요, 불안, 슬픔, 과민, 울음, 집중력 저하, 수면 장애 등입니다. 우울감을 완화시키려면 자신이 느끼는 기분을 죄스럽게 여기지 말고 배우자나 친구에게 털어놓고 가족에게 도움을 요청합니다. 매일 잠깐이라도 바깥 공기를 쐬고 햇볕을 쬐면 기분 전환에 도움이 됩니다. 다른 엄마들과 어울리며 기분을 공유하는 것도 좋은 방법입니다. 알코올 섭취는 바람직하지 않습니다. 여러 가지 노력에도 불구하고 여전히 우울한 기분이 사라지지 않으면 전문의와 상의하는 것이 좋습니다.

산후 우울증: 일상생활에 지장을 초래하는 우울증

많은 산모들이 출산 직후에 가벼운 산후 우울감을 경험하지만 대개는 며칠 또는 몇 주 내로 좋아집니다. 그러나 약 10%의 산모들에게는 우울감이 사라지지 않고 지속되어 산후 우울증으로 발전합니다. 산후 우울감이

산후 정신병

드물기는 하지만 산후 우울증에서 산후 정신병이라는 더 심각한 정신적 질병으로 발전하는 일도 있습니다. 조울증이나 정신분열병을 앓은 경우, 또는 이런 가족력이 있는 경우에 더 흔히 발생합니다. 산후 정신병은 전형적으로 산후 2주간 진행되는 매우 드문 병입니다. 증상은 산후 우울증보다 훨씬 심해서 시간과 장소, 처한 환경 따위를 잘 인식하지 못하는 지남력 상실, 혼미, 환각, 망상, 편집증, 그리고 아기나 자신을 해치려는 시도 등입니다.

만일 산후 정신병이 의심된다면 저절로 나아지길 기대해서는 안 되고 즉시 의사와 상담해야 합니다. 병원에서는 항우울제나 기분 안정제 등을 조합해 처방하고 때로는 전기 충격 요법을 권하기도 합니다. 전기 충격 요법은 다른 치료에 실패했을 때나 빠른 효과를 보기 위해 시행합니다. 적은 양의 전류를 뇌에 흐르게 해 우울 증세를 다소 완화시킵니다.

주로 초산모에게 많이 나타난다면 산후 우울증은 경산부에게 더 많이 나타납니다.

산후 우울증은 산후 우울감보다 증세가 심각해 일상생활에 지장을 초래하는 경우가 많습니다. 슬픔, 의심, 분노, 절망스러운 기분이 증가하고 매우 예민해집니다. 불면증, 심한 피로감, 성욕 감퇴 등도 나타납니다. 삶의 즐거움이 없다는 생각이 들고 부끄러움이나 죄의식을 느끼기도 하며 기분이 심하게 동요합니다. 아기에게 유대감을 느끼지 못하고 가족과 친구들에게서 멀어지기도 하며 심지어 아기를 해치려 한다거나 자해 또는 자살을 생각하는 경우도 있습니다.

산후 우울증은 결코 성격이나 인격에 결함이 있어 나타나는 것이 아닙니다. 출산 과정의 일부로 자연스럽게 받아들여야 합니다. 산후 우울감인지 산후 우울증인지 정확히 알아보려면 의사에게 검사를 받아보는 것이 좋습니다. 산후 우울증이 오래 지속되는 경우 드물게 산후 정신병으로 발전하기도 합니다. 따라서 가능한 한 조기에 치료하는 것이 좋습니다.

산후 우울증, 대체 왜 생길까?

산후 우울증의 원인은 단순하지 않습니다. 신체적, 감정적, 생활환경적 요인이 복합적으로 작용하지요.

신체적 요인 출산 후 에스트로겐과 황체호르몬의 급격한 감소가 산후 우울증의 원인이 될 수 있습니다. 이런 호르몬 변화는 갑상선에서 생성되는 호르몬의 양도 급격하게 감소시키므로 피로감, 둔감함, 우울감, 신경 과민, 수면 장애, 긴장 등이 나타납니다. 산후에는 혈액의 양과 혈압, 면역 시스템, 대사 작용에도 변화가 생기는데 이 역시 쉽게 피로해지고 기분 변화가 두드러지는 원인이 됩니다.

감정적 요인 육아와 수유로 잠을 잘 이루지 못하면 컨디션이 저하되고 자유를 잃은 듯한 기분이 들며 아기에 대한 불안감도 커집니다. 임신 전에 비해 성적 매력이 떨어졌다고 느끼며 자제력을 잃기도 쉬운데 이런 모든 현상이 산후 우울증을 유발하는 데 일조합니다.

생활환경적 요인 산후에는 그간 익숙했던 생활환경과 패턴에 많은 변화가 생깁니다. 아기를 위해 해야 할 일이 많아지고 큰아이도 돌봐야 하기 때문에 휴식을 취하기 어렵고 잠도 잘 못 이루게 됩니다. 모유 수유의 어려움, 경제적 부담감, 남편이나 가족에게 원하는 만큼 지지를 못 받는 상황 등도 산후 우울증에 빠지게 합니다.

이런 산모라면 산후 우울증을 조심하세요

- 임신 기간이든 아니든 우울증을 앓은 적이 있는 경우
- 질병이나 임신 합병증으로 스트레스를 많이 받는 경우
- 최근에 사랑하는 사람을 잃거나 가족이 병에 걸렸거나 실직했거나 새로운 도시로 이사하는 등 스트레스를 경험한 경우
- 부부 갈등이 있는 경우
- 심리적으로 의지할 사람이 없는 경우
- 계획하지 않았거나 원하지 않은 임신이었던 경우

- 조울증이 있는 경우
- 미숙아를 낳아 병원 치료를 받고 있는 경우

산후 우울증, 방치하면 안 됩니다

산후 우울증을 치료하지 않고 방치할 경우 산모와 아이의 유대감 형성을 방해하고 가족의 불화를 유발할 수 있습니다. 또한 아이들에게 수면 장애, 과잉 행동, 식이 장애, 짜증, 언어 발달 지연 등이 발생할 가능성이 높습니다. 산후 우울증을 치료하지 않으면 1년 이상 증세가 지속되거나 우울 장애로 발전할 수 있는데, 때로는 치료를 받은 경우에도 이후 우울 장애가 나타날 수 있습니다.

병원 치료와 일상 치료 모두 중요합니다

산후 우울증은 상담과 약물로 치료합니다. 정신치료사나 심리치료사와의 상담을 통해 우울한 기분에 대항하고 문제를 해결하는 방법에 대해 생각할 기회를 갖게 됩니다. 가끔은 가족이나 배우자가 치료에 참여하는 것이 도움이 될 때도 있습니다.

항우울제 복용은 산후 우울증 치료에 매우 효과적입니다. 단, 모유 수유 중이면 항우울제가 아기에게 해로울 수 있으므로 의사와 상담해야 합니다. 의사는 특정 항우울제가 아기에게 끼치는 잠재적 위험과 산모의 산후 우울증 치료에 미치는 긍정적 영향을 고려해 약물 복용 여부를 결정할 것입니다.

산후 우울증에 에스트로겐 호르몬 치료

이런 증세 보이면 바로 병원으로!
- 2주 이상 산후 우울감이 지속될 때
- 출산 1~2개월 후에 우울감이나 분노가 느껴질 때
- 예전에 흥미를 가졌던 일에 시큰둥해질 때
- 아기에 대해 지나치게 걱정하고 염려할 때
- 가족이나 아기에 대해 흥미나 애정이 부족할 때
- 아기와 단둘이 남겨지면 공포와 불안을 느낄 때
- 아기나 자신을 해칠 것 같은 생각이 들 때

를 하기도 합니다. 분만 후 급속히 감소하는 에스트로겐 농도를 높이면 우울증 해소에 도움이 될 수도 있기 때문입니다. 그러나 연구 결과에 따르면 산후 우울증의 호르몬 치료 효과는 매우 제한적이라고 합니다.

병원에서의 상담과 약물 치료 못지않게 일상에서의 치료도 중요합니다. 산후 우울증을 앓을 때는 충분한 휴식과 가족의 정서적 지지가 필요합니다. 도우미를 고용해 가사와 육아 도움을 받는 것도 좋습니다. 매일 샤워하고 옷을 차려입고 외출하는 일상적인 일도 기분 전환에 도움이 됩니다. 오랜 친구나 같은 처지에 있는 사람들을 만나는 것도 좋습니다.

산후 우울증은 적절한 치료를 받는다 해도 대개 몇 달 동안, 때로는 1년 넘게 지속됩니다. 증세가 완화된 것 같더라도 의사가 권하는 기간만큼 계속 치료받는 것이 좋습니다. 성급하게 치료를 중단하면 재발할 가능성이 매우 높습니다.

산후 우울증을 예방하려면

산후 우울증 증세가 경미하면 주변 사람들의 정서적 지지와 병원 상담, 그 밖의 치료로 호전될 수 있습니다. 산후 우울증이 생길 가능성이 높은 여성은 임신 기간부터 항우울제를 쓰

● News & Research

**아빠도 아기가 태어나면
우울증 겪는다**

영국 의학연구위원회 시레야 데이브 박사 팀의 연구 결과에 따르면 부모가 우울증을 겪을 위험은 아기가 태어나 첫돌이 되기 전에 가장 높고 엄마의 1/3, 아빠의 1/5 이상이 아이가 만 12세가 되기 전에 우울증을 겪는다고 합니다. 이런 현상은 부모 나이가 상대적으로 어릴수록, 사회적 지위가 낮을수록 더 크게 나타났습니다. 연구진은 아이가 태어나면 잠이 부족해지고 부모로서의 역할과 책임감이 커지며 부부 관계도 압박받기 때문에 출산 후 1년 안에 부모의 우울증 위험이 높아지는 것은 놀라운 일이 아니라고 했습니다. 또 나이 어린 부모는 계획 임신이 아닐 확률이 더 높고 부모 될 준비가 되어 있지 않은 상태에서 출산하므로 부모로서의 스트레스를 잘 다루기 힘들 것이라고 밝혔습니다.

예전에는 '아빠란 임신 과정에서 정자를 제공하는 사람' 정도로만 여기는 사람이 참 많았습니다. 그런데 불과 10년 사이에 임신과 출산 환경이 매우 달라졌다는 것을 피부로 느낄 수 있습니다. 임신과 출산 과정에서 아빠의 역할이 전에 비해 훨씬 커졌습니다. '부부는 일심동체'라는 주례사의 한 구절처럼 기쁨도, 슬픔도, 괴로움도, 심지어 산후 우울증까지도 남편과 함께 나누면 한결 든든할 것입니다.

기도 합니다. 출산 후에는 되도록 일찍 산후 검진을 받고 산후 우울증 검사를 합니다. 일찍 발견할수록 빨리 치료할 수 있고 그럴수록 경과도 좋습니다.

부디 자신을 '완벽한 엄마'로, 자기 아기를 '완벽한 아기'로 생각하지 마세요. 그런 부담감이 클수록 산후 우울증이 깊어질 수 있습니다. 세상에 완벽한 엄마, 완벽한 아기는 없습니다. 누구나 수많은 실수와 시행착오를 거쳐 엄마가 되어가기 마련이지요. 설령 아기에게 이상이 생긴다 해도 그것이 모두 엄마 탓은 아닙니다. 그러니 자신에게 보다 관대하고 너그러워지세요. 그래야 여유롭고 건강한 엄마가 될 수 있습니다.

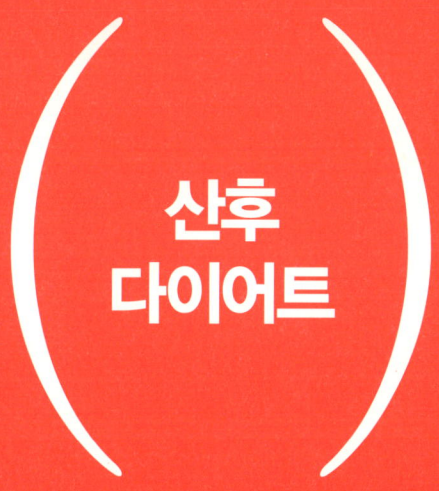

산후 다이어트

산후 6개월 이후 체중이 임신 전보다 10% 이상 증가하면 산후 비만이라 할 수 있습니다. 산후 비만은 전체 산모의 90%에서 나타날 만큼 흔합니다. 산후 비만을 예방하려면 되도록 빨리 체중 조절을 시작해야 합니다. 늦어도 산후 3~6개월을 넘겨서는 안 됩니다. 변화한 체중이 3개월 이상 유지되면 우리 몸의 생리적 체중 조절점이 그 체중을 계속 유지하려 하기 때문입니다. 산후 6주부터 꾸준히 운동량을 늘리고 산후 3개월 이내에 식습관을 바로잡으면 임신 전 몸무게로 되돌아갈 수 있습니다.

출산 후 자주 나타나는 산후 비만

산후 6개월까지 임신 전 체중을 회복해야 합니다

산모 대부분은 분만 직후 아기와 태반, 양수의 무게만큼 체중이 빠지는데 이 무게가 대략 4~5kg 정도 됩니다. 산후 일주일 이내에 남은 체액의 무게가 추가적으로 빠지고 여기에 건강한 식단과 규칙적인 운동을 병행하면 임신 전 체중으로 돌아갑니다. 이렇게 되기까지 대체로 3~6개월은 지나야 합니다. 만약 산후 6개월까지 임신 전 체중으로 돌아가지 않으면 산후 비만으로 이어질 가능성이 높습니다.

산후 비만의 정의는 아직 명확하게 내려지지 않았지만 통상 산후 6개월 이상 지났는데도 체중이 이전보다 2~3kg 또는 2.5kg 이상 더 나가는 경우, 산후 체중이 임신 전보다 10% 이상 증가한 경우를 말합니다. 하지만 저는 '산후 6개월 이후에 잰 체중이 임신 전보다 10% 이상 증가한 경우'라고 하는 것이 가장 타당하다고 생각합니다.

산후 비만은 아이를 낳은 여성의 90%에서 나타납니다. 산후에는 평균적으로 체중이 1년에 0.5~3.5kg씩 늘어납니다. 또 임신부의 15~20%는 한 번 출산으로 체중이 5kg 증가합니다.

산후 비만의 원인

임신 전 비만이나 임신 중 과도한 체중 증가 임신 전부터 비만이있거나 임신 중 과도하게 체중이 증기했다면 산후 비만 가능성이 매우 높습니다. 임신 중 체중이 11~17kg 증가하는 것은 태아의 성장과 발육을 위한 정상적인 현상이지만 17kg을 초과해 증가하면 산후 비만으로 이어지기 쉽습니다.

임신 중 호르몬 변화 임신부의 몸은 임신 기간과 수유기에 에너지 소모량이 많을 것에 대비해 지방을 미리 축적하기 때문에 만삭 때는 임신 전보다 체중이 10~13kg 정도 증가합니다.

과도한 영양 섭취 산후에는 소화·흡수 기능이 촉진되어 지방을 에너지원으로 미리 축적하기 때문에 비만이 잘 생깁니다. 이를 방지하려면 주식이나 간식에서 탄수화물의 비율을 줄이고 단백질, 채소, 과일을 많이 섭취하며 운동이나 집안일 등 적절한 신체 활동을 합니다. 열량이 높은 보양식을 너무 많이 섭취하는 전통 산후 식습관도 산후 비만의 원인입니다.

신진대사 저하 에너지 전환 대사의 저하, 내장 활동의 저하로 에너지를 충분히 사용하지 못해 지방이 축적됩니다.

모유를 먹이지 않는 것 모유 수유를 하면 하루에 500~1,000kcal가 소모됩니다. 이 열량은 주로 모체의 허벅지와 엉덩이에 축적된 지방을 분해해 사용하게 됩니다. 또한 모유 수유를 하면 유두가 자극되면서 자궁이 수축되어 복근의 탄력도 회복됩니다.

산후 운동 부족 산후에는 꼼짝 않고 쉬어야 한다거나 몸을 함부로 움직이면 안 된다고 생각하는 산모들이 있습니다. 이렇게 잘못된 산후 조리로 몸을 많이 움직이지 않아 비만을 초래하는 경우도 있습니다.

산후 부종 산후 부종 관리를 잘못하면 비만으로 이어지기도 합니다. 물을 충분히 마시고 염분 섭취를 줄여 부종을 효과적으로 관리해야 합니다. 이뇨제는 심각한 산후 부작용을 초래할 수 있으므로 절대 복용해서는 안 됩니다.

산후 우울증 산후 우울증으로 과식이나 폭식을 하는 사람도 있습니다. 호르몬 변화, 수면 부족으로 인한 피로감, 아기에 대한 걱정과 불안, 체중 증가로 인한 외모 손상과 스트레스가 산후 우울증을 더욱 심하게 할 수 있습니다.

가족력이나 임신 트러블 산모의 모친이 비만이거나 당뇨병인 경우, 난산이나 제왕절개수술을 한 경우, 입덧이 심했던 경우, 쌍생아를 출산한 경우 산후 비만 위험이 높습니다.
임신 횟수 3회 이상 임신하면 산후 비만 위험이 2.5배 증가합니다.
임신부의 나이 임신부가 만 19세 이하, 만 35세 이상이면 산후 비만이 될 가능성이 높습니다.

Q&A 출산 직후 체중이 얼마나 빠지나요?
출산 직후 아기, 태반, 양수의 무게에 해당하는 5kg이 감량됩니다. 이후 혈액량이 감소하면서 산후 2주까지 체중이 4kg 정도 더 감소합니다. 영양 관리와 운동을 병행하면 산후 3개월까지 체중이 빠른 속도로 감소하지만 이후에는 체중 감량 속도가 느려지면서 산후 6개월까지 총 2.5kg 정도 더 빠집니다.

산후 비만 관리

산후 6주부터 시작하세요

산후 체중 조절은 되도록 빨리 시작하는 것이 좋습니다. 늦어도 산후 3~6개월을 넘기지 말아야 합니다. 우리 몸에는 생리적 체중 조질짐이라는 것이 있어서 변화된 체중이 3개월 이상 유지되면 그 체중을 계속 유지하려는 경향이 있습니다. 임신과 출산으로 증가한 체중을 3개월 이상 방치하면 살을 빼기가 더 어려워진다는 이야기입니다. 따라서 산후 6주부터 꾸준히 운동량을 늘리고 산후 3개월 이내에 식이 습관을 바로잡는 등 일찍부터 체중 관리에 들어가야 합니다. 고도 비만인 경우는 약물요법 등 특수한 방법도 고려할 필요가 있습니다.

식이요법과 운동을 병행해야 합니다

일반적인 여성은 하루에 2,000kcal를 섭취합니다. 그러나 산모는 하루에 2,700kcal가 필요하며 산후에 아무리 다이어트 중이라도 최소한 1,600kcal는 섭취해야 합니다. 이보다 적게 섭취하면 모유가 덜 생성되고 아기를 돌볼 에너지가 부족해집니다. 또한 기분과 활력이 저하되어 오히려 칼로리 소모량이 떨어지므로 다이어트에도 이롭지 않습니다. 따라서 산후 다이어트를 위해 굶거나 한 가지 음식만 섭취하거나 극단적으로 덜 먹는 방법을 선택해서는 안 됩니다.

반대로 운동만 해서도 체중 감량을 기대하기가 어렵습니다. 산후 운동은 회복과 산모의 정신 건강에 매우 큰 도움이 되지만 열량 제한과 병행하지 않으면 체중 감소에는 효과가 없습니다.

산후 다이어트에 성공하려면 열량 제한과 운동을 병행해야 합니다. 하루 섭취 열량이 2,000~2,700kcal를 넘지 않도록 주의하고 규칙적인 운동을 병행하면 임신 전 체중으로 돌아갈 수 있습니다.

Q&A 모유 수유만 해도 살이 쫙 빠진다던데요?

모유 수유는 산후 회복뿐 아니라 산후 다이어트에도 도움이 됩니다. 모유를 만드는 데 500kcal, 수유 과정에서 200kcal를 소모하므로 결과적으로 하루에 700kcal를 소모하는 셈입니다. 임신 중 모유 수유를 대비해 축적했던 지방을 산후 모유 수유 과정에서 소진하는 효과도 있습니다.

그러나 이 정도의 칼로리 소모로는 임신 전 체중으로 돌아가기 어렵습니다. 산모의 몸에서 모유 수유를 위해 적절한 영양과 칼로리를 확보하려고 노력하기 때문입니다. 모유 수유가 다이어트에 도움이 되는 것은 사실이지만 모유 수유만으로는 효과를 보기 어려우므로 반드시 적절한 영양 관리와 운동을 병행해야 합니다.

자연분만했다면 출산 후 일주일부터 운동할 수 있습니다

예전에는 산후 6주는 되어야 운동할 수 있다고 했습니다. 그러나 요즘은 산후 합병증이 없다면 굳이 산후 6주까지 기다릴 필요가 없다는 것이 대체적인 의견입니다. 산후 며칠 이내라도 산모가 원한다면 운동을 시작할 수 있습니다.

운동을 시작하는 시기는 산모의 병력, 산과 경과, 몸 상태, 산후 회복 정도에 따라 달라집니다. 어떤 산모는 분만 후 며칠 만에 운동을 시작할 수 있지만 어떤 산모는 4~6주는 되어야 가능합니다. 임신 중에 지속적으로 운동을 했고 자연분만한 산모라면 일반적으로 산후 며칠 내로 가벼운 운동을 시작할 수 있습니다. 산후 일주일째가 되면 주 3회 30분씩 걷는 운동을 할 수 있고 컨디션이 괜찮으면 걷는 시간을 점차 늘려도 됩니다.

제왕절개수술을 했다면 본격적인 운동은 산후 6~8주부터 가능합니다. 그러나 그 이전에라도 복통이 사라질 때쯤 복부 근육을 회복시키기 위한 윗몸일으키기 등은 할 수 있습니다.

하지만 질의 상처가 광범위해 회복이 필요한 경우나 분만 중 합병증이 있었던 경우는 운동을 시작하기 전에 반드시 주치의와 상의해야 합니다.

🌐 **News & Research**

여배우의 모유 수유

오래전 배우 채시라 씨가 첫아이를 수중 출산한 뒤 금세 날씬한 몸매를 회복해 화제가 된 적이 있습니다. 어떤 사람들은 수중 분만 효과라고 했지만 사실은 모유 수유 덕분이었습니다. 채시라 씨는 모유 수유에 매우 열심이었을 뿐 아니라 유네스코 모유 수유 명예대사로서 한국의 모유 수유 문화 확산에 크게 기여했습니다. 당시 채시라 씨는 40℃ 가까이 열이 오를 만큼 유방 열이 심했는데 제가 권하는 항생제를 끝내 거부하면서까지 모유 수유를 계속했습니다.

산후 체중 조절에는 이런 운동이 좋습니다

산후 운동은 임신 중의 운동과 똑같은 가이드라인을 따르면 됩니다. 그러나 임신 중의 운동 강도나 속도를 회복하려면 다소 시간이 걸립니다. 만일 임신 기간 동안 운동을 하지 않았다면 쉬운 운동부터 시작해 어려운 운동으로 서서히 옮겨가야 합니다. 어떤 운동이든 산후 3~5개월까지는 관절과 인대가 느슨해진 상태라는 사실을 명심하고 안전사고가 일어나지 않도록 주의해야 합니다.

혼자서 운동할 자신이 없다면 산후 운동 전문가의 도움을 받거나 운동 모임에 참여하는 것도 좋습니다. 단, 스트레칭 수준의 강도 낮은 운동이어야 한다는 사실을 잊지 마세요.

산후 일주일째

- **걷기** 자연분만한 경우 산후 일주일부터 걷기 운동이 가능합니다. 물론 실내를 가볍게 거닐거나 일상적으로 움직이는 정도라면 출산 2일째부터 가능합니다. 걷기보다 격렬한 유산소 운동은 의사와 상의한 후 시작하는 것이 좋습니다.
- **발목 운동** 다리의 혈액순환을 도와 부종을 줄여줍니다. 앉거나 누운 자세에서 발목을 시계 방향으로 10회 돌리고 반대 방향으로도 10회 돌립니다. 다른 쪽 발목도 같은 방법으로 실시합니다. 이것을 1세트로 3~5세트 반복합니다.
- **다리 스트레칭** 누운 자세에서 한쪽 무릎을 굽힙니다. 허리를 바닥에 붙인 채로 반대편 다리를 발꿈치가 바닥에 닿은 상태로 앞뒤로 움직입니다. 허리가 바닥에서 떨어지지 않는 범위 내에서 합니다. 반대편 다리로도 같은 동작을 실시합니다. 이 과정을 3~5회 반복합니다.
- **케겔 운동**(골반저 운동) 골반저에 있는 근육을 강화하는 운동입니다. 출산 과정에서 과도하게 이완된 골반저의 근육 긴장도를 회복시키기 위한 것으로 산모에게 가장 중요한 운동입니다. 회음부 근육을 2~3초 조였다가 이완시키는

데 점차 근육 조이는 시간을 늘려 최대 20초 간 조일 수 있도록 합니다. 처음에는 1세트에 2~3회, 익숙해지면 5회 이상, 할 수 있는 만큼 최대한 많이 실시합니다. 앉거나 서거나 눕거나 어느 자세에서 해도 좋습니다.

- **복식호흡** 복부 근육 강화에 도움이 됩니다. 편안하게 누운 자세에서 몸을 최대한 이완시킨 채 양손을 배 위에 올려놓고 무릎을 굽힙니다. 눈을 감고 호흡을 느낍니다. 복부 근육을 스트레칭한다는 기분으로 숨을 들이마신 뒤 5초간 참습니다. 그런 다음 복부 근육을 당긴다는 기분으로 숨을 내뱉고 5초간 참습니다. 이 동작을 3~5회 반복합니다.
- **팔과 등 스트레칭** 팔꿈치를 편 상태로 손바닥이 서로 마주 보도록 손을 머리 위로 올리고 5~10초간 유지합니다. 팔을 내려 좌우로 나란히 자세를 하고 손바닥은 아래를 향합니다. 이때 등은 똑바로 세웁니다. 팔을 등 쪽으로 최대한 스트레칭한 채 5~10초간 유지합니다. 전체 동작을 3~5회 반복합니다.
- **다리 긴장시키기** 앉거나 누운 자세에서 다리를 펴고 발목을 서로 교차시킵니다. 이 자세로 5초간 허벅지와 엉덩이에 힘을 줍니다. 이 동작을 3~5회 반복합니다.

당장 운동을 중단해야 하는 경우

운동하다가 다음 증세가 나타나면 운동을 중단하거나 의사를 찾아가 상의합니다.
- 통증이 느껴지는 경우
- 선홍색 질 출혈이 있거나 월경보다 많은 양의 출혈이 있는 경우
- 어지러움이 있는 경우
- 호흡이 심하게 가빠지는 경우
- 가슴이 심하게 두근거리는 경우
- 실신하거나 걷기 힘든 경우

산후 2주일째 산후 일주일째 하던 운동을 계속하면서 다음 운동을 추가합니다.

- **등 운동** 산후 1~2주부터 시작하는 운동입니다. 앉은 자세에서 무릎을 구부린 채로 팔은 앞으로 나란히 자세를 합니다. 등을 최대한 뒤로 젖힙니다. 운동을 꾸준히 하면 운동 범위가 늘어나 등이 바닥에 닿게 될 것입니다. 팔을 굽혀 가

슴에 얹고 시행할 수도 있습니다.
- **허리 운동** 누운 자세에서 무릎을 구부립니다. 머리를 들어 올리면서 오른손을 왼쪽 무릎을 향해 뻗고 숨을 내쉬면서 5초간 이 자세를 유지합니다. 5초 동안 천천히 머리와 오른쪽 어깨를 내리면서 코로 숨을 들이마십니다. 반대편도 같은 방법으로 실시합니다.

산후 3~5주째 전에 하던 운동을 계속하면서 다음 운동을 추가합니다.
- **복부 운동**(골반 당기기) 복부 근육을 강화하고 허리 통증을 감소시키는 운동입니다. 바닥에 등을 대고 똑바로 누워 양쪽 무릎을 구부립니다. 상복부와 엉덩이에 힘을 주면서 무릎을 당겨 골반을 몸 쪽으로 당깁니다. 이 자세를 처음에는 2~3초, 익숙해지면 10초간 유지합니다. 그런 다음 무릎을 폅니다. 이 동작을 1세트로 하루에 3~5세트 실시합니다. 단, 이 운동을 하기 전에 케겔 운동을 먼저 합니다.

산후 5~6주째 전에 하던 운동을 꾸준히 합니다. 허리를 좌우로 움직이거나 비트는 동작을 추가해도 좋습니다. 산후 6주째가 되면 운동 강도를 약간 높여도 됩니다. 빠르게 걷기, 수영, 자전거 타기 등을 할 수 있습니다.

Q&A 과한 운동인지 아닌지는 어떻게 판단하나요?
가장 확실한 징후는 질 분비물입니다. 질 분비물이 밝은 분홍색이나 붉은색으로 변했다면 운동을 줄이고 진료를 받아보아야 합니다.

모유 수유 중이라면 강도 높은 운동은 피합니다
운동으로 인해 모유량이 줄진 않습니다. 그러나 몇몇 연구 결과에 따르면 고강도의 신체 활동을 하면 모유에 젖산이 축적되고 신맛이 생성되어 아기가 모유를 싫어하게 된다고 합니다. 따라서 모유 수유 중이라면 심한 운동은 피하고 적절한 강도로 운동해야 합니다. 만일 강도 높은 운동을 했다면 30분 이내로는 모유 수유를 하지 않는 것이 좋습니다. 또는 운동 전에 모유를 먹이는 것도 좋은 방법입니다. 모유 수유 중에는 충분한 수분 섭취가 중요하므로 운동 중에도 틈틈이 물을 마십니다.

치료가 필요한 산후 비만도 있습니다

식이요법과 운동만으로 체중 감량이 어려운 경우도 있습니다. 예를 들어 산후 우울증에는 비만이 동반되기 쉬운데 이런 경우 스트레스 치료를 병행하지 않으면 체중 조절이 쉽지 않습니다. 스트레스 치료를 위해 주사 요법을 쓰기도 합니다. 자율신경계를 안정시켜 과도한 스트레스를 인위적으로 감소시키는 치료입니다. 대략 4주 정도 소요됩니다.

고도 비만의 경우는 운동하다 과도한 체중으로 인해 관절에 손상을 입을 수 있으므로 각별히 주의해야 합니다. 아쿠아사이저(수중 러닝머신)를 이용한 수중 유산소 운동은 관절 손상을 최소화하면서 운동 효과는 육상 운동의 2배나 되어 고도 비만의 체중 조절에 매우 효과적입니다. 이처럼 고도 비만이거나 산후 우울증이 있을 때 혼자서는 문제를 해결하기 어려우므로 전문가와 상의해 적절한 치료를 받는 것이 좋습니다.

돌 무렵, 젖 떼는 방법

젖을 뗄 때는 한 달 정도 여유를 두고 서서히 수유 간격을 늘려야 합니다. 처음에는 하루에 한 번만 젖 대신 간식을 먹여보고, 아이가 잘 적응하면 두 번을 간식으로 대체하는 식으로 서서히 젖을 줄여나갑니다. 아이가 욕구불만이나 분리불안을 느끼지 않도록 스킨십을 충분히 해주세요.

젖병에 대한 애착 때문에 젖을 쉽게 못 떼는 아이들도 있습니다. 이런 경우를 대비해 생후 6개월부터는 물이나 분유를 컵으로 먹이는 연습을 시작하는 것이 좋습니다. 또한 생후 9개월 이전에 밤중 수유를 완전히 떼는 것이 중요해요. 밤중 수유를 제때 떼려면 마지막 수유 때 충분히 먹이고, 자다가 젖을 찾아도 등을 토닥이는 정도로만 달래주어야 합니다. 젖 대신 미지근한 보리차를 먹이는 방법도 있지만 이것도 습관이 될 수 있으므로 최후의 수단으로만 사용하세요. 생후 9개월이 넘어서까지 밤중 수유를 못 떼면 울려서라도 단호하게 끊는 편이 낫습니다.

남편과 함께하는 임신·출산

태아 건강에 임신부만 영향을 미치는 것은 아닙니다. 남편의 병력이나 건강 상태도 임신 유지에 영향을 줄 수 있습니다. 따라서 '아내를 돕는다'가 아니라 '아내와 함께 아기를 낳아 기른다'는 마음가짐으로 임신 초기부터 모든 과정을 함께해야 합니다. 산전 검사부터 분만까지 아내 곁을 지켜주세요. 아내와 임신, 태교, 출산에 관한 지식을 공유하고 아내가 힘들어하거나 우울해하면 깜짝 선물도 건네보세요. 임신부에게 남편만큼 든든한 보호자는 없습니다.

임신 10개월,
남편이 지켜야 할 12가지

¹임신 전 준비에 동참하세요

임신 당일 수정되는 정자는 이미 3개월 전에 만들어진 것입니다. 따라서 남성도 임신 전부터 건강한 몸을 만들기 위해 노력해야 합니다.

임신을 시도하기 5~6개월 전부터 술과 담배를 끊으세요. 엽산과 비타민도 부부가 함께 복용해야 합니다. 남성의 정자는 생성된 후 최소한 74일이 지나야 성충이 되고 수정 능력을 갖추려면 1~2주가 더 지나야 합니다. 만일 이 기간에 술과 담배 등 독성 물질에 노출되면 수정 능력이 떨어지는, 건강하지 못한 정자가 생깁니다.

²아내에게 작은 선물을 하세요

임신 사실을 확인하는 즉시 아내를 위한 깜짝 선물을 준비해보세요. 꽃 한 송이, 편지 한 장에도 아내는 크게 감동하고 기뻐할 것입니다. 남편이 임신에 크게 기뻐하는 모습을 보면서 아내도 태아의 존재에 감사하는 마음을 갖게 됩니다.

³아내와 함께 공부하세요

아내와 임신, 태교, 출산에 관한 지식을 공유하세요. 아내는 임신과 출산을 온몸으로 고스란히 겪어내야 하는 만큼 미묘한 신체·심리 변화를 겪게 됩니다. 아무리 아내를 위하는 마음이 극진해도 공부하지 않으면 아내의 이런 변화를 다 이해하기 힘들지요. 그러니 임신과 출산 관련 책자를 함께 읽으면서 아내와 대화를 나누고 충분한 지식을 쌓도록 노력하세요.

산전 교실이나 임신 관련 커뮤니티에 아내와 동행하는 것도 좋은 방법입니다.

[4] 아내의 식단에 맞춰주세요

아내는 태아를 생각해 커피, 술 등을 삼가고 있는데 남편은 거리낌 없이 이런 음식을 실컷 즐긴다면 아내의 기분이 좋을 리 없지요. 임신 기간이 1~2년 되는 것도 아니고 고작 10개월입니다. 이 기간만은 아내와 함께 고생하겠다는 생각으로 아내의 식단에 맞춰주세요. 태아의 두뇌 발달과 임신부 건강에 어떤 음식이 좋은지 공부하고 아내를 위해 이런 음식을 준비해주는 일도 필요합니다. 또한 아내가 엽산제, 철분제 등을 매일 잊지 않고 복용할 수 있도록 챙겨주세요. 영양도 영양이지만 남편의 세심한 배려가 아내와 태아의 정서적 안정과 태교에 큰 도움이 됩니다.

[5] 가사를 도와주세요

적절한 가사는 임신부의 건강에 도움이 됩니다. 그러나 임신 초기와 말기, 유산이나 조산의 경험이 있거나 만 35세 이상 고령 임신부인 경우 가사가 큰 부담이 될 수 있습니다. 남편이 적극적으로 도와야 하지요. 특히 맞벌이인 경우는 더욱 그렇습니다. 위험하고 힘든 일뿐 아니라 임신 전에 아내 혼자 충분히 하던 설거지, 빨래, 청소, 분리수거 등도 이 기간만큼은 남편이 도와주는 것이 좋습니다.

[6] 성관계를 무리하게 요구하지 마세요

성관계가 임신 유지와 태아에게 크게 해가 되는 것은 아니지만 아내는 다르게 느낄 수 있습니다. 아내가 탐탁지 않아 한다면 무리하게 요구하지 마세요. 특히 임신 초기와 말기에는 조심하는 것이 좋습니다. 임신 초기에는 태반이 미완성 단계라 격렬한 성관계가 유산을 초래할 수 있고, 출산 직전에는 질이 부드러워지고 자극에 약해져 상처가 생길 위험이 있습니다. 성관계를 하더라도 아내를 배려하면서 해야 합니다.

7 아내의 기분을 살피세요

임신부는 정서적으로 매우 불안하고 예민하기 마련입니다. 그러니 술을 마시고 늦게 귀가하거나 술친구들을 집으로 몰고 오거나 외박을 하는 등 아내를 자극하는 행동은 삼가야 합니다. 아내의 마음을 아프게 하는 말도 피해야 합니다. 아내가 우울하면 태아도 우울해진다는 사실을 항상 명심하세요.

8 아내를 마사지해주세요

태아가 성장하고 체중이 늘면서 임신부는 요통, 정맥류로 고생하게 됩니다. 혈액순환이 잘되도록 아내의 허리, 골반, 다리 등을 자주 마사지해주세요.

임신 6개월에 접어들면 유선이 발달하고 유방이 부풀어 오르는데 이때 남편이 유방 마사지를 잘해주면 혈액순환과 유선 발육에 도움이 됩니다. 복부 튼살을 예방하기 위해 오일 마사지를 해주는 것도 잊지 말아야 합니다. 이런 노력은 분만 시까지 이어가세요. 아내가 진통할 때 곁에서 마사지해주면서 분만의 고통을 함께 나누는 남편이 되어보세요.

9 태아에게 태담을 들려주세요

태아는 저음인 아빠 목소리를 더 잘 듣습니다. 아침 기상 후, 출근 전, 퇴근 후, 잠자기 직전 등 하루 네 번 태아에게 인사를 건네보세요. 동화를 읽어주거나 노래를 불러주면 더욱 좋습니다. 영재교육은 임신 때부터 시

🌐 News & Research

엄마의 행복감에 아빠가 큰 영향을 미친다

엄마의 행복감은 배우자, 즉 아빠와의 관계에 크게 좌우되는 것으로 나타났습니다. 노르웨이 방 네스 박사 팀의 조사 결과에 따르면 엄마들의 행복감은 대개 임신 중일 때부터 아기가 생후 6개월이 될 때까지 계속 상승하지만 배우자와의 관계가 원만하지 못하면 행복감이 전반적으로 감소한다고 합니다. 방 네스 박사는 이 결과에 대해 임신과 육아가 여성에게 항상 행복과 만족감을 주는 것은 아니며 배우자와의 관계가 중요한 영향을 미친다고 설명했습니다.

아내의 임신 기간 중에 남편의 역할이 얼마나 중요한지를 잘 보여주는 조사 결과라 하겠습니다. 여성의 행복감은 산후 6개월뿐 아니라 이후에도 계속되어야 합니다. 그러려면 가족이라는 공동체 안에서 아빠가 더 많은 노력을 기울여야 합니다.

작된다고들 하지요. 아기 대신 아빠가 교양 수업을 한다는 마음으로 태담을 해보세요. 그렇다고 듣기 싫은 클래식을 억지로 들어가며 스트레스를 받으라는 말은 아닙니다. 엄마, 아빠의 마음을 평화롭고 온화하게 유지하는 것이 정말로 좋은 태교입니다.

10 아내와 산책을 하세요

임신 중에는 매일 적절한 운동을 해야 합니다. 그러나 아내 혼자서 운동하기란 쉽지가 않지요. 남편이 저녁 약속을 잡지 않고 일찍 귀가해 함께 산책에 나선다면 아내의 건강과 체중 관리는 물론이고 정서 안정에도 큰 도움이 됩니다.

11 이벤트를 마련하세요

임신 중에는 기분이 우울해지기 쉽습니다. 이런 아내를 위해 가끔 이벤트를 준비해보면 어떨까요. 아내와 전시회, 음악회 등을 찾거나 가까운 곳으로 여행을 떠나보세요. 아내뿐 아니라 태아에게도 신선한 자극이 됩니다.

12 정기검진에 동행하세요

아내가 정기검진을 하러 병원에 갈 때는 남편이 동행하는 것이 좋습니다. 임신부의 안전과 정서적 안정을 위해서도 필요한 일이지만 남편에게도 태아가 자라는 과정을 지켜보며 기쁨을 느낄 소중한 기회가 됩니다.

아빠 태교

태교 공부, 사실은 남편이 해야 합니다

임신부들을 대상으로 태교 강연을 할 때마다 제가 늘 하는 말이 있습니다.
"다음부터는 남편과 함께 태교 강연을 들었으면 좋겠습니다."
이런 걸 두고 사서 고생한다고 하나 봅니다. 덕분에 주말 강연 요청이 폭발적으로 늘었으니까요. 남편들이 참석하려면 평일 강연은 곤란하기 때문입니다.

사실 임신부에게는 굳이 태교를 강요하지 않아도 됩니다. 누가 시키지 않아도 자연적으로 하게 되니까요. 태교란 태아에 대한 사랑인데 자기 자궁에서 자라는 태아를 사랑하지 않는 엄마는 흔치 않습니다. 만약 임신부가 길을 가다 돌부리에 걸리면 어떻게 할까요? 배가 땅에 닿게 넘어지는 임신부는 없습니다. 자기 머리를 다칠지언정 배부터 감싸고 보호하려 들겠지요.

하지만 남편들은 다릅니다. 자기 몸에서 태아를 키우는 게 아니기 때문에 태아에 대한 사랑을 직접적으로 느끼지 못합니다. 그래서 태교 공부는 남편이 해야 합니다.

태교란 어떤 의미에서 태아를 완전한 한 인간으로 만들기 위한 교육입니다. 이를 위해 우리 선조들은 부성 태교를 강조하면서 천기가 좋지 않을

● News & Research

임신 중 아빠 보살핌받으면 신생아 사망률 준다

남편이 아내의 임신 중에 적극적으로 아내와 태아를 돌보면 신생아 사망률이 크게 줄어든다는 연구 결과가 나왔습니다. 미국 사우스플로리다 대학교의 아미나 알리오 박사 팀이 139만여 건의 출산 기록을 조사한 결과, 아빠가 없는 아기들은 아빠가 있는 아기들보다 생후 첫해 사망할 확률이 4배 이상 높았습니다. 또한 아빠의 보살핌이 없었던 아기들은 조산이나 저체중으로 태어날 확률이 높았습니다. 남편이 곁에 없었던 임신부들은 빈혈, 고혈압, 임신중독증으로 고생할 가능성도 높았습니다. 연구 팀은 남편의 보살핌과 보호가 임신부의 정신적 스트레스를 줄여주었기 때문에 임신부와 태아의 위험도 줄어든 것이라 보았습니다.

임신 중 아빠의 정서는 엄마에게로, 또 태아에게로 전달됩니다. 다시 말해 태아는 아빠와도 정서적 교감을 하는 것이지요.

● News & Research

아빠 식습관이 아이 유전자 바꾼다

임신부뿐 아니라 남편의 식습관도 태어날 아이의 건강에 유전적 영향을 미친다는 연구 결과가 있습니다. 미국 매사추세츠 의과대학의 올리버 란도 박사 팀은 숫쥐를 두 무리로 나눠 한 무리에게는 일반 식단을, 다른 무리에겐 저단백질 식단을 제공했습니다. 암쥐에겐 모두 일반 식단을 제공했습니다. 실험 결과 저단백질 식단을 제공한 숫쥐의 새끼들은 다른 쥐의 새끼들에 비해 수백 가지 유전자 변화가 있었습니다. 숫쥐가 생명 활동에 필수적인 단백질을 덜 섭취하면 새끼들의 유전자가 변형된다는 것입니다. 란도 박사는 조상의 식습관은 후대의 대사 작용에 영향을 미치며 배고픈 조상의 후손들은 비만, 심장병 등의 위험이 커진다고 설명했습니다. 태아 프로그래밍 이론에 아빠의 환경도 포함된다는 것을 증명한 실험입니다. 이 논문 결과는 가장 권위 있는 의학 학술지로 꼽히는 〈셀Cell〉에 게재되었습니다.

때, 과음 및 과로했을 때, 질병이 있을 때는 합방하지 말라고 가르쳤습니다. 이를 현대적으로 해석하면 수정 전 건강한 정자를 만들어야 한다는 것이겠지요. 아빠로서의 노력은 임신 전부터 시작해야 하고 임신 10개월 내내 유지해야 하며 출산 후까지 계속해야 합니다. 아빠 태교는 태아는 물론 아내에게도 더없이 중요한 영향을 미칩니다. 아내가 태아를 보호하고 사랑할 만한 환경을 만들어주는 것이 바로 아빠 태교입니다. 임신 기간 내내 아내를 격려하고 보호해야 할 사람은 바로 남편 자신이라는 사실을 잊지 마세요.

임신 시기별 실천할 수 있는 아빠 태교

임신 초기에는 아내와 함께 공부하세요 임신 사실을 마음껏 기뻐하고 자랑하세요. 태교, 임신, 출산, 수유와 관련된 공부는 아내만이 아니라 남편도 함께 해야 합니다. 저녁에는 약속을 잡지 말고 빨리 귀가해 아내와 태아를 돌봅니다. 입덧에 괴로워하는 아내를 위해 요리를 하거나 외식을 하러 나가는 센스도 필요합니다. 아내가 진료를 받으러 갈 때 함께 가주면 더욱 좋습니다.

임신 중기에는 태담 태교에 도전하세요 아내의 자궁이 커지고 체중이 늘어나며 부종이 생깁니다. 불편한 아내의 몸을 마사지해주고 예민한 마음이 상하지 않도록 정서적으로 보살펴주세요. 아내의 식욕이 증가하므로 태아와 임신부에게 좋은 음식을 먹을 수 있도록 도와줍니다.

임신 기간 중 가장 안정적인 시기인 만큼 공연 관람이나 가까운 여행으로 아내의 스트레스를 풀어주는 것이 좋습니다. 아빠도 태동을 느낄 수 있는 때입니다. 아내 배 위에 손을 얹은 채 태아와 많은 대화를 나눠보세요.

임신 말기에는 아내의 스트레스를 줄여주세요 아내의 체중이 더욱 증가하고 임신중독증에 주의해야 할 때입니다. 주변을 보니 아직도 만삭의 몸으로 시댁에서 일하는 아내들이 많은 것 같습니다.

임신 중 학대, 절대 참지 마세요

의외로 많은 임신부가 신체적·성적·정신적 학대를 당하고 있습니다. 임신 중 학대는 임신부와 태아 모두를 위험에 빠뜨립니다. 임신 중 가하는 폭력은 유산, 저체중아 출산, 구타로 인한 직접적 손상을 일으킵니다. 남편에게 학대당하고 있다면 즉시 의사에게 알려야 합니다. 의사가 가정 폭력 프로그램, 법적 지지 서비스, 상담 등을 제공할 것입니다. 학대 여성과 아동을 위한 쉼터나 가까운 친구, 상담가 등에게 도움을 요청해도 됩니다.

불편한 시댁에서 아내 편이 되어줄 사람은 남편밖에 없습니다. 아내가 불필요한 스트레스를 겪지 않도록 세심하게 배려해주세요. 이 시기에 아내는 출산과 관련된 두려움으로 더욱 예민해집니다. 아내가 남편의 사랑을 듬뿍 느낄 수 있도록 이벤트를 준비해주면 좋습니다.

임신부 교육에 함께 참여해 혹시 모를 응급 상황에 미리 대비하는 것도 필요합니다.

특별한 상황, 남편의 역할

유산되었다면 아내를 이해하고 보듬어주세요

자연유산은 여성만의 탓이 아닙니다. 수정란은 정자와 난자가 만나 생성되는 것이므로 자연유산의 책임은 여성과 남성에게 절반씩 있습니다. 따라서 유산을 이유로 아내를 비난하거나 괴롭혀서는 안 됩니다. 행여 시댁에서 그렇게 하더라도 남편이 아내의 든든한 방패막이 되어야 합니다.

남편이 아내의 정서를 이해하지 못하면 부부간에 긴장감과 갈등이 생길 수 있습니다. 아내를 따뜻하게 보듬어주고 위로해주세요. 남편과 아내 모두가 유산으로 인한 상실감을 조절하지 못하는 경우도 있습니다.

슬픔은 매우 당연한 감정이지만 유산으로 인해 부부가 끝없이 고통받아서는 안 됩니다. 이럴 때는 망설이지 말고 정신과 전문의와 상담하는 것이 좋습니다.

한 번 유산을 경험했다고 해서 영원히 아기를 못 갖는 것은 아닙니다. 유산을 예방하는 데에는 남편의 역할이 절대적입니다. 아내의 지지자가 되어 아내가 신체적, 정서적으로 충분히 회복될 수 있도록 도와주어야 한다는 사실을 명심하세요.

분만실에서는 아내 곁을 지켜주세요

10년 전만 해도 분만실에는 의료인만 들어갈 수 있었지만 이제는 시대가 달라졌지요. 오히려 분만실에 안 들어가려는 남편을 이상한 눈으로 쳐다봅니다. 많은 임신부와 그 가족들이 분만은 의료가 아니라 문화라고 인식하고 당당히 자신의 권리를 주장하고 있습니다.

남편이 분만에 참여하면 임신부를 정서적으로 지지해줄 수 있고 태아와 더 큰 유대감을 형성할 수 있습니다. 이 경험은 앞으로의 육아에도 긍정적인 영향을 미칩니다.

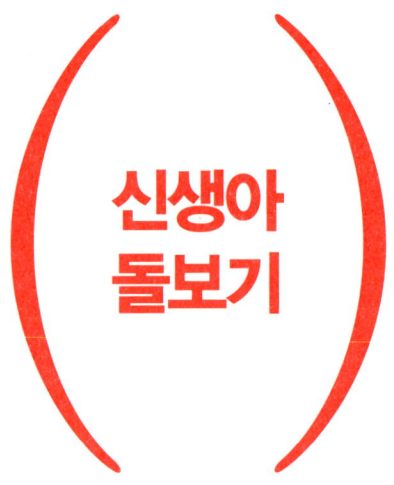

신생아 돌보기

집으로 돌아와 본격적으로 아기와 함께 하는 일상이 시작되면 가장 많이, 그리고 자주 해야 하는 일이 목욕시키기, 옷 입히기, 안기, 기저귀 갈기입니다. 하지만 이 시기에는 작고 여린 아기에게 하는 모든 행동이 조심스러운 때인지라, 초보엄마에게는 사소한 일에도 쉽게 두려움을 느끼게 되지요. 이럴 때를 대비해 출산 전에 미리 아기 다루는 요령을 터득해놓으면 큰 도움이 됩니다.

목욕시키기

목욕은 배꼽 떨어진 후부터 시키세요
배꼽이 떨어지기 전인 생후 1~2주에는 목욕 대신 부분적으로만 닦아줍니다. 부드러운 가제 손수건을 따뜻한 물에 적셔 겨드랑이, 사타구니, 손가락과 발가락 사이 등 살이 겹치는 부위를 닦아냅니다. 비누나 세제는 쓰지 않습니다.

일주일에 2~3번, 10분 이내로 합니다
돌 이전에는 일주일에 두세 번 정도만 목욕을 시킵니다. 이보다 자주 하면 피부가 건조해져 오히려 안 좋습니다. 목욕 시간은 실내 온도가 가장 높은 오전 10시~오후 2시경이 가장 좋지만, 생후 3개월 이후에는 밤에 푹 잘 수 있게 저녁 목욕을 시키는 것도 괜찮습니다. 수유 30분 이내, 열이 있거나 컨디션이 안 좋을 때는 목욕시키지 마세요.

실내 온도는 평상시보다 2℃ 높이세요
안전과 보온을 위해 신생아 목욕은 방 안에서 하는 것이 가장 좋습니다. 목욕시키기 전 실내 온도를 2℃ 정도 높여 24~27℃ 정도로 만드세요. 물 온도는 엄마가 팔꿈치를 담가봐서 따뜻하게 느껴지는 38~40℃가 적당합니다.

원스톱 목욕이 가능하게 완벽하게 준비하세요
신생아 목욕은 10분 이내로 끝내는 것이 좋습니다. 더 걸리면 컨디션이 나빠지고 체온이 떨어지기 쉽습니다. 미리 유아용 비누, 가제 수건, 면봉, 보습제, 손톱 가위, 수건을 준비하고, 목욕 후 바로 입힐 수 있게 배냇저고리 위에 기저귀를 포개놓습니다. 욕조는 씻고 헹구는 용도로 2개를 준비하되, 헹구는 물이 씻는 물보다 약간 더 따뜻해야 합니다.

엄마 혼자 고생하지 마세요
목도 못 가누는 아기를 10분 이내에 씻기기란 보통 힘든 일이 아닙니다. 남편이나 친정 엄마, 산후 도우미의 손을 빌려 함께 시키도록 하세요. 한 사람이 아기를 씻기는 동안 다른 사람은 아기 손을 가만히 잡아주세요. 아기가 한결 차분해집니다.

목욕 후에는 보습제 발라주고 수유하세요
목욕을 마친 뒤에는 재빨리 보습제를 발라줍니다. 베이비파우더는 권하지 않습니다. 파우더가 아기 호흡기로 들어갈 수도 있고, 땀구멍을 막아 오히려 기저귀 발진이 생길 수도 있습니다. 목욕 후 갈증과 허기를 느낄 수 있으니 젖을 물립니다. 따뜻한 물을 먹여도 됩니다.

1. **물 온도 맞추기** 씻기는 용도와 헹구는 용도로 욕조 2개를 준비합니다. 물을 아기 가슴께 올 만큼 붓고 팔꿈치로 물 온도를 확인합니다.
2. **욕조로 데려가기** 체온이 떨어지거나 놀라지 않도록 수건으로 몸을 감싼 채 손으로 목과 엉덩이를 받쳐줍니다.
3. **귀 막기** 아기 목을 받치고 있는 손의 엄지와 중지로 양쪽 귀를 막아 물이 들어가지 않게 합니다.
4. **눈 닦기** 눈 안쪽에서 바깥쪽으로 부드럽게 닦아냅니다. 얼굴에는 비누를 쓰지 않습니다.
5. **코와 입가 닦기** 코와 입 주변을 엄지로 살살 닦아줍니다.
6. **머리 감기기** 손에 비누 거품을 내서 머리카락을 뒤로 넘기듯이 부드럽게 마사지하며 감긴 뒤 헹궈줍니다.
7. **욕조에 앉히기** 몸에 수건을 두른 채로 발부터 천천히 욕조에 담가 앉힙니다.
8. **몸통 씻기기** 한쪽 팔로 아기 목과 등을 받친 채 목욕을 시킵니다. 특히 목, 겨드랑이, 사타구니처럼 살이 겹치는 부분을 세심하게 씻깁니다.
9. **등 씻기기** 한쪽 팔로 아기 가슴과 겨드랑이를 받치고 등을 닦아줍니다. 아기가 편안한 자세이므로 목욕 때 자주 보채는 아기라면 이 자세로 겨드랑이나 손을 씻기는 것도 좋습니다.
10. **헹구기** 헹구는 욕조로 아기를 옮겨 깨끗한 물로 헹궈줍니다.
11. **수건으로 닦기** 미리 준비한 수건 위에 아기를 눕히고 톡톡 두드리듯 물기를 닦아냅니다.

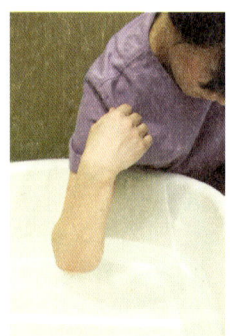
물 온도 맞추기

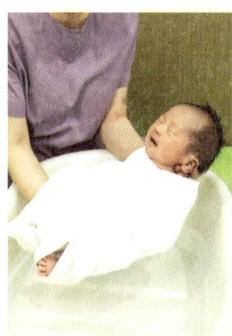
욕조로 데려가기

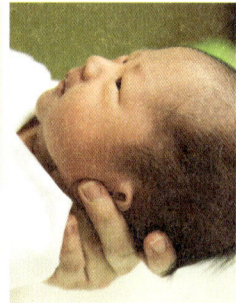
귀 막기

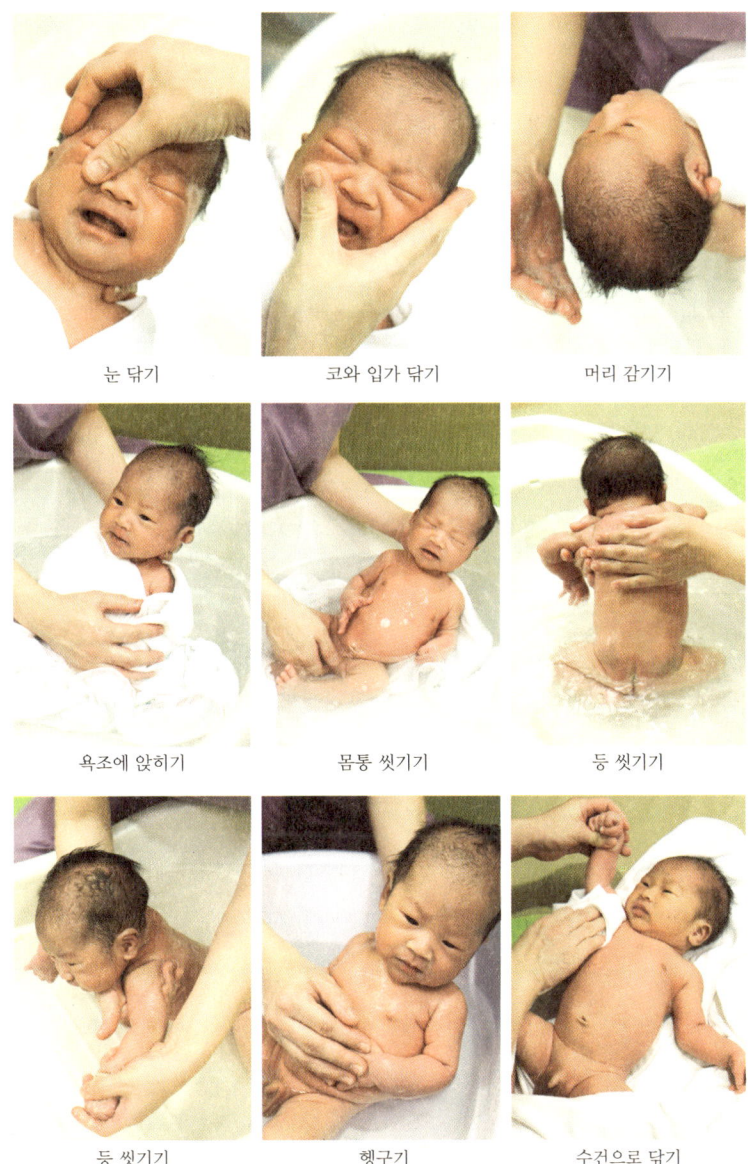

남자 아기 성기 씻기기

1. 아기 엉덩이를 받친 손으로 음경을 위에서 아래로 조심스레 닦습니다.
2. 고환 아래쪽도 세심하게 씻깁니다.
3. 한쪽 팔로 아기 가슴과 엉덩이를 받친 채
   다른 한 손으로 엉덩이를 닦아줍니다.
4. 다른 욕조로 옮겨 헹궈줍니다.

여자 아기 성기 씻기기

1. 엉덩이를 받친 손으로 외음부를 위에서 아래로 부드럽게 닦습니다.
   외음부 안쪽까지는 닦지 않습니다.
2. 사타구니의 살이 겹친 부위를 닦아줍니다.
3. 여자 아기는 항문과 외음부가 가까워 세균에 쉽게 감염되므로
   항문도 세심하게 닦아야 합니다.
4. 다른 욕조로 옮겨 헹궈줍니다.

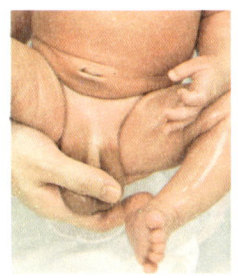 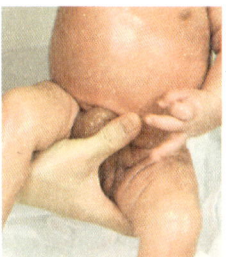 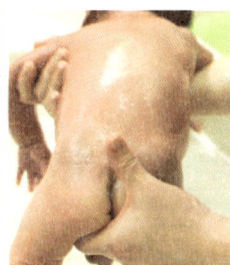 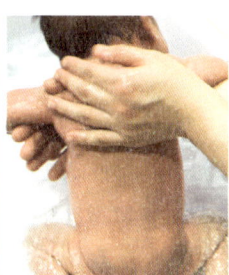

남자아기 성기 씻기기

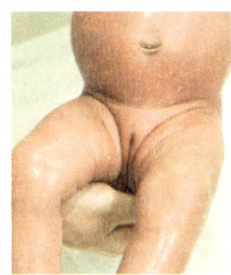 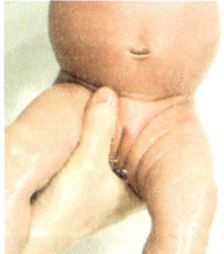 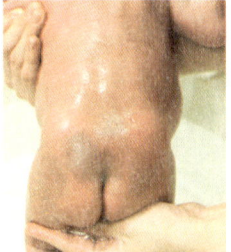 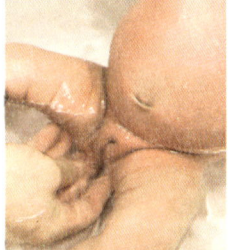

여자아기 성기 씻기기

배꼽 소독하기

1. 탯줄 겸자를 들어 올려 알코올 적신 면봉으로 배꼽 주변을 닦아냅니다.
2. 탯줄과 겸자 바깥 부위도 소독용 알코올로 꼼꼼하게 닦아냅니다.
3. 배꼽이 떨어지고 3~4일 뒤까지 소독을 계속합니다. 면봉에 소독용 알코올을 묻혀 배꼽 부위를 손으로 벌리고 안쪽까지 닦아냅니다.

귀 닦아주기

목욕 후 귓가에 남아 있는 물기는 깨끗한 면봉으로 귀 입구를 살살 문질러 닦아줍니다. 귀지는 저절로 배출되니 파내지 않습니다.

손발톱 깎아주기

손톱은 일주일에 두 번, 발톱은 한 달에 한 번 정도 깎아줍니다. 아기용 안전 가위를 이용해 일자로 깎고 양 끝이 뾰족하지 않게 다듬으면 됩니다. 아기가 깨어 움직일 때는 깎기도 어려울뿐더러 아기 옷 속으로 손발톱이 들어갈 수도 있으니 목욕 후 잠들었을 때 깎는 것이 좋습니다.

코딱지 빼주기

코딱지는 목욕하면서 말랑말랑해져 저절로 나오는 경우가 많으니 억지로 빼내지 마세요. 목욕 후에도 아기 숨소리가 거칠고 불편해 보이면 면봉에 식염수를 묻혀 코 입구만 살짝 닦아냅니다.

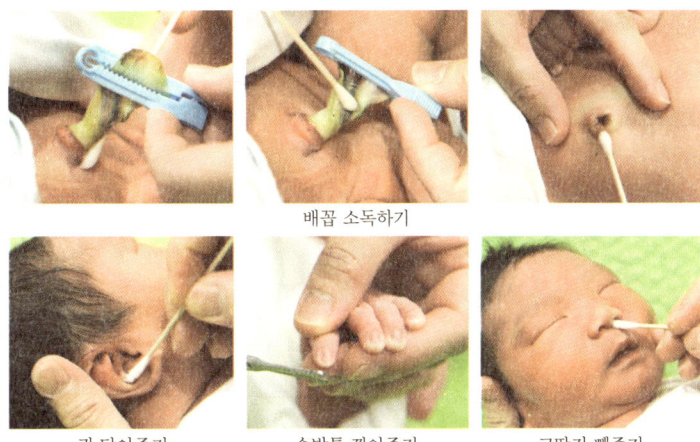

배꼽 소독하기

귀 닦아주기   손발톱 깎아주기   코딱지 빼주기

기저귀 갈기

종이 기저귀 갈기
1 아기 엉덩이 밑으로 새 기저귀를 깔아 넣습니다.
2 기저귀가 배꼽 아래로 오게 조절합니다.
3 여유를 약간 두고 벨크로 테이프를 붙입니다.
4 대소변이 새지 않도록 허벅지 부분을 점검합니다.

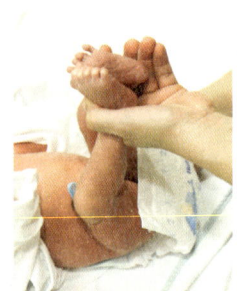 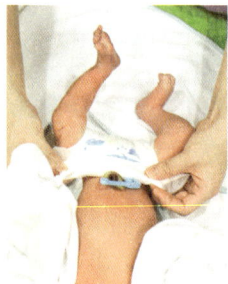 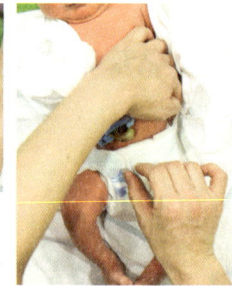 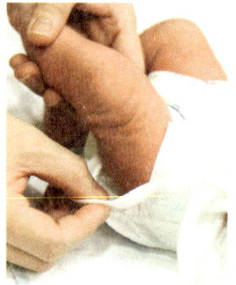

천 기저귀 갈기
1 기저귀 커버 위에 기저귀를 올린 뒤 아기 엉덩이 밑에 깔아 넣습니다.
2 기저귀가 배꼽을 덮지 않도록 한 번 접습니다.
3 여유를 약간 두고 기저귀 커버의 벨크로 테이프를 붙입니다.
4 기저귀 커버 바깥으로 기저귀가 빠져나오면 대소변이 샐 수 있으니 안으로 꼼꼼하게 밀어 넣습니다.

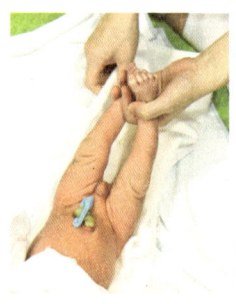 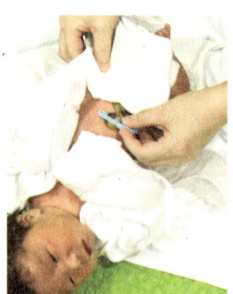 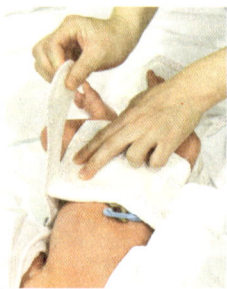 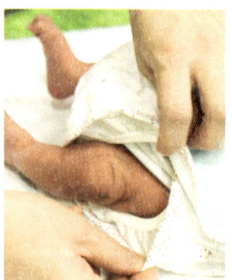

옷 입히기

어른보다 한 겹 더 입히세요
우리 전통 육아에서는 산후 조리하는 산모는 물론이고 신생아까지 덥게 입히는 경향이 있습니다. 그러나 신생아를 너무 덥게 입히면 탈수 증상이 생길 수 있으니 주의해야 합니다. 그저 어른보다 한 겹 더 입힌다고 생각하세요. 여름이라면 배냇저고리를 입히고 속싸개로 싸주는 정도면 충분합니다.

배냇저고리는 엄마가 편할 때까지 입히세요
배냇저고리는 쉽고 빠르게 갈아입힐 수 있다는 장점이 있지요. 신생아 때는 하루에 서너 번씩 옷을 갈아입히기 때문에 배냇저고리를 입히는 게 편합니다. 그러나 언제까지 배냇저고리를 입혀야 한다는 기준이 있는 것은 아닙니다. 대개는 생후 한두 달 정도 되어 시중에 판매하는 내복이 어느 정도 맞겠다 싶으면 배냇저고리 대신 내복을 입힙니다.

배냇저고리 입히기
1. 속싸개 위에 배냇저고리를 펼쳐놓고 아기를 눕힙니다.
2. 소매를 돌돌 만 뒤 아기 손을 잡고 끼웁니다.
3. 아기가 갑갑해하지 않을 만큼 여유를 두고 옷을 여밉니다. 리본 묶기를 하면 옷 벗길 때 편합니다.

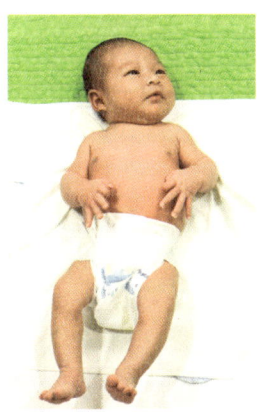 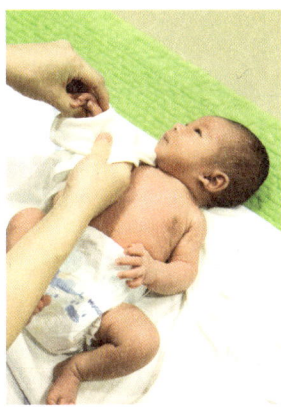 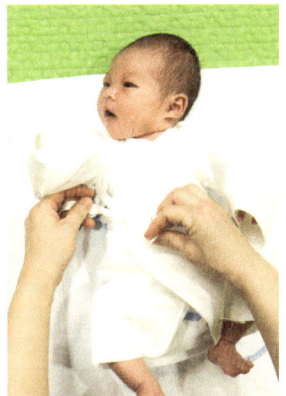

신생아 안기

바닥에서 들어 올리기 한 손은 아기 목을, 다른 한 손은 엉덩이를 받치고 아기를 엄마 쪽으로 끌어당기듯 안아 올립니다.

요람 자세로 안기 수유하거나 평상시 아기를 안을 때 가장 기본이 되는 자세입니다. 똑바로 앉은 채 팔 안쪽으로 아기 머리를 받치고 팔꿈치를 구부려 아기를 끌어당깁니다.

세워 안기 한 손으로는 아기 목을, 다른 한 손으로는 엉덩이를 받쳐 세워 안습니다. 트림시키거나 달랠 때, 재울 때 적당한 자세입니다.

Q&A 많이 안아주면 손 탄다던데, 어느 정도까지 안아줘야 하나요?
생후 3개월 이전에는 되도록 많이 안아주세요. 엄마가 자신을 사랑하고 보호해준다는 믿음이 있어야 정서적으로 안정되고 독립심 있는 아이로 자랍니다. 단, 생후 4개월부터는 울 때마다 안아주지 말고 조금 기다리면서 반응을 살필 필요도 있습니다. 배고프거나 불편해서 우는 것이라면 즉시 해결해줘야겠지만, 심심하거나 졸려서 우는 것이라면 아기 스스로 그런 상황을 처리할 기회를 주는 것도 나쁘지 않습니다. 물론 평상시에 충분한 스킨십으로 애정을 표현해야 합니다.

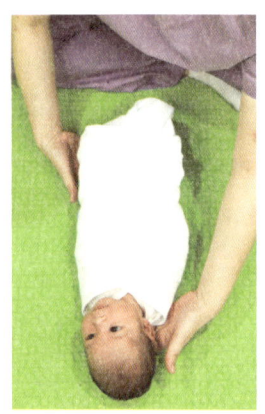
바닥에서 들어 올리기

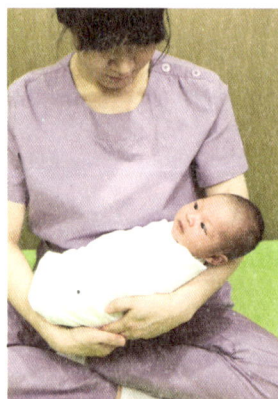
요람 자세로 안기

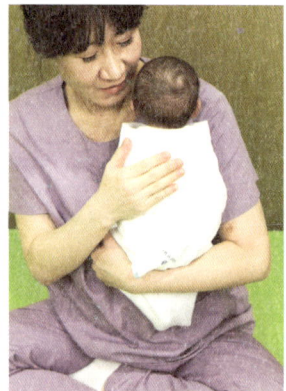
세워 안기

축구공식 안기 팔로 아기 허리와 목을 받치고 아기 머리를 엄마 가슴과 비슷한 높이로 일으킵니다. 제왕절개를 해서 아기를 안기 힘들거나 쌍둥이를 기르는 엄마에게 좋은 자세입니다.
다른 사람에게 건네주기 한 손으로 아기 목을, 다른 한 손으로는 엉덩이를 받친 채 아기 머리부터 상대방 손 위에 올립니다.

Q&A 아기 목욕 시킬 때 입안은 닦지 않아도 되나요?
아기의 침은 오히려 입 속을 깨끗하게 해주는 역할을 합니다. 그러니 아기 혓바닥에 하얀 찌꺼기가 보인다고 해서 입 안을 씻기거나 수건으로 닦아내면 안 됩니다. 가제 수건 때문에 오히려 나쁜 균을 옮길 수도 있습니다. 하지만 아기의 입 속이 유난히 하얗다면 아구창을 의심해볼 수 있습니다. 그럴 때는 깨끗한 면봉으로 하얀 부분을 찍어 보세요. 찌꺼기가 닦이면 염려할 필요 없이 그냥 놔두면 되고, 면봉에 피가 스며 있거나 하얀 부분이 그대로 붙어 나온다면 아구창일 수 있으니 이럴 때는 가까운 소아과 병원을 방문하세요.

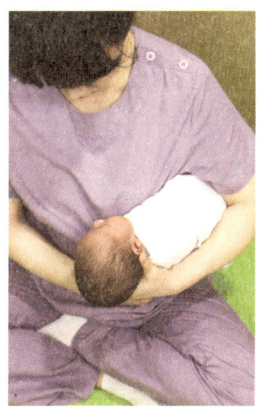
축구공식 안기

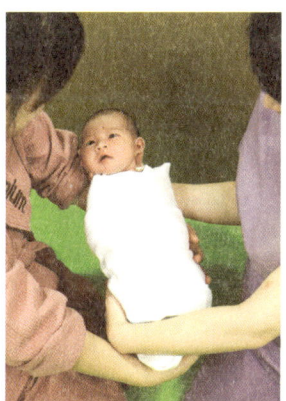
다른 사람에게 건네주기

아이 예방접종 스케줄

	전염병	백신 종류	접종 시기								
			0개월	1개월	2개월	4개월	6개월	12개월	15개월	18개월	
필수 예방 접종(국가 권장 예방접종)	결핵	BCG(피내용)	1회								
	B형 간염	HepB	1차	2차			3차				
	디프테리아 파상풍 백일해	DTaP			1차	2차	3차		추가 4차		
		Td/Tdap									
	폴리오 (소아마비)	IPV			1차	2차		3차			
	b형 헤모필루스 인플루엔자	PRP-T/HbOC			1차	2차	3차	추가 4차			
	폐렴구균	PCV(단백결합)			1차	2차	3차	추가 4차			
		PPSV(다당질)									
	홍역 유행성 이하선염 풍진	MMR							1차		
	수두	Var							1회		
	일본 뇌염	JE(사백신)							1~3차		
		JE(생백신)							1~2차		
	인플루엔자	Flu(사백신)						매년 접종			
		Flu(생백신)									
	장티푸스	주사용									
선택 예방 접종	결핵	BCG(경피용)	1회								
	로타바이러스	RV1 (로타릭스)			1차	2차					
		RV5 (로타텍)			1차	2차	3차				
	A형 간염	HepA						1~2차			
	인유두종 바이러스	HPV4(가다실)/HPV2(서바릭스)									

질병관리본부 예방접종도우미(nip.cdc.go.kr) 사이트에서 회원 가입을 하고 아이의 생년월일을 입력하면 예방접종 날짜를 한눈에 볼 수 있습니다. 예방접종 내역 조회와 증명서 발급도 가능하니 유용하게 활용하시기 바랍니다.

접종 시기						비고
24개월	36개월	만 4세	만 6세	만 11세	만 12세	
						생후 4주 이내 접종.
						임산부가 B형 간염 표면 항원(HBsAg) 양성인 경우 출생 후 12시간 이내 B형 간염 면역글로불린(HBIG) 및 B형 간염 백신을 동시에 접종하고, 이후에는 생후 1개월 및 6개월에 2차·3차 접종 시행.
		추가 5차				DTaP-IPV(디프테리아·파상풍·백일해·폴리오) 혼합 백신으로 접종 가능. 이 경우 기초 3회는 동일 제조사 백신으로 접종해야 하며, 생후 15~18개월 접종하는 DTaP 백신은 제조사와 관계없이 접종 가능.
			추가 6차			
		추가 4차				3차 접종은 생후 6~18개월에 접종 가능. DTaP-IPV(디프테리아·파상풍·백일해·폴리오) 혼합 백신으로 접종 가능. 이 경우 기초 3회는 동일 제조사 백신으로 접종해야 하며, 생후 15~18개월 접종하는 DTaP 백신은 제조사와 관계없이 접종 가능.
						생후 2개월~만 5세 미만의 소아를 대상으로 접종. 5세 이상은 b형 헤모필루스 인플루엔자균 감염 위험성이 높은 경우에 접종. 10가와 13가 단백결합 백신 간의 교차접종은 권장하지 않음.
	고위험군에 한하여 접종					만 2세 이상 폐구균 감염 고위험군을 대상으로 하며 건강 상태를 고려하여 담당 의사와 충분한 상담 후 접종.
				2차		홍역 유행 시 생후 6~11개월에도 MMR 백신 접종이 가능하나 이 경우 생후 12개월 이후에 MMR 백신 재접종 필요.
			추가 4차	추가 5차		1차 접종 후 7~30일 간격으로 2차 접종을 시행하고, 2차 접종 후 12개월 후 3차 접종.
						1차 접종 후 12개월 후 2차 접종.
매년 접종						생후 6~59개월 소아의 경우 매년 접종 시행. 첫해에는 1개월 간격으로 2회, 이후로는 매년 1회 접종(단, 접종 첫해에 1회만 접종한 경우 그다음 해 1개월 간격으로 2회 접종).
	매년 접종					생후 24개월 이상부터 접종 가능. 첫해에 1개월 간격으로 2회, 이후로는 매년 1회 접종(단, 접종 첫해에 1회만 접종한 경우 그다음 해 1개월 간격으로 2회 접종).
	고위험군에 한하여 접종					장티푸스 보균자와 밀접하게 접촉하거나 장티푸스가 유행하는 지역으로 여행하는 경우 등 위험 요인 및 환경 등을 고려하여 제한적으로 접종 권장.
						생후 12개월 이후에 1차 접종하고 6~18개월 후 추가 접종(제조사마다 접종 시기가 다름).
			1~3차			

(출처: 질병관리본부 예방접종도우미)

생후 0~12개월 신체 성장 표준치   남아

월령	구분	백분위수								
		3	5	10	25	50	75	90	95	97
출생 시	몸무게(kg)	2.6	2.7	2.8	3.1	3.4	3.8	4.2	4.5	4.6
	키(cm)	44.7	45.3	46.4	48.2	50.1	52.1	53.9	54.9	55.6
	머리둘레(cm)	32.1	32.4	32.9	33.7	34.7	35.7	36.7	37.4	37.8
1~2개월	몸무게(kg)	4.5	4.6	4.8	5.2	5.7	6.2	6.6	6.9	7.1
	키(cm)	52.8	53.4	54.4	56.0	57.7	59.4	61.0	61.9	62.5
	머리둘레(cm)	35.5	35.9	36.4	37.3	38.3	39.3	40.3	40.9	41.3
2~3개월	몸무게(kg)	5.1	5.3	5.5	5.9	6.5	7.0	7.5	7.8	8.0
	키(cm)	56.1	56.7	57.6	59.2	60.9	62.6	64.1	65.0	65.6
	머리둘레(cm)	37.0	37.4	37.9	38.8	39.9	40.9	41.8	42.4	42.8
3~4개월	몸무게(kg)	5.6	5.8	6.0	6.5	7.0	7.6	8.1	8.5	8.7
	키(cm)	58.6	59.2	60.2	61.8	63.5	65.2	66.7	67.6	68.2
	머리둘레(cm)	38.2	38.5	39.1	40.0	41.1	42.1	43.0	43.6	43.9
4~5개월	몸무게(kg)	6.0	6.2	6.5	7.0	7.5	8.1	8.7	9.0	9.3
	키(cm)	60.8	61.4	62.3	63.9	65.7	67.4	68.9	69.8	70.4
	머리둘레(cm)	39.1	39.5	40.1	41.0	42.0	43.0	44.0	44.5	44.9
5~6개월	몸무게(kg)	6.4	6.6	6.9	7.4	8.0	8.6	9.2	9.5	9.8
	키(cm)	62.6	63.2	64.2	65.8	67.6	69.3	70.9	71.8	72.4
	머리둘레(cm)	39.9	40.3	40.9	41.8	42.8	43.9	44.8	45.3	45.7
6~7개월	몸무게(kg)	6.7	6.9	7.2	7.7	8.4	9.0	9.6	10.0	10.2
	키(cm)	64.2	64.9	65.9	67.5	69.3	71.0	72.6	73.6	74.2
	머리둘레(cm)	40.6	41.0	41.5	42.5	43.5	44.5	45.4	46.0	46.3
7~8개월	몸무게(kg)	7.0	7.2	7.5	8.1	8.7	9.4	10.0	10.4	10.7
	키(cm)	65.7	66.4	67.3	69.0	70.8	72.6	74.3	75.2	75.9
	머리둘레(cm)	41.2	41.5	42.1	43.1	44.1	45.1	46.0	46.6	46.9
8~9개월	몸무게(kg)	7.3	7.5	7.8	8.4	9.0	9.7	10.4	10.8	11.1
	키(cm)	67.0	67.7	68.7	70.4	72.3	74.1	75.8	76.8	77.4
	머리둘레(cm)	41.7	42.1	42.6	43.6	44.6	45.7	46.5	47.1	47.4
9~10개월	몸무게(kg)	7.5	7.7	8.1	8.7	9.3	10.1	10.7	11.2	11.4
	키(cm)	68.3	68.9	70.0	71.7	73.6	75.5	77.2	78.2	78.9
	머리둘레(cm)	42.1	42.5	43.1	44.1	45.1	46.1	47.0	47.5	47.9
10~11개월	몸무게(kg)	7.8	8.0	8.3	8.9	9.6	10.4	11.1	11.5	11.8
	키(cm)	69.4	70.1	71.2	72.9	74.9	76.8	78.5	79.6	80.2
	머리둘레(cm)	42.5	42.9	43.5	44.5	45.5	46.5	47.4	47.9	48.3
11~12개월	몸무게(kg)	8.0	8.2	8.6	9.2	9.9	10.7	11.4	11.8	12.1
	키(cm)	70.5	71.2	72.3	74.1	76.0	78.0	79.8	80.9	81.5
	머리둘레(cm)	42.9	43.3	43.9	44.8	45.9	46.9	47.8	48.3	48.7

여아

월령	구분	백분위수								
		3	5	10	25	50	75	90	95	97
출생 시	몸무게(kg)	2.5	2.6	2.7	3.0	3.3	3.7	4.0	4.3	4.5
	키(cm)	44.5	45.1	46.1	47.6	49.4	51.1	52.8	53.7	54.4
	머리둘레(cm)	31.4	31.7	32.2	33.0	34.1	35.1	36.1	36.7	37.1
1~2개월	몸무게(kg)	4.2	4.3	4.6	4.9	5.4	5.8	6.2	6.5	6.7
	키(cm)	51.9	52.5	53.4	54.9	56.7	58.3	59.9	60.8	61.3
	머리둘레(cm)	34.8	35.1	35.6	36.5	37.5	38.6	39.6	40.2	40.6
2~3개월	몸무게(kg)	4.8	4.9	5.2	5.6	6.1	6.6	7.0	7.3	7.5
	키(cm)	54.9	55.5	56.5	58.0	59.8	61.5	63.0	63.9	64.5
	머리둘레(cm)	36.3	36.6	37.1	38.0	39.0	40.1	41.1	41.7	42.1
3~4개월	몸무게(kg)	5.2	5.4	5.7	6.1	6.6	7.2	7.6	7.9	8.1
	키(cm)	57.4	58.0	59.0	60.5	62.3	64.0	65.5	66.4	67.0
	머리둘레(cm)	37.4	37.8	38.3	39.2	40.2	41.2	42.2	42.8	43.2
4~5개월	몸무게(kg)	5.6	5.8	6.1	6.6	7.1	7.7	8.2	8.5	8.7
	키(cm)	59.4	60.1	61.0	62.7	64.4	66.2	67.7	68.7	69.3
	머리둘레(cm)	38.4	38.7	39.2	40.1	41.1	42.2	43.2	43.8	44.2
5~6개월	몸무게(kg)	6.0	6.1	6.4	6.9	7.5	8.1	8.6	9.0	9.2
	키(cm)	61.3	61.9	62.9	64.5	66.3	68.1	69.7	70.6	71.2
	머리둘레(cm)	39.1	39.5	40.0	40.9	41.9	43.0	43.9	44.6	45.0
6~7개월	몸무게(kg)	6.3	6.5	6.8	7.3	7.9	8.5	9.1	9.4	9.6
	키(cm)	62.9	63.5	64.5	66.2	68.0	69.8	71.5	72.4	73.1
	머리둘레(cm)	39.8	40.1	40.7	41.6	42.6	43.6	44.6	45.2	45.6
7~8개월	몸무게(kg)	6.5	6.7	7.1	7.6	8.2	8.9	9.4	9.8	10.0
	키(cm)	64.4	65.0	66.0	67.7	69.6	71.4	73.1	74.1	74.7
	머리둘레(cm)	40.4	40.7	41.2	42.1	43.2	44.2	45.2	45.8	46.2
8~9개월	몸무게(kg)	6.8	7.0	7.3	7.9	8.5	9.2	9.8	10.2	10.4
	키(cm)	65.7	66.4	67.4	69.1	71.0	72.9	74.6	75.6	76.3
	머리둘레(cm)	40.9	41.2	41.8	42.6	43.7	44.7	45.7	46.3	46.7
9~10개월	몸무게(kg)	7.0	7.3	7.6	8.2	8.8	9.5	10.1	10.5	10.8
	키(cm)	67.0	67.7	68.7	70.4	72.3	74.3	76.0	77.0	77.7
	머리둘레(cm)	41.4	41.7	42.2	43.1	44.1	45.2	46.2	46.8	47.2
10~11개월	몸무게(kg)	7.3	7.5	7.8	8.4	9.1	9.8	10.5	10.9	11.1
	키(cm)	68.2	68.8	69.9	71.6	73.6	75.5	77.3	78.4	79.1
	머리둘레(cm)	68.2	68.8	69.9	71.6	73.6	75.5	77.3	78.4	79.1
11~12개월	몸무게(kg)	7.5	7.7	8.1	8.7	9.4	10.1	10.8	11.2	11.5
	키(cm)	69.3	70.0	71.0	72.8	74.8	76.8	78.6	79.7	80.4
	머리둘레(cm)	42.1	42.5	43.0	43.9	44.9	46.0	46.9	47.5	47.9

2007년 소아청소년 표준 성장 도표(대한소아과학회) 기준

찾아보기

ㄱ

가라손 점안액 391
가스로비서방정 389
가스코정 389
가스터정 389
가스텍정 389
가정 의학 주치의 36, 37
가정 출산 45, 46
가족 분만 562
가족 분만실 41
가족의 분만실 출입 531
가진통(거짓 진통) 489, 499
간접 항글로불린 검사 57
간질 49, 119, 164, 190
감각 이상과 저림 286
감기약 383~385, 605
감염성 홍반 208~209
갑상선 질환 189~190, 462, 481
갑상선 치료제 379, 604
갑상선기능저하증 155, 181, 189, 190, 381, 455, 462, 644
갑상선기능항진증 189~190, 644
개 키우기 363
개대 장애 578
개인 병원의 장단점 40, 42, 43
거담제 383, 385

거대아 122, 166, 167, 168, 344, 485, 521, 527, 529, 541, 569, 579
거미 혈관 281
거짓 진통(가진통) 489, 499
거짓임신(상상임신, 환상임신) 37
건망증 291, 292, 294
건선 연고 386
게스틴정 389
겔시드정 388
겔포스엠 388
견갑난산(어깨난산) 344, 485, 527, 579, 580
견갑위(횡위) 199, 541, 571
겸상 적혈구증 118
겸자 분만 44, 485, 510, 516, 529, 540, 541, 547, 553
경동 아스피린 385
경련성 질환 190~192
경막외마취 46, 510, 516, 524, 546, 547, 553~554, 567, 571, 573, 579
경피적 제대혈 채취 130~132
계류유산 455, 456, 458
고령 임신 226~234
고령 임신과 선천성 기형 227
고령 임신과 자연분만 229, 230, 231
고세병 118
고양이 키우기 60, 364
고위험 임신 37, 40, 42, 46, 49, 50, 61, 65, 68, 69, 160~223, 231, 354, 559, 573
 - 갑상선 질환 189~190
 - 경련성 질환 190~192
 - 루푸스 192~193
 - 매독 200~202
 - 보조 생식술 후 임신 218~219
 - 성 매개 질환 210~211
 - 소아기 바이러스 질환 207~209
 - 양수과다증 182~183
 - 양수과소증 181~182
 - 에이즈 202~205
 - 유산 173
 - 임신 전 당뇨병 165~167
 - 임신 중 태반 이상 184

- 임신 중 탯줄 이상 185~186
- 임신 중 출혈 170~173
- 임신성 당뇨병 167~170
- 임신중독증 161~165
- 자궁 기형 219
- 자궁외임신 174~176
- 전치태반 178~179
- 질염 211~213
- 태반 조기 박리 179~180
- 태아 성장 장애 214~215
- 태아 위치 이상 195~200
- 포상기태 177~178
- 혈전색전증 193~194
- B군 연쇄상 구균 감염 204~206
- B형 간염 187~188
- Rh−형 임신부 216~218

고혈압 42, 49, 55, 60, 62, 69, 160, 161, 162, 163, 164, 180, 181, 214, 219, 227, 228, 233, 249, 290, 318, 378, 381, 388, 413, 414, 463, 527, 542, 606, 637, 644, 672
고혈압제 120, 378
곤봉발 117
골반 관절통 278
골반 내진 54~55, 175, 499
골수 이식 493, 494
과다입덧 257~260
과숙 임신(지연 임신) 69, 181, 182, 238, 484~485, 542, 579
관장 272, 515, 516, 517
광견병 백신 222
구개열 117
구주로라타딘정 10mg 384
국소마취 270, 271, 547, 554
국제로라타딘정 384
그네 분만 561~562
근이양증 131
급속 분만 578
기미(임신 마스크) 279~280, 369
기침약 384, 604, 605
기태 임신 171
기형아 113

기형아 검사 124~132, 230, 275, 356
- 경피적 제대혈 채취 130~132
- 양수 검사(양수 천자) 126~129
- 융모막 검사 126
- 초음파 검사 129~130
- 혈액 검사(삼중 검사와 사중 검사) 124~126
긴 탯줄 185

ㄴ

나자티드 캡슐 389
나자티딘 389
나프록센 385
나프록센 계열 진통제 382
나프롱 382
낙센에프씨알 382
난관 복원 수술 628
난산 135, 196, 199, 344, 482, 485, 510, 522, 527, 531, 539, 540, 562, 578~581, 660
낭포성 섬유증 118, 133
내분비교란물질환경호르몬 122
내진 54, 55, 175, 195, 253, 480, 499, 515, 516, 518
네일 아트 372~373
넥스판탄산칼슘정 388
노라핀정 390
노리개 젖꼭지 591, 600, 607
녹십자 제놀 384
뇌 태교 409, 415~418
뇌성마비 134~136, 472
뇌전증(간질) 49, 119, 190, 192, 606
뉴로딘정 390
뉴페낙 391
능동 분만 534, 535
니만피크병 118
니스타틴 212
니코나졸 212
니코틴 398, 586
니코틴 패치 398
니프티 129

찾아보기

ㄷ

다나졸 378
다나졸 캡슐 378
다리 통증 288
다운 증후군 65, 114, 115, 116, 117, 124, 125, 126, 128, 129, 130, 131, 227, 231
다인자 질환 117
다크린 386
단각자궁 462
단일 제대 동맥 186
단자민정 384
당뇨 42, 46, 49, 56, 59, 60, 61, 69, 114, 115, 117, 122, 124, 160, 163, 165, 166, 167, 168, 169, 170, 181, 183, 184, 186, 193, 212, 214, 219, 227, 228, 233, 324, 342, 344, 346, 356, 412, 413, 455, 459, 463, 481, 527, 532, 542, 569, 579, 584, 629, 637, 644, 660
대상포진 백신 222
대하증 277
더블 맥도널드 원형결찰술 466, 483~484
데코인정 385
데파콘주 378
덱사메타손 점안액 391
도시펜 382
도플러 초음파 검사 45, 66, 483
독감 백신 72, 220
독시론정 384
독시사이클린 223
독실아민 384
돔페리돈 389
동맥 혈전색전증 194
동화 태교 416, 436
두통 40, 51, 163, 290, 322, 344, 348, 365, 370, 383, 384, 442, 443, 457, 546, 547, 553, 644
둔위(역아) 45, 46, 195~199, 568, 576, 579
둔위와 자연분만 198, 252
둘라 71, 526, 545, 563, 569
둘코락스에스 390
둥지 틀기 498
듀오크린액 386
듀오탈에프정 388
듀파락 390
드리메딘정 389
디디엘플라스타 381
디베타-C주 381
디부손 크림 384
디아제팜 120
디에틸스틸베스테롤 122, 378
디크놀주 381
디클로페낙 계열 진통제 381~382
디클로페낙나트륨주 382
디클로페낙정 382
디페닐히단토인 119
디페아민주 381
디페인주 381
디펙타민연질 캡슐 384
디펜히드라민 384
디퓨텝서방정 382

ㄹ

라니티딘 389
라마즈 452, 525, 546, 549~551, 552
라메이스정 378
라스틴정 389
라코락스 382
래디오액티브 아이오다인 379
레다크닐 크림 378
레보티록신 189, 381
레스타시스 점안액 391
레스피렌 385
레티론주 381
로다인정 384
로라타딘 384, 390
로라타딘정 390
로세핀 211
로섹스 겔 384
로아큐탄10mg 378
로제렘 387
로제펜정 382

로티락베타주 381
로페라미드 390
로페리드 390
로페린 390
록시캄주 382
료마주 382
루네스타 387
루마겔 382
루푸스(전신성 홍반성 낭창)
  42, 163, 192~193, 455, 462
루프 396
류마스탑플라스타 381
르부아예 530, 560~561
리단정 378
리튬 120, 378
리파아제 389
링거 397

ㅁ

마그네슘염 388
마더 세이프 프로그램 377
마리화나 120
마이팜탄산칼슘정 388
마이프로 캡슐 382
마취과 전문의 41, 43
마크로라이드 384
마크로맥스 건조 시럽 384
막 태반 184
말라리아 백신 223
매독 56, 59, 72, 184, 200~202
맥로버츠 수기 580
메리프린주 378
메이킨에스정 390
메토클로프라마이드 389
메토트렉사트 176, 378
메트로니다졸 213, 384
메트로졸 겔 384
메트리날주 384
메티마졸 379

메티마졸정 379
메파렌서 캡슐 381~382
멕소롱 389
멕시롱정 389
멕페란 389
명상 태교 408, 409, 415, 416, 417, 418~422
모나돈정 389
모유 수유 72, 170, 191, 202, 205, 228, 237, 254,
  266, 289, 320, 417, 489, 533, 539, 547, 548,
  552, 556, 570, 571, 584~608, 615, 616, 618,
  619, 620, 622, 623, 627, 636, 637, 643, 646,
  652, 653, 659, 661, 662, 665, 666
모자 의학 전문가 37, 475
모자동실 41, 516, 533
모차르트 이펙트 427
모티리움 389
모틴정 389
목덜미 두께 129
무뇌증 116, 117, 126
무통 마취 41, 45, 46, 515, 516, 524~525, 534
무통분만 524, 543~564
문진 52~53, 72
뮤코리드정 384
뮤테란정 384
미란다 388
미란투액 388
미셀정 389
미소프로스톨 379, 389
미소프로스톨정 379
미숙아 134~135, 196, 205, 227, 232, 248,
  249, 314, 398, 495, 533, 611, 653
미술 태교 431~432

ㅂ

바렌탁주 382
박카스 397
반려동물 키우기 363~366
발프로산 378
방광염 268~269

방사선과 선천성 기형 123, 373~374
배꼽탈장 119
베나드릴 387, 390
베르베린 탄네이트 390
베사노이드 연질 캡슐 378
베스타제정 389
베아겔 388
베아세정 389
베아코에프정 384
베타페낙주 382
벤작 에이씨겔 386
벤조일 퍼옥사이드 386
벤지드 로숀 386
변비 36, 53, 260, 271~272, 273, 284, 303, 305, 306, 316, 346, 390, 385, 593, 622, 623, 641~642, 644
변비 완하제 390
변연성 태반(융모막 외 태반) 184
병원 분만 44, 45, 46, 526
보조 분만 44, 190, 539~541, 544
보조 생식술 218~219, 246
보조 태반 184
복강경 176, 464, 465, 627
복벽 결손 117, 123
복식 봉합술 466
복식 자궁경부 원형결찰술 482~483
복통 51, 127, 164, 171, 173, 175, 176, 179, 180, 183, 257, 271, 274, 365, 396, 455, 469, 637, 662
복합 아루펜트정 384
복합위 200
본트릴정 384
볼거리 72, 119, 207, 209
부드러운 분만 534~535
부루펜 382
부분 포상기태 177
부설펙스 378
부스판 378
부종 51, 53, 163, 165, 183, 237, 238, 243, 285~286, 329, 342, 345, 346, 348, 361, 368, 419, 572, 600, 646, 647, 649, 659, 663, 673

분만 자세 505~508, 516, 526~528, 529, 535, 556, 562
분만 장소 44~46, 237, 555
분만 전문 병원 42, 563
분만 진통의 3단계 502~505
분만 현장에서의 의료 개입 71, 515~516, 535, 545, 551, 552
분만실 41, 43, 516, 530~531, 560, 562
분만예정일 50, 51, 413, 488, 490, 491, 522, 541, 572, 576
분만용 의자 506, 507
분만을 위해 병원에 갈 타이밍 502, 526
분유 수유 607, 608~611
분유 알레르기 611
불가피유산 458
불면증 53, 278~279, 361, 362, 387, 457, 651
불안증 275
불완전둔위 195, 196, 199
불완전유산 458
불임수술 627~629
불임수술 후 복원 수술 628
브래들리 분만법 552
브랙스톤-힉스 수축(거짓 진통, 가진통) 499~500
브레복실 겔 386
브로콜 시럽 384
브롬페니라민 384
브롬헥신 384
브이백 73, 344, 574~576
블룸 증후군 118
비만 60, 117, 123, 156, 157, 163, 165, 168, 169, 194, 218, 219, 285, 320, 343, 344~350, 412, 413, 532, 572, 579, 585, 588, 629, 658~666, 673
비모보정 385
비수축 검사 67, 68, 69, 154~155, 156, 197, 485
비스베린 캡슐 390
비스테로이드성 소염제 385
비스트롤 378
비오베린정 390
비졸본정 384

비타민 A의 기형 유발 가능성 121, 283, 314, 386
빈뇨 268~269, 278, 321, 333
빈혈 56, 57~58, 118, 155, 184, 189, 204, 207, 217, 248, 260, 263, 302, 308, 319, 391, 511, 621, 622, 636, 645, 672
삐삐콜플러스정 384

ㅅ

사라인정 384
사산 118, 166, 168, 190, 200, 201, 209, 214, 223, 282, 314, 342, 344, 457, 459~460, 485
사이클로스포린 A 391
사이클로포스파마이드 378
사이폴 주사 391
사이폴엔 387
사이폴-엔 캡슐 391
사중 검사 124~125, 128
사카린 325
산과 전문 병원 장단점 40, 42~43
산과의사 46, 472
산노젤정 388
산디문뉴오랄 387
산부인과 전문 병원 42~43
산부인과 전문의 36, 37, 252
산욕기 체조 624~625
산욕열 638~639
산전 검사 일정 72~73
산전 검진 43, 48~73, 125, 126, 129, 130, 200, 475, 538
 - 골반 내진 54
 - 기형아 검사 64
 - 문진 52
 - 산전 교육 70~71
 - 산전 검사 일정 72~73
 - 산전 검진 받는 이유 48
 - 소변 검사 61~62
 - 자궁경부 세포진 검사 63
 - 즉시 병원에 가야 하는 경우 50~51
 - 체중과 혈압 45

 - 초음파 검사 64
 - 추가 검진이 필요한 경우 49~50
 - 태아 심박동 검사 67~70
 - 혈액 검사 56~61
산전 관리 36~44, 136, 161, 226, 233, 474, 475
산전 관리 전문가 36~40
산전 교육 70~71
산후 갑상선염 644
산후 건강검진 636~638
산후 다이어트 584, 658~666
산후 도우미 618
산후 부종 649, 659
산후 불임수술 627~629
산후 비만 588, 658~666
산후 손목 통증 646~647
산후 손목건초염 646~647
산후 우울감 650
산후 우울증 73, 228, 253, 569, 570, 626, 637, 650~655, 659, 666
산후 운동 659, 661, 662~666
산후 임신중독증 644
산후 정신병 651
산후 조리 422, 492, 552, 614~633, 638, 646, 659
 - 산후 불임수술 627~629
 - 산후 조리, 어디에서 할까 616~619
 - 산후 조리의 기본 원칙 614~615
 - 출산 후 몸의 변화 619~620
 - 출산 후 성생활 626~627
 - 출산 후 영양 가이드 621~623
 - 출산 후 일상생활 623~625
 - 산후 회복 도와주는 산욕기 체조 624~625
산후조리원 615, 616, 617~618, 630~633
산후 좌욕 640
산후 출혈 189, 503, 578, 580, 584, 626, 645
산후 트러블 636~655
 - 산후 건강검진 636~638
 - 산후 생길 수 있는 신체 트러블 638~649
 - 산후 생길 수 있는 정신 트러블 650~655
산후통 643
산후풍 615, 645~646

살모넬라균 365, 366, 609
삼중 검사(트리플 검사) 124~125
상상임신(거짓임신, 환상임신) 37~38
생리 예정일 38, 256
선천성 기형 114~136
선천성 매독 증후군 59
선천성 자궁 이상 461~462
설소대 단축증 603
성 매개 질환 125, 210~211, 213
성곽 태반 184
세균성 질증 212, 213, 277
세로테 390
세로토닌 323
세리텍 390
세트리진 390
세팔로틴 384
셀택 390
소나타 387
소변 검사 48, 60, 61~62, 163, 260
소아기 바이러스 질환 207~209
소아마비 백신 222
소안구증 119
소양증 282
소페낙주 382
소프롤로지 425, 525, 546, 548~549, 550
소화 장애 303, 318, 361, 389~390
소화불량 263~265, 388, 441
소화제 388
속 쓰림 258, 264, 265, 270, 344, 361, 362, 373
손톱 변화 281
수두 119, 207~208
수두 백신 72, 208, 222
수막구균 백신 221
수면 278~279, 286, 288, 290, 360~362, 458, 637, 650, 652, 653
수면제 387
수액 260, 272, 397, 516, 519, 521~522, 553, 554
수유 584~611
 − 모유 수유 584~606
 − 분유 수유 608~611
 − 혼합 수유 606~608

수유 거부하는 아기 602
수유 중 울며 보채는 아기 603~604
수유 패드 599, 601
수은 122, 317, 318, 320~321, 370, 371, 593
수중 진통과 수중 분만 525, 527, 546, 554~560
수축 자극 검사 68~69
수크랄로스 325
수크랄페이트 389
순산 540, 581
쉬로드카술 466
슈다페드정 384
슈도에페드린 384, 602
슈크레이트 겔 389
슈프락스 211
슐라폰정 384
스노콜정 391
스메르정 384
스테비아 325
스트레스 56, 228, 233, 234, 236, 237, 241, 304, 348, 350, 361, 362, 387, 408, 410, 411, 413~414, 416, 429~430, 432, 440, 442, 443, 444, 445, 447~448, 452, 473, 535, 543, 556, 563, 606, 614, 650, 652, 654, 659, 666, 672
스트렙토마이신 378
스티마이신액 386
스팅겔 382
스퍼사니콜 안연고 및 점안액 391
스피드펜 382
습관성 유산 190, 211, 219, 333, 334, 382, 402, 403, 456, 460~470
시메티딘 389
시메티딘정 389
시클라메이트 325
시트룰린혈증 131
신경관 결손 117, 124, 125, 127, 167, 191, 311, 311, 391, 437
신생아 황달 511, 604~605
신일 이부프로펜 385
심장 이상 119
심장 질환 42
싸이토텍정 389

쌍각자궁 461, 452, 464, 465, 466
쌍둥이 소실 250~251
쌍둥이 수혈 증후군 250
쌍둥이 임신(쌍태 임신) 45, 49, 65, 124, 125, 129, 135, 154, 184, 219, 246~254, 308, 333, 334, 342, 479, 495, 560, 590, 621
- 쌍둥이 분만 251~253
- 쌍둥이 신생아 돌보기 253~254
- 쌍둥이 임신의 관리 247~248
- 쌍태임신 합병증 248~251
쌍둥이와 모유 수유 254
쌍자궁(중복자궁) 461, 462, 466
쌍태 임신(쌍둥이 임신) 45, 49, 65, 124, 125, 129, 135, 154, 184, 219, 246~254, 308, 333, 334, 342, 479, 495, 560, 590, 621
쌍화탕 385, 394~395
씨아이에이 캡슐 385

ㅇ

아나프록스 382
아나프록스정 385
아낙스 382
아론정 384
아루사루민 현탁액 389
아루사루민정 389
아루텍 390
아멕산 389
아모네 겔 386
아모코솔정 385
아미노프테린 378
아미폴 캡슐 385
아밀라아제 389
아베닌 390
아빠 태교 672~674
아세설팜칼륨 324
아세트아미노펜 계열 진통제 290, 382, 384, 598, 599, 601, 602
아세틸시스테인 384
아스로낙주 382
아스로텍정 382
아스본정 384
아스파탐 324, 325
아스피린 382, 383, 385, 467, 604
아토바쿠온-프로구아닐 복합제 223
아트레놀씨알정 378
아프로펜 382
안과용 스테로이드 391
안구건조증 391
안드로젠 378
안면위 199, 200
안약 391~392
안지오텐신Ⅱ 길항제 378
알겐정 389
알긴산 389
알러택 390
알레르기 약 390~391
알루미늄염 388
알리펜 382
알사펜 382
알소벤정 389
알코올 114, 120, 121~122, 304, 322~323, 371, 410, 414, 455, 459, 592, 599
알키록산정 378
알타마정 388
알타민 캡슐 379
알티린 390
암모니움 클로라이드 384
암브록솔 385
암브록솔정 385
애드빌 640
약물 복용 376~399
- 감기약 383~385
- 미국 FDA의 임신 중 복용 약물 분류 380~381
- 수면제 387
- 안약 391~392
- 알레르기 약 390~391
- 연고 385~387
- 위장관계 약물 388~390
- 진통제 381~383
- 태아 기형을 유발하는 약물 378

약초 328~329
알액 390
양막 파수 40, 69, 197, 213, 268, 333, 473~474,
　　　477, 478, 482, 499, 502, 508~509, 516, 523,
　　　524, 532, 542, 559, 559
양수 검사(양수 천자) 126~129, 130, 131, 133,
　　　463, 161, 179, 230, 356
양수과다증 65, 69, 166, 182~183, 196, 199, 579
양수과소증 65, 120, 181~182, 196, 199, 579
어깨난산(견갑난산) 344, 485, 527, 579, 580
에드워드 증후군 116
에리스로마이신 386
에리젤 겔 386
에미타솔 네잘 스프레이 389
에센셜 오일 370, 440~442
에스트로겐 212, 263, 265, 279, 307, 465,
　　　594, 607, 626, 627, 651, 653
에스트리올 124
에이즈 56, 59, 72, 160, 187, 188,
　　　202~205, 381, 546
에탄올 379
에트레티네이트 378
엑티피드정 391
엘필렙톤씨알 정 378
엠티엑스정 378
여드름 121, 283, 378, 385~386
여성 전문 병원 37, 42, 475, 526
역동성 3차원 초음파 검사 66
역아 회전술 196~197
역아(둔위) 45, 46, 195~199, 568, 576, 579
연고 385~387, 599, 641
연골 무형성증 115
열성 유전자 질환 115~116
염색 373
염색체 질환 116~117, 227
엽산길항제 378
영양 관리 302~329
　- 임신부가 알아야 할 영양 관리 수칙 315~317
　- 임신 중 무기질과 비타민 섭취 307~314
　- 임신 중 에너지 영양소 섭취 305~307
　- 임신 중 영양제 선택 326~327

　- 임신 중 피해야 할 음식 318~325
　- 태아 프로그래밍 304
영양부족과 임신 123, 303, 414
영어 태교 446~447
영풍파이콜정 384
오로 212, 619, 620
옥시커버 크림 386
옥시토신 69, 457, 459, 507, 543, 570, 584
와파린 120
완전 포상기태 177
완전둔위 195~196
완전유산 458
요가 태교 415, 442~445
요실금 290~291, 569, 572, 641
요통(허리 통증) 53, 294~299, 346, 361,
　　　443, 473, 499, 507, 546, 569, 665, 679
우두 백신 222
우성 유전자 질환 115
원탄정 389
위장관계 약물 388~390
유관 막힘 597~598
유도 분만 39, 45, 127, 164, 169, 215,
　　　484, 485, 488, 508, 510, 523, 526,
　　　541~543, 569, 576, 578, 579
유두 통증 598~600
유레아플라스마 211
유방 기저부 마사지 267
유방 양옆 마사지 267
유방 울혈(젖몸살) 597, 640
유방열 640
유방통 265~267
유산 454~470
유선염 597, 600~601
유전 상담 117~118
유전자 검사 118, 131, 133
유축기 594, 596, 598, 599, 601, 602,
　　　603, 604, 605, 608
유한 아스피린 385
융모막 검사 126, 129, 133, 216, 463
융모막 외 태반 184
융모막염 135

융모성 생식샘자극호르몬 124, 172, 175, 177, 178
음식 태교 437~440
음악 태교 423, 426~431
응급 자궁경부 원형결찰술 483
이란성쌍둥이 246, 247, 251
이부날 시럽 382
이부프로펜 382, 385, 598, 599, 601, 602, 604
이분 척추 117, 126
이브론정 382
이소트레티노인 121, 283, 378
이슬 173, 498, 502
이프렌정 382
인공 양막 파수(인공 파막) 509, 516, 523~524
인공감미료 323~325
인공유산 216, 250, 458, 479
인도메타신 계열 진통제 382
인유두종 바이러스 백신 221
인테반스팬슐 캡슐 382
인히빈 A 124
일란성쌍둥이 135, 246, 247, 250, 251
일본 뇌염 백신 223
일상생활 354~374
– 반려동물 363~366
– 수면 360~362
– 여행 360~358
– 임신 중 가사 354~355
– 임신부의 운전 359~360
– 의생활 366~369
– 환경 370~374
일하는 여성의 임신 236~243
임부복 237, 366~367
임신 마스크(기미) 279~280, 369
임신 막달 272, 488~490, 499
임신 전 고혈압 160, 161~162
임신 전 당뇨병 165~166
임신 중 가사 354~355
임신 중 살충제 노출 122, 368, 370~371, 449
임신 중 선박 여행 356~357
임신 중 성생활 332~339
임신 중 엑스선 촬영 123, 373~374
임신 중 여행 223, 355~358

임신 중 예방접종 220~223
– A형 간염 백신 221
– BCG 백신 222
– B형 간염 백신 221
– HPV 백신 221
– Td 백신 221
– Tdap 백신 221
– 광견병 백신 222
– 대상포진 백신 222
– 독감 백신 220
– 수막구균 백신 221
– 인유두종 바이러스 백신 221
– 탄저병 백신 221
– MMR 백신 222
– 말라리아 백신 223
– 소아마비 백신 222
– 수두 백신 222
– 우두 백신 222
– 일본 뇌염 백신 223
– 콜레라 백신 223
– 폐렴구균 백신 222
– 황열 백신 223
임신 중 운동과 체중 관리 342~352
– 임신 중 비만 관리 344~345
– 임신 중 운동 345~352
– 임신 중 체중 관리 원칙 342~344
임신 중 자동차와 기차 여행 356
임신 중 정상 증세와 이상 증세 256~299
– 감각 이상과 저림 286
– 건망증 291~294
– 골반 관절통 278
– 다리 통증 288
– 더운 느낌 289
– 두통 290
– 변비 271~272
– 복통 274
– 부종 285~286
– 불면증 278~279
– 불안증 275
– 빈뇨와 방광염 268~269
– 소화불량과 속 쓰림 263~265

찾아보기

- 요실금 290~291
- 우울증 276~277
- 유방통 265~267
- 입덧 258~262
- 임신 중 질 출혈 256~257
- 정맥류 284~285
- 질 분비물(대하증) 277
- 치아와 잇몸 질환 270~271
- 치질 273~274
- 코막힘과 코피 287~288
- 피로감 257
- 피부 관련 증상 279~283
- 허리 통증 294~299
- 현기증 262~263
- 호흡곤란 287

임신 중 치과 치료 270~271, 374
임신 중 합병증 160, 161
임신 진단 시약 38
임신부 속옷 367~368
임신부 신발 368
임신부 안전벨트 착용 방법 359~360
임신부의 운전 359~360
임신선 279~280, 643
임신성 고혈압 62, 69, 162, 219, 228, 318, 527, 542
임신성 당뇨 42, 60, 61, 167~170, 212, 219, 324, 342, 344, 346, 356, 413, 527, 532, 542, 637
임신중독증 48, 55, 69, 160, 161~165, 180, 181, 193, 238, 241, 249, 285, 303, 305, 310, 318, 342, 343, 344, 348, 388, 457, 478, 532, 559, 579, 644, 645, 672, 674
임질 211, 212
임프란타 캡슐 391
입덧 36, 37, 38, 62, 239, 247, 258~262, 308, 317, 327, 344, 345, 354, 355, 356, 373, 389~390, 397, 436, 437, 441~442, 660, 673
입덧에 복용하는 약물 389~390
입술갈림증 119, 120, 127, 149, 191, 324
입식 분만 506~507
입천장갈림증 119, 143, 144

입체 초음파 검사 66

ㅈ

자간증 162, 163~164, 166, 459
자궁 기형 122, 196, 199, 219, 464
자궁 내 감염 135, 184, 214, 463, 542
자궁 수축 68, 69, 70, 156, 171, 230, 237, 253, 272, 274, 328, 334, 338, 339, 348, 456, 459, 473, 476, 477, 478, 482, 483, 498, 500, 502, 503, 506, 507, 520, 522, 530, 540, 541, 543, 549, 554, 557, 558, 559, 563, 568, 570, 581, 620, 623, 636
자궁 수축력 229, 230, 544
자궁 수축제 230, 253, 543, 568, 645
자궁 파열 482, 543, 567, 569, 575, 576, 578
자궁경관 폴립 256
자궁경부 난산 482
자궁경부 소실 499, 501
자궁경부 출혈 256, 482
자궁경부 확장 480, 499, 501, 505
자궁경부무력증(자궁목무력증) 172, 333, 348, 455, 462, 466, 473, 478~484
자궁근종 179, 196, 218, 274, 462, 465
자궁난관조영술 464, 480, 481
자궁내막 폴립 462
자궁내막유착증 458, 462, 465
자궁목무력증(자궁경부무력증) 172, 333, 348, 455, 462, 466, 473, 478~484
자궁외임신 64, 172, 174~176, 567, 628, 629
자궁중격증 465
자스티딘 캡슐 389
자연 태교 408~409, 443, 447~448
자연분만 41, 69, 73, 164, 189, 198, 199, 200, 206, 210, 229, 230, 231, 232, 233, 251, 252, 253, 417, 466, 509, 515, 521, 525, 529, 535, 538~564, 566, 567, 568, 569, 570, 572, 574, 576, 578, 648, 649, 662, 663
자연유산 123, 171, 172, 173, 190, 193, 226, 240, 313, 342, 344, 379, 395,

454~460, 463, 469, 674, 675
자연주의 출산 39, 45, 71, 514~535, 538,
542, 551, 552, 562, 563
작은 유두 587
작은 태반 184
잔탁정 389
저산소증 70, 135, 155, 167, 179, 220,
372, 505, 524
전신마취 519, 546, 553, 554, 570, 573
전신성 홍반성 낭창(루푸스) 42, 163,
192~193, 455, 462
전액위 200
전자 태아심음 감시 장치 67, 68, 69, 70, 543
전자간증 61, 162, 249~250, 644
전자기파 노출 237, 372
전치 혈관 186
전치태반 43, 69, 160, 172, 178~179, 186, 196,
219, 233, 333, 348, 532, 541, 567,
568, 568, 570
절박유산 184, 240, 458
점액다당질증 131
점액지질증 118
정맥 혈전색전증 194
정맥류 284~285, 670
정맥주사 43, 397, 547, 554, 576
정밀 초음파 검사 65, 66, 67, 114, 129
정지 장애 578
젖 말리기 640
젖몸살(유방 울혈) 597, 640
젖병 관리 610
제대혈 보관 493~495
제대혈 은행 494~495
제모 515, 516, 517~518, 570
제산제 264, 388~389, 622
제왕절개수술 37, 41, 44, 69, 70, 136, 163, 164,
165, 167, 173, 179, 182, 191, 194, 197, 198, 199,
200, 204, 206, 219, 228, 230, 232, 237, 251,
250, 252, 344, 373, 417, 483, 484, 485, 493,
519, 521, 523, 525, 531, 532, 538, 539, 541,
544, 547, 548, 552, 553, 559, 560, 566~576,
578, 590, 614, 621, 622, 626, 628, 636, 639,

644, 645, 649, 660, 662
- 브이백 574~576
- 제왕절개수술 시 생길 수 있는 위험 566~567
- 제왕절개수술 진행 과정 570~574
- 제왕절개수술이 꼭 필요한 경우 568~569
젠그라프 387
조기 양막 파수 69, 197, 213, 268, 333, 473, 478,
508, 532, 542
조기 진통(조산통) 40, 72, 184, 219, 328, 339,
348, 473~474, 475, 476, 482, 502
조비락스 210
조산 49, 54, 55, 69, 120, 122, 134, 136, 160, 166,
172, 190, 193, 197, 199, 205, 209, 210, 211,
213, 215, 219, 223, 227, 228, 233, 236, 241,
248, 249, 250, 253, 257, 271, 282, 294, 303,
306, 308, 310, 312, 318, 322, 327, 332, 334,
338, 342, 343, 350, 354, 355, 360, 373, 391,
397, 398, 399, 465, 466, 472~484, 492, 493,
511, 531, 567, 570, 574, 669, 672
조산사 36, 37, 44, 45, 46, 252, 526, 545
조산아 135, 254, 604, 609
조산원 44, 45
조아 이부프로펜 385
족위 196
종합감기약 385
종합병원 40, 42~43, 475
좌식 분만 505, 506, 507, 529
중격자궁 461, 462, 464
중금속이 임신에 미치는 영향 122~123, 371
중복자궁(쌍자궁) 461, 462, 466
중추신경 자극제 120
지르텍 390
지미코 385
지사제 272, 390
지세트 390
지속성 융모 질환 178
지속성 후방 후두위 200
지스로맥스 211
지연 임신(과숙 임신) 69, 181, 182, 238,
484~485, 542, 579
지연 장애 578

지중해 빈혈증 118
지페프롤 385
진균 감염 601~602
진둔위 195~196
진진통(진짜 진통) 499~500
진짜 진통과 거짓 진통 499~500
진통 중 금식 516, 518~519
진통 중 심박동 검사 69~70
진통 중 움직임 제한 516, 520
진통 중 음악 듣기 564
진통과 분만 498~511
– 분만 자세 505~508
– 분만 진통의 3단계 502~505
– 양막 파수 508~509
– 출산 신호 498~502
– 탯줄 자르기 510~511
– 회음절개술 509~510
진통억제제 516, 522~523, 559
진통제 290, 295, 381~383, 385, 507, 571, 598, 599, 604, 629, 640, 643
진통촉진제 516, 522~523, 559
질 분비물 36, 48, 51, 171, 172, 212, 268, 277, 367, 473, 481, 498, 508, 637, 642, 665
질식 자궁경부 원형결찰술 481~482
질 초음파 검사 66
질 출혈 36, 38, 40, 51, 52, 127, 170~173, 175, 176, 178, 179, 180, 184, 197, 212, 256~257, 274, 294, 333, 338, 348, 352, 385, 443, 455, 456, 458, 459, 473, 474, 478, 482, 483, 502, 503, 572, 578, 580, 584, 615, 636, 637, 645, 664
질염 73, 211~213, 277, 455, 477
짧은 탯줄 185

ㅊ

착상 출혈 171, 256, 257
척추갈림증 116, 119
척추마취(척수마취) 45, 46, 554, 547, 570
철분제 58, 189, 248, 263, 302, 308~309,
438, 621, 669
체모 변화 280~281
체위 212, 335~337
체질량 지수 123, 343, 344
초유 585, 599
초음파 검사 38, 43, 45, 50, 54, 64~66, 69, 72, 114, 124, 126, 127, 129~130, 137, 151, 153, 156, 157, 161, 169, 175, 177, 180, 181, 185, 186, 195, 196, 201, 208, 147, 303, 356, 407, 421, 423, 425, 426, 456, 459, 464, 480, 481, 483, 485
초음파자궁조영술 464
출산 및 입원 준비물 490~492
출산 신호 498~502
출산 준비 490~495
– 임신 막달 488~490
– 제대혈 보관 492~495
– 출산 및 입원 준비물 490~492
출산 후 대변 실금 569, 642
출산 후 배뇨 장애 614, 640~641
출산 후 생리 시작 620
출산 후 성교통 566, 569, 636, 647~648
출산 후 성생활 626~627
출산 후 요실금 641
출산 후 질 분비물 증가 641
출산 후 치질 641~642
출산 후 탈모 643
출산 후 피부 변화 643
출생 결함 114, 127, 232
출생 직후 아기 강제로 울리기 532~533
충혈 제거제 384
치질 53, 273~274, 339, 361, 640, 641~642
칠태도 405, 406, 428

ㅋ

카나마이신 378
카나반병 118
카바마제핀 378
카이진 390

카타스정 382
카타플라스마 385
카페인 239, 304, 318, 321~322, 397, 592, 622
카프릴정 378
칸디다증 212, 277
칼슘 카보네이트 388
컴퓨터 단층 촬영(CT) 374, 464
케겔 운동 291, 639, 641, 642, 649, 663
케토펜겔 382
케토프로펜 계열 진통제 382
케토프로펜주 382
케푸린주 384
코데나에스 시럽 384
코데날정 384
코데인 385
코막힘 287
코벤 시럽 384
코슈정 384
코자르 378
코카인 120, 180, 215, 379, 455, 459, 474
코푸 시럽 384
코푸시럽에스 384
코푸정 384
코피 287~288
콜레라 백신 223
콜민 385
콜민-에니 시럽 384
콤비코정 384
콤프랄캡슐 382
쿠마린 378
쿠바드 증후군 259
쿼드 테스트(사중 검사) 124~125, 128
큐란정 389
크레오신 386
크렌탁주 382
큰 태반 184
클라미디아 63, 72, 73, 210~211
클로람페니콜 391
클로르바이페닐스 379
클로르페니라민 384
클로안 점안액 391

클리어 에프 점안액 391
클린다마이신 386
키펜 시럽 382
킨포인주 382

ㅌ

타가메트정 389
타가손 378
타목시펜 378
타목시펜정 378
타미플루 386
타이레놀 290, 382, 384, 393, 640
타타날 시럽 382
탄저병 백신 221~222
탈리도마이드 379
태교 71, 166, 198, 242~243, 275, 348, 371, 402~452, 668, 669, 671, 672~674
- 뇌 태교 415~418
- 동화 태교 436
- 명상 태교 418~422
- 미술 태교 431~435
- 아빠 태교 672~674
- 영어 태교 446~447
- 요가 태교 442~445
- 음식 태교 437~440
- 음악 태교 426~431
- 자연 태교 447~448
- 태교의 과학적 배경 402~409
- 태담 태교 422~426
- 태아 프로그래밍 409~415
- 향기 태교 440~442
태교신기 404, 405, 406
태교의 과학적 배경 402~409
태극 나렉신 385
태담 태교 415, 416, 417, 422~426, 431, 436, 673
태동 38, 52, 68, 72, 154~156, 169, 407, 423, 424, 436, 459, 470, 490, 501, 508, 674
태반 이상 184, 227

태반 조기 박리 160, 164, 172, 178, 179~180,
　　183, 185, 233, 524, 540, 568, 578
태변 135, 214, 485, 524, 558, 559, 578, 591, 604
태아 가사 230, 543, 558, 559
태아 감시 장치 39, 516, 520~521, 554
태아 기형을 유발하는 약물 378
태아 단백 124
태아 목 탯줄 185
태아 성별 판정 67
태아 성장 장애 214~215
태아 심장 초음파 검사 67
태아 알코올 증후군 120, 323
태아 오감 발달 406~407
태아 위치 이상 195~200
태아 프로그래밍 304, 323, 409~415
태아 히단토인 증후군 120
탯줄 결절 185
탯줄 비틀림 또는 협착 186
탯줄 위결절 185
탯줄 이상 185~186
탯줄 자르기 510~511, 516, 531~532, 560
탯줄 진결절 185
테이색스병 118
테크레톨 시럽 378
테트라사이클린 211, 378
테트라사이클린 캡슐 378
톡소포자충 60
톡소플라스마 56, 60~61, 318, 319, 364
트라스트겔 382
트레티노인 378, 386
트레포네마 팔리덤 201
트리메타디온 119, 378
트리메타디온 증후군 119, 120
트리코모나스증 212~213, 277
트리플 테스트(삼중 검사) 124~125
특수 분유 611
튼살 282, 283, 636, 670
티리진 390

ㅍ

파마 373
파모티딘 389
파모티딘정 389
파스 396
파충류 키우기 366
파파제삼중정 389
판코니 빈혈 118
판콜에이 385
판텍 캡슐 384
판텍 코 캡슐 384
팔다리 결손 119
팔로델 602, 640
패취 382
패혈유산 458
페노티아진 120
페노프로정 382
페노프로펜 계열 진통제 382
페니라민 384
페니라민정 384
페니실라민 379
페니실린 206, 381, 384
페니실린 G 칼륨 주사 384
페니토인 378
페니토인정 378
페닌다민 384
페닐에프린 384
페인트칠 370
펜타 스크린 124
편평 유두 586~587, 599
폐 성숙도 127
폐렴구균 백신 222
포도당-50g-당부하 검사 60
포상기태 64, 171, 177~178
폭센 382
표준 초음파 검사 66
풍진 56, 58, 72, 119, 207, 209, 455
풍진 백신 58~59, 125, 136, 381
프로스타글란딘 339, 476, 522, 542
프로프라놀올 점안액 392

프로필티오우라실 190
프리나 382
피로감 53, 257, 276, 333, 355, 369, 548, 629, 644, 652, 659
피록시캄 계열 진통제 382
피록시캄확산정 382
피막 태반 186
피임 73, 191, 339, 458, 481, 594, 620, 627~630
피임약 122, 380, 395, 607, 627
피토신 69, 503
필딘 382

ㅎ

하강 장애 578
하벤 시럽 385
하지 불안 증후군 288
한국마더리스크프로그램 377
함몰 유두 587, 599
항경련제 119, 191, 378, 381
항고혈압제 120
항궤양제 389
항균제 391
항녹내장 약물 392
항불안 약물 120
항산화제 310
항생제 62, 204, 206, 208, 211, 212, 268, 378, 381, 384, 391, 393, 508, 509, 600, 601, 604
항암제 176, 378
항우울제 277, 378, 381, 653, 654
항응고제 120
항응혈제 378
항인지질 증후군 462
항인지질 항체 증후군 194, 201, 467
항정신병 약물 120
항히스타민제 384, 385, 387, 390, 391
해피론츄어볼정 389
햄스터 키우기 365
향기 분만 563
향기 태교 440~442

향수 사용 54, 370, 603
허리 통증 방지하는 운동 296~299
허리 통증(요통) 53, 294~299, 346, 361, 443, 473, 499, 507, 546, 569, 665, 670
헌팅턴 무도병 115
헤가 검사 480
헤르페스 210, 541, 569
헤파린 120, 467
현기증 176, 262~263, 369, 450,
혈당 56, 59~60, 61, 165, 166, 167, 168, 169, 170, 239, 262, 290, 306, 318, 320, 325, 397, 413, 604
혈색소 수치 57, 58
혈압 측정 55
혈액 검사 56~61
혈액 검사(삼중 검사와 사중 검사) 124~126
혈우병 116, 117
혈전 164, 185, 193, 358, 462, 463, 567, 571, 575
혈전색전증 193~194
혈전성향증 463
호르몬제 378, 594
호흡곤란 183, 287, 348, 356, 450, 478, 574
혼합 수유 606~608
홍역 72, 119, 22, 209, 222
홍조와 열감 289
화이투벤 시럽 385
화학적 임신 454
환상임신 37
황열 백신 223
황체기 결함 462, 465
황체호르몬 56, 172, 263, 265, 278, 283, 293, 294, 360, 462, 465, 481, 627, 651
회음부 통증 637, 639
회음절개술 40, 73, 509~510, 516, 517, 518, 529, 556, 558, 639
횡위(견갑위) 199, 541, 571
후라베린큐 시럽 390
후라시닐정 384
후천성 자궁 이상 462
훽스탈정 389
휄덴 382

휴대전화가 임신부에게 미치는 영향 371
흡연 120, 171, 174, 179, 180, 218, 237, 371, 373, 398, 399, 469, 473, 474, 552, 585, 586
흡입 분만 70, 516, 529, 541, 553
흡입소파술 456, 457, 460
히프노버딩 546, 551~552

TLC 402, 403, 467, 468, 469
VBAC 73, 344, 574~576
X 염색체 관련 질환 116

&

1형 당뇨병 69, 165, 644
2형 당뇨병 165~166, 170
ACE 억제제 120, 378
ADA 부족증 133
All or None 법칙 379, 394
A형 간염 백신 188, 221
BCG 백신 222
BMI 지수 343
B군 연쇄상 구균 62, 73, 205~206, 356
B형 간염 56, 58, 72, 73, 187~188, 606
B형 간염 면역글로불린 188
B형 간염 백신 58, 188, 221
B형 간염 수직 감염 187
CVS 126
C형 간염 188, 569
FDA의 임신 중 복용 약물 분류 380~381
GBS 62, 205~206, 356
HBIG 58, 188
HIV 59, 119, 188, 202~205, 212, 569, 587
HPV 백신 221
LCMV 365
LDR 562
LSD 120
MMR 백신 209, 222
Nifty 129
Rh 면역글로불린 주사 217, 356
Rh 혈액형 57, 130, 172, 356, 455
Rh-(Rh 음성) 43, 57, 216~218, 172, 356, 455
TCIC(TC 수술) 482
Td 백신 73, 221
Tdap 백신 221

더 알고 싶은 것들

TIP

가정 출산의 위험성을 보고한 논문 46
거짓 진통과 진짜 진통의 구별 500
경련성 질환이 있는 임신부의 산후 관리 191
고령 임신일 때 특히 필요한 선택 검사 230
근로기준법상 임신부 야간·휴일 근로 제한 238
금줄의 의미 614
급속 분만 578
급히 의사에게 연락해야 하는 상황 52
기형아 예방을 위한 가이드라인 125
기형아 출산 위험이 높은 임신부 114
니프티 129
다태아 감소술이란? 250
더블 맥도널 원형결찰술이란 483
돌 무렵, 젖 떼는 방법 666
둔위의 발생 원인 196
때와 장소에 따라 골라 듣는 태교 클래식 434
라마즈 분만의 철학 549
마취 방법의 선택 553
모유 먹은 신생아의 변 591
모유 수유 중 복용 가능한 약물 604
모유 수유 중 복용해선 안 되는 약물 604
모유 수유 중 약제 복용법 604
모유 수유 중 주의해야 하는 음식 592
모유 수유 중단법 602
모유 수유를 하면 안 되는 경우 587
모유 수유의 다이어트 효과 587
모유가 부족할 때 606
미국임신협회에서 제안하는 튼살 예방법 282

미네랄, 왜 중요할까 302
병원 가기 전 미리 알아둘 것 489
병원 가기 전 챙겨야 할 번호 491
병원 갔다 그냥 되돌아오게 되면 489
병원 결정 시 도움 되는 질문 43
보조 생식술의 성공 확률과 위험 요인 218
복부 초음파 검사 vs. 질 초음파 검사 66
복식 자궁경부 원형결찰술이란 483
분만 시 취할 수 있는 다양한 자세 528
분만 진통 2단계에 태아 기본 운동 504
분만 진통 4단계 503
분만예정일 계산하기 50
분유 타기 609
브래들리 분만법 552
브이백 성공 가능성 높이는 법 576
브이백 절차 576
비수축 검사가 꼭 필요한 고위험 임신군 69
산전 검사를 위한 복장 54
산후 우울증, 이럴 때는 바로 병원으로! 653
산후 운동, 당장 중단해야 하는 경우 664
산후 정신병 651
산후 좌욕 요령 640
산후의 정상적인 변화 620
산후조리원 선택 시 주의 사항 616
살모넬라균에 감염되면 나타나는 증상 365
삼칠일의 의미 614
선천성 기형은 무조건 여성 탓? 123
설소대 단축증 603
소프롤로지 분만의 좋은 점 548
수두 예방은 임신 전부터 208
수축 자극 검사를 하면 안 되는 이유 69
식품별 카페인 함유량 322
신경관 결손은 엽산 부족이 원인 117
쌍둥이가 발육 속도 더 늦다 250
쌍둥이를 잘 임신하는 경우 246
아기가 젖을 잘 물고 있는지 알아보는 방법 588
역아 회전술을 시도하면 안 되는 경우 197
역아 회전술의 부작용 197
엽산이 많은 식품 311
영양 결핍/과잉이 태아에게 미치는 영향 314
유도 분만 결정 전 질문 사항 542

유도 분만을 해서는 안 되는 경우 541
유두 깨무는 아기 605
유방 기저부 마사지 267
유방 양옆 마사지 267
유산의 종류 458
의사에게 많은 정보를 주세요 52
이런 경우 태반 조기 박리를 조심하세요 180
일반적인 산전 검진 시기 48
일하는 엄마의 모유 수유 596
임신 중 사용 가능한 향의 에센셜 오일 441
임신 중 이식증 260
임신 중 출혈의 다른 원인 172
임신 중 혈압의 변화 56
임신 진단 시약 사용법 38
임신 징후 36
임신 초기에 출혈이 보일 때 필요한 검사 172
임신부가 사용하면 안 되는 향의 에센셜 오일 441
임신부가 운동선수라면? 350
임신부가 특히 조심해야 하는 근무 환경 241
임신부와 수유부를 위한 영양 권장량 326
임신부의 수분 권장량 306
임신성 당뇨 60
임신중독증일 때 즉시 분만이 필요한 경우 164
자궁경부 세포진 검사 방법 63
자궁경부 세포진 검사 시기 62
자연 성분 살충제도 위험하다 368
자연주의 출산에 성공하는 방법 526
자연주의 출산을 위한 조건 525
자연주의 출산이 어려운 경우 532
전신마취 554
전자 태아심음 감시 결과의 판독 70
정밀 초음파 결과 100% 정확한가? 67
젖병 위생적으로 관리하기 610
젖병과 젖꼭지 고르기 611
젖을 다시 물려야 할 때 588
제왕절개수술과 자연분만의 부작용 569
조산 예방을 위한 생활 수칙 475
조산원 분만에서 꼭 확인할 사항 44
즉시 병원에 가야 하는 출혈 171
직장에서 할 수 있는 몸 풀기 운동 243
질염이 잘 생기는 환경 212

찾아보기

차라리 조산이 최선인 경우 478
척수마취 554
철분을 2배 섭취해야 하는 경우 308
초음파 검사로 확인 가능한 것 129
출산 전 병원에 문의할 사항 491
출산휴가 전 인수인계 노하우 242
출산휴가 전 처리해야 할 일 240
태교에 좋은 그림 435
태교에 좋은 자연휴양림 448
태교에 좋은 클래식 433
태담 태교 노하우 424
태아 단백이란? 124
태아는 여성보다 남성 목소리 더 잘 듣는다 407
통증 없이 젖 말리기 640
펜타 스크린 124
항산화제란? 310
허리 통증이 조산의 증상일 수 있다 294
혈우병은 유전 질환 117
A형 간염과 C형 간염 188
B형 간염에 특히 취약한 사람 187
LCMV에 감염되면 나타나는 증상 365
Rh-형 여성이 감작되는 경우 216

Q&A

고령 경산부는 고령 초산부보다 안전한가 229
고령 초산부는 산도 조직이 단단하나 232
고령 초산부는 진통을 오래 하나 232
고령 임산부의 체중, 둘째 때 더 증가하나 229
금연, 어떻게 하면 성공할 수 있나 399
기형 위험 있으면 추가 검사 꼭 해야 하나 131
꽃꽂이가 태교에 도움 되나 449
난산과 순산의 기준은 581
난산도 유전되나 581
남편의 나이 많아도 고위험 임신인가 231
남편의 약 복용이 임신에 영향 미치나 393
넘어지면서 바닥에 배를 부딪쳤다면? 470
노리개 젖꼭지 사용해도 되나 591
뇌성마비 장애인도 아이 가질 수 있나 136
담당 의사 바꾸면 불이익이 있나 44

둘째 낳고 조리 잘하면 산후 문제 사라지나 638
레티놀 화장품 위험하나 121
록 음악이 태아에게 해롭나 429
루프 끼운 채 임신이 되었다면? 396
만 34세 임신부, 선택 검사 꼭 해야 하나 50
만 34세 임신부, 양수 검사 꼭 해야 하나 128
매운 음식, 태아에게 해롭나 325
모유 수유 중에는 피임하지 않아도 되나 594
모유 수유 하면 살 빠지나 661
모유 수유 하면 유방 처지나 588
모유 수유에 보약이 도움 되나 593
모유는 언제까지 먹여야 하나 592
바느질이 태아 지능 발달에 도움 되나 451
병원에서 알려주는 분만예정일이 정확한가 51
분만 시 렌즈나 안경 써도 되나 508
분만 시 힘 주면 대변 나오나 517
분만 직전 삼겹살 먹어야 하나 326
분만 진통은 왜 생기나 505
비수축 검사 시 태동이 없다면? 68
산모가 아플 때도 모유 수유 가능하나 605
산후 운동량 어떻게 판단하나 665
상상임신이란 37
성관계 후 배 뭉침과 출혈 괜찮나 338
속옷 세탁 시 섬유 유연제 사용해도 되나 367
손가락 관절이 잘 구부러지지 않을 때는? 647
쌍둥이 분만, 제왕절개하면 출생 순서 바뀌나 253
쌍둥이 임신일 때 기형아 검사는 정확한가 125
양수 검사 부작용 때문에 검사하기 싫다면? 128
양수가 터진 것 어떻게 아나 473
양수과소증은 무조건 제왕절개술 하나 182
어떤 철분제가 좋나 309
염색체 이상이면 낙태할 수 있나 130
오르가슴이 조산 일으키나 338
유방 수술해도 모유 수유 가능하나 605
유방이 작으면 모유량도 적나 588
유산이나 낙태 경험으로 임신 안 될 수 있나 458
유축기로 젖이 잘 안 짜지면? 608
임신 4주 피가 비치면? 257
임신 5개월 태동이 안 느껴지면? 157
임신 단계별로 태교 방법도 달라지나 416
임신 막달에 설사 하는데 괜찮나 272

임신 주 수에 비해 배 더 나와 보이는데 51
임신 중 가글액 사용해도 되나 396
임신 중 공포 영화 봐도 되나 450
임신 중 노래방 가도 되나 430
임신 중 당기는 음식이 없어도 괜찮나 260
임신 중 라식 수술해도 되나 369
임신 중 링거 맞아도 되나 397
임신 중 박카스 먹어도 되나 397
임신 중 병원 바꿔도 되나 43
임신 중 사우나 해도 되나 369
임신 중 생굴 먹어도 되나 320
임신 중 선탠해도 되나 368
임신 중 성관계가 싫으면 338
임신 중 여드름이 많이 생겨요 283
임신 중 오럴 성관계 해도 되나 339
임신 중 우울증 약 복용해도 되나 277
임신 중 채식만 해도 되나 314
임신 중 침 많이 분비된다면? 261
임신 중 콘돔 써야 하나 339
임신 중 큰애 업어도 되나 355
임신 중 파스 붙여도 되나 396
임신 중 피부 레이저 시술해도 되나 280
임신 중 항문 성관계 해도 되나 339
임신 직전까지 흡연했을 때 태아는? 398
임신 초기 쌍화탕 먹어도 되나 394
임신 후 꿈 많이 꾸는데 괜찮나 449
임신 후 체중 줄었는데 괜찮나 344
임신부 먹는 음식 아이 성격에 영향 미치나 304
임신부 스스로 양수과소증을 알아챌 수 있나 182
임신부 흡연이 태아에게 어떤 영향 주나 398
임신부, 회 먹어도 되나 320
임신부가 니코틴 패치 붙여도 되나 398
임신부가 자면 태아도 함께 자나 362
임신인 줄 모르고 마신 술 121
임신인 줄 모르고 맞은 풍진 백신 58
임신인 줄 모르고 먹은 피임약 395
임신인 줄 모르고 먹은 한약 394
임신중독증은 꼭 제왕절개수술 해야 하나 164
임신중독증이면 짠 음식 피해야 하나 165
임신하고 방귀가 부쩍 늘었어요 265
자연 출산과 자연분만의 차이는? 539

자연분만하면 질이 느슨해지나 648
장기 복용 약 태아에게 영향 없나 393
제왕절개수술 시 금식해야 하나 573
제왕절개수술 시 마취약 태아에게 해롭나 573
제왕절개수술 언제 하는 게 가장 좋나 572
제왕절개수술 후 연년생 임신하면 안 되나 574
종합병원 진료 전 개인 병원 가도 되나 43
좌식 분만에 분만용 의자 꼭 필요하나 507
진단 시약 확인 후 병원은 언제 가나 38
진통 시 비명 지르면 아기에게 안 좋나 452
진통 중 배 고프거나 목 마를 때는? 519
진통촉진제 맞고도 아기 안 나올 수 있나 523
첫째 때보다 둘째 때 태동이 더 잘 느껴지나 157
초음파 결과 언제 알려주나 67
출산 전 속 든든하게 채워야 하나 519
출산 직후 체중 얼마나 빠지나 660
출산 후 미역국 먹는 이유 623
출산 후 언제부터 성관계 가능하나 335
클래식 싫어해도 태아 위해 들어야 하나 430
태교에 도움 되는 향기가 따로 있나 441
태동은 어디에서 느껴져야 정상인가 156
태동의 차이로 성별을 알 수 있나 156
태동이 많아도 문제 되나 157
태아 성별, 언제부터 알 수 있나 67
태아도 딸꾹질을 하나 157
한여름 산후조리 시 선풍기 쐬어도 되나 646
혈액 기형아 검사, 꼭 해야 하나 125
흡연자도 모유 수유 가능하나 586
흡입 분만과 겸자 분만 중 어느 것이 더 낫나 541
Rh-형이라도 둘째 출산 계획이 없다면? 217

Dr.'s Advice

'자궁 기형'이란 말 쓰지 마세요 464
건강한 임신을 위한 7가지 식습관 315
고령 임신 시대에 대처하는 자세 232
복통 없는 출혈이면 우선 안정을 취하세요 257
분만실 들어가기 전 유언을 준비해 보세요 490
산전 진단 이후의 결정 68
임신 막달에 하는 쓸데없는 걱정 488

임신부는 오리고기 먹으면 안 된다고? 324
임신부를 위한 여행 수칙 357
제왕절개수술 뒤 반드시 모유 수유하세요 570
조산으로 아기가 생존하지 못했다면 479
즐거운 성관계를 위한 제안 333
즐겁게 돌팔이가 된 사연 521
9 to 5 Delivery 522

News & Research

갑상선기능저하증은 출산도 힘들다 190
겨울 임신, 여름 출생아 자폐 위험이 높다 374
고지방 음식 섭취하면 공격적인 아기 낳는다 323
구강 위생에 힘쓰면 조산 위험 감소한다 476
배아·태아의 유전자 검사 종목 확대 131
분만 두려워하면 출산 시간 길어진다 544
비만 임신부에게 임신 트러블 많다 344
선천성 기형아, 매년 증가 추세 116
소음 공해 시달린 임신부, 조산 위험 더 높다 373
습관성 유산 환자도 건강한 아기 출산한다 468
아빠 식습관이 아이 유전자 바꾼다 673
아빠도 아기가 태어나면 우울증 겪는다 654
엄마의 정신 상태가 태아에게 전달된다 428
엄마의 행복감에 아빠가 큰 영향 미친다 671
여배우의 모유 수유 662
유산 후 이혼하는 부부 많다 457
임신 중 공해에 노출되면 자폐증 위험 높다 371
임신 중 생선 많이 먹으면 우울증 줄어든다 317
임신 중 성관계, 조산과 무관하다 334
임신 중 스트레스가 대를 심장병 유발시킨다 410
임신 중 아빠 보살핌이 신생아 사망률 준다 672
임신 중 햇볕 쬐어야 태아 눈 기능 발달한다 447
임신부 식습관이 아기 입맛 결정한다 316
임신부가 운동해야 하는 이유 346
임신부도 타미플루 복용할 수 있다 386
임신부의 나이 많을수록 소아암 많아진다 231
임신부의 하지 불안 증후군 288
입덧도 유전이다? 261
제왕절개수술로 태어난 아이는 뚱뚱하다? 572
조깅, 체육관보다 야외에서 하는 게 좋다 443

출산 장려 세금 혜택, 산후조리원이 꿀꺽? 615
태교할 땐 2개 국어를 들려줘라 446
혈당 지수 높은 음식이 신생아 비만 부른다 320

Funny News

가족 분만이 형제에게 미치는 영향 562
둔위 교정, 음악으로 가능하다 198
딸 낳으려면 소금과 베이컨 먹지 마라? 321
방 색깔에 따라 아이의 지능 지수가 달라진다 431
보조 생식술 임신부, 키 클수록 안전하다? 219
산통은 어느 정도나 고통스러울까? 546
순산하려면 매운 음식 먹어라? 540
스테이크 자주 먹으면 순둥이 낳는다? 319
습관성 유산은 임신 능력이 너무 뛰어난 탓! 467
쌍둥이 엄마가 더 건강하다? 252
쌍둥이 임신이 좋은 점 249
아기는 배 속에서 듣던 음악을 기억한다 429
아내 따라 덩달아 입덧하는 남편 259
옥시토신의 놀라운 효능 507
임신부가 함부로 키스하면 유산된다? 209
임신중독증은 모체와 태아 간의 싸움이다? 166
자궁 2개인 여성도 아기 출산할 수 있다 466
직장 스트레스의 주범 237
초콜릿이 임신중독증 줄인다? 318
코 고는 임신부, 임신성 당뇨병 위험이 4배 169
태아와 함께 하는 킥 게임 427
태어난 달이 운명을 결정한다? 71
67세에 쌍둥이를 낳은 여성 228

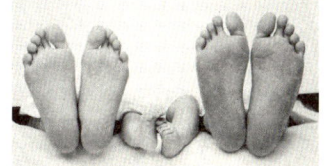

해피 버스
플랜

1판 1쇄 인쇄 2015년 1월 25일 | 1판 1쇄 발행 2015년 2월 10일

지은이 박문일

발행인 김재호 | **출판편집인 · 출판국장** 박태서 | **출판팀장** 이기숙
기획 · 편집 송기자 | **진행** 한진아 | **교정** 한정아
아트디렉터 김영화 | **디자인** 이슬기 | **일러스트레이션** 이누리
사진 홍중식(p.676~687), 박경목(p.8~9, p.16), REX(p.4~5, p.10~p.14)
마케팅 이정훈 · 정택구 · 박수진
펴낸곳 동아일보사 | **등록** 1968.11.9(1-75) | **주소** 서울시 서대문구 충정로 29(120-715)
마케팅 02-361-1030~3 | **팩스** 02-361-1041 | **편집** 02-361-0858
홈페이지 http://books.donga.com | **인쇄** 삼성문화인쇄

저작권 ⓒ 박문일
편집저작권 ⓒ 2015 동아일보사
이 책은 저작권법에 의해 보호받는 저작물입니다.
저자와 동아일보사의 서면 허락 없이 내용의 일부를 인용하거나 발췌하는 것을 금합니다.

ISBN 979-11-85711-50-8 13510 | **값** 22,000원